本 书 获

2017年贵州省出版传媒事业发展专项资金

2018年贵州省出版传媒事业发展专项资金

资　助

U0309026

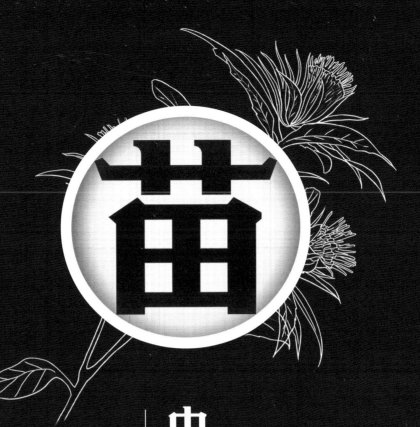

苗

中国苗药全集彩色图谱

下卷

张厚良　黄仁健　主编

『十三五』国家重点图书出版规划项目

国家民文出版项目库入库项目

贵州出版集团

贵州科技出版社

图书在版编目（CIP）数据

中国苗药全集彩色图谱 . 下卷 : 汉文、苗文 / 张厚
良，黄仁健主编 . -- 贵阳 : 贵州科技出版社 , 2022.1
ISBN 978-7-5532-1020-9

Ⅰ . ①中… Ⅱ . ①张… ②黄… Ⅲ . ①苗族－中草药
－图谱 Ⅳ . ① R291.6-64

中国版本图书馆 CIP 数据核字（2021）第 256241 号

中国苗药全集彩色图谱（下卷）
ZHONGGUO MIAOYAO QUANJI CAISE TUPU（XIAJUAN）

出版发行	贵州出版集团　贵州科技出版社
地　　址	贵阳市中天会展城会展东路 A 座（邮政编码：550081）
网　　址	http：//www.gzstph.com
出 版 人	朱文迅
经　　销	全国新华书店
印　　刷	深圳市新联美术印刷有限公司
版　　次	2022 年 1 月第 1 版
印　　次	2022 年 1 月第 1 次
字　　数	1117 千字
印　　张	44.75 印张
开　　本	889 mm×1194 mm　1/16
书　　号	978-7-5532-1020-9
定　　价	398.00 元

天猫旗舰店：http：//gzkjcbs.tmall.com

京东专营店：http：//mall.jd.com/index-10293347.html

《中国苗药全集彩色图谱（下卷）》
编辑委员会

主　　任：高贵龙

副 主 任：张厚良　黄仁健

委　　员：陆科闵　金鸣昌　龙运光　金旭虎　夏同珩
　　　　　贺定翔　陈跃州　杨光荣　张佐权

主　　编：张厚良　黄仁健

副 主 编：陆科闵　夏同珩　杨光荣　张佐权

照片提供：王明川　汪　毅　魏升华　夏同珩
　　　　　张久磊　魏怡冰

前　言

　　苗族是中国最早发展农耕和实现定居的、勤劳勇敢而又聪慧睿智的民族。据史料记载，苗族先祖早期发源、繁衍于土地肥沃的黄河中下游与黄海、渤海的沿海平原地区，伏羲时代开始逐渐发展成为九黎部落，首领为蚩尤。传说中，九黎部落与炎、黄二帝部落为争夺土地而爆发战争，蚩尤在著名的涿鹿之战中为黄帝所杀，后来九黎部落逐渐退出中原区域，被迫进行大规模、远距离、长时期的迁徙。现在苗族人民主要分布于黔、湘、滇等地。

　　巴甫洛夫曾说："有了人类，就有了医疗活动。"苗族人民在长期与疾病作斗争的过程中，特别是在开辟疆土、征战杀伐、部落迁徙时，逐步发展出自己的医药，形成了独具特色的民族医药体系。西汉刘向所编的《说苑》一书中指出："吾闻上古之为医者曰苗父。"由此观之，苗医药见诸中国史籍的时间是很早的。在流传的苗族古歌谣中，也有"一个药王，身在四方""三千苗药，八百单方""千年苗医，万年苗药"等唱词。苗族传统医药是一朵应用历史悠久、种类繁多、剂型多样、疗效独特的民族医药奇葩，是我国传统医药瑰宝的重要组成部分。通过几千年的使用、研究、总结，苗医药创立了独树一帜的医学理论和实践经验，形成了阴阳五行和两纲（冷病、热病）、五经（冷经、热经、快经、慢经、半边经）、三十六大症、七十二疾、一百零八小症、四十九翻的以纲、经、症、疾为脉络的医学理论模式和疾病诊治方法。2005 年 10 月联合国教科文组织将中国贵州苗药列入"促进可持续发展最佳文化实践和谐名录"，授予"促进可持续发展最佳文化实践奖"，并在其评价中说"苗药文化追求人的自身整体阴阳平衡、标本兼治、师法自然的基本理念……苗药所追求的文化理念应该成为构建当今和谐社会的一个最佳借鉴，它代表了一种古老而又先进的社会经济发展观，应该受到高度重视和弘扬"，充分肯定了苗医药文化及其产业对世界文化做出的贡献。

　　苗药因具有简、便、效、廉、奇等特点而备受世人关注。通过长期的应用和实践经验的积累，苗药划分为冷药、热药两大类，并在用药原则上确立了"冷病用热药、热病用冷药"的治则。凡药味为甘、麻、香、辛者属热药，归属冷经；药味为酸、苦、涩者属冷药，归属热经。香、辛的药物又归属快经、半边经。依据这些治则用药，苗药逐渐形成了众多疗效显著的祖传秘方、单方、偏方和经验方，也形成了苗族民众几乎家家都掌握一两个验方的景况。苗药在使用中有一药治一病、一药治多病、多药治一病，以及药物的不同部位治疗不同疾病的治疗方法和经验。例如枫树，其树叶用于治疗疔疮，果实用于治疗风湿，树浆用于治疗淋巴结炎等。又如杉树，其树叶用于治疗毒蛇咬伤，树皮用于治疗骨折，杉木白浆用于治疗遗精，杉树皮内层白皮用于治疗高血压等。苗药组方简便，剂型多样，其使用方法主要分为外用和内服两大类。外用时生药、干药均用，但多选用生药（鲜品）。内服时也是干药、生药均用，但却多选用干药；其剂型有水剂、汤剂、原汁剂、酒剂、粉剂、醋剂、膏剂等 20 余种。

苗族人口分布很广，从中国到世界，遍及亚洲、欧洲、美洲、大洋洲，因而语种繁多。其中，国内的苗族语言就有黔东方言（又称中部方言）、川黔滇方言（又称西部方言）、湘西方言（又称东部方言）等三大方言，以及七个次方言和十八种土语，因而同一种药物的药名称谓差别甚大。例如，紫金牛科植物朱砂根 *Ardisia crenata* Sims，中药名八爪金龙，贵州省黔东南地区称其为 Jab bib lil jib（音：佳别莉机），贵州省松桃苗族自治县称其为 Reib hlat hlot（音：锐拉老），湖南省城步苗族自治县称其为 Yenxl qenb ngaof（音：野青熬），广西壮族自治区罗城仫佬族自治县称其为 Ndut ghob nenl（音：都柴乌）。本书使用的苗文，统一为国家民族事务委员会批准推行的苗语黔东方言区拉丁拼音苗文。

本书在实施贵州省中药现代化研发项目调查研究，以及我们多年在黔、滇、湘、川、桂收集到的 2900 余味苗药的基础上编写而成。全书收载了近 400 个科的 2000 多种苗药，按照俗名、基源、生长环境、性味属经、功能主治、用法用量 6 个板块来编写，药物命名采用苗语、汉语双语对照，并附有 2000 余幅彩色生境图片及标本图片。同时，在本书下卷中收录了苗族曾经广泛用于治疗疾病的动物类苗药，其中不乏现今法律法规明令禁止捕捉的野生保护动物。本书将其收录入内，是出于完整记录苗族用药种类的考虑。需要注意的是，这些野生保护动物已不作药用。

本书的编写和出版，得到了贵州省科学技术厅中药现代化科技产业研究与开发项目（黔科合农字〔2006〕5030 号）、贵州省科学技术出版基金和贵州省黔东南苗族侗族自治州人民政府的支持，得到了贵州省出版传媒事业发展专项资金、贵州省科学技术协会、贵州省民族宗教事务委员会、华东医药股份有限公司、华东医药集团贵州发展有限公司的资助。苗族民间医师龙道元、杨秀奎、张传青、姚辉、文胜德、金子祥、杨华等参与了苗药调查，共调查走访苗族民间医生 630 余人次，收集了大量的基础资料。苗族语言专家莫启明等同志，帮助完成了本书的苗语译文。在此一并致谢！本书卷帙浩繁，难免存在错漏之处，敬请读者批评、指正。

编　者

2019 年 8 月

目　　录

茄　科

Zend jax 茄

【Bit hsenb 俗名】红茄、茄子、矮瓜、东风草、吊子菜、草鳖甲。

【Dios kob deis 基源】为茄科植物茄 *Solanum melongena* Linnaeus 的根茎、叶、花、蒂。

【Niangb bet deis 生长环境】属蔬菜作物，广为栽培。分布于各地苗乡。

【Jox hsub 性味属经】性冷，味甘，属冷药，入热经。

【Qet diel xid 功能主治】功能：hxub kib los xuf 清热利湿，ves hxangd hxenk angt 活血消肿。主治：mongb hmid 牙痛，jil wel od nul 乳腺炎，dlif ghab jed vangl daib 子宫脱垂，niangb hsab pob mongb 无名肿毒，xud ghad hxangd 便血。

【Ed not xus 用法用量】内服，水煎，20 ～ 30 g。外用，根茎水煎洗。

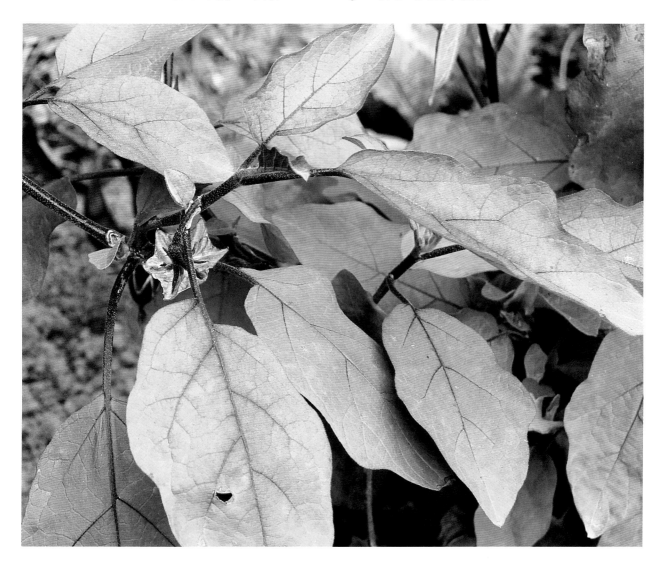

Zend jax eb 水茄

【Bit hsenb 俗名】刺茄、山颠茄、金纽扣、刺番茄、洋毛辣、紫花茄。

【Dios kob deis 基源】为茄科植物水茄 *Solanum torvum* Swartz 的根。

【Niangb bet deis 生长环境】生于荒野、荒草地、山洼。分布于各地苗乡。

【Jox hsub 性味属经】性冷，味淡，属冷药，入热经。

【Qet diel xid 功能主治】功能：ves hxangd tat jit hxangd 活血化瘀，qet bongt dangf mongb 理气止痛。主治：fal sab 痧证，mongb daif gad 胃痛（胸口痛），dib yens jit hxangd mongb 跌打瘀痛，ait gheb bal jid 劳伤，bal ghab dlad ngix mongb 腰肌劳损疼痛，dix gangb 疔疮。

【Ed not xus 用法用量】内服，水煎，20 ～ 30 g。外用，捣烂敷；或煨水洗。

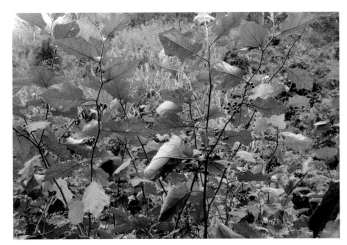 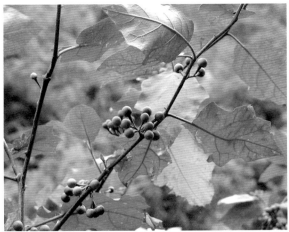

Zend jax bel 喀西茄

【Bit hsenb 俗名】天茄子、灯笼泡、苦颠茄、细黄茄、洋海茄。

【Dios kob deis 基源】为茄科植物喀西茄 *Solanum myriacanthum* Dunal 的根、叶、果实。

【Niangb bet deis 生长环境】生于荒地、山沟、溪河边、路边。分布于各地苗乡。

【Jox hsub 性味属经】性冷，味苦，属冷药，入热经。有小毒。

【Qet diel xid 功能主治】功能：hxenk od nul tat jab 消炎解毒，qet bongt dangf mongb 理气止痛。主治：mongb daif gad 胃痛（胸口痛），mongb hmid 牙痛，dliangd bil dib mongb 跌打伤痛，yens jent mongb 风湿痛，jil wel od nul 乳腺炎，mongb git ghab naix 腮腺炎。

【Ed not xus 用法用量】内服，水煎，20 ～ 30 g。外用，捣烂敷。

Zend jax jab 刺天茄

【Bit hsenb 俗名】刺茄、小颠茄、金纽扣、细黄茄、假茄子、五角颠茄。

【Dios kob deis 基源】为茄科植物刺天茄 *Solanum violaceum* Ortega 的果实、叶、种子。

【Niangb bet deis 生长环境】生于山野荒地、村寨边、路旁。分布于部分苗乡。

【Jox hsub 性味属经】性冷，味苦，属冷药，入热经。

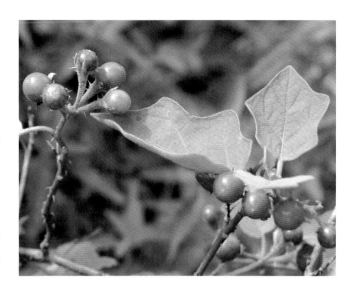

【Qet diel xid 功能主治】功能：lal eb lol xuf 行水利湿，hxenk od nul dangf mongb 消炎止痛。主治：mongb daif gad 胃痛（胸口痛），mongb hmid 牙痛，mongb khob 头痛，pob wux qub 水臌病，ghab hsangb angt bus lax dus 伤口脓肿溃破。

【Ed not xus 用法用量】内服，水煎，15 ～ 20 g。外用，捣烂敷；或煨水洗。

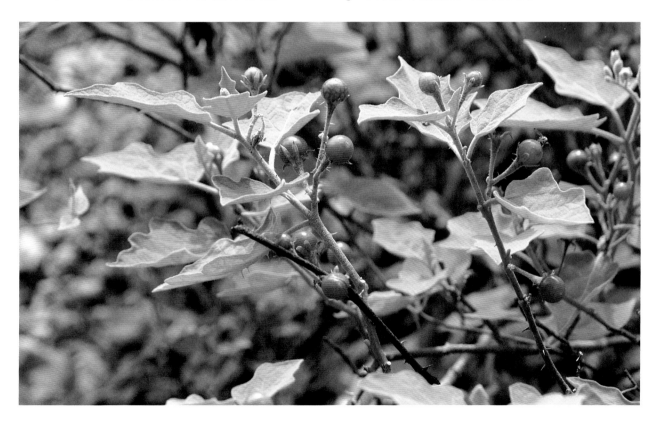

Zend jax fangx 黄果茄

【Bit hsenb 俗名】大苦茄、刺天果、黄水茄、黄刺茄、野茄果、野黄茄。

【Dios kob deis 基源】为茄科植物黄果茄 *Solanum virginianum* Linnaeus 的全草。

【Niangb bet deis 生长环境】生于山野荒地、山谷洼地、村边草丛。分布于部分苗乡。

【Jox hsub 性味属经】性热，味苦辛，属热药，入冷经。

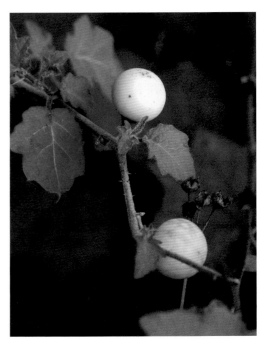

【Qet diel xid 功能主治】功能：hxub kib los xuf 清热利湿，hxenk od nul dangf mongb 消炎止痛。主治：lob bil juk jik 手脚麻木，mongb hmid 牙痛，mongb khob 头痛，git got ongd hsongd 睾丸炎，dix eb bus 脓疱疮。

【Ed not xus 用法用量】内服，水煎，10 ~ 15 g；或研末服，5 g。外用，捣烂敷；或水煎洗。

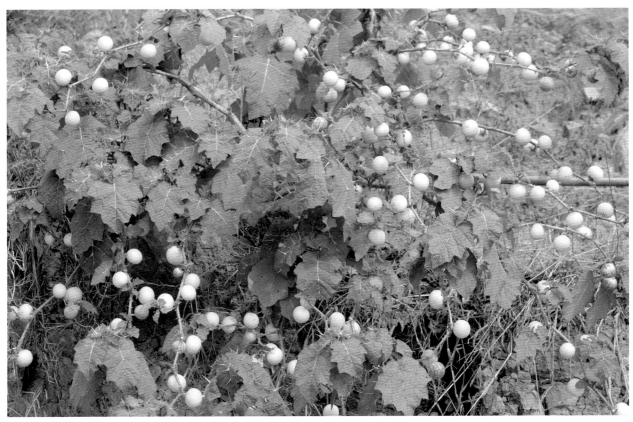

Zend jax bas 白英

【Bit hsenb 俗名】蔓茄、天灯笼、白毛藤、耳坠菜、排风藤、酸尖菜。

【Dios kob deis 基源】为茄科植物白英 *Solanum lyratum* Thunberg 的全草。

【Niangb bet deis 生长环境】生于山野荒地、灌木丛、路旁。分布于各地苗乡。

【Jox hsub 性味属经】性冷，味甘苦，属冷药，入热经。

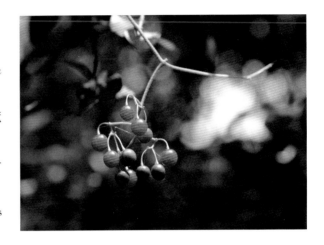

【Qet diel xid 功能主治】功能：hxub kib los xuf清热利湿，hxub jent tat jab祛风解毒。主治：yens jent mongb ghut hsongd风湿性关节炎，fangx mais fangx jid黄疸，nais jongt gek gab肝硬化，mongb ghad nial mais 风火眼，ghad eb dlub lol not 白带过多，dix gangb 疔疮。

【Ed not xus 用法用量】内服，水煎，15～25 g；或泡酒饮。外用，捣烂敷；或捣汁涂。

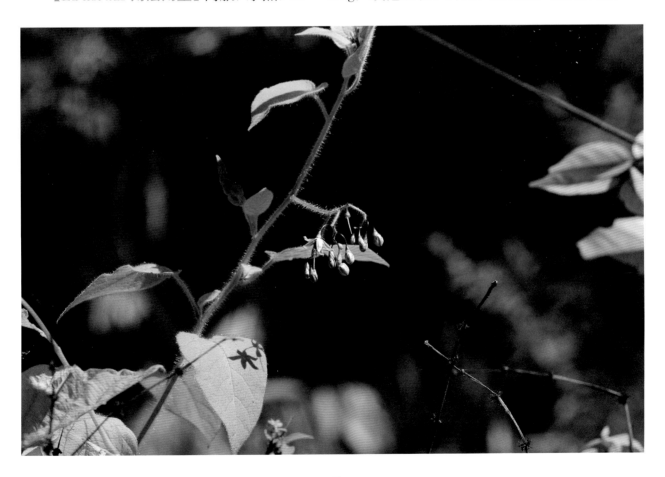

Zend vob ghob vut 珊瑚樱

【Bit hsenb 俗名】赤珠、红珠草、赤珠子、冬珊瑚、珊瑚子。

【Dios kob deis 基源】为茄科植物珊瑚樱 *Solanum pseudocapsicum* Linnaeus 的根。

【Niangb bet deis 生长环境】生于土壤肥沃的园地、寨边，有栽培。分布于部分苗乡。

【Jox hsub 性味属经】性热，味咸苦，属热药，入冷经。

【Qet diel xid 功能主治】功能：hxub jent dangf mongb 祛风止痛。主治：ait gheb bal jid mongb diub 劳伤腰痛。

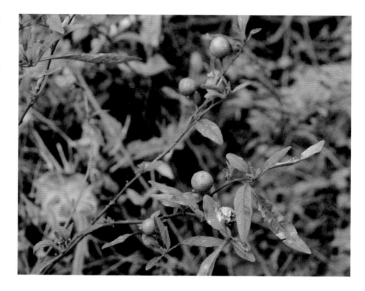

【Ed not xus 用法用量】内服，水煎，15 ～ 30 g；或泡酒饮，250 g，日服 2 次，每次 15 ～ 20 ml。

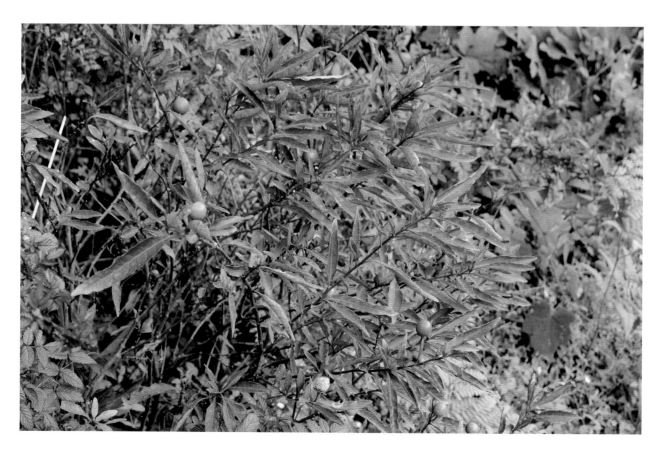

Wuk sob vut 龙葵

【Bit hsenb 俗名】山海椒、天泡果、耳坠菜、野茄菜、野辣角、野海椒。

【Dios kob deis 基源】为茄科植物龙葵 *Solanum nigrum* Linnaeus 的全草。

【Niangb bet deis 生长环境】生于农地边、荒地、路旁。分布于部分苗乡。

【Jox hsub 性味属经】性冷，味苦，属冷药，入热经。

【Qet diel xid 功能主治】功能：hxub kib tat jab 清热解毒，ves hxangd hxenk angt 活血消肿。主治：dliangd bil neit yens pob mongb 跌打扭伤肿痛，mongb ghongd gus 气管炎，diuf od nul 肾炎，hfak bangb hxangd 血崩，dix gangb 疔疮。

【Ed not xus 用法用量】内服，水煎，15～30 g。外用，捣烂敷；或水煎洗。

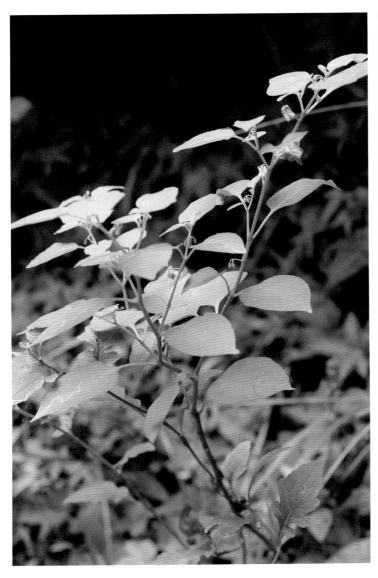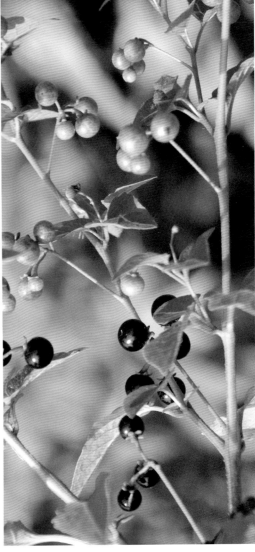

Det yenb vud 假烟叶树

【Bit hsenb 俗名】土茄、土烟叶、三姐妹、毛叶树、老公须、假烟叶。

【Dios kob deis 基源】为茄科植物假烟叶树 *Solanum erianthum* D. Don 的叶或全株。

【Niangb bet deis 生长环境】生于疏林、荒坡、荒地。分布于部分苗乡。

【Jox hsub 性味属经】性平，味辛，属冷热两经药，入两经。

【Qet diel xid 功能主治】功能：hxenk angt dangf mongb 消肿止痛，dib gangb 杀虫。主治：dliangd bil dib yens pot mongb 跌打肿

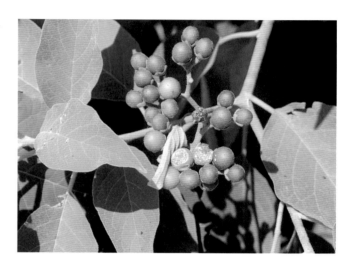

痛，ghut hsongd mongb jangx bod 痛风，mongb hmid 牙痛，ghab hsangb ongd hsongb 外伤感染，niangb hsab pob mongb 无名肿毒，hxongb nangl 瘰疬，gangb daid eb 湿疹，gangb vas 癣。

【Ed not xus 用法用量】内服，水煎，15 ～ 25 g。外用，捣烂敷；或捣汁涂搽；或煨水洗。

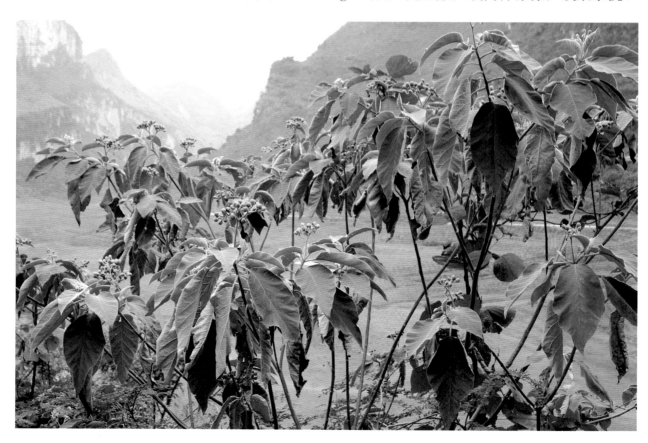

Det vob bol 枸杞

【Bit hsenb 俗名】山枸子、地骨皮、红耳坠、枸杞子、枸杞菜、甜齿牙。

【Dios kob deis 基源】为茄科植物枸杞 *Lycium chinense* Miller 的根、皮、果实、叶。

【Niangb bet deis 生长环境】生于低山农地、溪河边沙丘上。分布于部分苗乡。

【Jox hsub 性味属经】性平，味甘，属冷热两经药，入两经。

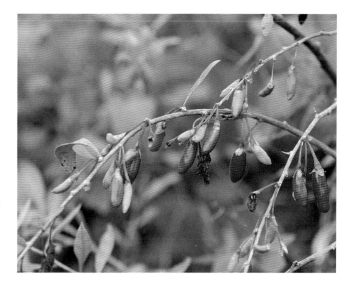

【Qet diel xid 功能主治】功能：yis diuf bud nais jongt 滋肾补肝，lal nais jongt xend mais 清肝明目。主治：diuf bal ves 肾亏，dlad jus hxub mongb 腰膝酸软，los ghab hlat mais dlub 眼翳，dal ghad got 遗精症，xud wal not dias 尿频，ait ngol ghad ngol hxangd 咳嗽痰血。

【Ed not xus 用法用量】内服，水煎，15 ～ 25 g；或熬膏入丸、散；或泡酒饮。

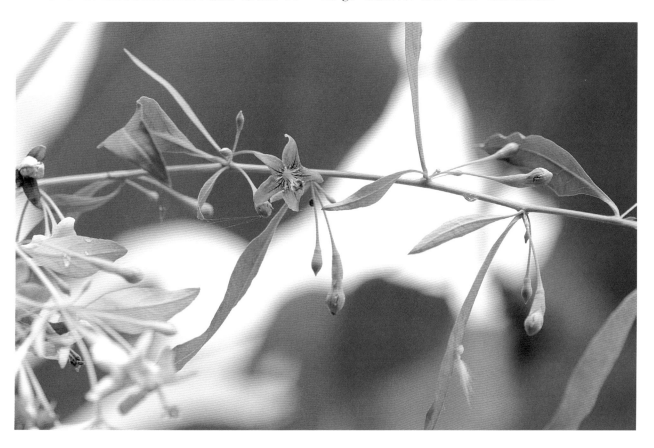

Zend vob ghob 番茄

【Bit hsenb 俗名】茄果、毛辣果、西红柿、番李子。

【Dios kob deis 基源】为茄科植物番茄 *Lycopersicon esculentum* Miller 的果实。

【Niangb bet deis 生长环境】属蔬菜作物，广为栽培。分布于各地苗乡。

【Jox hsub 性味属经】性冷，味酸，属冷药，入热经。

【Qet diel xid 功能主治】功能：vut eb niangs dangf khak 生津止渴，tiod buk dux yangx gad 健胃消食。主治：ngas ghongd eb 虚热口渴，ax ghangb lot gad 食欲不振。

【Ed not xus 用法用量】内服，水煎；或生食。

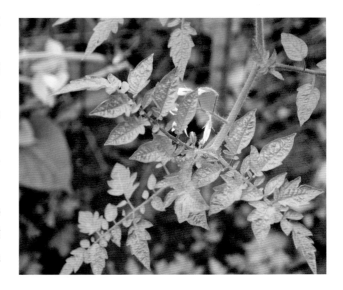

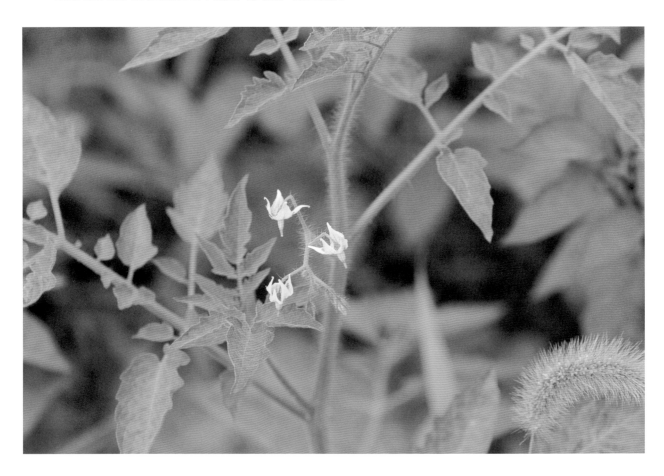

Zend wuk sob 辣椒

【Bit hsenb 俗名】辣子、辣角、辣茄、青椒、红海椒、鸡嘴椒。

【Dios kob deis 基源】为茄科植物辣椒 *Capsicum annuum* Linnaeus 的果实。

【Niangb bet deis 生长环境】属蔬菜作物，广为栽培。分布于各地苗乡。

【Jox hsub 性味属经】性热，味辛，属热药，入冷经。

【Qet diel xid 功能主治】功能：hxed diongb zangl seil 温中散寒，tiod buk dux yangx gad 健胃消食。主治：kib seil 疟疾，niangb hsab pob mongb 无名肿毒，gangb xent 疥疮，zal ghad 腹泻。

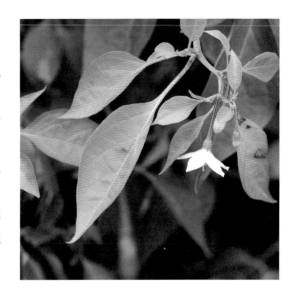

【Ed not xus 用法用量】内服，水煎，5 ～ 10 g；或研末入丸、散。外用，煨水熏洗；或捣烂敷。

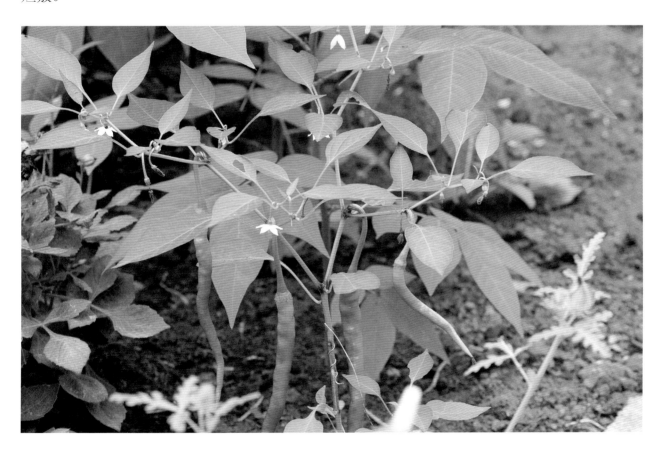

Zend vob ghob hxub 酸浆

【Bit hsenb 俗名】天泡果、叶下灯、灯笼草、红姑娘、金灯草、铃儿草。

【Dios kob deis 基源】为茄科植物酸浆 *Physalis alkekengi* Linnaeus 的全草。

【Niangb bet deis 生长环境】生于山野荒地、路旁草丛。分布于各地苗乡。

【Jox hsub 性味属经】性冷，味酸苦，属冷药，入热经。

【Qet diel xid 功能主治】功能：hxub kib tat jab 清热解毒，vut eb wal 利尿。主治：khangd naix ongd hsongd 中耳炎，los link ghongd 悬雍垂发炎，gangb xut pob angt 疮肿。

【Ed not xus 用法用量】内服，水煎，15 ～ 25 g。外用，捣烂敷；或绞汁滴耳。

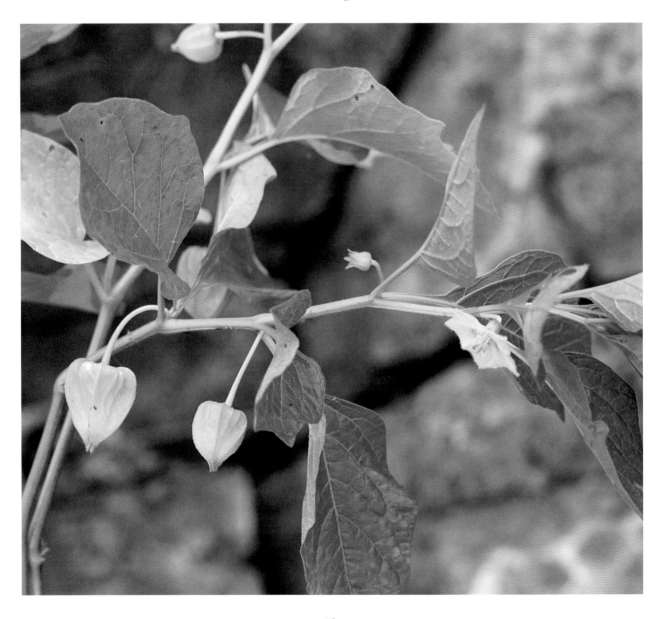

Zend ghab dongk 假酸浆

【Bit hsenb 俗名】大千生、冰粉子、水晶凉粉、鞭打绣球、蓝花天仙子。

【Dios kob deis 基源】为茄科植物假酸浆 *Nicandra physalodes* (Linnaeus) Gaertner 的全草。

【Niangb bet deis 生长环境】生于荒山荒土、山坳荒地、农地边。分布于各地苗乡。

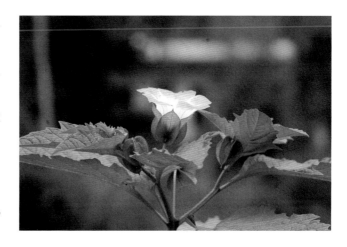

【Jox hsub 性味属经】性平，味甘微苦，属冷热两经药，入两经。

【Qet diel xid 功能主治】功能：hxub kib tat jab 清热解毒，dangf ves 镇静。主治：mangb hfud kib jid 感冒发烧，yens jent mongb 风湿痛，zenb dongb 精神病，gos dliangb bil 癫痫，yens dlad zeb nex gik 狂犬咬伤，dix gangb lax bus 痈疽疮疡。

【Ed not xus 用法用量】内服，水煎，15 ～ 25 g。外用，捣烂敷；或煨水洗。

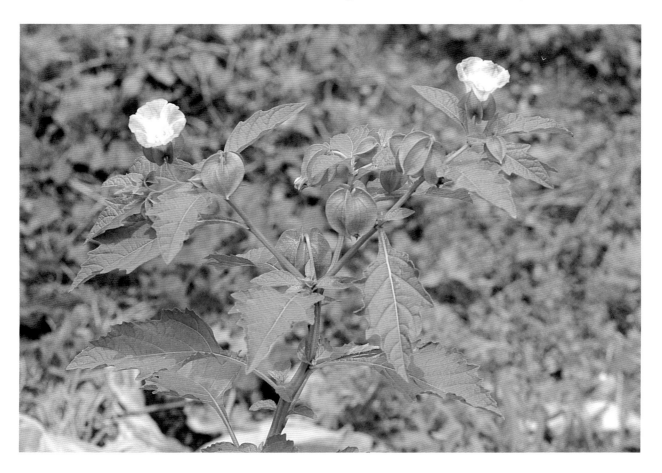

Yenb ghab liul 烟草

【Bit hsenb 俗名】土烟草、八角草、相思草、金鸡脚下红。

【Dios kob deis 基源】为茄科植物烟草 *Nicotiana tobacum* Linnaeus 的叶。

【Niangb bet deis 生长环境】喜生于土壤较肥沃地区、村边，有栽培。分布于各地苗乡。

【Jox hsub 性味属经】性热，味辛苦，属热药，入冷经。有毒。

【Qet diel xid 功能主治】功能：hangb bongt dangf mongb 行气止痛，tat jab dib

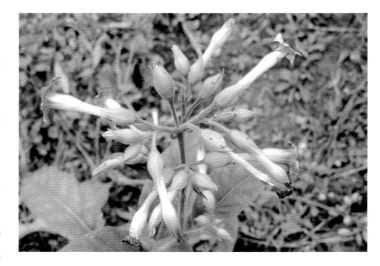

gangb 解毒杀虫。主治：fal sab 痧证，dix guk 背痈，dix ghab hluk 脓疮疱，yens nangb gik 毒蛇咬伤，yens dlad zeb nex gik 狂犬咬伤。

【Ed not xus 用法用量】内服，水煎，15 ～ 25 g；或取老烟斗筒内烟油，用冷水洗出服。外用，捣烂敷；或取老烟斗筒内烟油涂敷。

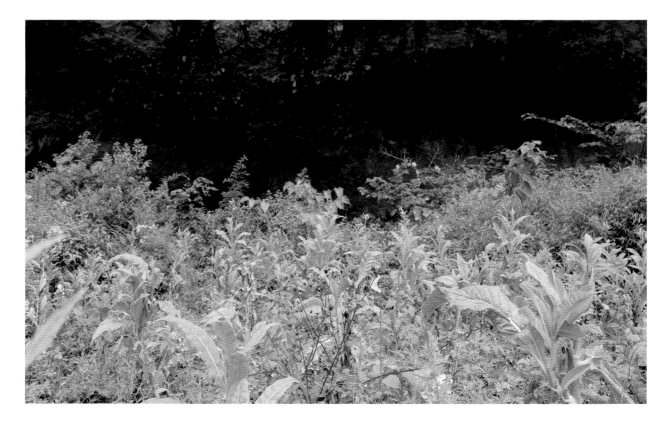

Jab mib gif xok 曼陀罗

【Bit hsenb 俗名】大颠茄、千锤打、闹羊花、猪颠茄、醉心花、雷公锤。

【Dios kob deis 基源】为茄科植物曼陀罗 *Datura stramonium* Linnaeus 的叶、花、种子、根。

【Niangb bet deis 生长环境】生于山野荒地、垃圾堆边、路旁。分布于部分苗乡。

【Jox hsub 性味属经】性热，味苦辛，属热药，入冷经。有毒。

【Qet diel xid 功能主治】功能：dias jent dangf heik 祛风平喘，dangf mongb 止痛，dib

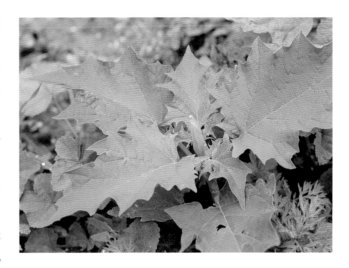

gangb 杀虫。主治：dliangd bil dib sangb 跌打损伤，mongb hsongd hxend 筋骨疼痛，hek bongt ngol 哮喘，mongb gangb hmid 虫牙痛，dlif ghab neib ghangb 脱肛，gangb vas ghed dlot 牛皮癣。

【Ed not xus 用法用量】内服，水煎，5～15 g。外用，适量，烧烟熏牙虫。

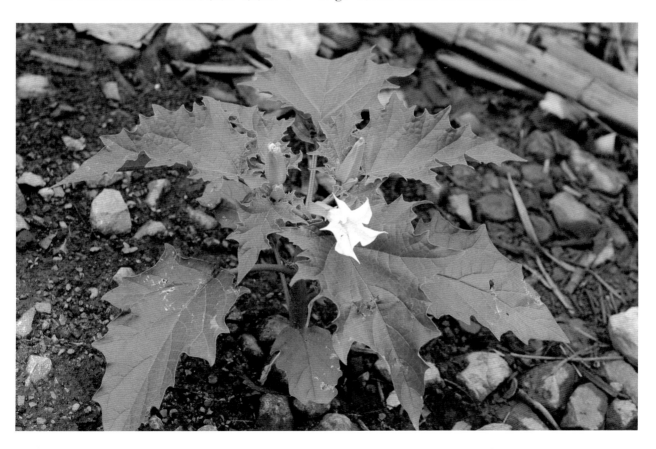

Jab mib gif 洋金花

【Bit hsenb 俗名】大颠茄、老鼠愁、猪颠茄、酒醉花。

【Dios kob deis 基源】为茄科植物洋金花 *Datura metel* Linnaeus 的花。

【Niangb bet deis 生长环境】生于山野荒地、垃圾堆边、路旁、屋边。分布于各地苗乡。

【Jox hsub 性味属经】性热，味苦辛，属热药，入冷经。有毒。

【Qet diel xid 功能主治】功能：dias jent dangf heik 祛风平喘，dangf mongb 止痛。主治：jib daib hxib jent 小儿惊风，hek bongt ngol 哮喘，mangl mais jangx gangb xut 面部生疮，yens jent mongb 风湿痛，lax gangb liax 脚湿气（脚癣）。

【Ed not xus 用法用量】内服，水煎，0.3 ～ 0.5 g；或入丸、散。

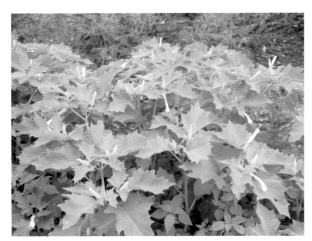 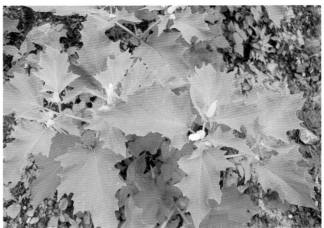

Vob dak dlangd hlied 铃铛子

【Bit hsenb 俗名】山茄子、野旱烟、搜山虎。

【Dios kob deis 基源】为茄科植物铃铛子 *Anisodus luridus* Link 的根茎。

【Niangb bet deis 生长环境】生于坡塝丛林下阴湿石隙间。分布于部分苗乡。

【Jox hsub 性味属经】性冷，味苦甘，属冷药，入热经。有毒。

【Qet diel xid 功能主治】功能：hxub kib tat jab 清热解毒，los eb hxenk angt 利水消肿。主治：yens jent mongb hsongd 风湿骨痛，mongb diub 腰痛，ait gheb bal jid 劳伤，diux ghongd od nul 咽喉炎，los link ghongd 悬雍垂发炎，mos dliangb vongx 肝硬化腹水，diuf od nul pob jid 肾炎水肿。

【Ed not xus 用法用量】内服，水煎，10 ～ 15 g；或熬膏入丸、散。

Jab bangf ved 玄参

【Bit hsenb 俗名】元参、逐马、重台、黑参、馥草、野脂麻。

【Dios kob deis 基源】为玄参科植物玄参 *Scrophularia ningpoensis* Hemsley 的根。

【Niangb bet deis 生长环境】生于低山坡塝杂木林下。分布于各地苗乡。

【Jox hsub 性味属经】性冷，味苦咸，属冷药，入热经。

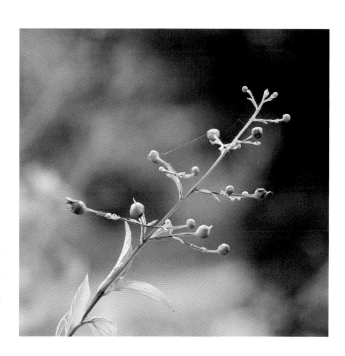

【Qet diel xid 功能主治】功能：yis dliangl tat kib 滋阴降火，hxub kib hxud hxid 清热除烦。主治：ghab diux ghongd angt mongb 咽喉肿痛，bit dangx lol hniangk 体虚盗汗，bal ves 虚劳，hxongb nangl 瘰疬，niangb hsab pob mongb 无名肿毒，jib ghad 便秘。

【Ed not xus 用法用量】内服，水煎，15 ～ 25 g；或入丸、散。

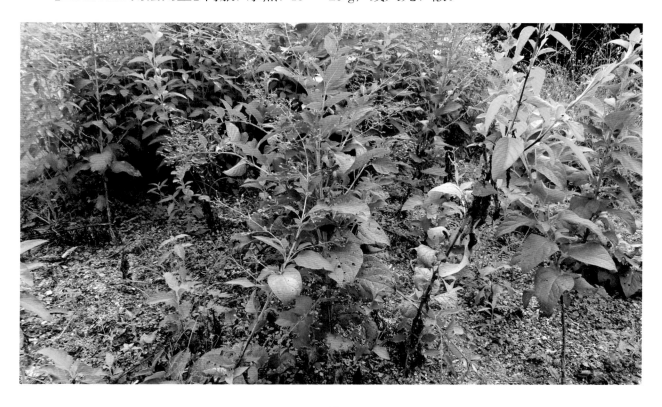

Vob hvid ghaib 阴行草

【Bit hsenb 俗名】土茵陈、五毒草、野油麻、黄花茵陈。

【Dios kob deis 基源】为玄参科植物阴行草 *Siphonostegia chinensis* Bentham 的全草。

【Niangb bet deis 生长环境】生于草坡、荒地、路旁。分布于各地苗乡。

【Jox hsub 性味属经】性冷，味苦，属冷药，入热经。

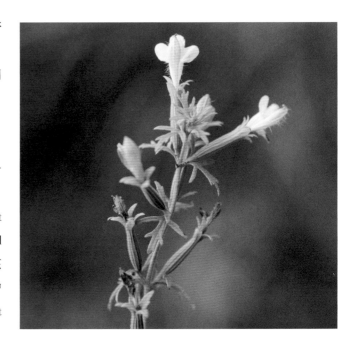

【Qet diel xid 功能主治】功能：qet bongt dangf mongb 理气止痛，ves hxangd tat jit hxangd 活血化瘀。主治：mangb hfud ait ngol 感冒咳嗽，dib yens jit hxangd angt mongb 跌打瘀血肿痛，yens xit lol hxangd 刀伤出血，nais pot od nul 肺炎，hsot ud mongb qub 痛经。

【Ed not xus 用法用量】内服，水煎，20 ～ 30 g。

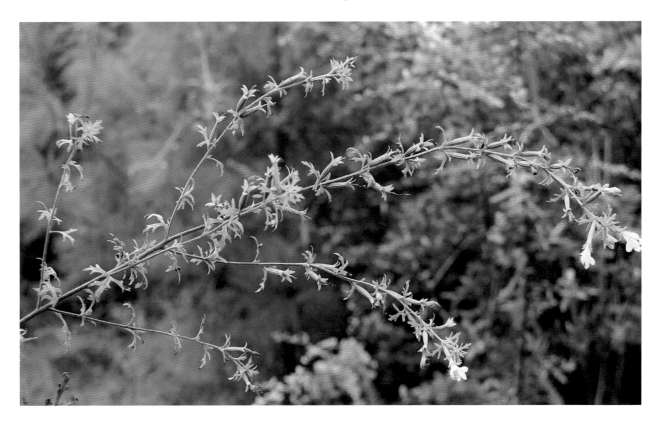

Vob hvid ghaib yut 腺毛阴行草

【Bit hsenb 俗名】山油麻、吹风菜、油蒿菜、壶瓶草、角阴陈。

【Dios kob deis 基源】为玄参科植物腺毛阴行草 *Siphonostegia laeta* S. Moore 的全草。

【Niangb bet deis 生长环境】生于荒山草丛、灌木林。分布于部分高寒山区苗乡。

【Jox hsub 性味属经】性冷，味苦，属冷药，入热经。

【Qet diel xid 功能主治】功能：hxub kib tat jab 清热解毒，ves hxangd tat jit hxangd 活血化瘀。主治：dib yens jit hxangd angt mongb 跌打瘀血肿痛，nais pot od nul 肺炎，fangx mais fangx jid 黄疸，hsot ud mongb qub 痛经，zal ghad dongk dlub 白痢。

【Ed not xus 用法用量】内服，水煎，15 ～ 25 g；或研末服。

Nangx qongb sait 独脚金

【Bit hsenb 俗名】鹿草、地莲枝、金锁匙、黄花草、矮脚子。

【Dios kob deis 基源】为玄参科植物独脚金 *Striga asiatica* (Linnaeus) Kuntze 的全草。

【Niangb bet deis 生长环境】生于荒山草地，常寄生在其他植物的根上。分布于各地苗乡。

【Jox hsub 性味属经】性平，味甘淡，属冷热两经药，入两经。

【Qet diel xid 功能主治】功能：tiod nat yangx vob gad 健脾消食，lal nais jongt xend mais 清肝明目。主治：jib daib gad ax los 小儿食积，jib daib ngas naix mais 小儿疳积，diongb hmangt ait mais gheib 夜盲症。

【Ed not xus 用法用量】内服，水煎，10 ～ 25 g。

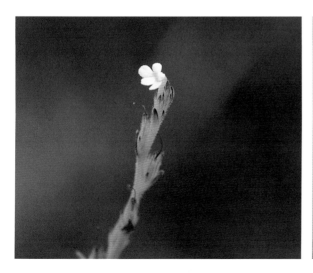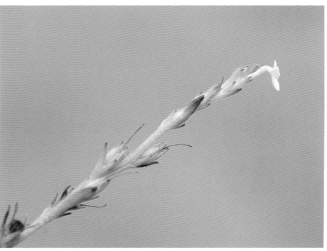

Bas naix bat 来江藤

【Bit hsenb 俗名】小白叶、叶上花、蜂糖花、蜂糖罐、小叶来江藤。

【Dios kob deis 基源】为玄参科植物来江藤 *Brandisia hancei* J. D. Hooker 的全草。

【Niangb bet deis 生长环境】生于半阴山坡的岩石缝隙、草丛中。分布于部分苗乡。

【Jox hsub 性味属经】性冷，味苦涩，属冷药，入热经。

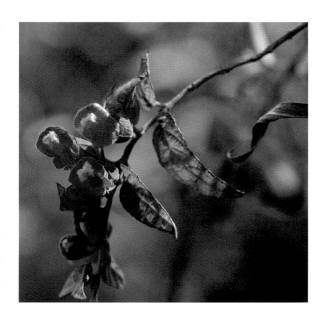

【Qet diel xid 功能主治】功能：hxub kib seil hxangd 清热凉血，hxub jent hxenk net 祛风除湿。主治：fangx mais fangx jid 黄疸，od hxangd 吐血，yens jent mongb 风湿痛，bus diangd 骨髓炎，zal ghad dongk xok 细菌性痢疾。

【Ed not xus 用法用量】内服，水煎，10 ～ 25 g。

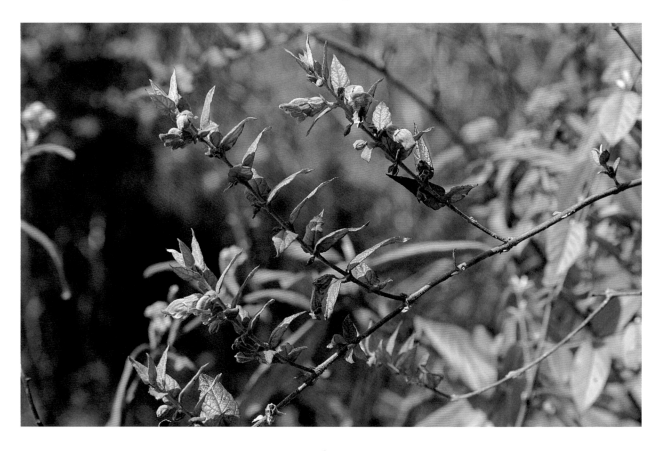

Nangx dlaib jil 鞭打绣球

【Bit hsenb 俗名】四季草、红顶珠、红豆草、金钱草、地红参、活血丹。

【Dios kob deis 基源】为玄参科植物鞭打绣球 *Hemiphragma heterophyllum* Wallich 的全草。

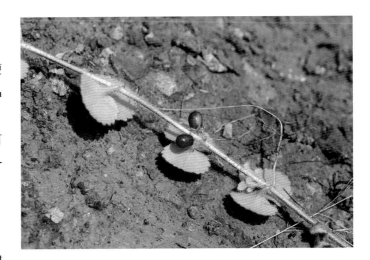

【Niangb bet deis 生长环境】生于河谷疏林、山谷草丛、灌木丛。分布于部分苗乡。

【Jox hsub 性味属经】性热，味甘，属热药，入冷经。

【Qet diel xid 功能主治】功能：qet bongt dangf mongb 理气止痛，tat hxend ves hxangd 舒筋活血。主治：dliangd bil dib sangb 跌打损伤，yens jent mongb diub 风湿腰痛，lal ghad bit ax dangx 神经衰弱，khangk hxangd 咯血，laib lot ongd hsongd 口腔炎，ghab hsangb yens jent od nul 破伤风。

【Ed not xus 用法用量】内服，水煎，10 ～ 25 g。

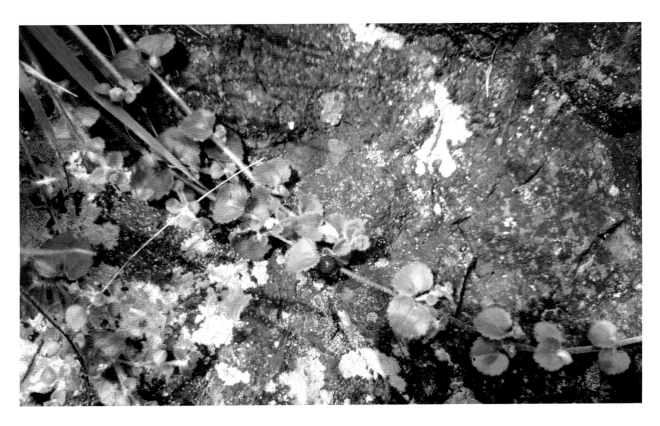

21

Jab vob yenb 地黄

【Bit hsenb 俗名】山烟、地髓、山白菜、米罐棵、狗奶子、甜酒棵、密罐棵。

【Dios kob deis 基源】为玄参科植物地黄 *Rehmannia glutinosa* (Gaetner) Liboschitz ex Fischer & C. A. Meyer 的根茎。

【Niangb bet deis 生长环境】生于山坡荒地、路边，有栽培。分布于部分苗乡。

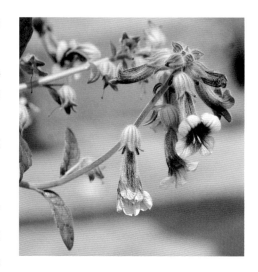

【Jox hsub 性味属经】性冷，味甘苦，属冷药，入热经。

【Qet diel xid 功能主治】功能：yis dliangl nol ves 滋阴补虚，ves hxangd dangf hxangd 活血止血。主治：ait gheb bal jid od hxangd 劳伤吐血，lol hxangd nais 鼻衄，yaf xit niak lol hxangd bongt 堕胎大出血，niak qub niangb ax dangf 胎动不安，hsot ud ax jangx hxib 月经不调，ghab hsangb ax hsuk 溃疡不愈合。

【Ed not xus 用法用量】内服，水煎，15 ～ 25 g；或熬膏入丸、散。外用，捣烂敷。

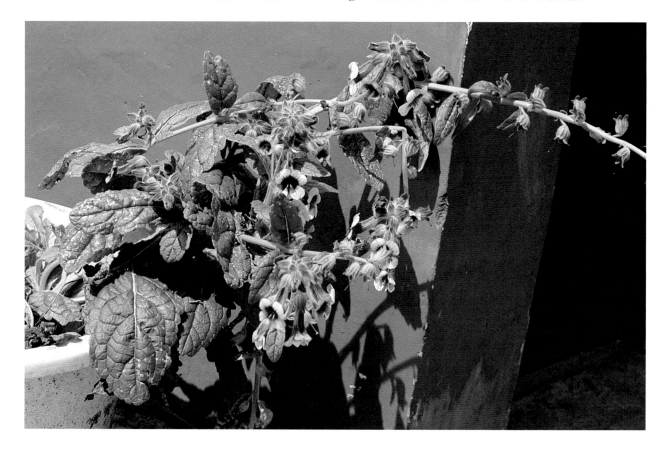

Bangx hlieb nif 弹刀子菜

【Bit hsenb 俗名】毛曲菜、野地菜、四叶细辛。

【Dios kob deis 基源】为玄参科植物弹刀子菜 *Mazus stachydifolius* (Turczaninow) Maximowicz 的全草。

【Niangb bet deis 生长环境】生于田野、草地、路旁、荒坡。分布于部分苗乡。

【Jox hsub 性味属经】性凉，味辛，属冷药，入热经。

【Qet diel xid 功能主治】功能：hxub kib tat jab 清热解毒。主治：gangb xent 疥疮，gangb vas 癣，dix khangd ghad 痔疮，yens nangb gik 毒蛇咬伤。

【Ed not xus 用法用量】外用，捣烂敷。

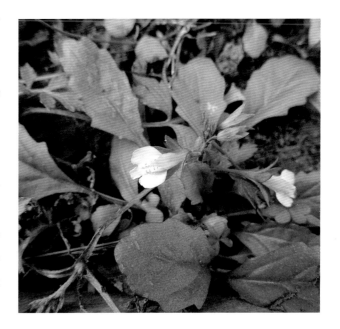

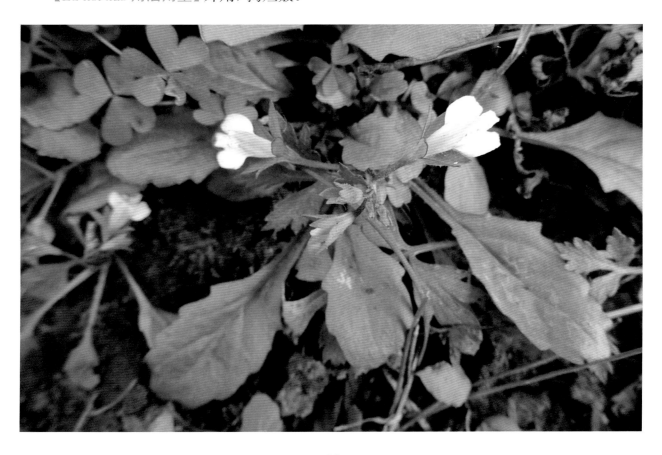

Nangx xangb hlod 蚊母草

【Bit hsenb 俗名】仙桃草、夺命草、活血丹、无风自动草、活血接骨丹。

【Dios kob deis 基源】为玄参科植物蚊母草 *Veronica peregrina* Linnaeus 的全草。

【Niangb bet deis 生长环境】生于山溪边、河边、田边、湿地。分布于各地苗乡。

【Jox hsub 性味属经】性平，味淡，属冷热两经药，入两经。

【Qet diel xid 功能主治】功能：ves hxangd dangf hxangd 活血止血，hxub nais pot kib 清肺热。主治：dliangd bil dib sangb 跌打损伤，ngol lol hxangd 咳血，lol hxangd nais 鼻衄，od hxangd 吐血，ax hsot ud 闭经，hsot ud mongb qub 痛经。

【Ed not xus 用法用量】内服，水煎，25 ～ 30 g；或捣汁服。外用，捣烂敷；或水煎洗。

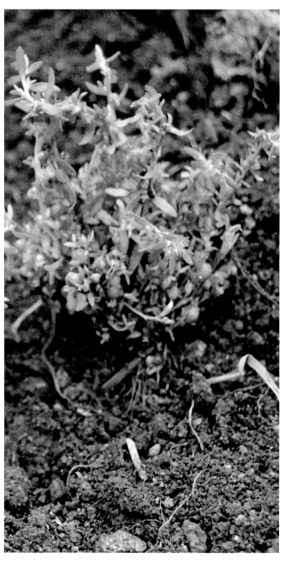 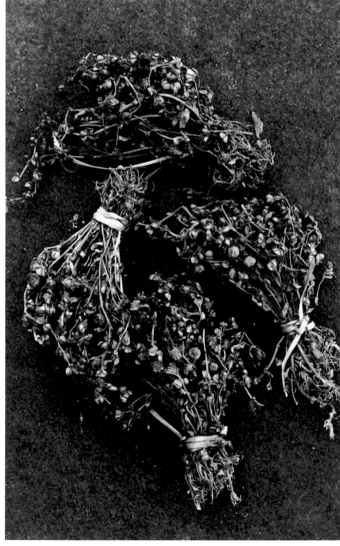

Vob yongx eb 水苦荬

【Bit hsenb 俗名】水泽兰、水莴苣、仙桃草、水对叶莲、水仙桃草、仙人对坐草。

【Dios kob deis 基源】为玄参科植物水苦荬 *Veronica undulata* Wallich ex Jack 的全草。

【Niangb bet deis 生长环境】生于中山地区田边、溪沟边。分布于部分苗乡。

【Jox hsub 性味属经】性冷，味苦，属冷药，入热经。

【Qet diel xid 功能主治】功能：hxub kib los xuf 清热利湿，dangf hxangd tat jit hxangd 止血散瘀。主治：ghab diux ghongd angt mongb 咽喉

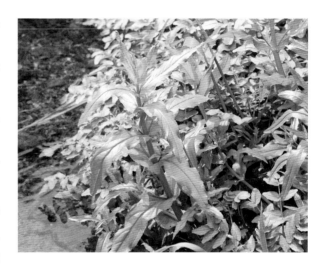

肿痛，los link ghongdy 悬雍垂发炎，ait gheb bal jid od hxangd 劳伤吐血，dliangd bil dib sangb 跌打损伤，hsot ud ax jangx hxib 月经不调，niangb hsab pob mongb 无名肿毒。

【Ed not xus 用法用量】内服，水煎，15～25 g；或研末服。外用，捣烂敷；或研末吹喉。

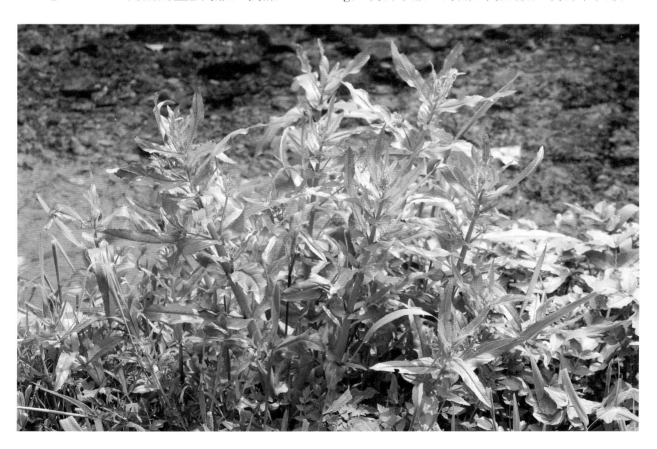

Vob dlob hfangb 四方麻

【Bit hsenb 俗名】山练草、四方青、四角草、四棱草、青鱼胆。

【Dios kob deis 基源】为玄参科植物四方麻 *Veronicastrum caulopterum* (Hance) T. Yamazaki的全草。

【Niangb bet deis 生长环境】生于山谷两边、溪边草丛、灌木丛。分布于部分苗乡。

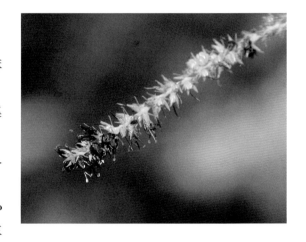

【Jox hsub 性味属经】性冷，味苦，属冷药，入热经。

【Qet diel xid 功能主治】功能：hxub kib tat jab 清热解毒，hxenk angt dangf mongb 消肿止痛。主治：yens xit lol hxangd 刀伤出血，mongb ghongd niangs 咽喉痛，mongb ghad nial mais 风火眼，kib eb kib dul 水火烫伤，dix gangb 疔疮，xud wal hxangd 尿血。

【Ed not xus 用法用量】内服，水煎，15 ～ 25 g。外用，研末调敷；或捣烂敷；或捣汁涂。

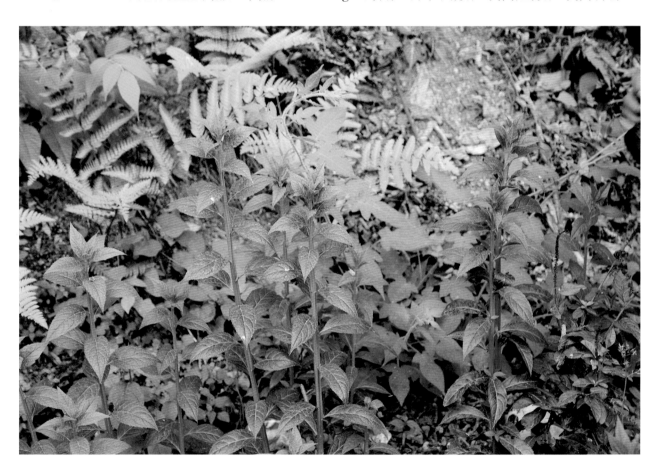

Vob deid diuf yut 北水苦荬

【Bit hsenb 俗名】小头红、接骨草、蚊母草、蟠桃草、无风自动草、活血接骨丹。

【Dios kob deis 基源】为玄参科植物北水苦荬 *Veronica anagallis-aquatica* Linnaeus 的全草。

【Niangb bet deis 生长环境】生于山溪边、河边、田边、山坳、路旁。分布于各地苗乡。

【Jox hsub 性味属经】性冷，味辛，属冷药，入热经。

【Qet diel xid 功能主治】功能：hxub nais pot kib 清肺热，ves hxangd dangf hxangd 活血止血。主治：dliangd bil dib sangb 跌打损伤，ghab diux ghongd angt mongb 咽喉肿痛，od hxangd 吐血，lol hxangd nais 鼻衄，hsot ud ax jangx hxib 月经不调，hsot ud mongb qub 痛经。

【Ed not xus 用法用量】内服，水煎，15 ～ 30 g；或鲜草捣汁服。

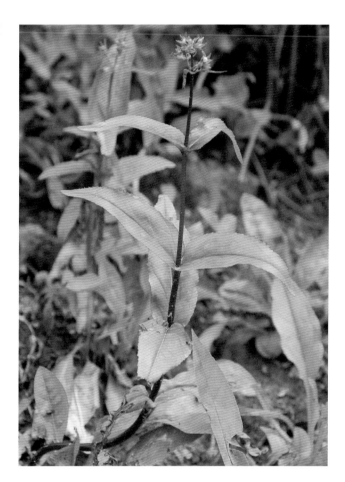

Nangx dlaib jab 黑草

【Bit hsenb 俗名】鬼羽箭、黑骨草、黑黑草、舒筋赶血草。

【Dios kob deis 基源】为玄参科植物黑草 *Buchnera cruciata* Buchanan-Hamilton ex D. Don 的全草。

【Niangb bet deis 生长环境】生于山野荒地、路旁、草丛。分布于部分苗乡。

【Jox hsub 性味属经】性冷，味苦，属冷药，入热经。

【Qet diel xid 功能主治】功能：hxub kib tat jab 清热解毒，ves hxangd tat jit hxangd 活血化瘀。主治：seil kib 伤寒，gos dliangb bil 癫痫，jit hxangd mongb 瘀血疼痛，dliangb dul jent 风疹。

【Ed not xus 用法用量】内服，水煎，6 ～ 15 g。

Vob deid diuf mongl 婆婆纳

【Bit hsenb 俗名】双球草、双珠草、双肾草、卵子草、狗卵草。

【Dios kob deis 基源】为玄参科植物婆婆纳 *Veronica polita* Fries 的全草。

【Niangb bet deis 生长环境】生于中山地区路边、荒地、菜园。分布于部分苗乡。

【Jox hsub 性味属经】性冷，味甘，属冷药，入热经。

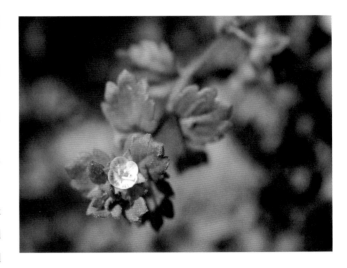

【Qet diel xid 功能主治】功能：hxub jent dangf mongb 祛风止痛，qet hsot ud dangf ghad eb 调经止带。主治：mongb diub 腰痛，ghad eb dlub lol not 白带过多，los ghad ghof 疝气，git got pob mongb 睾丸肿痛。

【Ed not xus 用法用量】内服，水煎，25～30 g；或捣汁服。

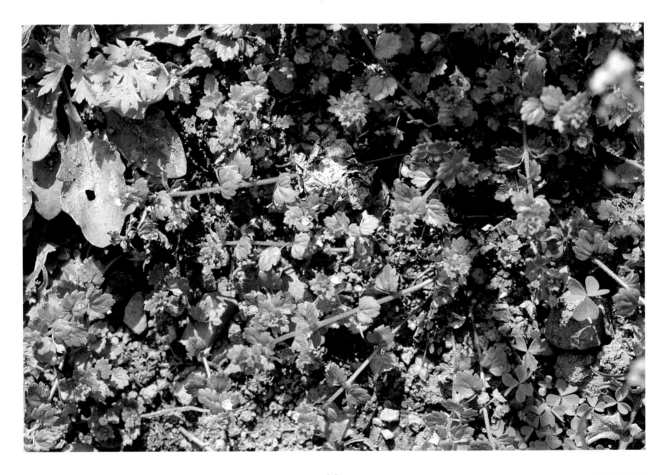

Vob deid diuf 阿拉伯婆婆纳

【Bit hsenb 俗名】双肾草、灯笼草、肾子草、波斯婆婆纳、波斯水苦荬。

【Dios kob deis 基源】为玄参科植物阿拉伯婆婆纳 *Veronica persica* Poiret 的全草。

【Niangb bet deis 生长环境】生于山野荒地、山湾、路旁。分布于各地苗乡。

【Jox hsub 性味属经】性平，味苦辛，属冷热两经药，入两经。

【Qet diel xid 功能主治】功能：hxub kib tat jab 清热解毒，hxub jent hxenk net 祛风除湿。主治：yens jent mongb 风湿痛，diuf xus dlial ves mongb diub 肾虚腰痛，diuf xus dliangl ves wab naix 肾虚耳鸣，jib daib bid daif got pob angt 小儿阴囊肿大，gangb xent 疥疮。

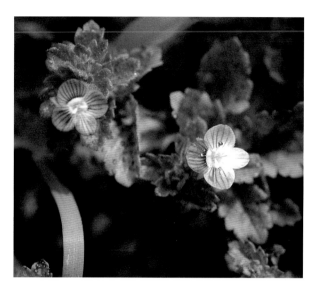

【Ed not xus 用法用量】内服，水煎，15 ～ 30 g；或炖肉吃，煮酒温服。外用，水煎洗。

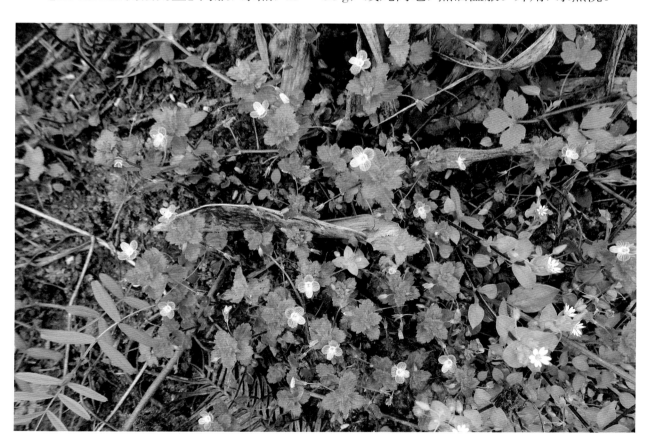

Nangx daib eb dad 长穗腹水草

【Bit hsenb 俗名】两头根、两头蛇、疔疮草、腹水草、小钓鱼竿。

【Dios kob deis 基源】为玄参科植物长穗腹水草 *Veronicastrum longispicatum* (Merrill) T. Yamazaki 的全草。

【Niangb bet deis 生长环境】生于树林中多岩石地区的石缝等阴湿处、灌木丛。分布于各地苗乡。

【Jox hsub 性味属经】性冷，味苦，属冷药，入热经。

【Qet diel xid 功能主治】功能：hxub kib tat jab 清热解毒，yangx ngol qet bongt 化痰理气。主治：jib daib hxib jent 小儿惊风，pob lob pob bil 手脚水肿，kib eb kib dul 水火烫伤，nais pot kib ait ngol 肺热咳嗽，ax hsot ud 闭经，dix gangb 疔疮。

【Ed not xus 用法用量】内服，水煎，15 ～ 25 g。外用，捣烂敷；或煨水洗。

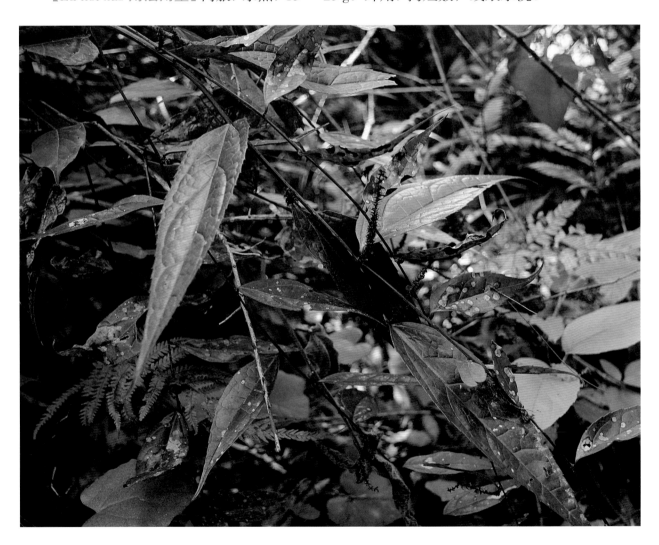

Ot nong dab 爬岩红

【Bit hsenb 俗名】一串鱼、串串草、钓鱼竿、毛脉腹水草。

【Dios kob deis 基源】为玄参科植物爬岩红 *Veronicastrum axillare* (Siebold & Zuccarini) T. Yamazaki 的全草。

【Niangb bet deis 生长环境】生于森林中多岩石地区的石缝等阴湿处、灌木丛。分布于各地苗乡。

【Jox hsub 性味属经】性冷，味苦，属冷药，入热经。

【Qet diel xid 功能主治】功能：hxub kib tat jab 清热解毒，yangx ngol qet bongt 化痰理气。主治：jib daib hxib jent 小儿惊风，pob lob pob bil 手脚水肿，kib eb kib dul 水火烫伤，nais pot kib ait ngol 肺热咳嗽。

【Ed not xus 用法用量】内服，水煎，5～15 g。外用，捣烂敷。

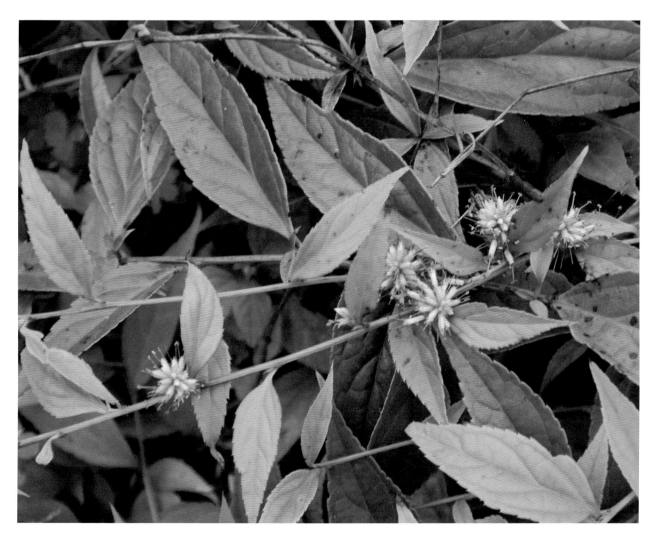

Nangx daib eb 宽叶腹水草

【Bit hsenb 俗名】秋草、一串鱼、两头蛇、钓鱼竿、穿山鞭、腹水草。

【Dios kob deis 基源】为玄参科植物宽叶腹水草 *Veronicastrum latifolium* (Hemsley) T. Yamazaki 的全草。

【Niangb bet deis 生长环境】生于森林中多岩石地区的石缝等阴湿处、灌木丛。分布于各地苗乡。

【Jox hsub 性味属经】性冷，味苦，属冷药，入热经。

【Qet diel xid 功能主治】功能：hxub kib tat jab 清热解毒，yangx ngol qet bongt 化痰理气。主治：dliangd bil dib sangb 跌打损伤，pob lob pob bil 手脚水肿，mongb diub 腰痛，nais pot kib ait ngol 肺热咳嗽，mongb ghad nial mais 风火眼，ax hsot ud 闭经，kib eb kib dul 水火烫伤，dix gangb 疔疮。

【Ed not xus 用法用量】内服，水煎，15～25 g；或浸酒饮。外用，捣烂敷；或煨水洗。

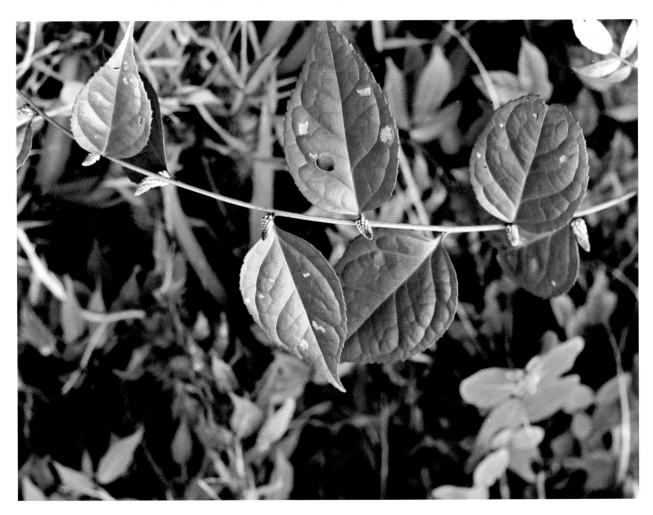

Vob gangb ninl 旱田草

【Bit hɛenb 俗名】田蛭草、鱼尾草、调经草。

【Dios kob deis 基源】为玄参科植物旱田草 *Lindernia ruellioides* (Colsmann) Pennell 的全草。

【Niangb bet deis 生长环境】生于荒田、山洼湿地。分布于各地苗乡。

【Jox hsub 性味属经】性平，味淡，属冷热两经药，入两经。

【Qet diel xid 功能主治】功能：ves hxangd hsot ud vut 活血调经，hxenk angt tad jab 消肿解毒。主治：dliangd bil dib yens pot mongb 跌打肿痛，hsot ud ax deix hxenb 月经不准时，ax hsot ud 闭经，hsot ud mongb qub 痛经，zaid wel jangx dix bus 乳痈，dix guk 背痈，hxongb nangl 瘰疬。

【Ed not xus 用法用量】内服，水煎，15 ～ 25 g。外用，捣烂敷。

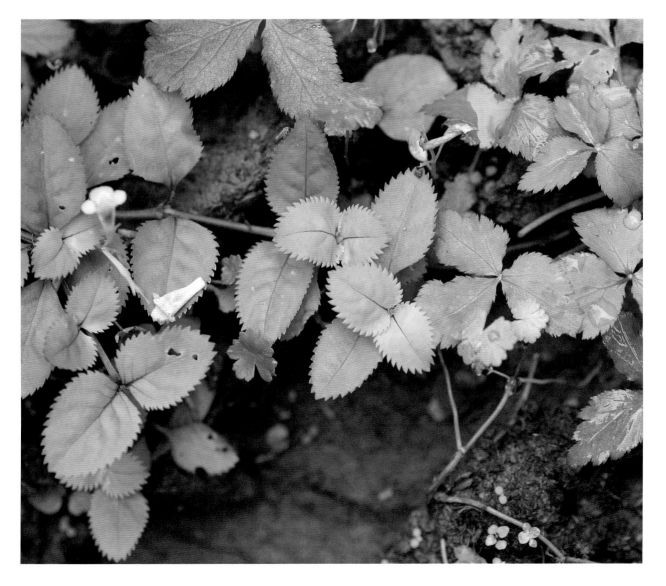

Vob liek xenb 光叶蝴蝶草

【Bit hsenb 俗名】水远志、老蛇药、倒胆草、蓝花草。

【Dios kob deis 基源】为玄参科植物光叶蝴蝶草 *Torenia asiatica* Linnaeus 的全草。

【Niangb bet deis 生长环境】生于山野潮湿的草地、疏林。分布于各地苗乡。

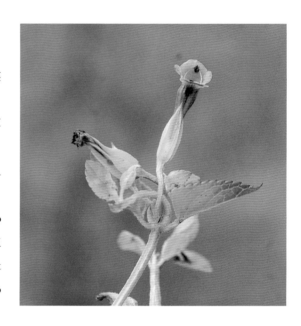

【Jox hsub 性味属经】性冷，味甘，属冷药，入热经。

【Qet diel xid 功能主治】功能：hxub kib tat jab 清热解毒，tat jit hxangd hxenk angt 散瘀消肿。主治：dliangd bil dib sangb 跌打损伤，yens jent kib ait ngol 风热咳嗽，fangx mais fangx jid 黄疸，yens nangb gik 毒蛇咬伤，dix gangb 疔疮。

【Ed not xus 用法用量】内服，水煎，15 ～ 30 g。外用，捣烂敷。

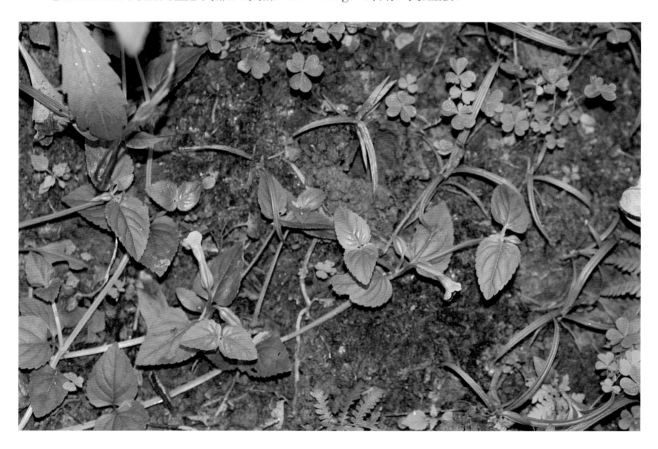

Vob longl 通泉草

【Bit hsenb 俗名】石淋草、虎仔草、脓泡药、脓泡散、绿蓝花。

【Dios kob deis 基源】为玄参科植物通泉草 *Mazus pumilus* (N. L. Burman) Steenis 的全草。

【Niangb bet deis 生长环境】生于坡塝草丛、荒土、草地。分布于部分苗乡。

【Jox hsub 性味属经】性热，味苦，属冷药，入热经。

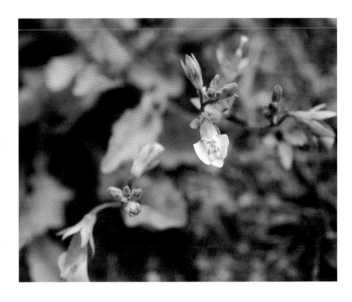

【Qet diel xid 功能主治】功能：hxub kib tat jab 清热解毒，hxenk od nul hxenk angt 消炎消肿。主治：kib eb kib dul 水火烫伤，diongx eb wal ongd hsongd 尿路感染，dix eb bus 脓疱疮，niangb hsab pob mongb 无名肿毒，dix gangb lax bus 痈疽疮疡。

【Ed not xus 用法用量】内服，水煎，15 ～ 25 g；或捣汁服。外用，捣烂敷；或取汁涂。

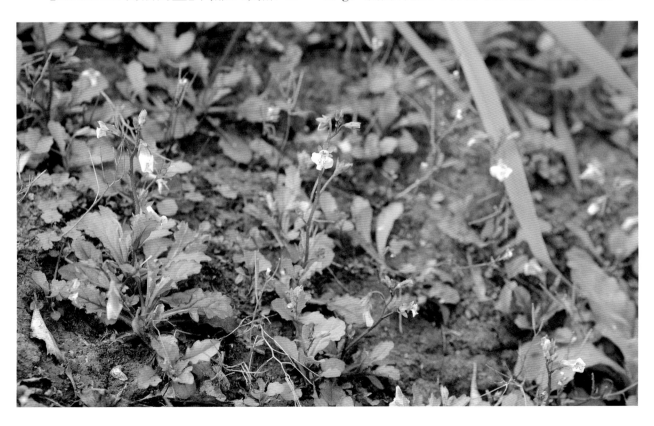

Vob longl yut 毛果通泉草

【Bit hsenb 俗名】石淋草、虎仔草、通泉草、脓泡药、绿蓝花。

【Dios kob deis 基源】为玄参科植物毛果通泉草 *Mazus spicatus* Vantiot 的全草。

【Niangb bet deis 生长环境】生于近水边、路边的湿地。分布于部分苗乡。

【Jox hsub 性味属经】性冷，味苦涩，属冷药，入热经。

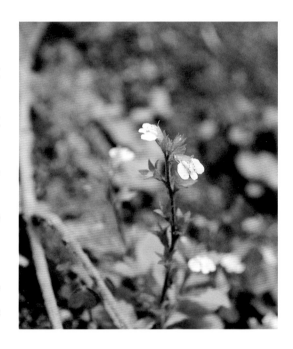

【Qet diel xid 功能主治】功能：hxub kib tat jab 清热解毒，hxenk od nul hxenk angt 消炎消肿。主治：pob lob pob bil 手脚水肿，kib eb kib dul 水火烫伤，diongx eb wal ongd hsongd 尿路感染，niangb hsab pob mongb 无名肿毒，dix eb bus 脓疱疮，dix gangb lax bus 痈疽疮疡。

【Ed not xus 用法用量】内服，水煎，15 ～ 25 g；或捣汁服。外用，捣烂敷；或取汁涂。

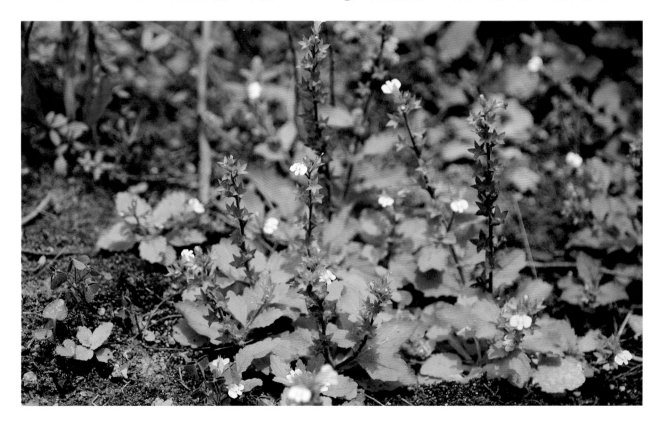

Vob longl bil 贵州通泉草

【Bit hsenb 俗名】石淋草、脓泡药、通泉草。

【Dios kob deis 基源】为玄参科植物贵州通泉草 *Mazus kweichowensis* Tsoong & Yang 的全草。

【Niangb bet deis 生长环境】生于坡塝荒地、农地边。分布于各地苗乡。

【Jox hsub 性味属经】性冷，味苦，属冷药，入热经。

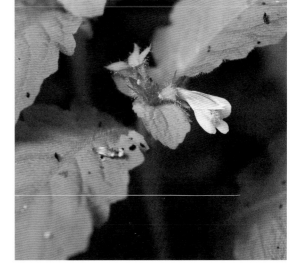

【Qet diel xid 功能主治】功能：hxenk angt dangf mongb 消肿止痛，hxub nais jongt zal kib 清肝泻火。主治：mongb ghongd niangs 咽喉痛，mongb hmid 牙痛，laib lot ongd hsongd 口腔炎，niangb hsab pob mongb 无名肿毒，dix eb bus 脓疱疮。

【Ed not xus 用法用量】内服，水煎，15 ～ 25 g。外用，捣烂敷；或煨水洗；或含漱。

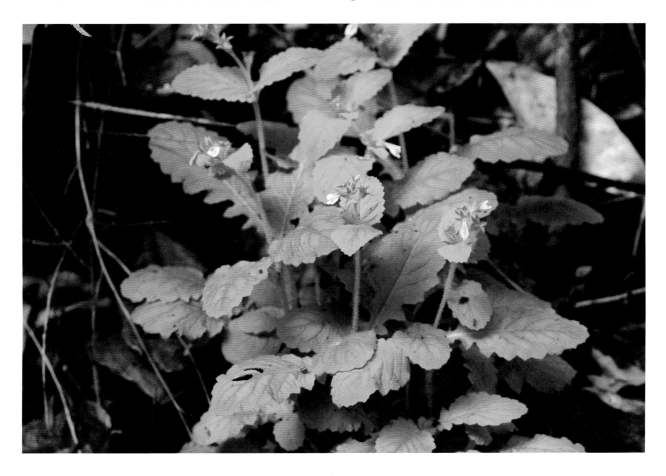

Vob eb wal mal 亨氏马先蒿

【Bit hsenb 俗名】一窝蛆、土洋参、地羊参、地米参。

【Dios kob deis 基源】为玄参科植物亨氏马先蒿 *Pedicularis henryi* Maximowicz 的根。

【Niangb bet deis 生长环境】生于山地疏林、杂木林、荒山草地。分布于各地苗乡。

【Jox hsub 性味属经】性平，味苦，属冷热两经药，入两经。

【Qet diel xid 功能主治】功能：yis bongt bud hxangd 益气补血，dangf ngol yangx ghad ngol 止咳化痰。主治：lal ghad bit ax dangx 神经衰弱，mongb dangf heb ves 病后体虚，hvangb jid zeib ghangb 半身不遂，mongb hsongd hxend 筋骨疼痛，mongb ghut hsongd 关节痛，gangb xent 疖疮。

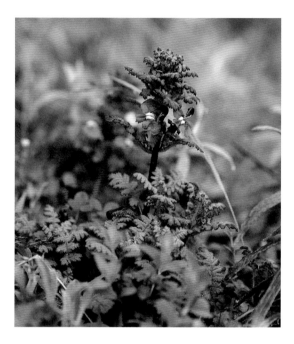

【Ed not xus 用法用量】内服，水煎，6 ～ 9 g；或入丸、散。外用，水煎洗。

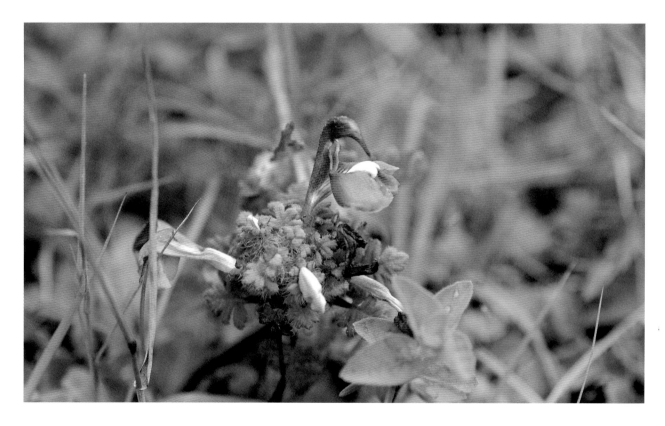

Vob hvid mal vud 返顾马先蒿

【Bit hsenb 俗名】虎麻、马先蒿、马屎泡、马屎蒿、马新蒿、练石草。

【Dios kob deis 基源】为玄参科植物返顾马先蒿 *Pedicularis resupinata* Linnaeus 的根、茎、叶。

【Niangb bet deis 生长环境】生于山野疏林、林缘、荒山草地。分布于部分苗乡。

【Jox hsub 性味属经】性平，味苦，属冷热两经药，入两经。

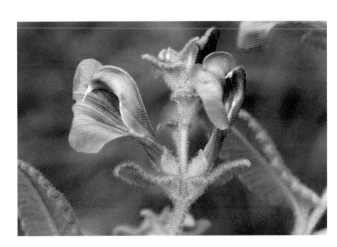

【Qet diel xid 功能主治】功能：hxub jent hxenk net 祛风除湿，tongb eb vut wal 利水利尿。主治：mongb ghut hsongd 关节痛，yens jent mongb ghut hsongd 风湿性关节炎，lax dliangb lix 麻风病，diongx eb wal jangx vib 尿道结石，wal lol ax jingx liex 小便不畅，gangb xent 疥疮。

【Ed not xus 用法用量】内服，水煎，6～9 g；或入丸、散。外用，水煎洗。

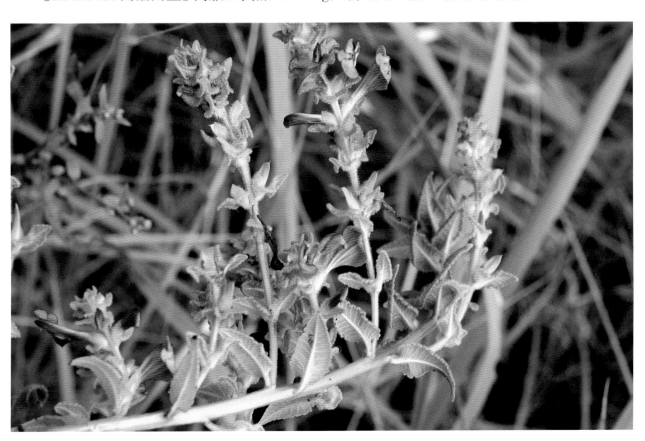

Det dlongx bangx dlub 白花泡桐

【Bit hsenb 俗名】白桐、黄桐、水桐皮、白花桐、白桐皮、空桐树。

【Dios kob deis 基源】为玄参科植物白花泡桐 *Paulownia fortunei* (Seemann) Hemsley 的根、树皮、叶。

【Niangb bet deis 生长环境】生于低山地区树林、荒山，有栽培。分布于各地苗乡。

【Jox hsub 性味属经】性冷，味苦涩，属冷药，入热经。

【Qet diel xid 功能主治】功能：hxub jent hxenk net 祛风除湿，hxub kib tat jab 清热解毒。主治：mongb seil kib jid 伤寒发高烧，dliangd bil dib sangb 跌打损伤，mongb hsongd hxend 筋骨疼痛，yens jent mongb lob 风湿脚痛，mongb ghongd dlub 白喉，dix bus guf lax hangt 背痈腐烂恶臭。

【Ed not xus 用法用量】内服，水煎，15～30 g。外用，捣烂敷；或水煎洗。

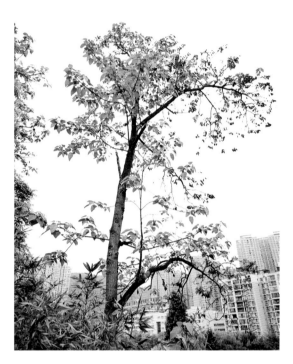

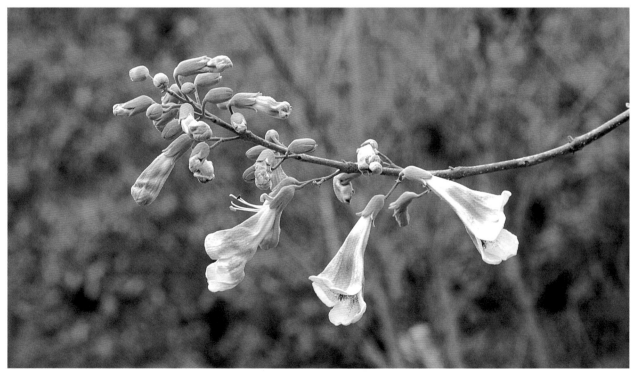

Det dlongx dles 毛泡桐

【Bit hsenb 俗名】空桐木、空桐树、紫花桐。

【Dios kob deis 基源】为玄参科植物毛泡桐 *Paulownia tomentosa* (Thunberg) Steudel 的根、叶、花。

【Niangb bet deis 生长环境】生于杂木林、村寨边，有栽培。分布于各地苗乡。

【Jox hsub 性味属经】性冷，味苦，属冷药，入热经。

【Qet diel xid 功能主治】功能：hxub kib tat jab 清热解毒，dangf mongb 止痛。主治：yens jent mongb ghut hsongd 风湿性关节炎，dliangd bil dib yens pot mongb 跌打肿痛，dex ghab dliub khob 脱头发，niangb hsab pob mongb 无名肿毒，dix khangd ghad 痔疮，xud ghad hxangd 便血。

【Ed not xus 用法用量】内服，水煎，10 ～ 25 g；或浸酒饮。外用，捣烂敷。

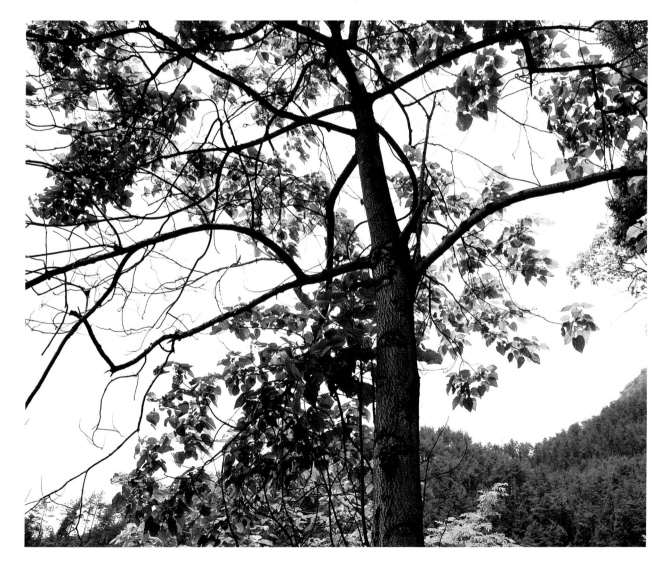

Vob hvid net 松蒿

【Bit hsenb 俗名】矮蒿、糯蒿、土茵陈、野茵陈。

【Dios kob deis 基源】为玄参科植物松蒿 *Phtheirospermum japonicum* (Thunberg) Kanitz 的全草。

【Niangb bet deis 生长环境】多生于荒地、荒山的草坡。分布于各地苗乡。

【Jox hsub 性味属经】性平，味苦辛，属冷热两经药，入两经。

【Qet diel xid 功能主治】功能：hxub kib tat jab 清热解毒，los eb hxenk angt 利水消肿。主治：yens jent kib mangb hfud 风热感冒，pob lob pob bil 手脚水肿，fangx mais fangx jid 黄疸，kib eb kib dul 水火烫伤。

【Ed not xus 用法用量】内服，水煎，15 ～ 25 g；或浸酒饮。外用，捣烂敷；或水煎洗。

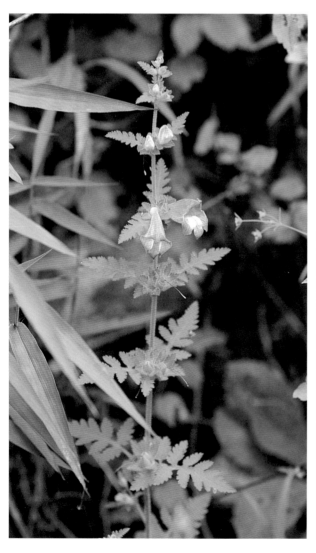 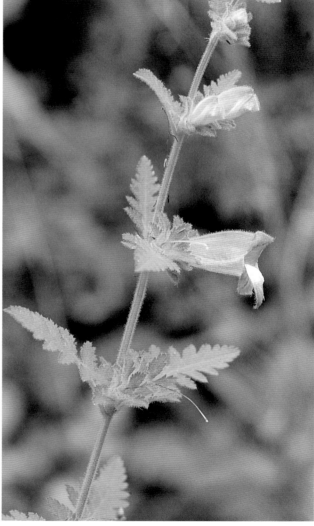

Bangx tongf 幌菊

【Bit hsenb 俗名】伪菊、假菊草。

【Dios kob deis 基源】为玄参科植物幌菊 *Ellisiophyllum pinnatum* (Wallich ex Bentham) Makino 的全草。

【Niangb bet deis 生长环境】生于农地边、草丛、草地。分布于部分苗乡。

【Jox hsub 性味属经】性冷，味苦涩，属冷药，入热经。

【Qet diel xid 功能主治】功能：lal nais jongt xend mais 清肝明目，hxub kib net ngas gangt 清热润燥。主治：fangx mais fangx jid 黄疸，niel khob was mais 头晕目眩，nais pot kib ait ngol 肺热咳嗽。

【Ed not xus 用法用量】内服，水煎，15 ～ 25 g。

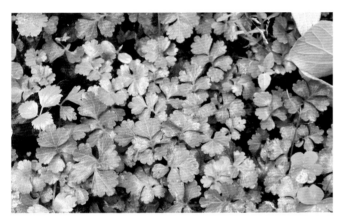 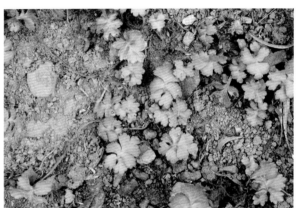

Vob tiangb qongt yut 狭叶母草

【Bit hsenb 俗名】羊角草、羊角桃、田香蕉、蛇儿草、蛇舌草。

【Dios kob deis 基源】为玄参科植物狭叶母草 *Lindernia micrantha* D. Don 的全草。

【Niangb bet deis 生长环境】生于稻田周围、沟谷湿地。分布于部分苗乡。

【Jox hsub 性味属经】性平，味苦辛，属冷热两经药，入两经。

【Qet diel xid 功能主治】功能：ves hxangd tat jit hxangd 活血化瘀，hxenk od nul tat jab 消炎解毒。主治：longl hsongd 骨质增生，dliangd bil dib sangb 跌打损伤，diux ghongd od nul 咽喉炎，los link ghongd 悬雍垂发炎，mongb qub zal ghad 腹痛腹泻。

【Ed not xus 用法用量】内服，水煎，15 ～ 25 g。外用，煨水含漱。

Vob tiangb qongt 母草

【Bit hsenb 俗名】开怀草、四方草、气痛草、蛇通管、铺地莲、小叶蛇针草。

【Dios kob deis 基源】为玄参科植物母草 *Lindernia crustacea* (Linnaeus) F. Mueller 的全草。

【Niangb bet deis 生长环境】生于沟边、田边、水田。分布于部分苗乡。

【Jox hsub 性味属经】性冷，味苦淡，属冷药，入热经。

【Qet diel xid 功能主治】功能：hxub kib tat jab 清热解毒，tongb eb dlax xuf 利水渗湿。主治：mangb hfud seil 风寒感冒，diuf od nul 肾炎，pob lob pob bil 手脚水肿，dix gangb 疔疮，zal ghad dongk xok 细菌性痢疾。

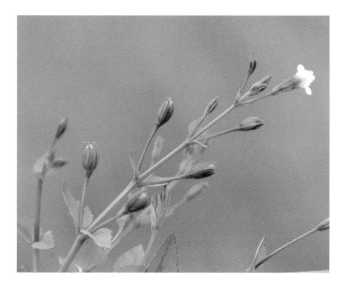

【Ed not xus 用法用量】内服，水煎，15 ～ 25 g；或研末服。外用，捣烂敷。

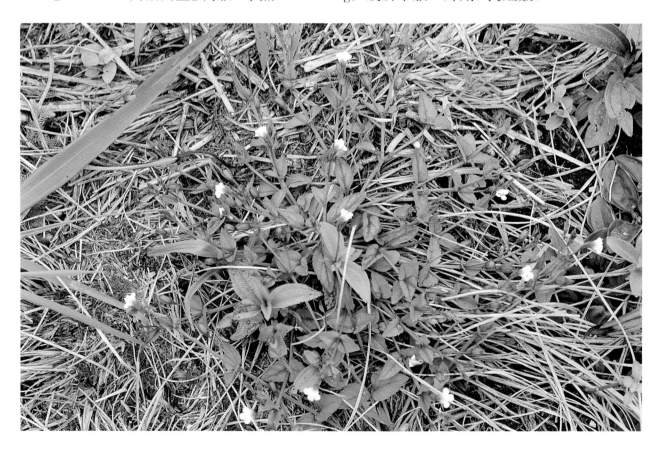

Vob hniub fab 陌上菜

【Bit hsenb 俗名】瓜子菜、瓜米菜、水瓜米菜。

【Dios kob deis 基源】为玄参科植物陌上菜 *Lindernia procumbens* (Krocker) Borbas 的全草。

【Niangb bet deis 生长环境】生于山塘边、沟边、山谷水边。分布于各地苗乡。

【Jox hsub 性味属经】性冷，味苦，属冷药，入热经。

【Qet diel xid 功能主治】功能：hxub jent hxenk net 祛风除湿，vuk gangb liangs ngix 敛疮生肌。主治：yens jent mongb 风湿痛，ghut hsongd qend mongb 急性关节炎，gangb dix angt mongb 疮疖肿痛。

【Ed not xus 用法用量】内服，水煎，15 ～ 30 g。外用，捣烂敷；或煨水熏洗。

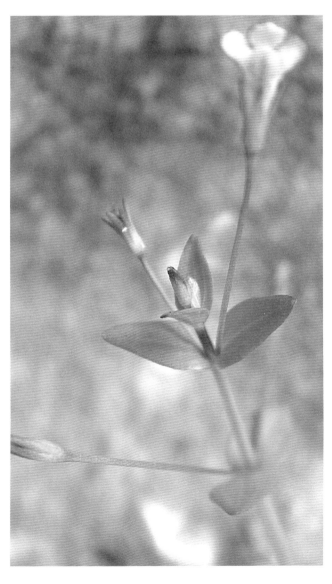 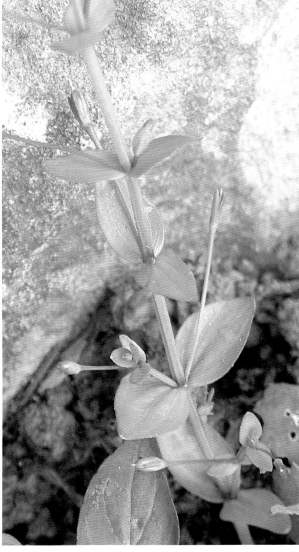

紫葳科

Det hsod jil 凌霄

【Bit hsenb 俗名】紫葳、堕胎花、搜骨风、藤五加、倒挂金钟。

【Dios kob deis 基源】为紫葳科植物凌霄 *Campsis grandiflora* (Thunberg) Schumann 的花。

【Niangb bet deis 生长环境】生于疏林、山谷灌木丛、山湾。分布于部分苗乡。

【Jox hsub 性味属经】性冷，味苦涩，属冷药，入热经。

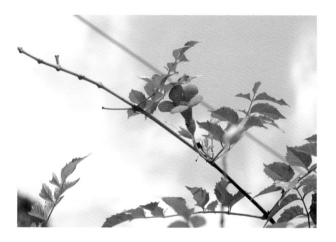

【Qet diel xid 功能主治】功能：hxub jent ves hxangd 祛风活血，hsot ud vut dangf mongb 调经止痛。主治：dliangd bil dib sangb 跌打损伤，lod hsongd 骨折，yens jent mongb 风湿痛，hsot ud ax jangx hxib 月经不调，ax hsot ud 闭经，ghab liut dud qut qat 皮肤瘙痒，nais gangb xongx 酒渣鼻。

【Ed not xus 用法用量】内服，水煎，15 ～ 25 g；或入散剂。外用，捣烂敷；或煨水洗。

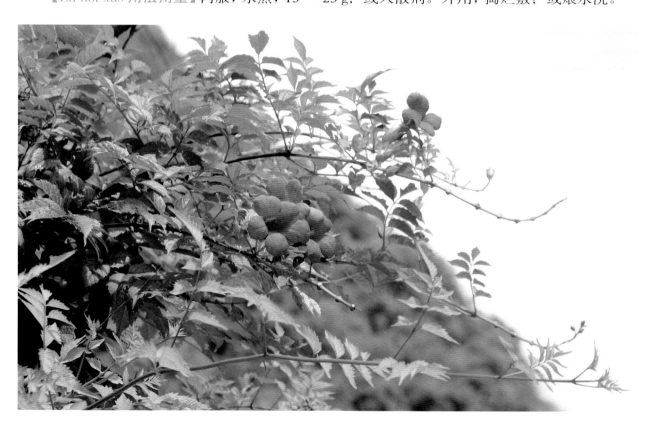

Det qeb 楸

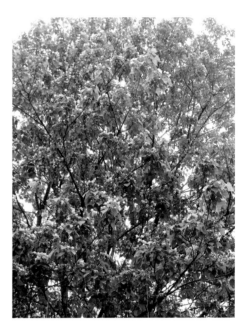

【Bit hsenb 俗名】梓桐、金丝楸、楸木皮、楸白皮、楸红叶。

【Dios kob deis 基源】为紫葳科植物楸 *Catalpa bungei* C. A. Meyer 的根皮、树皮之韧皮及叶。

【Niangb bet deis 生长环境】生于坡塝土壤较肥沃地区、林中、村寨边。分布于部分苗乡。

【Jox hsub 性味属经】性冷，味苦，属冷药，入热经。

【Qet diel xid 功能主治】功能：dex jab hxenk angt 拔毒消肿，dias bus liangs ngix 排脓生肌。主治：dliangb yif dlub 白癜风，jib daib jangx gangb khob 小儿头疮，hxongb nangl 瘰疬，gangb eb fangx 黄水疮，dix guk 背痈。

【Ed not xus 用法用量】内服，水煎，15～25 g。外用，捣烂敷；或熬膏涂。

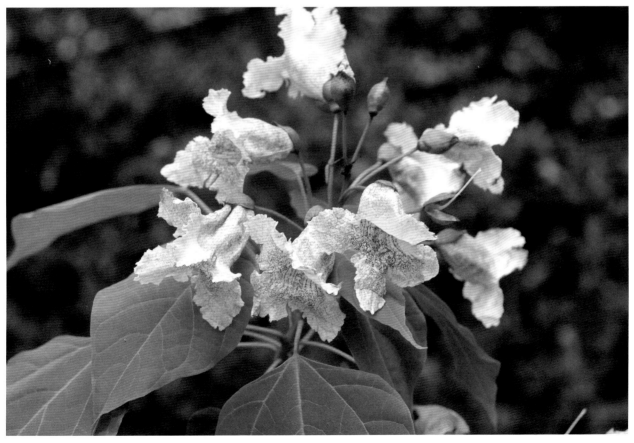

47

Det dleb nox 梓

【Bit hsenb 俗名】水桐、木王、花楸、河楸、梓树、木角豆、雷电木、臭梧桐。

【Dios kob deis 基源】为紫葳科植物梓 *Catalpa ovata* G. Don 的根皮、树皮之韧皮及果实。

【Niangb bet deis 生长环境】生于低山地区山谷、山坳、河谷。分布于部分苗乡。

【Jox hsub 性味属经】性冷，味苦，属冷药，入热经。

【Qet diel xid 功能主治】功能：hxub kib tat jab 清热解毒，dib gangb 杀虫。主治：seil kib mongb khob 伤寒头痛，fangx mais fangx jid

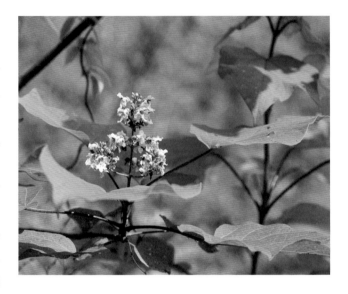

黄疸，diuf od nul 肾炎，pob wox 浮肿，yens jent fal def 风丹，ghab liut dud qut qat 皮肤瘙痒。

【Ed not xus 用法用量】内服，水煎，8 ～ 15 g。外用，研末调敷；或水煎洗浴。

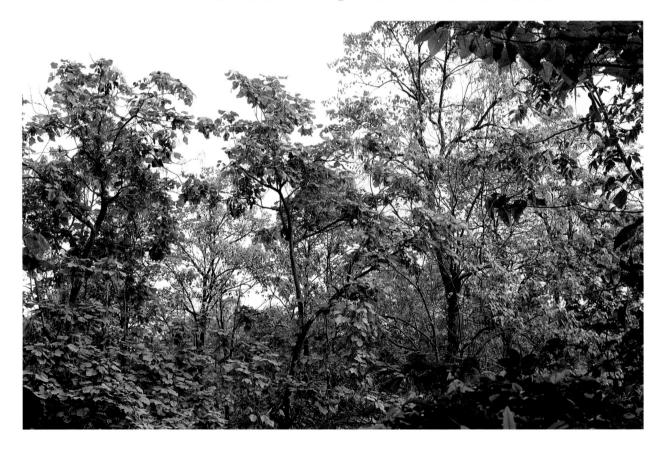

Det dax lief 木蝴蝶

【Bit hsenb 俗名】千张纸、白千层、白玉纸、玉蝴蝶、老鸦船、破布子。

【Dios kob deis 基源】为紫葳科植物木蝴蝶 *Oroxylum indicum* (Linnaeus) Bentham ex Kurz 的树皮。

【Niangb bet deis 生长环境】生于坡塝丛林、山谷杂木林。分布于部分苗乡。

【Jox hsub 性味属经】性冷，味苦，属冷药，入热经。

【Qet diel xid 功能主治】功能：hxub kib tat jab 清热解毒，net nais pot dangf ngol 润肺止咳。主治：mongb ghab jid ghab jil 肢体疼痛，mongb hfud nais jongt 肝气痛，los link ghongd 悬雍垂发炎，mongb ghongd gus 气管炎，ngol yenx hnaib 百日咳。

【Ed not xus 用法用量】内服，水煎，15 ～ 25 g。

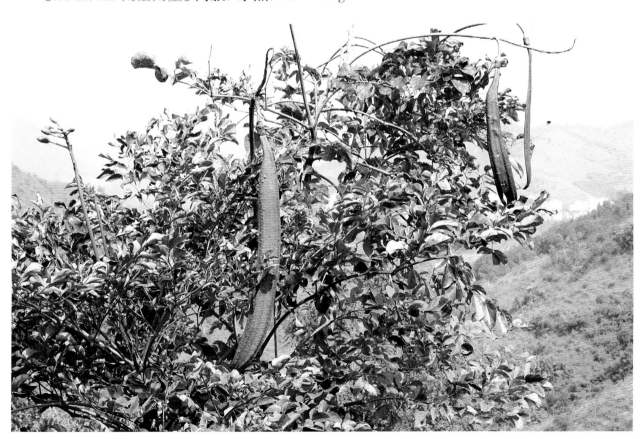

Vob hmid jik 两头毛

【Bit hsenb 俗名】毛子草、马尾莲、羊尾草、羊奶子、炮仗筒、唢呐花、燕山红。

【Dios kob deis 基源】为紫葳科植物两头毛 *Incarvillea arguta* (Royle) Royle 的根或全草。

【Niangb bet deis 生长环境】生于坡塝草丛、山野荒池、小山丘。分布于部分苗乡。

【Jox hsub 性味属经】性冷，味苦，属冷药，入热经。

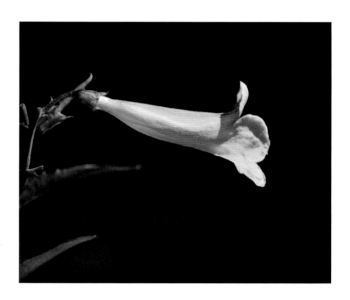

【Qet diel xid 功能主治】功能：dias jent dangf mongb 追风镇痛，ves hxangd tat jit hxangd 活血化瘀。主治：mongb hfud gangb hsongd diongb 胸胁疼痛，yens jent mongb hsongd 风湿骨痛，yens xit lol hxangd 刀伤出血，mongb daif gad 胃痛（胸口痛），hot ax yangx gad 消化不良，hsot ud ax jangx hxib 月经不调。

【Ed not xus 用法用量】内服，水煎，15 ～ 25 g。外用，捣烂敷。

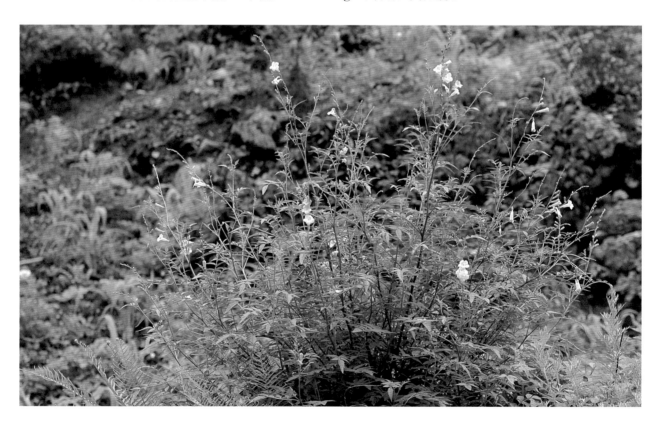

胡麻科

Yux maix 芝麻

【Bit hsenb 俗名】胡麻、乌林子、脂麻、油麻。

【Dios kob deis 基源】为胡麻科植物芝麻 *Sesamum indicum* Linnaeus 的黑色种子。

【Niangb bet deis 生长环境】属油料作物，有栽培。分布于部分苗乡。

【Jox hsub 性味属经】性平，味甘，属冷热两经药，入两经。

【Qet diel xid 功能主治】功能：yis hfud nais yis diuf 补肝补肾，net hfud nais dliud diuf ghad ghof 润五脏。主治：bal ves lob bil lal ves 虚劳四肢无力，dlad jus seil mongb 腰膝冷痛，yens jent mongb ghab dlad ghab bab 风湿腰腿痛，xus eb wel 少乳，diuf xus dliangl ves wab naix 肾虚耳鸣，jib daib jangx jif hxongb 小儿瘰疬，jib ghad 便秘。

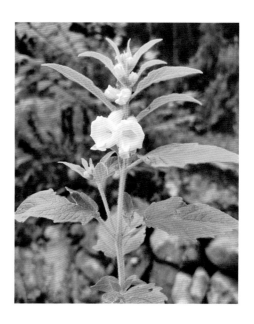

【Ed not xus 用法用量】内服，水煎，15 ～ 25 g；或入丸、散。

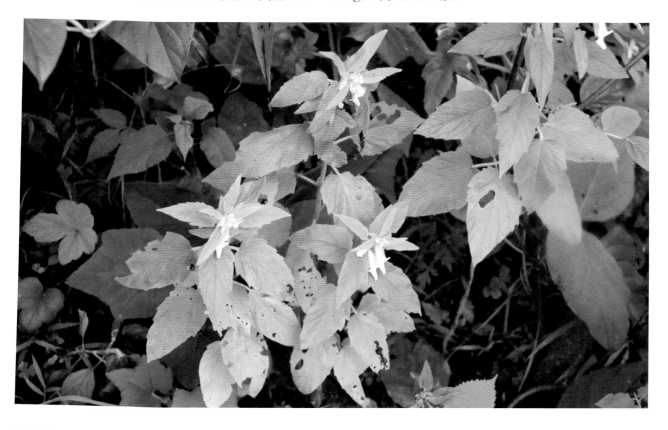

虎耳草科

Vob dlub zat 岩白菜

【Bit hsenb 俗名】呆白菜、矮白菜、野白菜、岩壁菜。

【Dios kob deis 基源】为虎耳草科植物岩白菜 *Bergenia purpurascens* (J. D. Hooker & Thomson) Engler 的全草。

【Niangb bet deis 生长环境】生于山谷多岩石地区的岩缝、岩石上。分布于部分苗乡。

【Jox hsub 性味属经】性平，味甘，属冷热两经药，入两经。

【Qet diel xid 功能主治】功能：yis dliangl tiod jid 滋补强壮，yangx ghad ngol dangf khangk 化痰止咳。主治：ait gheb bal jid od hxangd 劳伤吐血，mongb niangs od hxangd 内伤吐血，ait ngol heik bongt 咳嗽痰喘，nais pob mongb ngol hvuk 肺病咳喘，ghad eb dlub lol not 白带过多，niangb hsab pob mongb 无名肿毒。

【Ed not xus 用法用量】内服，水煎，15 ～ 25 g；或泡酒饮。外用，捣烂敷；或泡酒搽。

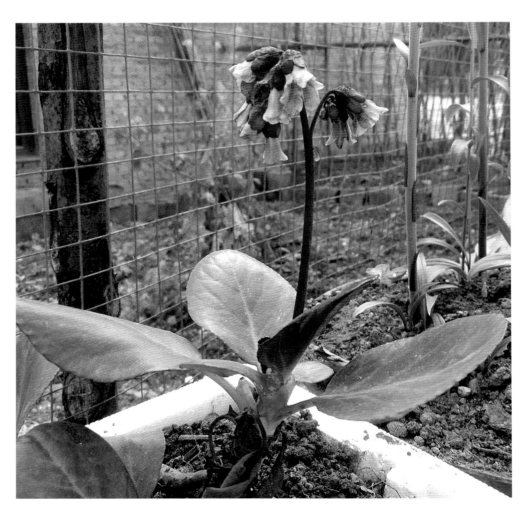

苦苣苔科

Vob gangb vas lal nex 厚叶蛛毛苣苔

【Bit hsenb 俗名】厚叶旋蒴苣苔、呆白菜、岩莴苣、矮白菜、岩壁菜。

【Dios kob deis 基源】为苦苣苔科植物厚叶蛛毛苣苔 *Paraboea crassifolia* (Hemsley) B. L. Burtt 的全草。

【Niangb bet deis 生长环境】生于多岩石地区的岩缝、岩壁。分布于部分苗乡。

【Jox hsub 性味属经】性冷，味苦涩，属冷药，入热经。

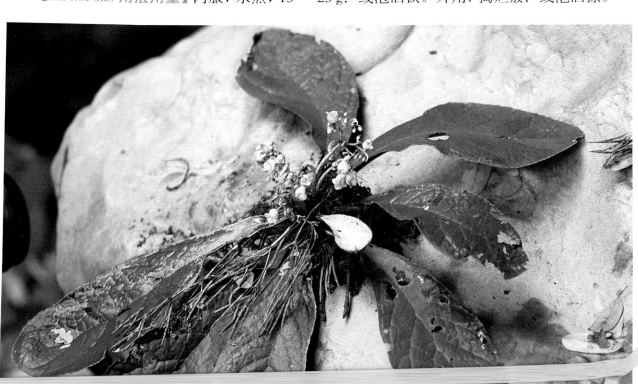

【Qet diel xid 功能主治】功能：yangx ghad ngol dangf khangk 化痰止咳，yis dliangl tiod jid 滋补强壮。主治：mongb niangs od hxangd 内伤吐血，ait gheb bal jid od hxangd 劳伤吐血，nais pob mongb ngol hvuk 肺病咳喘，ait ngol heik bongt 咳嗽痰喘，ghad eb dlub lol not 白带过多，niangb hsab pob mongb 无名肿毒。

【Ed not xus 用法用量】内服，水煎，15 ～ 25 g；或泡酒饮。外用，捣烂敷；或泡酒搽。

Vob ghangk vib 革叶粗筒苣苔

【Bit hsenb 俗名】锈草、小荷草、岩莴苣、假虎耳草。

【Dios kob deis 基源】为苦苣苔科植物革叶粗筒苣苔 *Briggsia mihieri* (Franchet) Craib 的全草。

【Niangb bet deis 生长环境】生于深山阴湿岩壁。分布于各地苗乡。

【Jox hsub 性味属经】性平，味淡，属冷热两经药，入两经。

【Qet diel xid 功能主治】功能：tat jit hxangd hxenk angt 散瘀消肿，tiod nat mangs buk dux 健脾和胃，seil hxangd dangf hxangd 凉血止血。主治：dliangb bil dib sangb 跌打损伤，jib daib ngas naix mais 小儿疳积。

【Ed not xus 用法用量】内服，水煎，15 ～ 20 g；或炖肉服；或浸酒饮。外用，捣烂敷伤处。

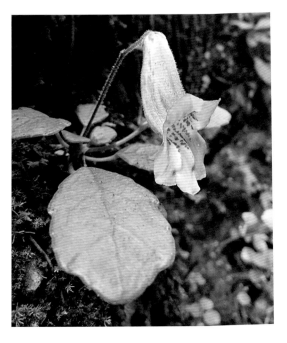

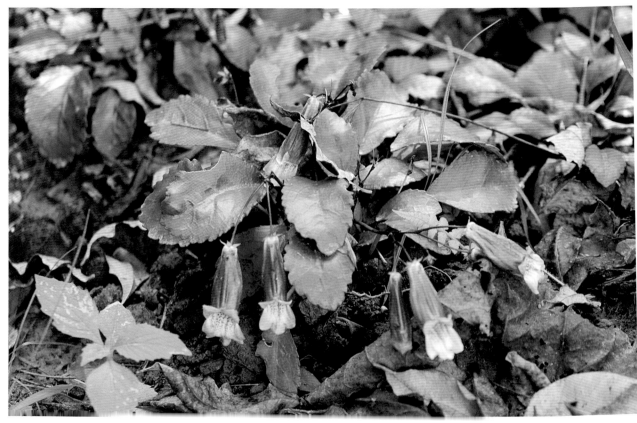

Vob gangb vas hxuk kuk 锈色蛛毛苣苔

【Bit hsenb 俗名】锈草、岩莴苣、岩枇杷、苦苣苔、锈毛旋蒴苣苔。

【Dios kob deis 基源】为苦苣苔科植物锈色蛛毛苣苔 *Paraboea rufescens* (Franchet) B. L. Burtt 的全草。

【Niangb bet deis 生长环境】生于中山地区阴湿岩壁。分布于部分苗乡。

【Jox hsub 性味属经】性冷，味苦涩，属冷药，入热经。

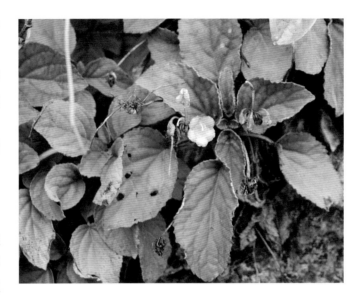

【Qet diel xid 功能主治】功能：yis dliangl tiod jid 滋补强壮，dangf ngol vut bongt 止咳平喘。主治：ait gheb bal jid 劳伤，ait gheb bal jid od hxangd 劳伤吐血，ait ngol heik bongt 咳嗽痰喘，dlif ghab neib ghangb 脱肛。

【Ed not xus 用法用量】内服，水煎，15 ～ 25 g；或泡酒饮。外用，捣烂敷；或泡酒搽。

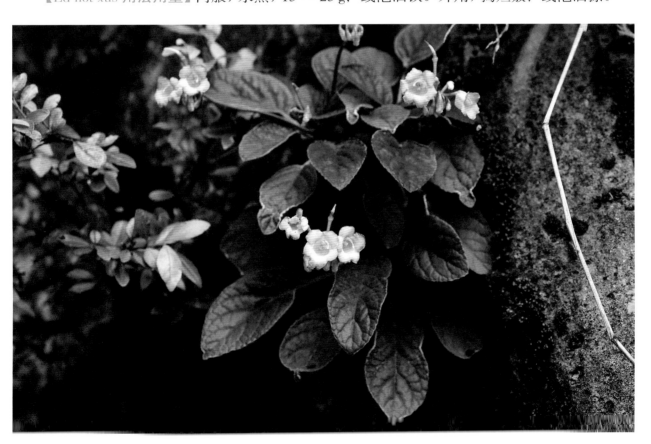

Vob naix mob 旋蒴苣苔

【Bit hsenb 俗名】八宝茶、牛耳朵、石花子、猫耳草、翻魂草、蝴蝶草。

【Dios kob deis 基源】为苦苣苔科植物旋蒴苣苔 *Boea hygrometrica* (Bunge) R. Brown 的全草。

【Niangb bet deis 生长环境】生于小山丘、低山地区岩壁。分布于部分苗乡。

【Jox hsub 性味属经】性热，味甘，属热药，入冷经。

【Qet diel xid 功能主治】功能：tat jit hxangd hxenk angt 散瘀消肿，hxub hvuk dangf zal 收敛止泻。主治：dliangd bil dib sangb 跌打损伤，mongb qub zal ghad 腹痛腹泻。

【Ed not xus 用法用量】内服，水煎，15～20 g；或浸酒饮。外用，捣烂敷。

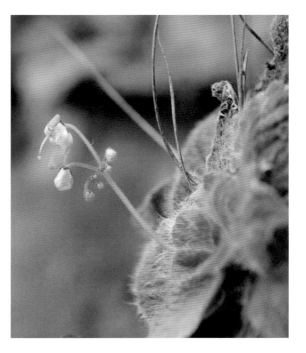

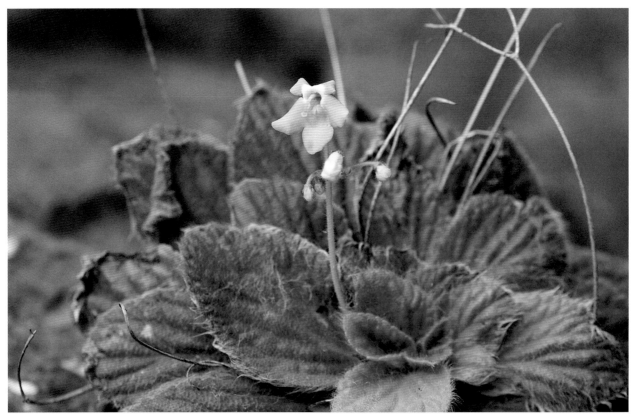

Vob bangx naix zat 石花

【Bit hsenb 俗名】石荷叶、石莲花、石蝴蝶、岩指甲、生扯拢。

【Dios kob deis 基源】为苦苣苔科植物石花 *Corallodiscus flabellatus* (Craib) Burtt 的全草。

【Niangb bet deis 生长环境】生于溪边、坡塝阴湿岩壁。分布于部分苗乡。

【Jox hsub 性味属经】性冷，味苦，属冷药，入热经。

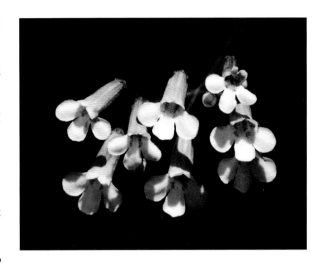

【Qet diel xid 功能主治】功能：hxub kib tat jab 清热解毒，ves hxangd tongb hxud 活血通络。

主治：dliangd bil dib sangb 跌打损伤，vut hxib 心悸，ghab diux ghongd angt mongb 咽喉肿痛，mongb git ghab naix 腮腺炎，hsot ud ax jangx hxib 月经不调，gangb vas ghed dlot 牛皮癣，gangb dix 疮疖。

【Ed not xus 用法用量】内服，水煎，15～25 g。外用，捣烂敷。

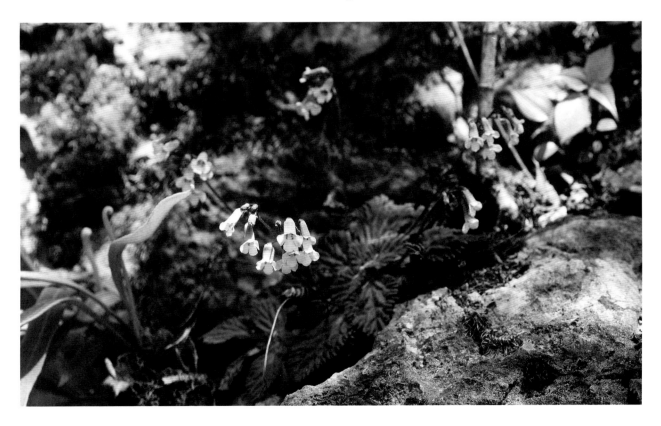

Vob naix liod 牛耳朵

【Bit hsenb 俗名】石虎耳、石三七、岩青菜、牛耳岩白菜。

【Dios kob deis 基源】为苦苣苔科植物牛耳朵 *Chirita eburnea* Hance 的全草。

【Niangb bet deis 生长环境】生于深山丛林中阴湿石隙、岩崖。分布于部分苗乡。

【Jox hsub 性味属经】性冷，味苦涩，属冷药，入热经。

【Qet diel xid 功能主治】功能：net nais pot dangf ngol 润肺止咳，seil hxangd dangf hxangd 凉血止血。主治：nais pot yens jab 肺结核，ait ngol 咳嗽，od hxangd 吐血，hfak bangb hxangd 血崩。

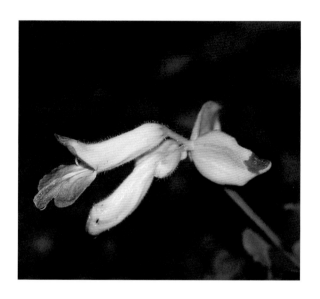

【Ed not xus 用法用量】内服，水煎，15 ～ 25 g；或鲜品捣汁服。

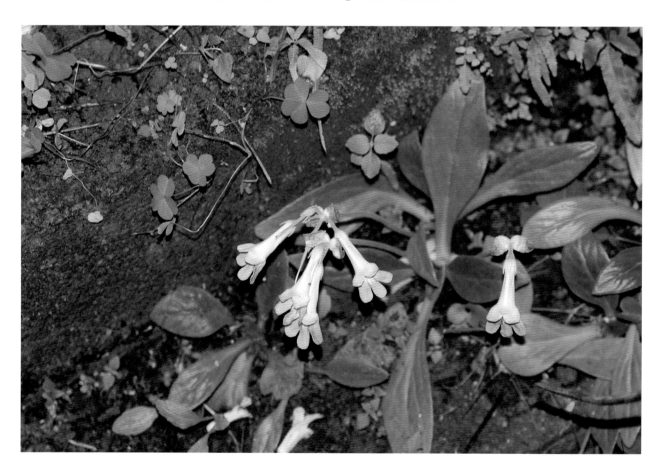

Vob gat zat 蛛毛苣苔

【Bit hsenb 俗名】石青菜、石头菜、野青菜、蝴蝶草、翻魂草、宽萼苣苔。

【Dios kob deis 基源】为苦苣苔科植物蛛毛苣苔 *Paraboea sinensis* (Oliver) B. L. Burtt 的全草。

【Niangb bet deis 生长环境】生于林下多岩石地区的岩缝。分布于部分苗乡。

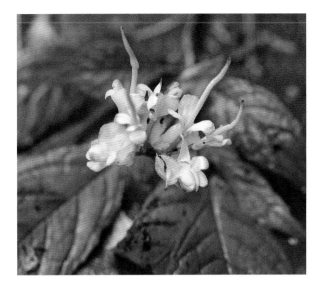

【Jox hsub 性味属经】性冷，味苦，属冷药，入热经。

【Qet diel xid 功能主治】功能：hxub kib dias jent 清热祛风，dangf ngol vut bongt 止咳平喘，seil hxangd dangf hxangd 凉血止血。主治：yens xit lol hxangd 刀伤出血，hek bongt ngol 哮喘，ngol lol hxangd 咳血，dliangb dul ghab hfat 荨麻疹，zal ghad dongk xok 细菌性痢疾。

【Ed not xus 用法用量】内服，水煎，15～25 g。外用，捣烂敷。

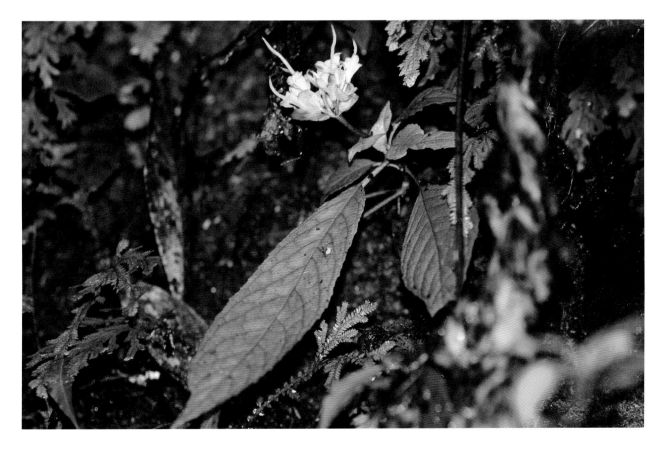

Vob dlub zat ib 半蒴苣苔

【Bit hsenb 俗名】山白菜、小白菜、野白菜。

【Dios kob deis 基源】为苦苣苔科植物半蒴苣苔 *Hemiboea subcapitata* C. B. Clarke 的全草。

【Niangb bet deis 生长环境】生于坡塝林下、溪沟边。分布于部分苗乡。

【Jox hsub 性味属经】性冷，味苦涩，属冷药，入热经。

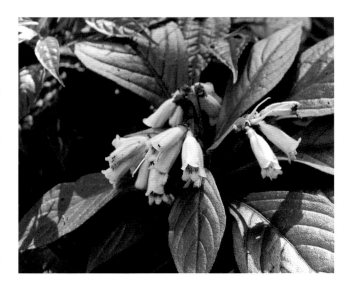

【Qet diel xid 功能主治】功能：yis dliangl yis ves 补虚损，dangf ngol dins heik bongt 止咳定喘。主治：ait ngol 咳嗽，nais pot kib ait ngol 肺热咳嗽，yens nangb gik 毒蛇咬伤。

【Ed not xus 用法用量】内服，水煎，15～25 g；或炖肉吃。外用，捣烂敷；或煨水洗。

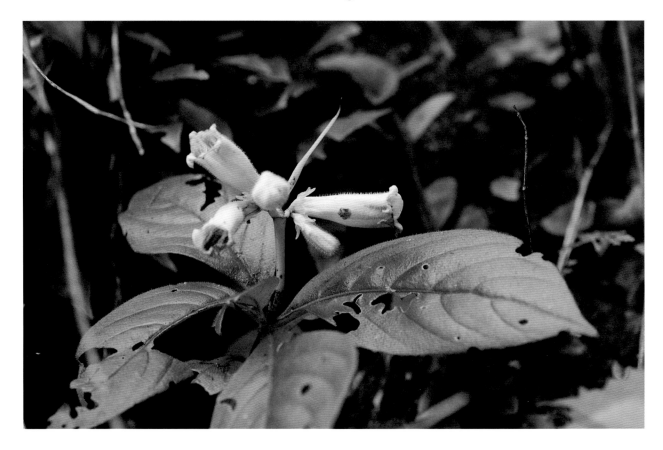

Def ghob wik 尖舌苣苔

【Bit hsenb 俗名】苦苣苔、大脖子药、蛇根苣苔。

【Dios kob deis 基源】为苦苣苔科植物尖舌苣苔 *Rhynchoglossum obliquum* Blume 的全草。

【Niangb bet deis 生长环境】生于森林中多岩石地区、路边石缝。分布于各地苗乡。

【Jox hsub 性味属经】性平，味咸，属冷热两经药，入两经。

【Qet diel xid 功能主治】功能：hxub kib tat jab 清热解毒，hxenk angt dangf mongb 消肿止痛。主治：pob hseib ghongd 甲状腺肿（俗称"大脖子病"），lod hsongd pob angt 骨伤后软组织肿胀。

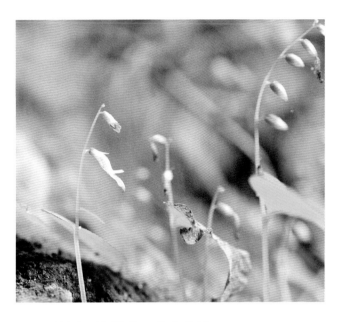

【Ed not xus 用法用量】内服，水煎，15 ～ 25 g。外用，捣烂敷，或水煎洗。

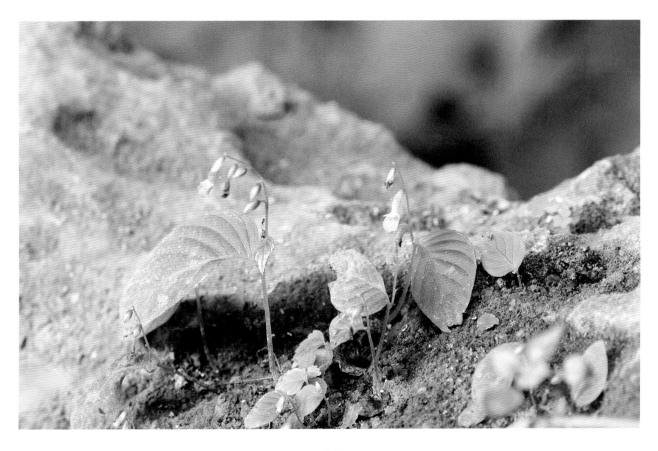

Def ghod zat 蒙自吊石苣苔[*]

【Bit hsenb 俗名】岩茶、岩豇豆、石火炮、岩泽兰。

【Dios kob deis 基源】为苦苣苔科植物蒙自吊石苣苔 *Lysionotus carnosus* Hemsley 的全草。

【Niangb bet deis 生长环境】生于深山林区阴湿岩石上。分布于各地苗乡。

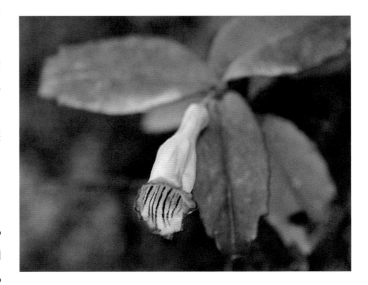

【Jox hsub 性味属经】性平，味辛甘，属冷热两经药，入两经。

【Qet diel xid 功能主治】功能：hxub jent dangf ngol 祛风止咳，tiod nat tot lid gad 健脾消积。主治：yens seil mongb hfud kib jid 伤风发烧，ait ngol 咳嗽，yens jent seil ait ngol 风寒咳嗽，ait gheb bal jid od hxangd 劳伤吐血，yens pot bangd 枪伤，jib daib ngas naix mais 小儿疳积。

【Ed not xus 用法用量】内服，水煎，15 ～ 25 g；或浸酒饮。外用，捣烂敷；或煨水洗。

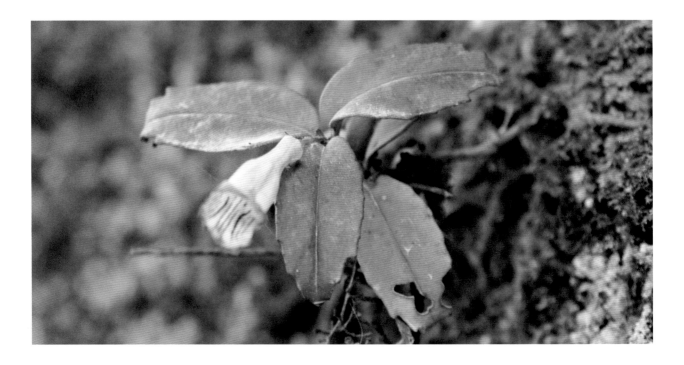

---

[*] *Flora of China*（FOC）将蒙自吊石苣苔视为吊石苣苔的异名之一，归入吊石苣苔项下。

Jab pub yens 齿叶吊石苣苔

【Bit hsenb 俗名】青竹标、青竹标根、吊石苣苔、苦味苣苔。

【Dios kob deis 基源】为苦苣苔科植物齿叶吊石苣苔 *Lysionotus serratus* D. Don 的根。

【Niangb bet deis 生长环境】生于坡塝树林中岩石、疏林。分布于部分苗乡。

【Jox hsub 性味属经】性冷，味苦涩，属冷药，入热经。

【Qet diel xid 功能主治】功能：hxub jent hxenk net 祛风除湿，yis nais pot dangf ngol 补肺止咳。主治：yens jent mongb hsongd 风湿骨痛，ngol lol hxangd 咳血。

【Ed not xus 用法用量】内服，水煎，25 ～ 50 g；或泡酒饮。

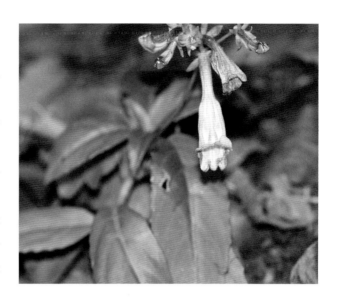

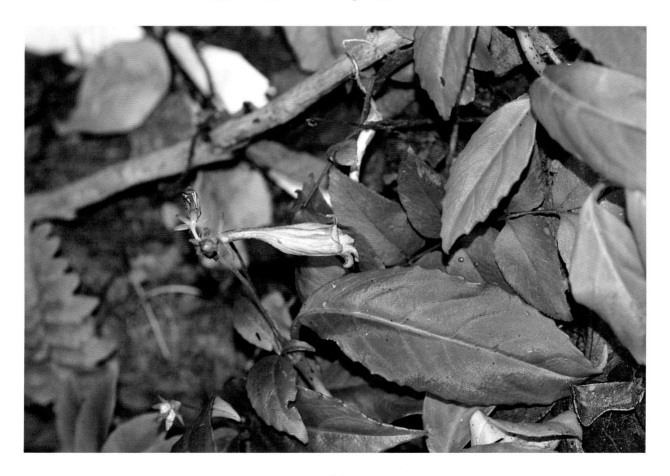

Def ghob vib 吊石苣苔

【Bit hsenb 俗名】巴岩草、岩豇豆、岩泽兰、接骨生、黑乌骨。

【Dios kob deis 基源】为苦苣苔科植物吊石苣苔 *Lysionotus pauciflorus* Maximowicz 的全草。

【Niangb bet deis 生长环境】生于岩崖阴凉处。分布于部分苗乡。

【Jox hsub 性味属经】性冷，味甘苦，属冷药，入热经。

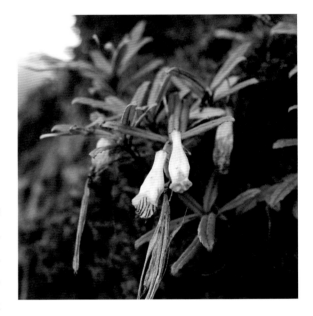

【Qet diel xid 功能主治】功能：hxub nais pot yangx ghad ngol 清肺消痰，seil hxangd dangf hxangd 凉血止血，tongb hxud dangf mongb 通络止痛。主治：dliangd bil dib sangb 跌打损伤，mongb ghab dlad lob bil 腰及四肢疼痛，yens jent mongb 风湿痛，nais pot kib ait ngol 肺热咳嗽，ngol lol hxangd 咳血。

【Ed not xus 用法用量】内服，水煎，15 ～ 25 g。

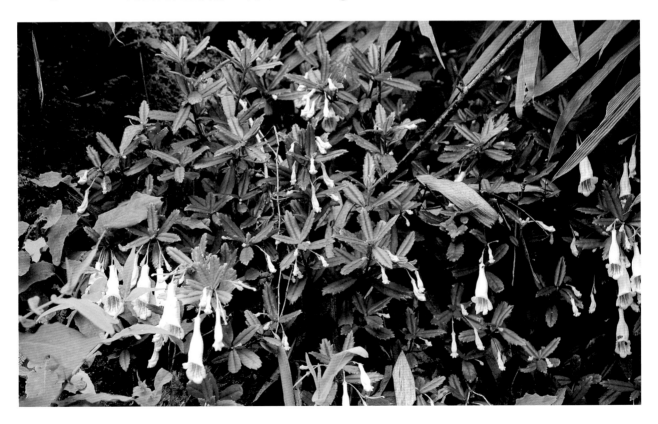

Vob geef dlub 长瓣马铃苣苔

【Bit hsenb 俗名】岩青菜、小岩白菜、马铃苣苔、黄毛岩白菜。

【Dios kob deis 基源】为苦苣苔科植物长瓣马铃苣苔 *Oreocharis auricula* (S. Moore) C. B. Clarke 的全草。

【Niangb bet deis 生长环境】生于坡塝阴湿石崖上。分布于各地苗乡。

【Jox hsub 性味属经】性冷，味苦，属冷药，入热经。

【Qet diel xid 功能主治】功能：dangf ngol vut bongt 止咳平喘。主治：ait gheb bal jid 劳伤，od hxangd 吐血，ait ngol heik bongt 咳嗽痰喘，hek bongt ngol 哮喘。

【Ed not xus 用法用量】内服，水煎，25 ～ 30 g。

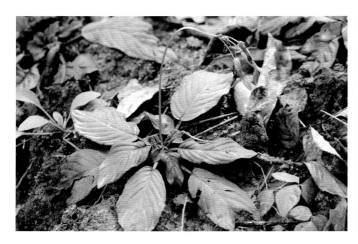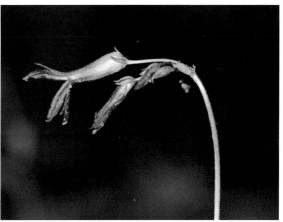

Vob def ghob zat 异叶苣苔

【Bit hsenb 俗名】岩茶、岩泽兰、黑乌骨、千锤打。

【Dios kob deis 基源】为苦苣苔科植物异叶苣苔 *Whytockia chiritiflora* (Oliver) W. W. Smith 的全草。

【Niangb bet deis 生长环境】生于低山地区山坡阴湿处、岩石上。分布于各地苗乡。

【Jox hsub 性味属经】性平，味甘苦，属冷热两经药，入两经。

【Qet diel xid 功能主治】功能：hxub nais pot yangx ghad ngol 清肺消痰，seil hxangd dangf hxangd 凉血止血。主治：dliangd bil dib sangb 跌打损伤，yens jent mongb 风湿痛，nais pot kib ait ngol 肺热咳嗽，od hxangd 吐血，jib daib ngas naix mais 小儿疳积。

【Ed not xus 用法用量】内服，水煎，25 ～ 30 g；或浸酒饮。外用，捣烂敷。

爵床科

Det nix niul 爵床

【Bit hsenb 俗名】小青草、山苏麻、六角英、化痰草、蜻蜓草、小夏枯草。

【Dios kob deis 基源】为爵床科植物爵床 *Justicia procumbens* Linnaeus 的全草。

【Niangb bet deis 生长环境】生于荒芜农地、路旁阴湿处、山野草地。分布于各地苗乡。

【Jox hsub 性味属经】性冷，味咸辛，属冷药，入热经。

【Qet diel xid 功能主治】功能：hxub kib tat jab 清热解毒，ves hxangd tongb hxud 活血通络，tongb eb dlax xuf 利水渗湿。主治：dliangd bil dib sangb 跌打损伤，kib seil 疟疾，mangb hfud kib jid 感冒发烧，lot nif jangx gangb 口舌生疮，mos dliangb vongx 肝硬化腹水，mongb hsongd hxend 筋骨疼痛，jib daib ngas naix mais 小儿疳积。

【Ed not xus 用法用量】内服，水煎，15～25 g（鲜品50～125 g）。外用，捣烂敷；或水煎洗。

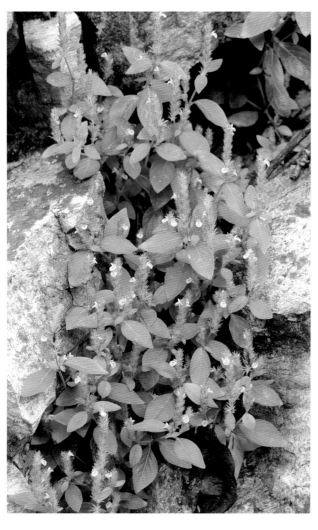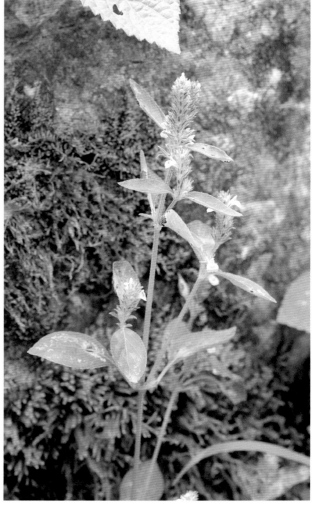

Vob xenb fangx 穿心莲

【Bit hsenb 俗名】苦草、一见喜、四方莲、金耳钩、苦胆草、春莲秋柳。

【Dios kob deis 基源】为爵床科植物穿心莲 *Andrographis paniculata* (N. L. Burman) Wallich ex Nees 的全草。

【Niangb bet deis 生长环境】生于低山地区土壤较肥沃的山坳、冲沟，有栽培。分布于部分苗乡。

【Jox hsub 性味属经】性冷，味苦，属冷药，入热经。

【Qet diel xid 功能主治】功能：hxub kib tat jab 清热解毒，seil hxangd hxenk angt 凉血消肿。主治：mangb hfud 感冒，nais pot od nul 肺炎，xenb od nul 胆囊炎，khangd naix ongd hsongd 中耳炎，mongb ghab duk ghangb 急性阑尾炎，kib eb kib dul 水火烫伤，ngol yenx hnaib 百日咳，mongb qub zal ghad 腹痛腹泻，yens nangb gik 毒蛇咬伤。

【Ed not xus 用法用量】内服，水煎，15 ～ 25 g；或研末服。外用，水煎洗；或研末调敷。

Vob det nix vud 观音草

【Bit hsenb 俗名】白牛膝、野靛青、黄丁苦草、九头狮子草、对叶接骨草。

【Dios kob deis 基源】为爵床科植物观音草 *Peristrophe bivalvis* (Linnaeus) Merrill 的全草。

【Niangb bet deis 生长环境】生于低山地区疏林、荒山草地。分布于部分苗乡。

【Jox hsub 性味属经】性冷，味淡，属冷药，入热经。

【Qet diel xid 功能主治】功能：hxub jent hxenk net 祛风除湿，hxub kib hxenk ongd hsongd 清热消炎。主治：yens jent mongb ghut hsongd 风湿性关节炎，jib daib hxib jent 小儿惊风，diongx eb wal ongd hsongd 尿路感染。

【Ed not xus 用法用量】内服，水煎，15 ～ 25 g。外用，捣烂敷。

Vob seil dab 白接骨

【Bit hsenb 俗名】玉钱草、玉连环、血见愁、麒麟草、玉梗半枝莲。

【Dios kob deis 基源】为爵床科植物白接骨 *Asystasia neesiana* (Wallich) Nees 的根茎或全草。

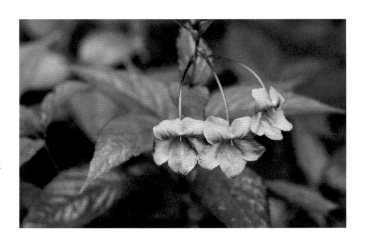

【Niangb bet deis 生长环境】生于山区阴凉地区的疏林、溪涧边。分布于各地苗乡。

【Jox hsub 性味属经】性平，味淡，属冷热两经药，入两经。

【Qet diel xid 功能主治】功能：hxub kib tat jab 清热解毒，hxub jent tongb hxud 祛风通络。主治：neit lis 扭伤，od hxangd 吐血，mongb ghongd niangs 咽喉痛。

【Ed not xus 用法用量】内服，水煎，15 ～ 25 g；或研末服。外用，捣烂敷；或研末调敷。

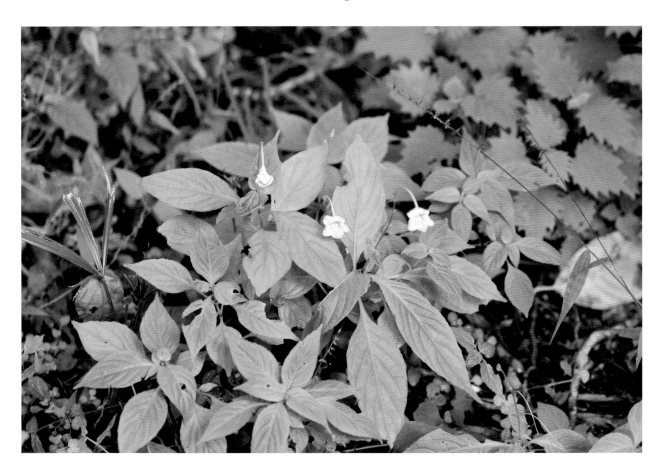

Vob bis dad 地皮消

【Bit haenb 俗名】蚯药、刀口药、地皮胶。

【Dios kob deis 基源】为爵床科植物地皮消 *Pararuellia delavayana* (Baillon) E. Hossain 的全草。

【Niangb bet deis 生长环境】生于灌木丛、草地。分布于各地苗乡。

【Jox hsub 性味属经】性平，味甘淡，属冷热两经药，入两经。

【Qet diel xid 功能主治】功能：hxub kib tat jab 清热解毒，tat jit hxangd hxenk angt 散瘀消肿。主治：ait gheb bal jid 劳伤，yens jent mongb 风湿痛，ghab hsangb ongd hsongd 伤口发炎，nais pot od nul 肺炎，los link ghongd 悬雍垂发炎，mongb git ghab naix 腮腺炎。

【Ed not xus 用法用量】内服，水煎，15 ～ 25 g；或泡酒饮。外用，捣烂敷。

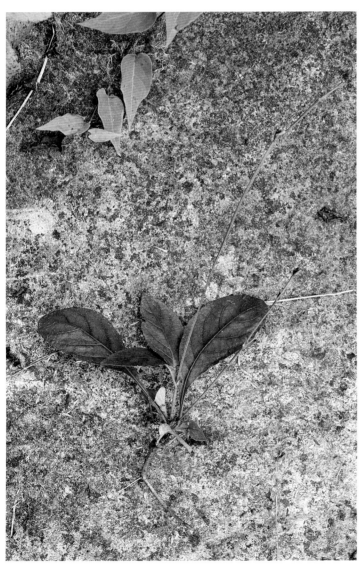 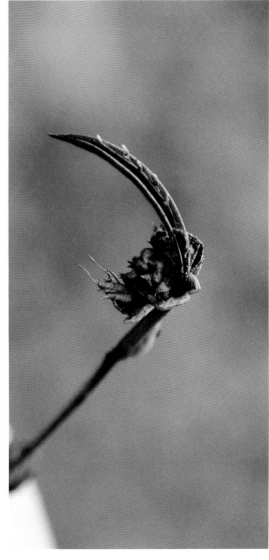

Vob det nix bat 九头狮子草

【Bit hsenb 俗名】四季青、尖惊药、肺痨草、晕病药。

【Dios kob deis 基源】为爵床科植物九头狮子草 *Peristrophe japonica* (Thunberg) Bremekamp 的全草。

【Niangb bet deis 生长环境】生于中低山地区村边、沟边、农地边，有栽培。分布于各地苗乡。

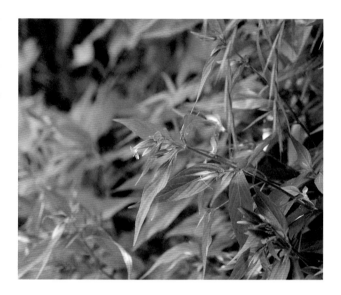

【Jox hsub 性味属经】性冷，味辛，属冷药，入热经。

【Qet diel xid 功能主治】功能：hxub kib tat jab 清热解毒，hxub jent yangx ghad ngol 祛风化痰。主治：nais pot od nul 肺炎，ait ngol 咳嗽，mongb ghongd niangs 咽喉痛，jib daib hxib jent 小儿惊风，dix khangd ghad 痔疮，ghad eb dlub lol not 白带过多。

【Ed not xus 用法用量】内服，水煎，15 ～ 25 g。外用，捣烂敷。

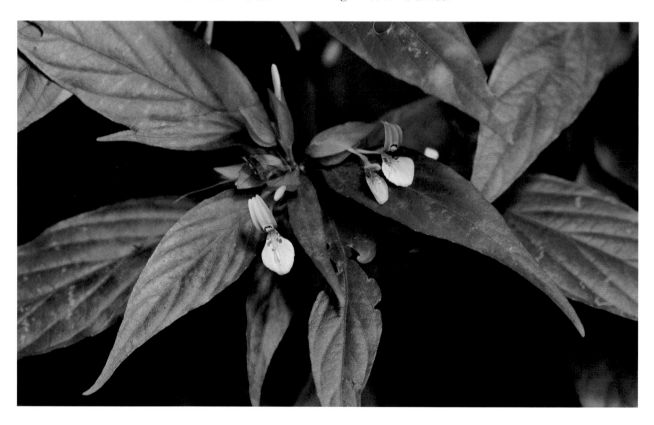

Vob ghut jongx 翅柄马蓝

【Bit hsenb 俗名】对叶草、对节树、树爵床。

【Dios kob deis 基源】为爵床科植物翅柄马蓝 *Strobilanthes atropurpurea* Nees 的根、叶。

【Niangb bet deis 生长环境】生于山野近水处、阴湿草地。分布于山区苗乡。

【Jox hsub 性味属经】性冷，味辛咸，属冷药，入热经。

【Qet diel xid 功能主治】功能：hxub kib tat jab 清热解毒。主治：niangb hsab pob mongb 无名肿毒，ait gheb bal jid mongb 劳伤疼痛。

【Ed not xus 用法用量】内服，水煎，15～25 g。外用，捣烂敷。

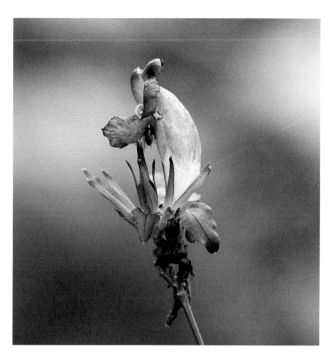

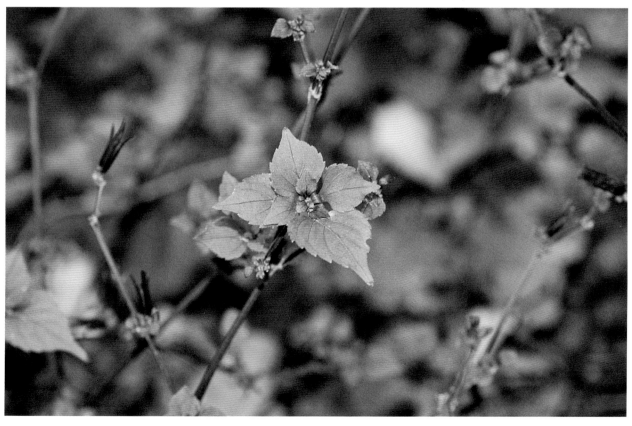

Jab niex niul 毛脉火焰花

【Bit hsenb 俗名】大毛叶、火焰花、毛叶药。

【Dios kob deis 基源】为爵床科植物毛脉火焰花 *Phlogacanthus pubinervius* T. Anderson 的全草。

【Niangb bet deis 生长环境】多生于林荫下、灌木丛。分布于部分苗乡。

【Jox hsub 性味属经】性热，味甘，属热药，入冷经。

【Qet diel xid 功能主治】功能：yis bongt bud dlangl ves 益气补虚，xongf hxend tiod hsongd 强筋壮骨。主治：lod hsongd 骨折，xus dliangl ves was wus 体虚头晕，mangb hfud seil 风寒感冒。

【Ed not xus 用法用量】内服，水煎，15 ～ 25 g。外用，捣烂敷；或研末调敷。

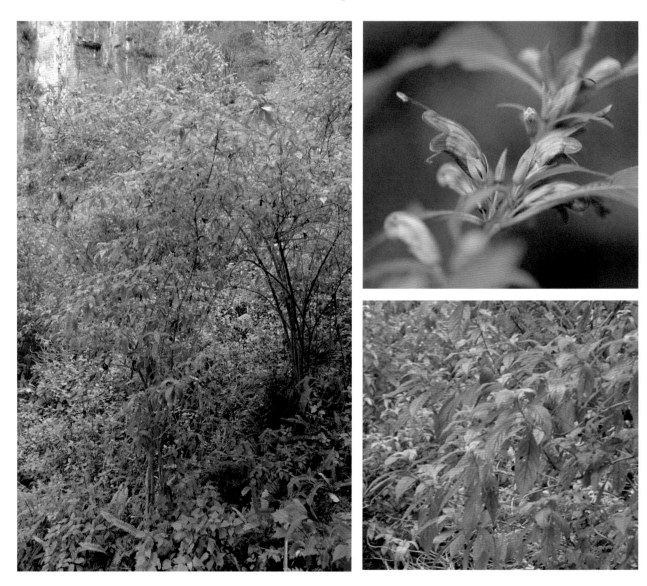

Vob nail lies bix 山一笼鸡

【Bit hsenb 俗名】山鱼鳅串、毛叶鱼鳅串、熟麻。

【Dios kob deis 基源】为爵床科植物山一笼鸡 *Strobilanthes aprica* (Hance) T. Anderson 的全草。

【Niangb bet deis 生长环境】多生于荒山草坡、路旁、田边。分布于部分苗乡。

【Jox hsub 性味属经】性冷，味辛微苦，属冷药，入热经。

【Qet diel xid 功能主治】功能：bongx hniangk tad dud 发汗解表，hxub nais pot dangf ngol 清肺止咳。主治：mangb hfud kib jid 感冒发烧，ait ngol 咳嗽，gangb dix 疮疖。

【Ed not xus 用法用量】内服，水煎，15 ～ 20 g。外用，捣烂敷。

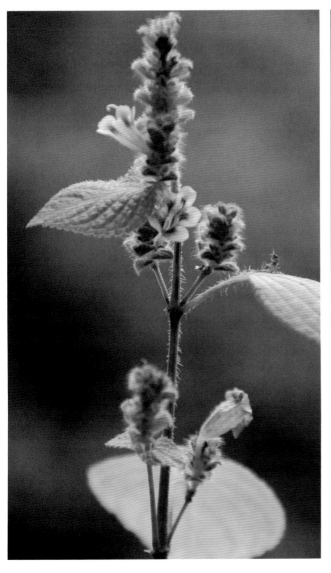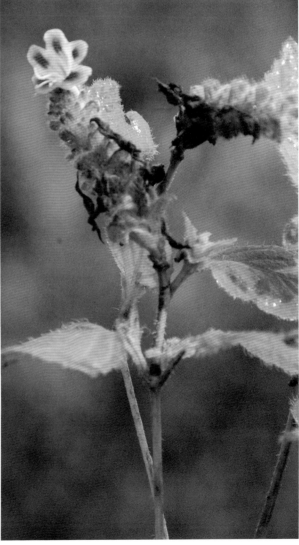

Nangx send songb 水蓑衣

【Bit hsenb 俗名】大青草、青泽兰、化痰清、青青草、蓑衣草。

【Dios kob deis 基源】为爵床科植物水蓑衣 *Hygrophila ringens* (Linnaeus) R. Brown ex Sprengel 的全草。

【Niangb bet deis 生长环境】生于溪边、山谷、疏林、草丛。分布于各地苗乡。

【Jox hsub 性味属经】性冷，味苦，属冷药，入热经。

【Qet diel xid 功能主治】功能：hxub kib tat jab 清热解毒，net nais pot dangf ngol 润肺止咳。主治：od hxangd 吐血，ait ngol 咳嗽，fal gangb xok 丹毒。

【Ed not xus 用法用量】内服，水煎，15～25 g。

Vob hab det 球花马蓝

【Bit hsenb 俗名】圆苞金足草、水心草、四子草、小水心草、球花马兰。

【Dios kob deis 基源】为爵床科植物球花马蓝 *Strobilanthes dimorphotricha* Hance 的全草。

【Niangb bet deis 生长环境】生于多岩石地区阴湿处。分布于高山地区苗乡。

【Jox hsub 性味属经】性冷，味苦涩，属冷药，入热经。

【Qet diel xid 功能主治】功能：hxub kib tat jab 清热解毒，ves hxangd dangf mongb 活血止痛。主治：ait gheb bal jid mongb 劳伤疼痛，niangb hsab pob mongb 无名肿毒，jangx ghab dliax gangb 毒疮。

【Ed not xus 用法用量】内服，水煎，15～25 g。外用，捣烂敷。

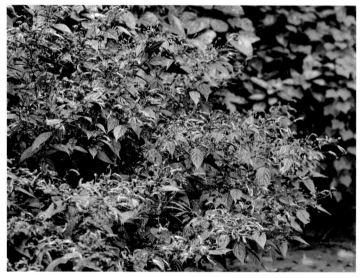
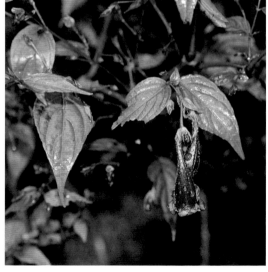

Vob det nix 板蓝

【Bit hsenb 俗名】马蓝、蓝靛、大青叶、蓝靛草、大叶冬蓝、南板蓝根。

【Dios kob deis 基源】为爵床科植物板蓝 *Strobilanthes cusia* (Nees) Kuntze 的全草。

【Niangb bet deis 生长环境】喜生于山沟、山坳、村边，有栽培。分布于各地苗乡。

【Jox hsub 性味属经】性冷，味苦，属冷药，入热经。

【Qet diel xid 功能主治】功能：hxub kib tat jab 清热解毒，seil hxangd dangf hxangd 凉血止血。主治：mangb hfud 感冒，nais jongt

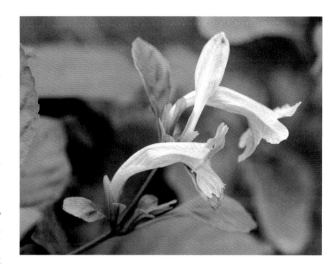

od nul 肝炎，mongb git ghab naix 腮腺炎，nais jongt gek gab 肝硬化，lol hxangd nais 鼻衄，od hxangd 吐血。

【Ed not xus 用法用量】内服，水煎，15 ～ 30 g。外用，捣烂敷；或取靛汁敷。

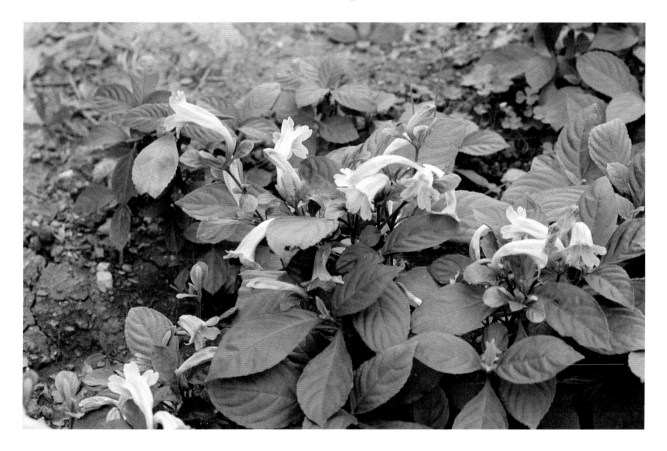

Bangx liax bab 三花马蓝

【Bit hsenb 俗名】对节草、马蓝草、野鱼鳅串。

【Dios kob deis 基源】为爵床科植物三花马蓝 *Strobilanthes triflorus* Y. C. Tang 的叶。

【Niangb bet deis 生长环境】生于石缝、阴湿处。分布于各地苗乡。

【Jox hsub 性味属经】性冷，味苦，属冷药，入热经。

【Qet diel xid 功能主治】功能：hxub kib tat jab 清热解毒，ves hxangd dangf mongb 活血止痛。主治：ait gheb bal jid mongb 劳伤疼痛，niangb hsab pob mongb 无名肿毒，jangx ghab dliax gangb 毒疮。

【Ed not xus 用法用量】内服，水煎，15～25 g。外用，捣烂敷。

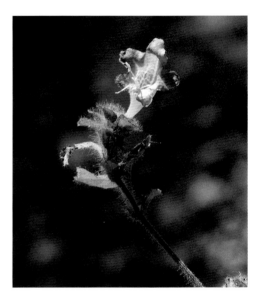

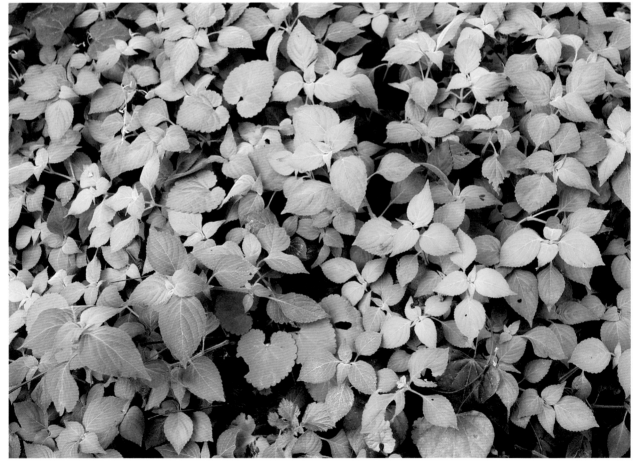

Vob hab vud 肖笼鸡

【Bit hsenb 俗名】癣药、山马兰、顶头马兰。

【Dios kob deis 基源】为爵床科植物肖笼鸡 *Strobilanthes affinis* (Griffith) Terao ex J. R. I. Wood & J. R. Bennett 的全草。

【Niangb bet deis 生长环境】生于山坡草地、灌木丛。分布于部分苗乡。

【Jox hsub 性味属经】性冷，味苦，属冷药，入热经。

【Qet diel xid 功能主治】功能：hxub kib tat jab 清热解毒，hxub nais jongt zal kib 清肝泻火。主治：pob lob pob bil 手脚水肿，niangb hsab pob mongb 无

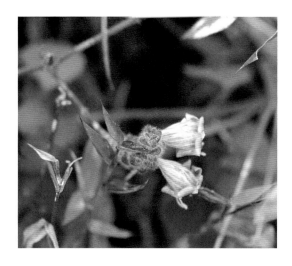

名肿毒，ghad eb dlub lol not 白带过多，gangb xent 疥疮，zal ghad dongk xok 细菌性痢疾。

【Ed not xus 用法用量】内服，水煎，15 ～ 25 g。外用，捣烂敷；或捣汁涂；或水煎洗。

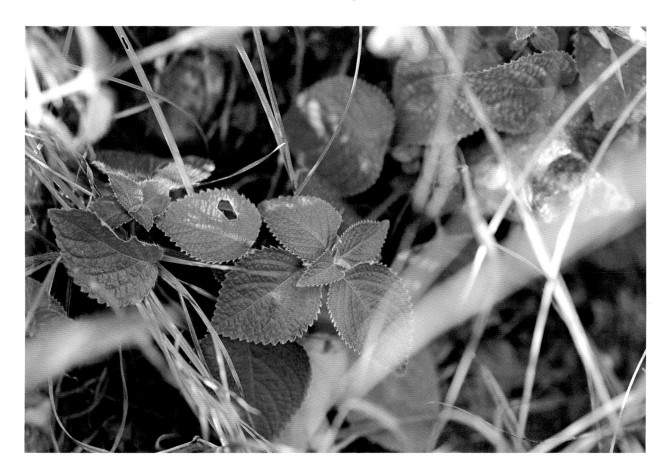

Jab ob jent zot 狗肝菜

【Bit hsenb 俗名】青蛇子、麦穗红、猪肝菜、假红蓝、野辣椒。

【Dios kob deis 基源】为爵床科植物狗肝菜 *Dicliptera chinensis* (Linnaeus) Jussieu 的全草。

【Niangb bet deis 生长环境】生于村寨边、园地、草丛荫蔽处。分布于各地苗乡。

【Jox hsub 性味属经】性冷，味苦，属冷药，入热经。

【Qet diel xid 功能主治】功能：hxub kib tat jab 清热解毒，langl zangs bail mongb 辟疫抗病。主治：mongb hfud kib jid 感冒高烧，hniub mais pob xok mongb 目赤肿痛，jangx gangb nangb 带状疱疹，dix gangb 疔疮，niangb hsab pob mongb 无名肿毒，yens dlad zeb nex gik 狂犬咬伤。

【Ed not xus 用法用量】内服，水煎，15 ～ 30 g。外用，捣烂敷。

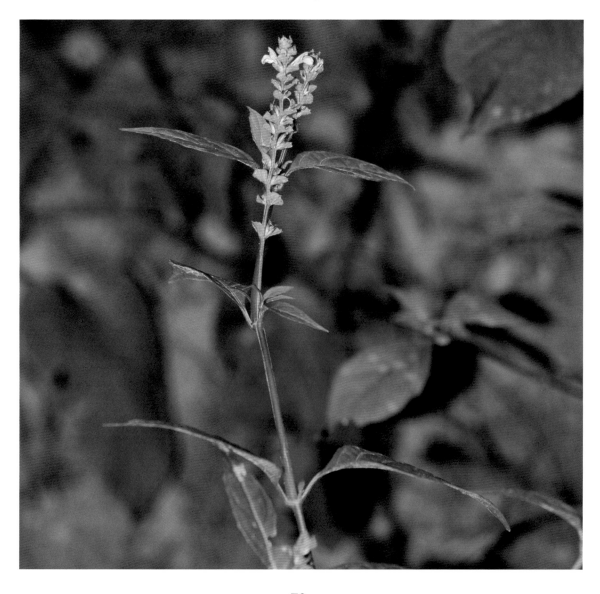

透骨草科

Vob mot lax 透骨草

【Bit hsenb 俗名】一抹光、粘人裙、接生草、毒蛆草、老婆子针线。

【Dios kob deis 基源】为透骨草科植物透骨草 *Phryma leptostachya* Linnaeus subsp. *asiatica* (H. Hara) Kitamura 的全草或根。

【Niangb bet deis 生长环境】生于疏林、林缘荫蔽处。分布于部分苗乡。

【Jox hsub 性味属经】性冷，味苦，属冷药，入热经。

【Qet diel xid 功能主治】功能：hxub kib tat jab 清热解毒，dib gangb dangf qut qat 杀虫止痒。主治：gangb xent 疥疮，jangx ghab dliax gangb 毒疮，gangb eb fangx 黄水疮。

【Ed not xus 用法用量】内服，水煎，15～25 g。外用，捣烂敷；或研末调敷。

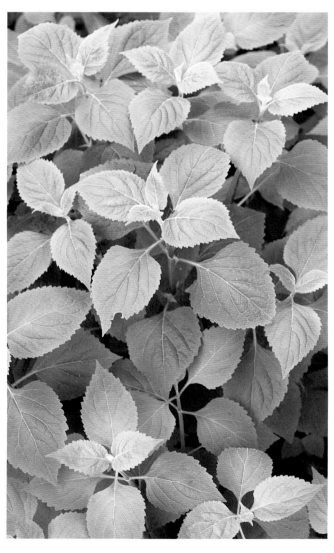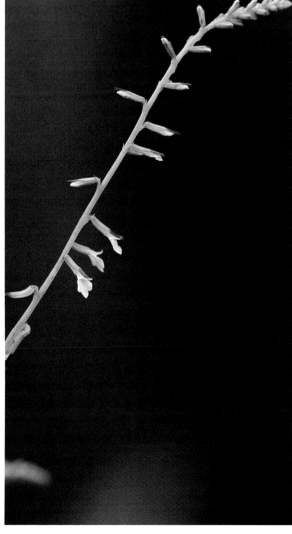

车前科

Vob naix bat 车前

【Bit hsenb 俗名】车前草、车前子、田菠菜、蛤蟆草、猪耳草。

【Dios kob deis 基源】为车前科植物车前 *Plantago asiatica* Linnaeus 的全草或籽实。

【Niangb bet deis 生长环境】生于草地、路旁、菜园、农地边。分布于各地苗乡。

【Jox hsub 性味属经】性冷，味甘咸，属冷药，入热经。

【Qet diel xid 功能主治】功能：hxub kib tongb eb 清热利水，yangx ghad ngol dangf khangk 化痰止咳，tongb los eb wal 通利小便。主治：mangb hfud seil 风寒感冒，nit diongx hxangd 高血压，fangx mais fangx jid 黄疸，mongb ghad nial mais 风火眼，ngol yenx hnaib 百日咳，mongb naix fangf 痄腮，xud wal hxangd 尿血。

【Ed not xus 用法用量】内服，水煎，15 ～ 25 g；或捣汁服。外用，捣烂敷。

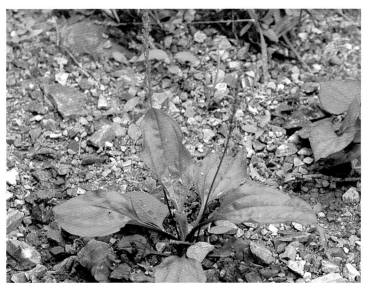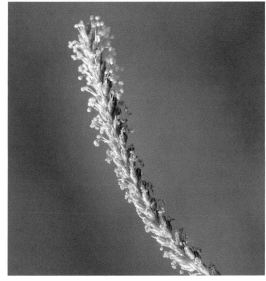

Vob naix bat yut 平车前

【Bit hsenb 俗名】田菠菜、钱贯草、灰盆草、蛤蟆衣、黄蟆龟草。

【Dios kob deis 基源】为车前科植物平车前 *Plantago depressa* Willdenow 的全草或籽实。

【Niangb bet deis 生长环境】生于山野荒地、路旁、田坎、溪河边。分布于各地苗乡。

【Jox hsub 性味属经】性冷，味甘咸，属冷药，入热经。

【Qet diel xid 功能主治】功能：hxub kib tongb eb 清热利水，yangx ghad ngol dangf khangk 化痰止咳，tongb los eb wal 通利小便。主治：mangb hfud seil 风寒感冒，nit diongx hxangd 高血压，fangx mais fangx jid 黄疸，mongb ghad nial mais 风火眼，ngol yenx hnaib 百日咳，xud wal ax lol 小便不通，xud wal hxangd 尿血。

【Ed not xus 用法用量】内服，水煎，15 ～ 25 g；或捣汁服。外用，捣烂敷。

Vob naix bat hlieb 大车前

【Bit hsenb 俗名】牛舌草、牛甜菜、马蹄草、车轱辘菜、牛耳朵棵。

【Dios kob deis 基源】为车前科植物大车前 *Plantago major* Linnaeus 的全草或籽实。

【Niangb bet deis 生长环境】生于山野荒地、路旁、田坎、溪河边。分布于部分苗乡。

【Jox hsub 性味属经】性冷，味甘咸，属冷药，入热经。

【Qet diel xid 功能主治】功能：ngal kib zal kib 降火泻热，yangx ghad ngol dangf khangk

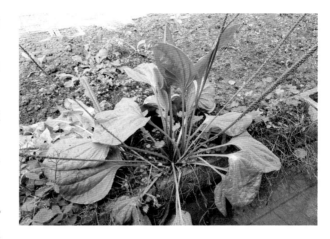

化痰止咳，tongb los eb wal 通利小便。主治：mongb ghad nial mais 风火眼，hniub mais pob xok mongb 目赤肿痛，ngol yenx hnaib 百日咳，xud wal ax lol 小便不通，xud wal hxangd 尿血。

【Ed not xus 用法用量】内服，水煎，15 ～ 25 g；或捣汁服。外用，捣烂敷。

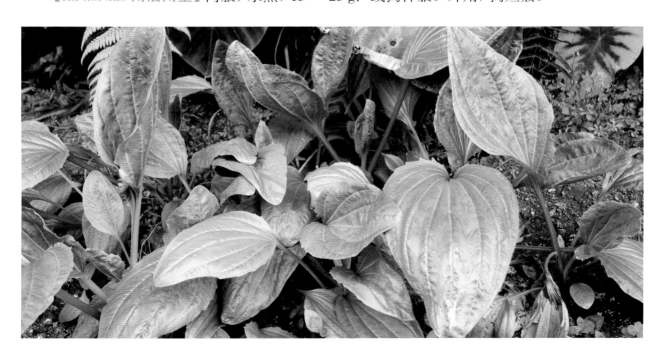

败酱科

Jab jangb langl dlub 攀倒甑

【Bit hsenb 俗名】苦菜、白苦参、豆豉草、胭脂麻、黄花参、野黄花。

【Dios kob deis 基源】为败酱科植物攀倒甑 *Patrinia villosa* (Thunberg) Dufresne 的带根全草。

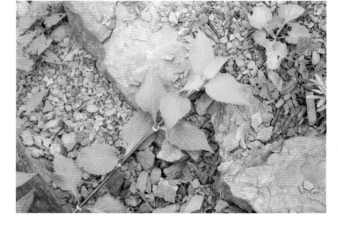

【Niangb bet deis 生长环境】生于坡塝草丛、疏林。分布于各地苗乡。

【Jox hsub 性味属经】性冷，味苦，属冷药，入热经。

【Qet diel xid 功能主治】功能：hxub kib tat jab 清热解毒，dias bus tat jit hxangd 排脓散瘀。主治：od hxangd 吐血，xok hniub mais 目赤，xit dail lol mongb qub 产后腹痛，xit daib eb wat lol not 产后恶露不绝，zal ghad dongk xok 细菌性痢疾。

【Ed not xus 用法用量】内服，水煎，15～25 g。外用，捣烂敷。

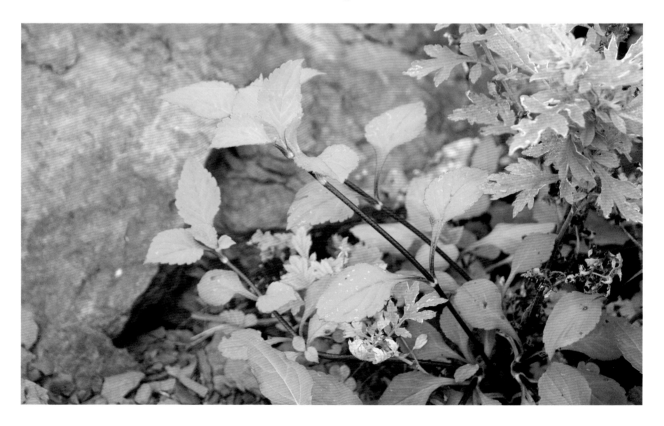

Jab jangb langl fangx 败酱

【Bit hsenb 俗名】野芹、山白菜、野黄花、黄花龙芽、鸡肠子草。

【Dios kob deis 基源】为败酱科植物败酱 *Patrinia scabiosifolia* Link 的带根全草。

【Niangb bet deis 生长环境】生于山坡草丛、疏林。分布于各地苗乡。

【Jox hsub 性味属经】性冷，味苦，属冷药，入热经。

【Qet diel xid 功能主治】功能：hxub kib tat jab 清热解毒，dias bus hxenk dix 排脓消痈。主治：xok hniub mais 目赤，od hxangd 吐血，xit dail lol mongb qub 产后腹痛，xit daib eb wat lol not 产后恶露不绝，yens nangb gik 毒蛇咬伤。

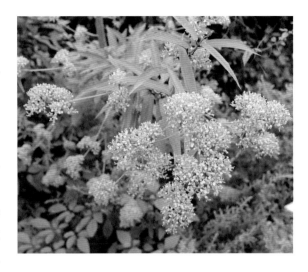

【Ed not xus 用法用量】内服，水煎，15～25 g。外用，捣烂敷。

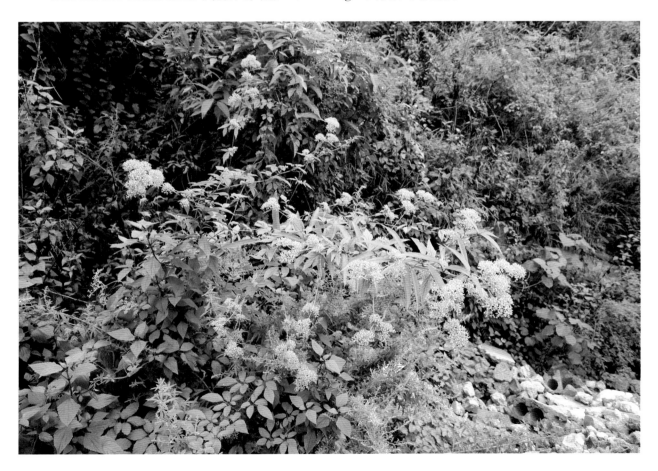

Jab zend naf 窄叶败酱

【Bit hsenb 俗名】白升麻、豆渣草、野苦菜、野黄花。

【Dios kob deis 基源】为败酱科植物窄叶败酱 *Patrinia heterophylla* Bunge subsp. *angustifolia* (Hemsley) H. J. Wang 的根或全草。

【Dios kob deis 生态环境】生于山野荒地、农地边、路旁、洼地。分布于各地苗乡。

【Jox hsub 性味属经】性热，味辛涩，属冷药，入热经。

【Qet diel xid 功能主治】功能：tad dud tat seil 解表散寒，gangt xuf dangf mongb 燥湿止痛。主治：mangh hfud seil 风寒感冒，jib daib hvub laib got 小儿缩阴症，mongb qub zal ghad 腹痛腹泻，zal ghad 腹泻。

【Ed not xus 用法用量】内服，水煎，15 ～ 25 g。

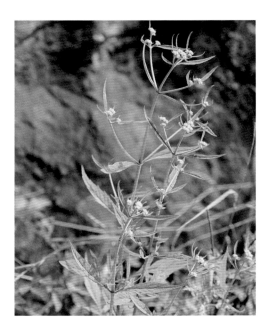

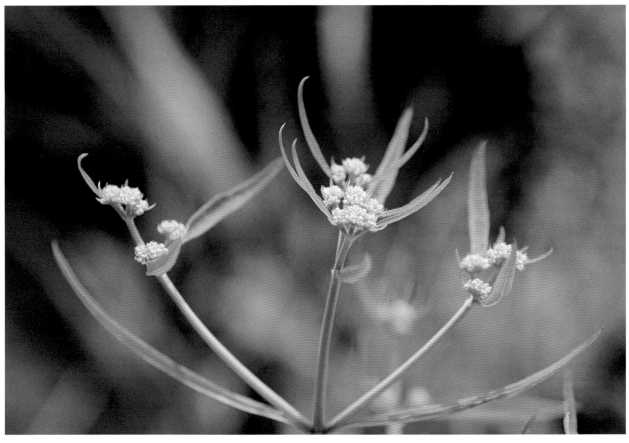

Jab znd naf hseb 墓头回

【Bit hsenb 俗名】败酱草、墓头灰、箭头风、糙叶败酱。

【Dios kob deis 基源】为败酱科植物墓头回 *Patrinia heterophylla* Bunge 的全草。

【Niangb bet deis 生长环境】生于山坡草丛、路旁、洼地。分布于各地苗乡。

【Jox hsub 性味属经】性冷，味苦，属冷药，入热经。

【Qet diel xid 功能主治】功能：hxub jent gangt xuf 祛风燥湿，tat jit hxangd hxenk angt 散瘀消肿。主治：dliangd bil dib sangb 跌打损伤，seil kib 伤寒，xit daib ghangb mongb ghut hsongd 产后关节疼痛，ghad eb dlub lol not 白带过多，zal ghad dongk xok 细菌性痢疾。

【Ed not xus 用法用量】内服，水煎，15～25 g。外用，捣烂敷。

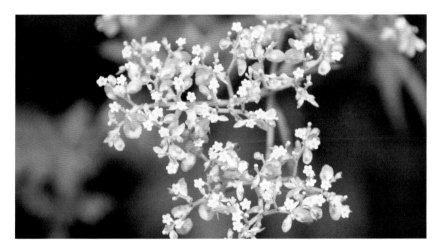 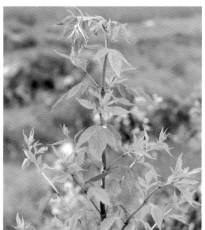

Jab zend git langl 毛节缬草

【Bit hsenb 俗名】缬草、小缬草、小救驾、拔地麻、连香草。

【Dios kob deis 基源】为败酱科植物毛节缬草 *Valeriana stubendorfi* Kreyer ex Komarov 的根茎。

【Niangb bet deis 生长环境】生于中山地区荒坡草地、山坳。分布于各地苗乡。

【Jox hsub 性味属经】性冷，味苦，属冷药，入热经。

【Qet diel xid 功能主治】功能：dangf hvib dangf hnind 宁心安神，dangf hxangd liangs ngix 止血生肌，dangf mongb 止痛。主治：dliangd bil dib sangb 跌打损伤，lal ghad bit ax dangx 神经衰弱，zenb dongb 精神病，mongb qub 腹痛，yens xit lol hxangd 刀伤出血，ax hsot ud 闭经。

【Ed not xus 用法用量】内服，水煎，5～15 g；或研末服；或浸酒饮。外用，捣烂敷。

Jab zend git 缬草

【Bit hsenb 俗名】大救驾、孩儿安、拔地香、满山香。

【Dios kob deis 基源】为败酱科植物缬草 *Valeriana officinalis* Linnaeus 的根或根茎。

【Niangb bet deis 生长环境】生于中山地区荒山草坡、山坳。分布于各地苗乡。

【Jox hsub 性味属经】性冷，味苦，属冷药，入热经。

【Qet diel xid 功能主治】功能：dangf hvib dangf hnind 宁心安神，dangf hxangd liangs ngix 止血生肌，dangf mongb 止痛。主治：mongb diub 腰痛，dliangd bil dib sangb 跌打损伤，lal ghad bit ax dangx 神经衰弱，zenb dongb 精神病，mongb qub 腹痛，yens xit lol hxangd 刀伤出血，ax hsot ud 闭经。

【Ed not xus 用法用量】内服，水煎，5～15 g；或研末服；或浸酒饮。外用，捣烂敷。

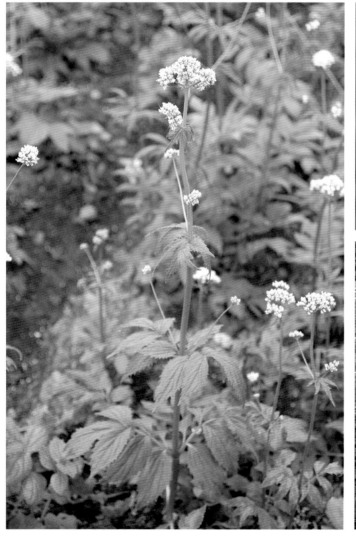

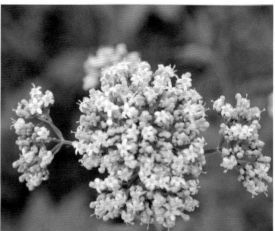

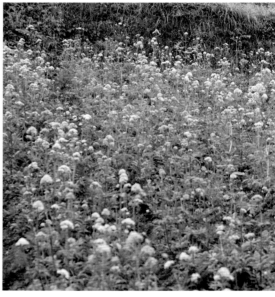

Jab fangf lies hlieb 长序缬草

【Bit hsenb 俗名】乌参、九转香、磨脚花、臭狗药、蜘蛛香、大叶缬草。

【Dios kob deis 基源】为败酱科植物长序缬草 *Valeriana hardwickii* Wallich 的根茎。

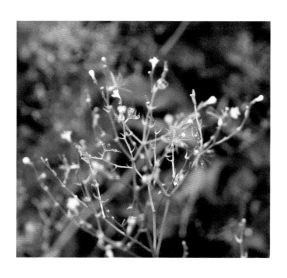

【Niangb bet deis 生长环境】生于荒坡草丛、疏林、林缘、山坳。分布于部分苗乡。

【Jox hsub 性味属经】性热，味辛，属热药，入冷经。

【Qet diel xid 功能主治】功能：hangb bongt dangf mongb 行气止痛，git xuf zangl seil 除湿散寒，ves hxangd hsot ud vut 活血调经。主治：ait gheb bal jid ait ngol 劳伤咳嗽，mangb hfud seil 风寒感冒，fal sab mongb qub 痧证腹痛，od od zal zal 呕吐泄泻，hsot ud ax jangx hxib 月经不调。

【Ed not xus 用法用量】内服，水煎，5～8 g；或浸酒饮。

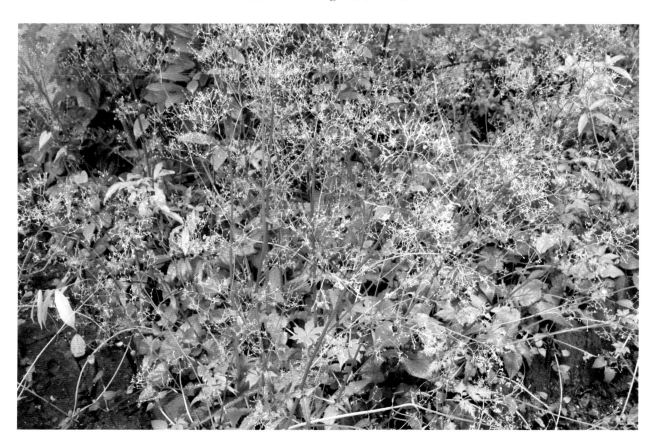

Jab fangx hlieb dlenx 蜘蛛香

【Bit hsenb 俗名】臭药、马蹄香、鬼见愁、养血莲、雷公七。

【Dios kob deis 基源】为败酱科植物蜘蛛香 *Valeriana jatamansi* W. Jones 的全茎。

【Niangb bet deis 生长环境】生于荒坡草地、山坳、疏林。分布于部分苗乡。

【Jox hsub 性味属经】性冷，味苦涩，属冷药，入热经。

【Qet diel xid 功能主治】功能：git xuf zangl seil 除湿散寒，ves hxangd hsot ud vut 活血调经。主治：dliangd bil dib sangb 跌打损伤，yens jent juk jik 风湿麻木，mangb hfud seil 风寒感冒，ait gheb bal jid ait ngol 劳伤咳嗽，mongb zangs od zal 霍乱上吐下泻，got ax gek 阳痿。

【Ed not xus 用法用量】内服，水煎，5～8 g；或浸酒饮。外用，磨汁涂。

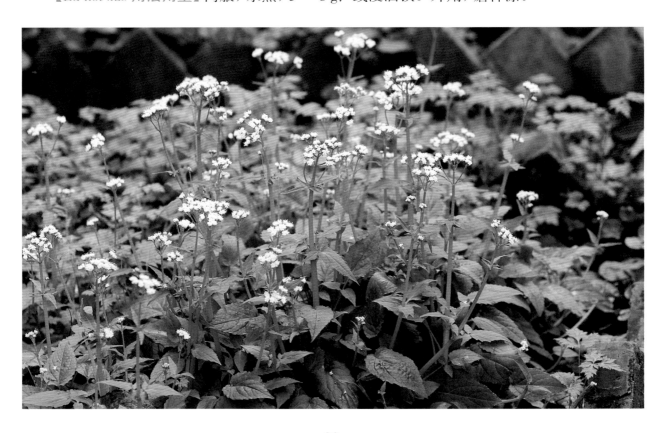

Jab fangx hlieb vud 柔垂缬草

【Bit hsenb 俗名】马蹄香、连香皁、养血莲、鬼见愁、臭狗药。

【Dios kob deis 基源】为败酱科植物柔垂缬草 *Valeriana flaccidissima* Maximowicz 的根茎。

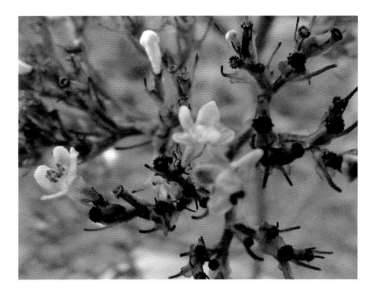

【Niangb bet deis 生长环境】生于荒坡草地草丛、疏林、山坳。分布于部分苗乡。

【Jox hsub 性味属经】性冷，味苦，属冷药，入热经。

【Qet diel xid 功能主治】功能：git xuf zangl seil 除湿散寒，dangf mongb 止痛。主治：yens jent mongb 风湿痛，mongb qub 腹痛，mangb hfud seil 风寒感冒，jib daib jangx gangb lot 小儿口疮。

【Ed not xus 用法用量】内服，水煎，5～15 g；或浸酒饮。外用，磨汁涂。

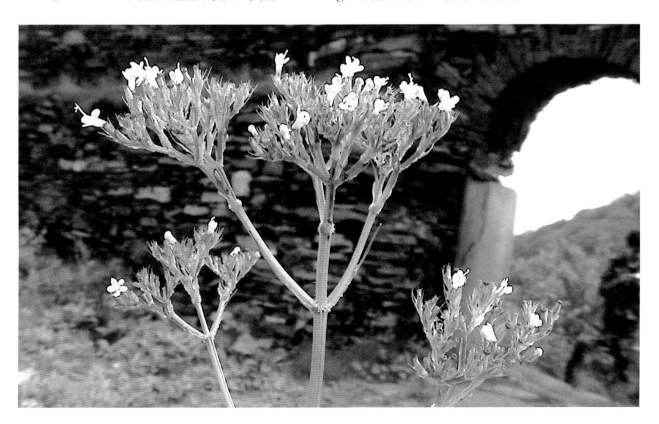

Jab fangx hlieb mongl 黑水缬草

【Bit hsenb 俗名】九转香、烂臭草、臭鱼香、翻手香、西南缬草。

【Dios kob deis 基源】为败酱科植物黑水缬草 *Valeriana amurensis* P. Smirnov ex Komarov 的根。

【Niangb bet deis 生长环境】生于坡塝草丛、疏林。分布于部分苗乡。

【Jox hsub 性味属经】性冷，味苦，属冷药，入热经。

【Qet diel xid 功能主治】功能：dangf hvib dangf hnind 宁心安神，dangf hxangd liangs ngix 止血生肌，dangf mongb 止痛。主治：dliangd bil dib sangb 跌打损伤，yens xit lol hxangd 刀伤出血，lal ghad bit ax dangx 神经衰弱，mongb qub 腹痛。

【Ed not xus 用法用量】内服，水煎，5～15 g；或研末服；或浸酒饮。外用，捣烂敷。

Jab fangx hlieb bil 蜘蛛香变种

【Bit hsenb 俗名】马蹄香、鬼见愁、连香草、养血莲、臭狗药、磨脚花。

【Dios kob deis 基源】为败酱科植物蜘蛛香变种 *Valeriana jatamansi* W. Jones var. *hygrobia* (Briquet) Handel-Mazzetti 的根茎。

【Niangb bet deis 生长环境】生于荒坡草地草丛、山坳。分布于部分苗乡。

【Jox hsub 性味属经】性冷，味苦，属冷药，入热经。

【Qet diel xid 功能主治】功能：dangf hvib dangf hnind 宁心安神，dangf mongb 止痛。主治：dliangd bil dib sangb 跌打损伤，mongb qub 腹痛，hsot ud ax jangx hxib 月经不调。

【Ed not xus 用法用量】内服，水煎，5～15 g；或浸酒饮。外用，磨汁涂。

川续断科

Vob qangd niul 日本续断

【Bit hsenb 俗名】龙豆、南草、属折、山萝卜、小血转、和尚头、接骨草。

【Dios kob deis 基源】为川续断科植物日本续断 *Dipsacus japonicus* Miquel 的根。

【Niangb bet deis 生长环境】生于坡塝荒地、山坳、路旁。分布于各地苗乡。

【Jox hsub 性味属经】性冷，味苦，属冷药，入热经。

【Qet diel xid 功能主治】功能：yis diuf tiod ghab dlad 补肾强腰，xongf hxend tiod hsongd 强筋壮骨，tongb hxud 通经络。主治：dliangd bil dib sangb 跌打损伤，naix lul mongb hsongd hxend 老年人筋骨疼痛，dlad jus hxub mongb 腰膝酸软，zaid wel jangx dix bus 乳痈，tod daib 滑胎。

【Ed not xus 用法用量】内服，水煎，15～25 g；或入丸、散。外用，捣烂敷。

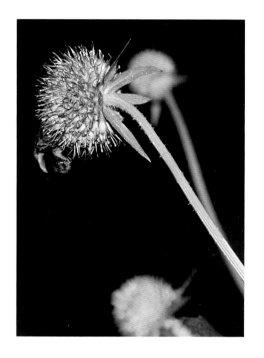

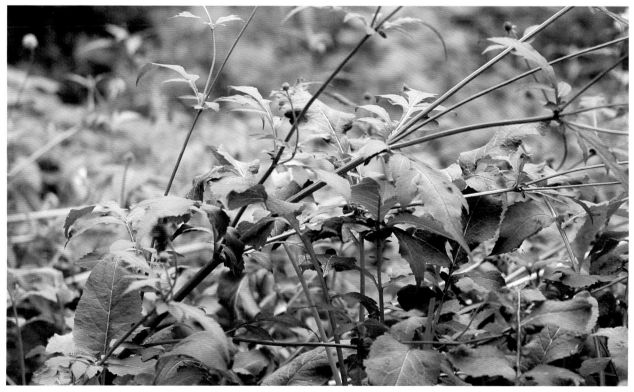

Vob qangd niul yut 川续断

【Bit hsenb 俗名】川断、六汗、续断、和尚头、接骨草、滋油菜、鼓锤草。

【Dios kob deis 基源】为川续断科植物川续断 *Dipsacus asper* Wallich ex C. B. Clarke 的根。

【Niangb bet deis 生长环境】生于山谷荒山、农地边、山湾、路旁。分布于各地苗乡。

【Jox hsub 性味属经】性热，味苦辛，属热药，入冷经。

【Qet diel xid 功能主治】功能：xongf hxend tiod hsongd 强筋壮骨，yis diuf tiod ghab dlad 补肾强腰，ves hxangd tongb hxud 活血通络。主治：dliangd bil dib sangb 跌打损伤，dlad jus hxub mongb 腰膝酸软，naix lul mongb hsongd hxend 老年人筋骨疼痛，pob lob pob bil 手脚水肿，xit daib xus wel 产后缺乳。

【Ed not xus 用法用量】内服，水煎，15 ~ 25 g；或入丸、散。外用，捣烂敷。

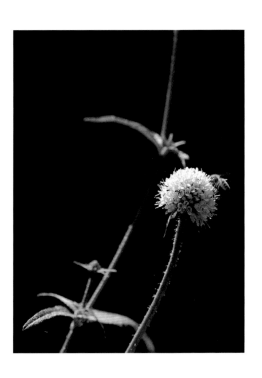

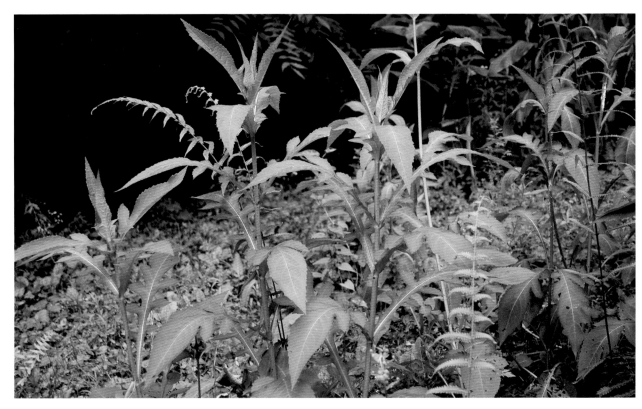

葫芦科

Zend dub wel 假贝母

【Bit hsenb 俗名】土贝、草贝、土贝母、大贝母、地苦胆。

【Dios kob deis 基源】为葫芦科植物假贝母 *Bolbostemma paniculatum* (Maximowicz) Franquet 的鳞茎。

【Niangb bet deis 生长环境】生于山坳、荫蔽山谷的草丛。分布于部分苗乡。

【Jox hsub 性味属经】性冷，味苦，属冷药，入热经。

【Qet diel xid 功能主治】功能：hxub kib tat jab 清热解毒，zangl ghab pob hxenk dix bus 散结消痈。主治：yens xit lol hxangd 刀伤出血，jil wel od nul 乳腺炎，zaid wel jangx dix bus 乳痈，hxongb nangl 瘰疬，dix khangd ghad 痔疮，yens nangb gik 毒蛇咬伤。

【Ed not xus 用法用量】内服，水煎，15 ～ 20 g。外用，捣烂敷。

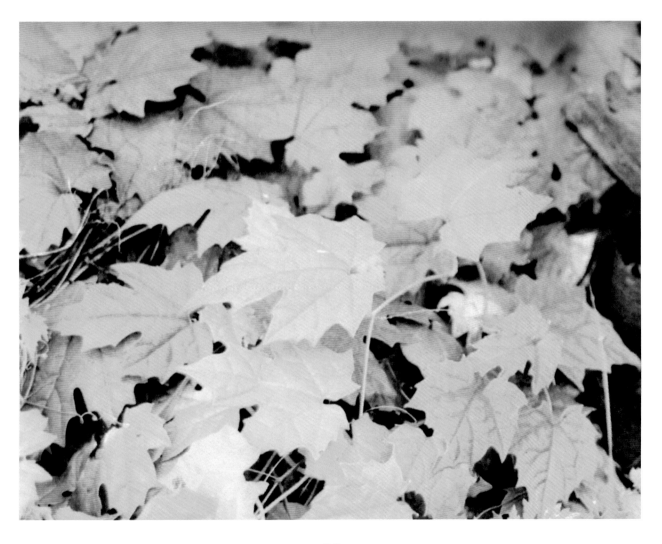

Zend pid 冬瓜

【Bit hsenb 俗名】东瓜、地芝、白冬瓜、冬瓜仁、枕瓜。

【Dios kob deis 基源】为葫芦科植物冬瓜 *Benincasa hispida* (Thunberg) Cogniaux 的果实、瓤、籽实、皮。

【Niangb bet deis 生长环境】属蔬菜作物，广有栽培。分布于部分苗乡。

【Jox hsub 性味属经】性冷，味甘淡，属冷药，入热经。

【Qet diel xid 功能主治】功能：hxub kib tat jab 清热解毒，net nais pob yangx ghad ngol 润肺化痰。主治：dib yens mongb diub 损伤腰痛，pob lob pob bil 手脚水肿，ait ngol 咳嗽，nongx nail yens jab 吃鱼中毒，nais pot yens jab ait ngol 肺痨咳嗽，gangb eb hniangk 痱子，dliangb dul ghab hfat 荨麻疹，dix khangd ghad angt mongb 痔疮肿痛。

【Ed not xus 用法用量】内服，水煎，25 ～ 35 g；或研末服。外用，水煎洗；或熬膏涂敷。

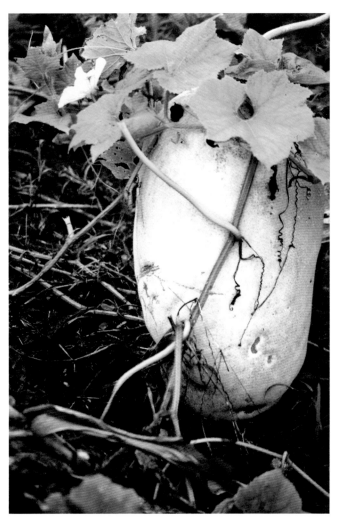
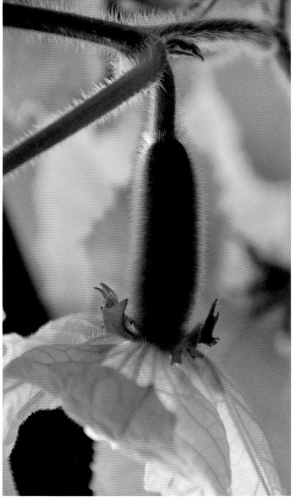

Zend hsab wil 丝瓜

【Bit hsenb 俗名】布瓜、蛮瓜、菜瓜、缣瓜、天络丝、丝瓜络、粤丝瓜。

【Dios kob deis 基源】为葫芦科植物丝瓜 *Luffa aegyptiaca* Miller 的嫩果实、老果实及络、根、叶、花、蒂。

【Niangb bet deis 生长环境】属蔬菜作物，广有栽培。分布于各地苗乡。

【Jox hsub 性味属经】性平，味甘淡，属冷热两经药，入两经。

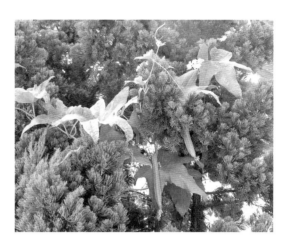

【Qet diel xid 功能主治】功能：hxub kib tat jab 清热解毒，tongb hxend dlongs lis 通经活络。主治：mongb hsongd diongb ghab dlad ax dangf 腰胁持续疼痛，mongb pit khob 偏头痛，ghab diux ghongd angt mongb 咽喉肿痛，mongb hmid 牙痛，gangb vas eb hniangk 汗斑，jil wel od nul 乳腺炎，dlif ghab neib ghangb 脱肛。

【Ed not xus 用法用量】内服，水煎，25 ~ 35 g；或烧存性研末服。外用，捣汁涂；或研末调敷。

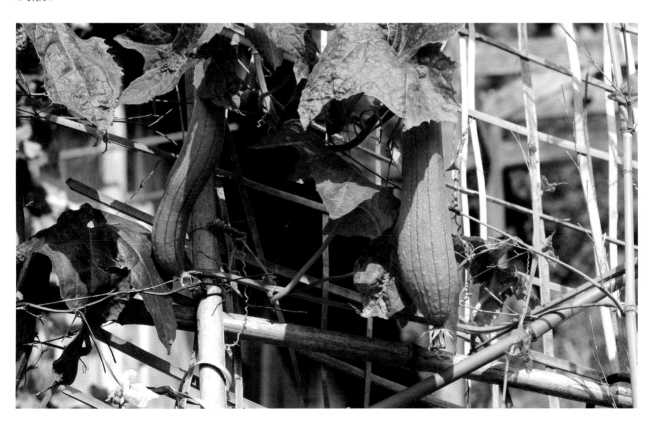

Zend fab khangb 葫芦

【Bit hsenb 俗名】壶卢、瓟瓜、宝葫芦、葫芦瓜、甜瓟青瓜。

【Dios kob deis 基源】为葫芦科植物葫芦 *Lagenaria siceraria* (Molina) Standley 的种子。

【Niangb bet deis 生长环境】属蔬菜作物，有栽培。分布于各地苗乡。

【Jox hsub 性味属经】性平，味甘淡，属冷热两经药，入两经。

【Qet diel xid 功能主治】功能：hxenk angt dangf mongb 消肿止痛，vas wal tongb eb niuk 利水通淋。主治：wal lol ax jingx liex 小便不畅，pob lob pob bil 手脚水肿。

【Ed not xus 用法用量】内服，水煎，50 ～ 100 g。外用，捣烂敷。

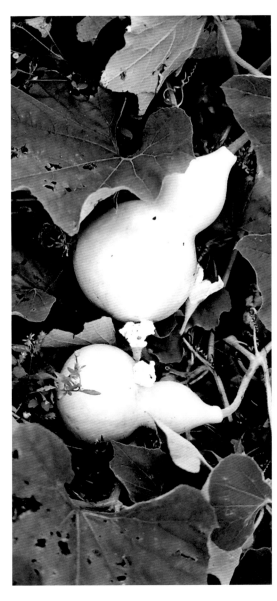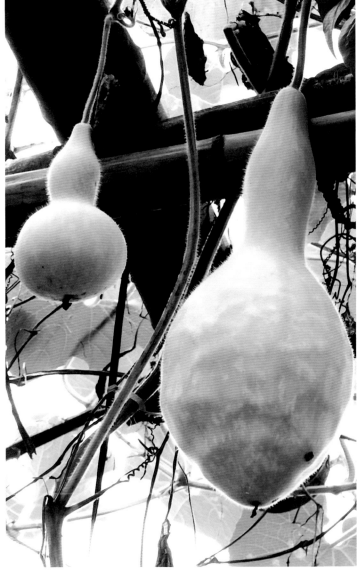

Zend deb 瓠瓜

【Bit hsenb 俗名】壶卢、葫芦、匏瓜、葫芦瓜。

【Dios kob deis 基源】为葫芦科植物瓠瓜 *Lagenaria siceraria* (Molina) Standley var. *depressa* (Seringe) Hara 的瓜、藤或根。

【Niangb bet deis 生长环境】属蔬菜作物，有栽培。分布于各地苗乡。

【Jox hsub 性味属经】性平，味甘淡，属冷热两经药，入两经。

【Qet diel xid 功能主治】功能：vas wal tongb eb niuk 利水通淋，tak jid fangx 退黄。主治：fangx mais fangx jid 黄疸，pob lob pob bil 手脚水肿，dit qub 腹胀，xud wal lol bus 淋病。

【Ed not xus 用法用量】内服，水煎，25 ～ 50 g；或煅存性研末服。

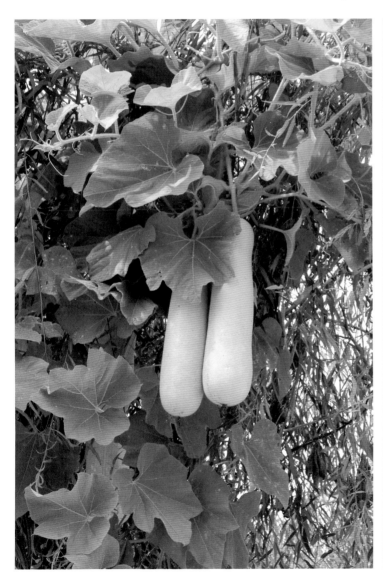 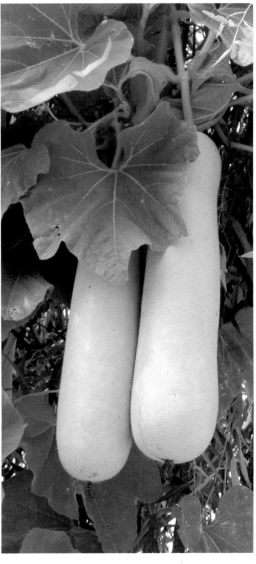

Fab diel 南瓜

【Bit hsenb 俗名】饭瓜、窝瓜、倭瓜、老缅瓜、番瓜、金冬瓜。

【Dios kob deis 基源】为葫芦科植物南瓜 *Cucurbita moschata* Duchesne 的果仁、叶、花、根、蒂、种子。

【Niangb bet deis 生长环境】属蔬菜作物，广有栽培。分布于各地苗乡。

【Jox hsub 性味属经】性热，味甘，属热药，入冷经。

【Qet diel xid 功能主治】功能：tat jab dib gangb 解毒杀虫，hxenk od nul dangf mongb 消炎止痛。主治：yens xit 外伤，kib eb kib dul 水火烫伤，gos yenb ghad gheib jab 鸦片中毒，nais pot lax bus 肺痈，pob hsongd fis ghongd 诸骨鲠喉，gangb jongb jangx 蛔虫病，jib ghad 便秘，zal ghad dongk xok 细菌性痢疾。

【Ed not xus 用法用量】内服，水煎，30 ~ 40 g；或捣汁服。生瓜仁，食 50 g 可驱虫。叶可治刀伤。瓜蒂可治诸骨鲠喉。花可治痢疾。

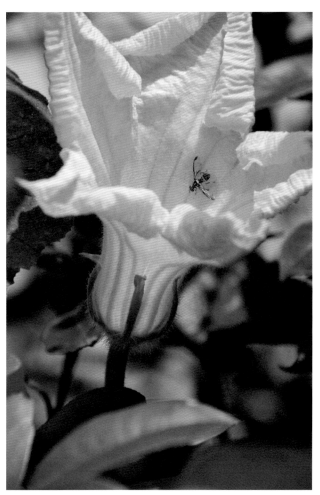
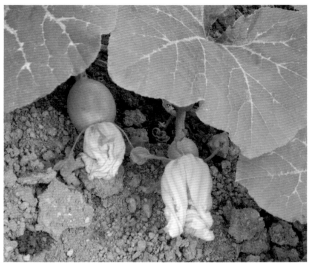
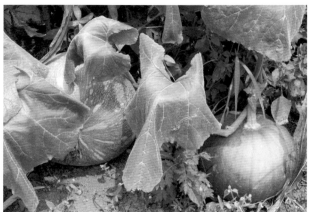

Fab nios 甜瓜

【Bit hsenb 俗名】甘瓜、香瓜、果瓜、熟瓜。

【Dios kob deis 基源】为葫芦科植物甜瓜 *Cucumis melo* Linnaeus 的果实、种子、瓜皮。

【Niangb bet deis 生长环境】属蔬菜作物、水果作物，有栽培。分布于各地苗乡。

【Jox hsub 性味属经】性冷，味甘，属冷药，入热经。

【Qet diel xid 功能主治】功能：hxub kib dangf ngas ghongd 清热止渴，zangl pob hangb hxangd 散结行瘀。主治：mongb ghab dlad mongb bab 腰腿疼痛，yens jent juk jik 风湿麻木，hangt lot 口臭，mongb hmid 牙痛。

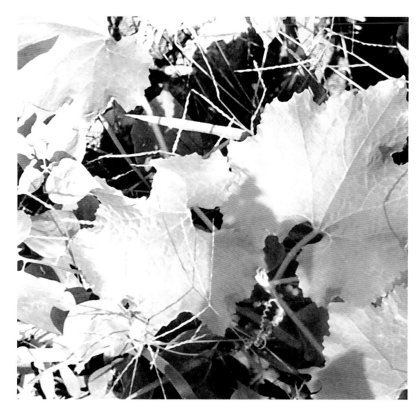

【Ed not xus 用法用量】内服，水煎，15 ～ 25 g；或入丸、散。瓜皮泡水含，治牙痛。

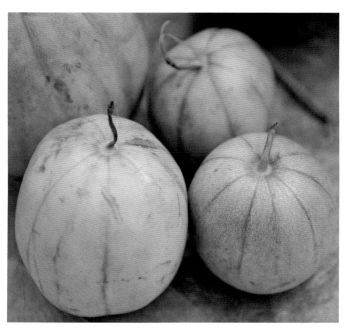

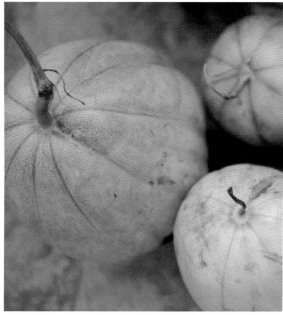

Fab eb 西瓜

【Bit hsenb 俗名】西瓜翠衣、寒瓜、西瓜硝、夏解暑、花纹瓜皮、天生白虎汤。

【Dios kob deis 基源】为葫芦科植物西瓜 *Citrullus lanatus* (Thunberg) Matsumura & Nakai 的瓤、皮、霜。

【Niangb bet deis 生长环境】属水果作物，广有栽培。分布于部分苗乡。

【Jox hsub 性味属经】性冷，味甘，属冷药，入热经。

【Qet diel xid 功能主治】功能：hxub kib tat kib 清热解暑，tongb los eb wal 通利小便。主治：kib eb kib dul 水火烫伤，pob lob pob bil 手脚水肿，mongb hmid 牙痛，diux ghongd od nul 咽喉炎，mongb ghongd niangs 咽喉痛，mongb ghongd dlub 白喉，wal lol ax jingx liex 小便不畅。

【Ed not xus 用法用量】内服，水煎，15 ～ 50 g；或焙干研末服。西瓜霜制作：取 1 个小西瓜，在蒂处挖 1 个洞，往里灌皮硝 500 g 后置丁干燥处，10 余天后瓜皮析出白霜，刮取白霜晒干保存，各种喉病发作时取霜吹患处。

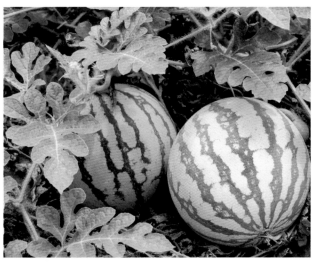

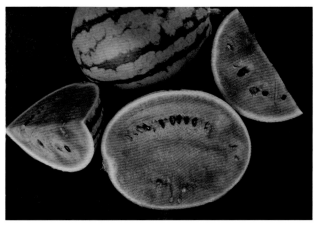

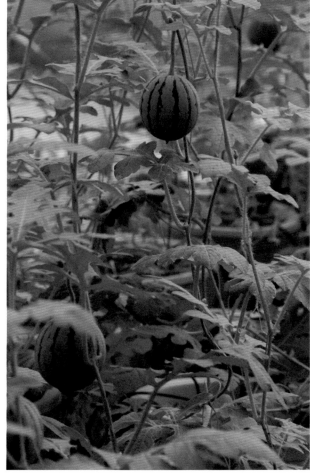

Fab ghat 黄瓜

【Bit hsenb 俗名】干瓜、胡瓜、刺瓜。

【Dios kob deis 基源】为葫芦科植物黄瓜 *Cucumis sativus* Linnaeus 的果实、藤。

【Niangb bet deis 生长环境】属蔬菜作物、水果作物，广有栽培。分布于各地苗乡。

【Jox hsub 性味属经】性冷，味甘，属冷热两经药，入两经。

【Qet diel xid 功能主治】功能：hxub kib tat jab 清热解毒，los eb 利水。主治：dliangd bil dib yens pot mongb 跌打肿痛，ghab diux ghongd angt mongb 咽喉肿痛，ghad nial mais xok mongb 火眼赤痛，kib eb kib dul 水火烫伤，gos dliangb bil 癫痫，ghab daib zal ghad kib 小儿热痢。

【Ed not xus 用法用量】内服，水煎，25 ～ 50 g；或藤煎服，治癫痫。外用，取汁涂；或捣烂敷。

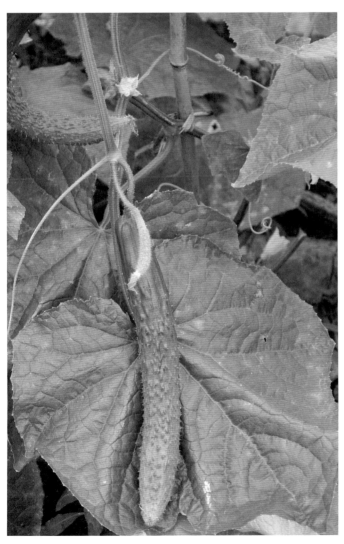 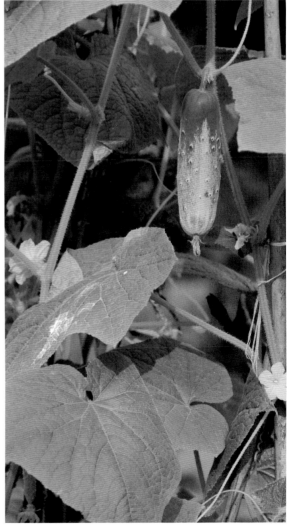

Fab ib 苦瓜

【Bit hsenb 俗名】凉瓜、红羊、菩达、癫瓜、红姑娘。

【Dios kob deis 基源】为葫芦科植物苦瓜 *Momordica charantia* Linnaeus 的果实。

【Niangb bet deis 生长环境】属蔬菜作物，广有栽培。分布于各地苗乡。

【Jox hsub 性味属经】性冷，味苦，属冷药，入热经。

【Qet diel xid 功能主治】功能：hxub kib tat jab 清热解毒，hxenk angt dangf mongb 消肿止痛。主治：gos kib kib jid 中暑发烧，mongb hniub mais 目痛，buk dux qib bongt mongb 胃气痛，dix bus angt 痈肿，zal ghad dongk xok 细菌性痢疾。

【Ed not xus 用法用量】内服，水煎，25 ～ 50 g。外用，捣烂敷；或水煎洗。

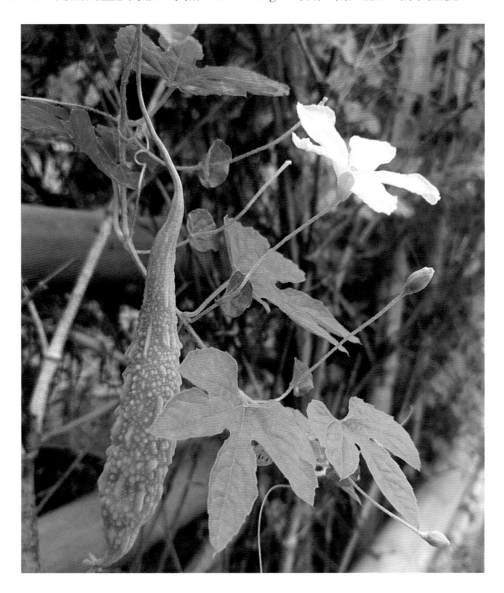

Fab bob liub 佛手瓜

【Bit hsenb 俗名】佛手、皱瓜、刺皱瓜。

【Dios kob deis 基源】为葫芦科植物佛手瓜 *Sechium edule* (Jacquin) Swartz 的果实。

【Niangb bet deis 生长环境】属蔬菜作物，有栽培。分布于各地苗乡。

【Jox hsub 性味属经】性平，味甘淡，属冷热两经药，入两经。

【Qet diel xid 功能主治】功能：tiod nat yis diongb 健脾补中，hangb bongt dangf mongb 行气止痛。主治：jib daib kib jid 小儿发烧，pob wux qub 水臌病，pob wox 浮肿，bid daif got jangx gangb daid eb 阴囊湿疹。

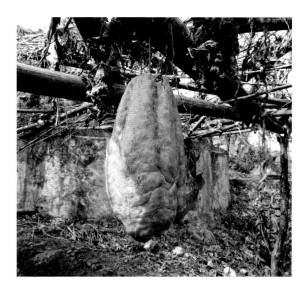

【Ed not xus 用法用量】内服，水煎，25 ～ 35 g；或煮食。外用，水煎洗；或熬膏涂敷。

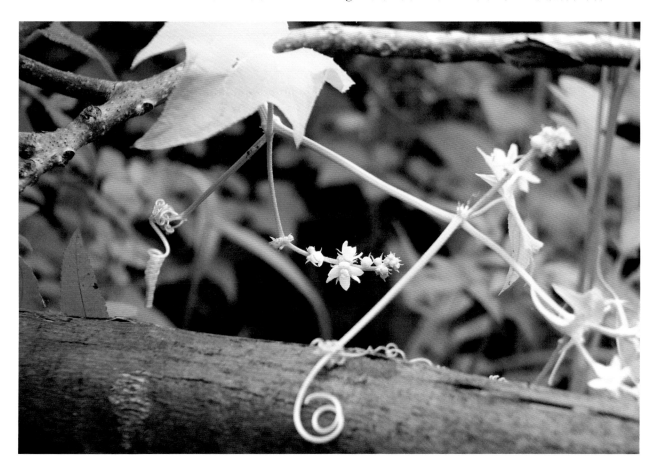

Zend fab xed 栝楼

【Bit hsenb 俗名】瓜蒌、药瓜、大肚瓜、天圆子、天瓜粉、野苦瓜。

【Dios kob deis 基源】为葫芦科植物栝楼 *Trichosanthes kirilowii* Maximowicz 的果实。

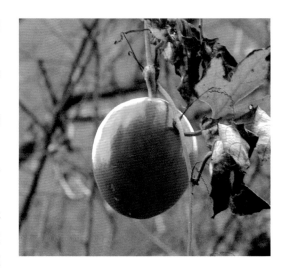

【Niangb bet deis 生长环境】生于山野灌木丛、杂木林林缘、山谷草丛。分布于各地苗乡。

【Jox hsub 性味属经】性冷，味甘苦，属冷药，入热经。

【Qet diel xid 功能主治】功能：net nais pob yangx ghad ngol 润肺化痰，seil hxangd tat jab 凉血解毒。主治：nais pob lax bus ngol hxangd 肺痿咳血，ghad ngol kib ngol 痰热咳嗽，ngol hvuk 喘咳，od hxangd 吐血，jib daib fangx jid 小儿黄疸，zaid wel jangx dix bus 乳痈，jib ghad 便秘。

【Ed not xus 用法用量】内服，水煎，15 ～ 25 g；或捣汁服；或入丸、散。外用，捣烂敷。

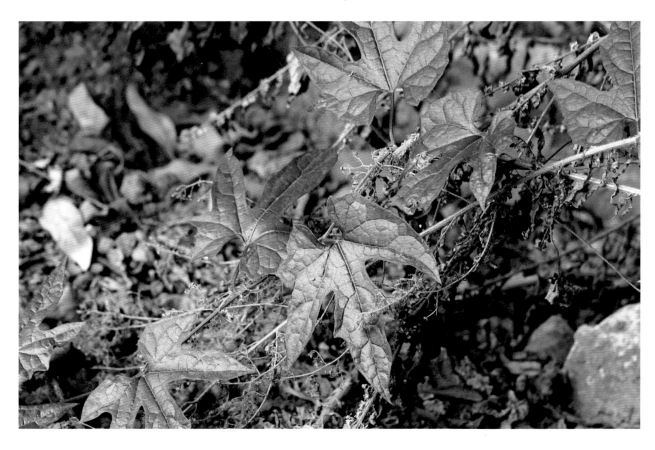

Zend fab xed hlieb 三尖栝楼

【Bit hsenb 俗名】王白、泽姑、大肚瓜、苦瓜蒌、鸭屎瓜、野苦瓜。

【Dios kob deis 基源】为葫芦科植物三尖栝楼 *Trichosanthes tricuspidata* Loureiro 的果实、种子。

【Niangb bet deis 生长环境】生于山坡灌木丛、草丛、沟谷。分布于各地苗乡。

【Jox hsub 性味属经】性冷，味甘苦，属冷药，入热经。

【Qet diel xid 功能主治】功能：net nais pob yangx ghad ngol 润肺化痰，net ghad ghof tongb ghad 润肠通便。主治：ghad ngol kib ngol 痰热咳嗽，ngol hvuk 喘咳，kib jib bongt ngas lot 高烧口渴，hsot ud ax jangx hxib 月经不调，jib ghad 便秘。

【Ed not xus 用法用量】内服，水煎，15 ～ 25 g；或入丸、散。外用，研末调敷。

Zend fab ib dlenx 全缘栝楼

【Bit hsenb 俗名】喜马拉雅栝楼、花瓜、小瓜蒌、老鼠瓜。

【Dios kob deis 基源】为葫芦科植物全缘栝楼 *Trichosanthes pilosa* Loureiro 的果实、种子。

【Niangb bet deis 生长环境】生于山坡草丛、灌木丛。分布于部分苗乡。

【Jox hsub 性味属经】性冷，味甘苦，属冷药，入热经。

【Qet diel xid 功能主治】功能：net nais pob yangx ghad ngol 润肺化痰，net ghad ghof tongb ghad 润肠通便。主治：ghad ngol kib ngol 痰热咳嗽，od hxangd 吐血，xenb od nul 胆囊炎，ax hsot ud 闭经，jib ghad 便秘。

【Ed not xus 用法用量】内服，水煎，15 ～ 25 g；或捣汁服；或入丸、散。外用，捣烂敷。

Zend fab xed xok 红花栝楼

【Bit hsenb 俗名】瓜蒌、栝楼子、红花瓜蒌。

【Dios kob deis 基源】为葫芦科植物红花栝楼 *Trichosanthes rubriflos* Thorel ex Cayla 的果实、种子。

【Niangb bet deis 生长环境】生于荒坡荒地、沟边、灌木丛。分布于部分苗乡。

【Jox hsub 性味属经】性冷，味甘苦，属冷药，入热经。

【Qet diel xid 功能主治】功能：net nais pob yangx ghad ngol 润肺化痰，net ghad ghof tongb ghad 润肠通便。主治：ghad ngol kib ngol 痰热咳嗽，ngol hvuk 喘咳，kib jib bongt ngas lot 高烧口渴，hsot ud ax jangx hxib 月经不调，jib ghad 便秘。

【Ed not xus 用法用量】内服，水煎，15～25 g；或入丸、散。外用，研末调敷。

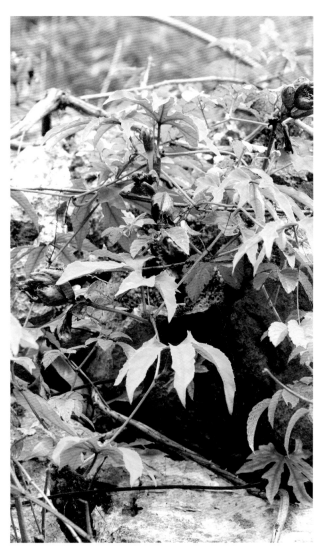 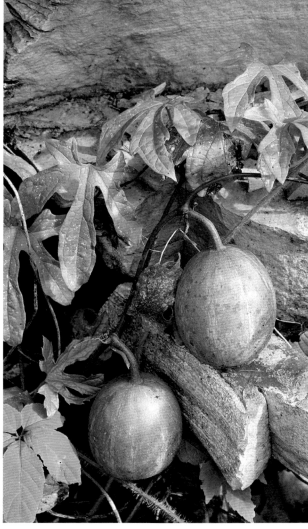

Zend fab guib 中华栝楼

【Bit hsenb 俗名】药瓜、小苦儿、栝楼子、野黄瓜。

【Dios kob deis 基源】为葫芦科植物中华栝楼 *Trichosanthes rosthornii* Harms 的果实、种子。

【Niangb bet deis 生长环境】生于山谷阴湿处、溪沟边。分布于部分苗乡。

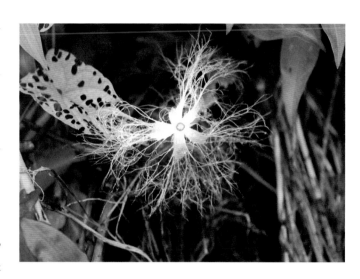

【Jox hsub 性味属经】性冷，味甘苦，属冷药，入热经。

【Qet diel xid 功能主治】功能：hxub kib yangx ngol 清热化痰，hxub nais jongt zal kib 清肝泻火。主治：ghad ngol kib ngol 痰热咳嗽，ngol hvuk 喘咳，mongb ghongd niangs 咽喉痛，xus eb wel 少乳，jangx ghab dliax gangb 毒疮。

【Ed not xus 用法用量】内服，水煎，15 ～ 55 g。外用，捣烂敷。

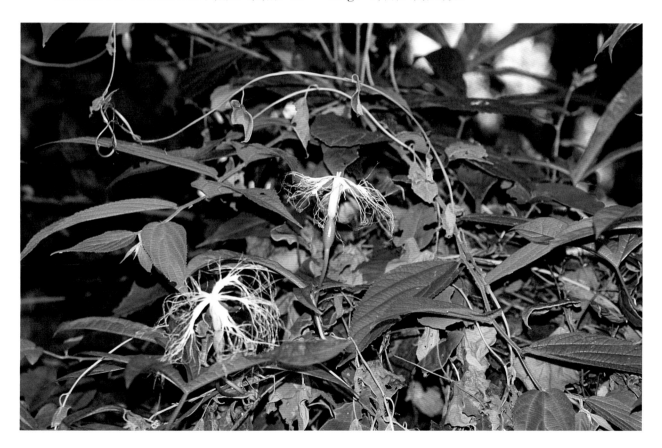

Fab ghad mal 贵州栝楼[*]

【Bit hsenb 俗名】白药、瓜蒌、苦瓜蒌、屎瓜根。

【Dios kob deis 基源】为葫芦科植物贵州栝楼 *Trichosanthes guizhouensis* C. Y. Cheng & Yueh 的果实。

【Niangb bet deis 生长环境】生于荒山、荒地阴凉处草丛、灌木丛。分布于部分苗乡。

【Jox hsub 性味属经】性冷，味苦，属冷药，入热经。

【Qet diel xid 功能主治】功能：net nais pob yangx ghad ngol 润肺化痰，net ghad ghof tongb ghad 润肠通便。主治：ghad ngol kib ngol 痰热咳嗽，ax hsot ud 闭经，xus eb wel 少乳，jib ghad 便秘。

【Ed not xus 用法用量】内服，水煎，15 ～ 25 g；或入丸、散。外用，研末调敷。

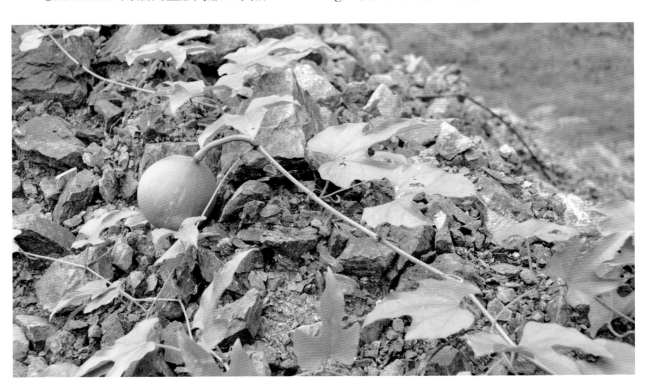

---

　　*《中国植物志》（FRPS）将贵州栝楼视为中华栝楼的异名之一，归入中华栝楼项下。

Fab ghad mal yut 马干铃栝楼

【Bit hsenb 俗名】药瓜、野苦瓜、川贵栝楼。

【Dios kob deis 基源】为葫芦科植物马干铃栝楼 *Trichosanthes lepiniana* (Naudin) Cogniaux 的果实、种子。

【Niangb bet deis 生长环境】生于深山林缘、冲沟边、灌木丛。分布于部分苗乡。

【Jox hsub 性味属经】性冷，味甘苦，属冷药，入热经。。

【Qet diel xid 功能主治】功能：net nais pob yangx ghad ngol 润肺化痰，net ghad ghof tongb ghad 润肠通便。主治：ghad ngol kib ngol 痰热咳嗽，xus eb wel 少乳，ax hsot ud 闭经，jib ghad 便秘。

【Ed not xus 用法用量】内服，水煎，15 ～ 25 g；或入丸、散。

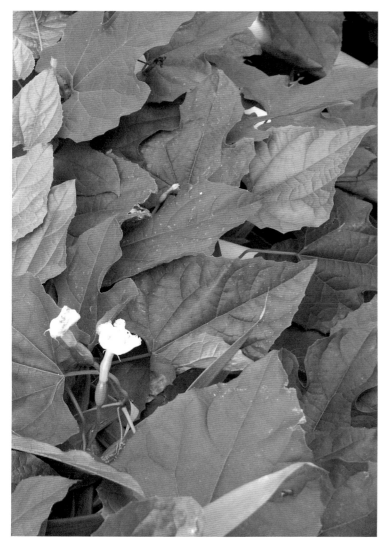

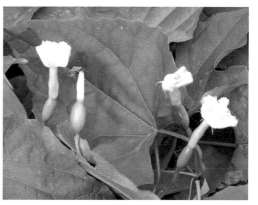

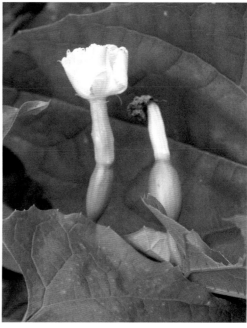

Fab khob nangb 长毛赤瓟

【Bit hsenb 俗名】王菩、地楼、土瓜蒌、小栝楼。

【Dios kob deis 基源】为葫芦科植物长毛赤瓟*Thladiantha villosula* Cogniaux 的果实、种子。

【Niangb bet deis 生长环境】生于荒山、荒地、林缘、灌木丛。分布于部分高山地区苗乡。

【Jox hsub 性味属经】性平，味苦，属冷热两经药，入两经。

【Qet diel xid 功能主治】功能：tat jent zangl kib 疏风散热。主治：mangb hfud kib jid 感冒发烧，mongb khob kib jid 头痛发烧。

【Ed not xus 用法用量】内服，水煎，15 ～ 25 g；或入丸、散。

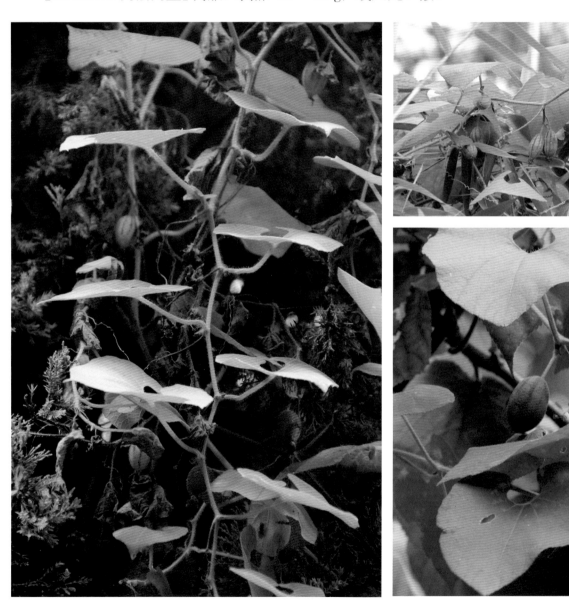

Fab hsab vud 茅瓜

【Bit hsenb 俗名】老鼠瓜、金丝瓜、小苦瓜蒌、野粉丝瓜。

【Dios kob deis 基源】为葫芦科植物茅瓜 *Solena heterophylla* Loureiro 的果仁、根。

【Niangb bet deis 生长环境】生于山野疏林中多岩石地区。分布于部分苗乡。

【Jox hsub 性味属经】性冷，味苦，属冷药，入热经。

【Qet diel xid 功能主治】功能：hxub kib yangx ngol 清热化痰，tat jit hxangd hxenk angt 散瘀消肿。主治：ghut hsongd mongb jangx bod

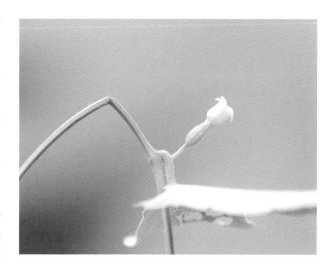

痛风，kib jid 发烧，mongb khob 头痛，dit qub mongb 腹胀痛，mongb ghad nial mais 风火眼，ghab diux ghongd angt mongb 咽喉肿痛，niangb hsab pob mongb 无名肿毒，gangb daid eb 湿疹。

【Ed not xus 用法用量】内服，水煎，25 ～ 40 g；或浸酒饮。外用，研末调敷；或水煎洗。

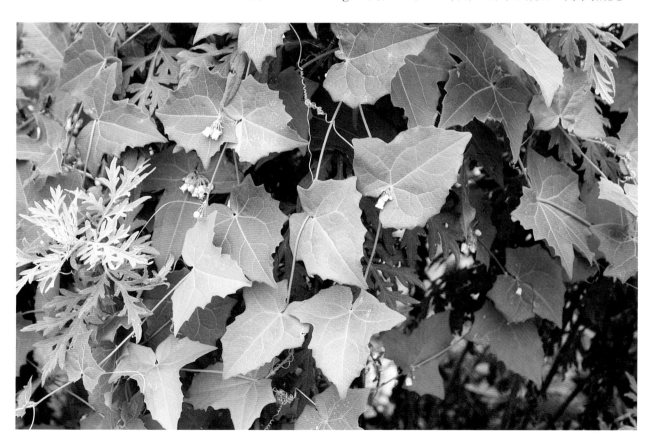

Fab ib vud 马㼟儿

【Bit hsenb 俗名】山苦瓜、天纽子、野苦瓜、老鼠担金瓜、耗子拉冬瓜。

【Dios kob deis 基源】为葫芦科植物马㼟儿 *Zehneria japonica* (Thunberg) H. Y. Liu 的全草。

【Niangb bet deis 生长环境】生于荒山沟谷，常缠绕于灌木上。分布于部分苗乡。

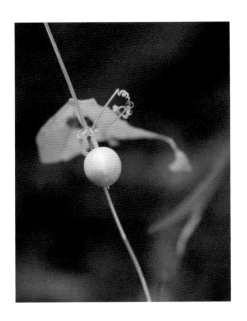

【Jox hsub 性味属经】性冷，味甘淡，属冷药，入热经。

【Qet diel xid 功能主治】功能：hxub kib tat jab 清热解毒，zangl pob hxenk angt 散结消肿，hxenk ongd hsongd 消炎。土治：ghab diux ghongd angt mongb 咽喉肿痛，mongb git ghab naix 腮腺炎，mongb ghad nial mais 风火眼，gangb daid eb 湿疹，jib daib ngas naix mais 小儿疳积，diongx eb wal jangx vib 尿道结石。

【Ed not xus 用法用量】内服，水煎，15 ～ 30 g。外用，水煎洗。

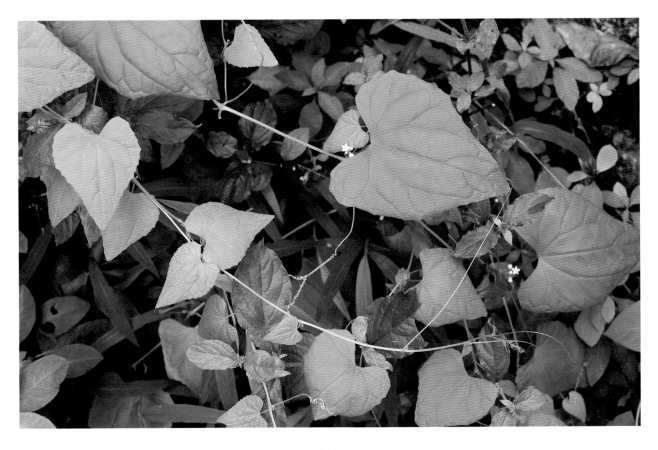

Fab ib vud yut 帽儿瓜

【Bit hsenb 俗名】扣子草、老鼠拉冬瓜、老鼠担冬瓜。

【Dios kob deis 基源】为葫芦科植物帽儿瓜 *Mukia maderaspatana* (Linnaeus) M. J. Roem. 的全草。

【Niangb bet deis 生长环境】生于荒山沟谷，常缠绕于灌木上。分布于部分苗乡。

【Jox hsub 性味属经】性冷，味甘淡，属冷药，入热经。

【Qet diel xid 功能主治】功能：hxub kib tat jab 清热解毒，zangl pob hxenk angt 散结消肿。主治：mongb git ghab naix 腮腺炎，mongb ghad nial mais 风火眼，ghab diux ghongd angt mongb 咽喉肿痛，jib daib ngas naix mais 小儿疳积，diongx eb wal jangx vib 尿道结石。

【Ed not xus 用法用量】内服，水煎，15～30 g。外用，水煎洗。

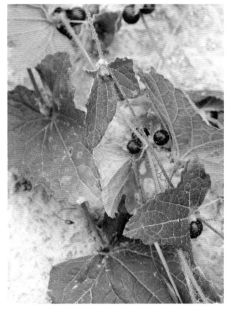

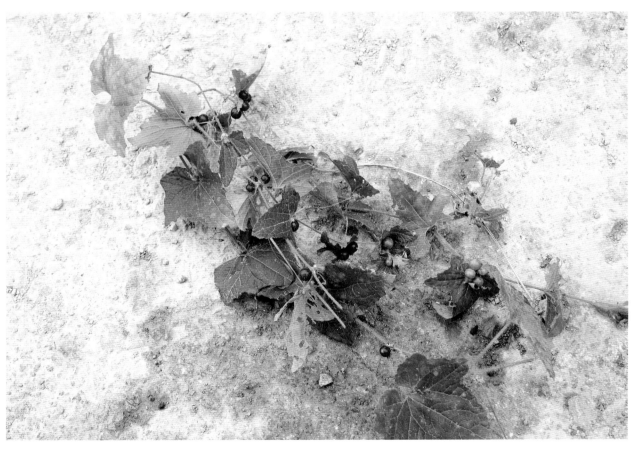

Zend fab xed yux 木鳖子

【Bit hsenb 俗名】木蟹、木鳖瓜、壳木鳖、地桐子、鸭屎瓜、藤桐子。

【Dios kob deis 基源】为葫芦科植物木鳖子 *Momordica cochinchinensis* (Loureiro) Sprengel 的根、种子。

【Niangb bet deis 生长环境】生于沟谷灌木丛、林缘。分布于部分苗乡。

【Jox hsub 性味属经】性热，味苦甘，属热药，入冷经。有小毒。

【Qet diel xid 功能主治】功能：hxenk od nul tat jab 消炎解毒，hxenk angt zangl pob 消肿散结。土治：dib yens jit hxangd angt mongb 跌打瘀血肿痛，jif od

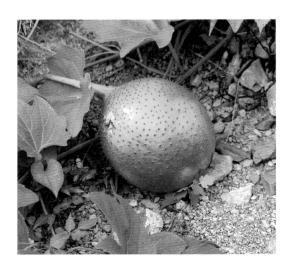

nul 淋巴结炎，niangb hsab pob mongb 无名肿毒，gangb lax bus pob mongb 疮痈肿毒，jib daib zal ghad dlif ghab neib ghangb 小儿久痢脱肛，lax gangb liax pob mongb 脚气肿痛。

【Ed not xus 用法用量】内服，水煎，10 ～ 15 g。外用，研末调敷；或磨汁涂搽；或水煎熏洗。

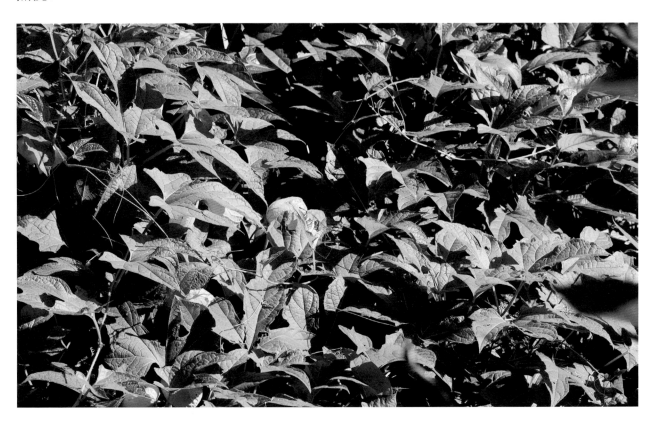

114

Fab git nes 王瓜

【Bit hsenb 俗名】杜瓜、吊瓜、山冬瓜、老鸦瓜、苦瓜莲、鸽蛋瓜。

【Dios kob deis 基源】为葫芦科植物王瓜 *Trichosanthes cucumeroides* (Seringe) Maximowicz 的根、果实。

【Niangb bet deis 生长环境】生于低山地区沟谷边、灌木丛、草丛。分布于部分苗乡。

【Jox hsub 性味属经】性冷，味苦，属冷药，入热经。

【Qet diel xid 功能主治】功能：hxub kib dangf ngas ghongd 清热止渴，dus hxangd tat jit hxangd 破血散瘀。主治：hvuk hsongd hxend mongb 筋骨痉挛痛，hxud hxangd od 恶心呕吐，fangx mais fangx jid 黄疸，ax hsot ud 闭经，mongb ghongd niangs 咽喉痛，git got pob mongb 睾丸肿痛，ghad niangs lol hxangd 大肠下血。

【Ed not xus 用法用量】内服，水煎，5 ～ 15 g；或烧存性研末服。外用，捣烂敷。

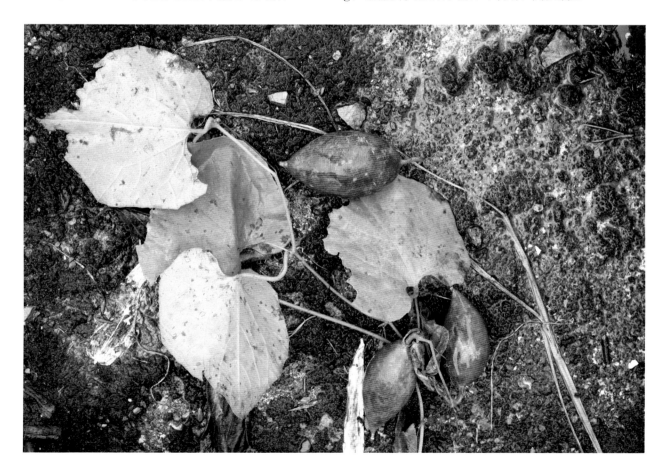

Bas ghab did 绞股蓝

【Bit hsenb 俗名】七叶胆、八爪龙、小苦药、公罗锅底、遍地生根、小叶五爪龙。

【Dios kob deis 基源】为葫芦科植物绞股蓝 *Gynostemma pentaphyllum* (Thunberg) Makino 的根或全草。

【Niangb bet deis 生长环境】生于坡塝疏林、山坳阴湿处，有栽培。分布于部分苗乡。

【Jox hsub 性味属经】性冷，味苦，属冷药，入热经。

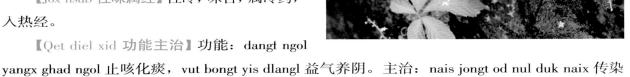

【Qet diel xid 功能主治】功能：dangt ngol yangx ghad ngol 止咳化痰，vut bongt yis dlangl 益气养阴。主治：nais jongt od nul duk naix 传染性肝炎，mongb ghongd gus ngol hvuk 慢性支气管炎，diuf od nul 肾炎。

【Ed not xus 用法用量】内服，水煎，3～5 g；或研末服。

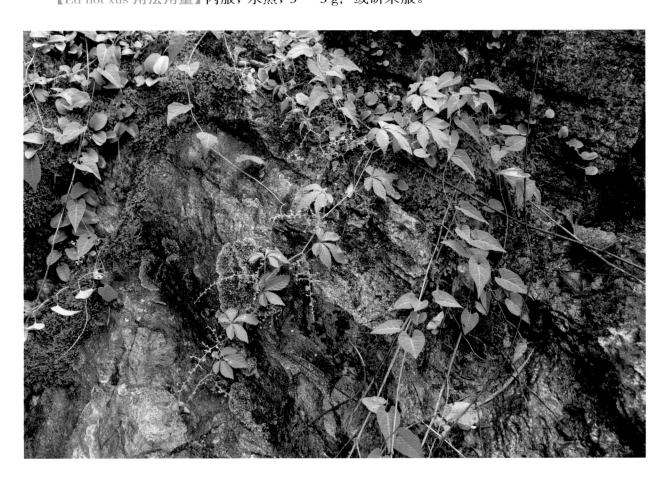

Jab jed ib 心籽绞股蓝

【Bit hsenb 俗名】蛇莲、盐莲、百苦莲、苦丁板、苦金盆、金腰莲、金鬼莲。

【Dios kob deis 基源】为葫芦科植物心籽绞股蓝 *Gynostemma cardiospermum* Cogniaux ex Oliver 的块根。

【Niangb bet deis 生长环境】生于深山杂木林间阴湿处、山谷两侧。分布于部分苗乡。

【Jox hsub 性味属经】性冷，味苦涩，属冷药，入热经。

【Qet diel xid 功能主治】功能：hxub kib tat jab 清热解毒，hxenk angt dangf mongb 消肿止痛。主治：yens xit mongb 外伤疼痛，mongb hmid 牙痛，mongb ghongd niangs 咽喉痛，fal sab mongb qub 痧证腹痛，niangb hsab pob mongb 无名肿毒。

【Ed not xus 用法用量】内服，10 ～ 25 g；或研末服，5 g。外用，磨汁涂搽。

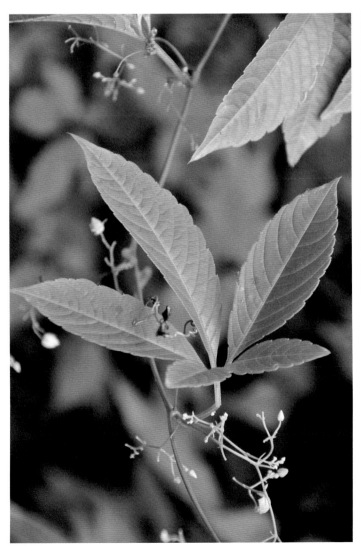
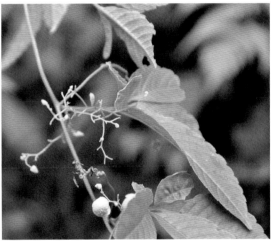
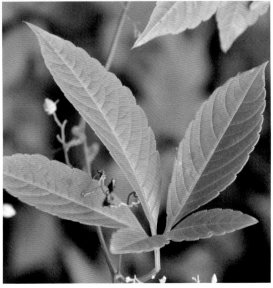

Jab jed ib hlieb 异叶赤爬

【Bit hsenb 俗名】曲莲、雪胆、百味莲、金龟莲、金腰莲。

【Dios kob deis 基源】为葫芦科植物异叶赤爬 *Thladiantha hookeri* C. B. Clarke 的块根。

【Niangb bet deis 生长环境】生于中山地区沟谷灌木丛、疏林。分布于部分苗乡。

【Jox hsub 性味属经】性冷，味苦涩，属冷药，入热经。

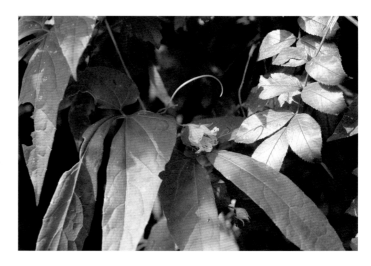

【Qet diel xid 功能主治】功能：hxub kib tat jab 清热解毒，hxenk angt dangf mongb 消肿止痛。主治：yens xit mongb 外伤疼痛，mongb hmid 牙痛，mongb ghongd niangs 咽喉痛，fal sab mongb qub 痧证腹痛，niangb hsab pob mongb 无名肿毒。

【Ed not xus 用法用量】内服，10～25 g；或研末服，5 g。外用，磨汁涂搽。

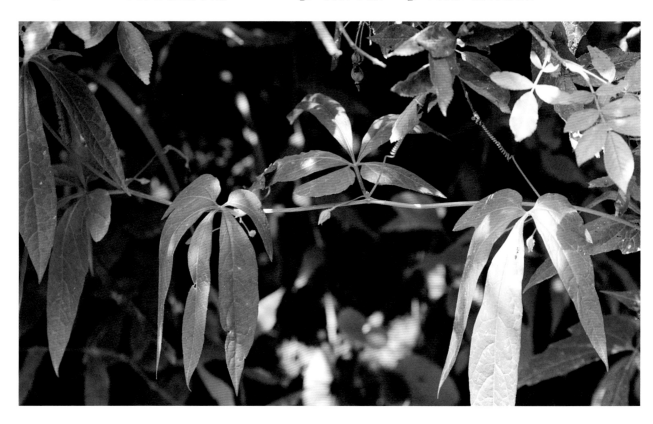

Jab mal niux 曲莲

【Bit hsenb 俗名】蛇莲、百味莲、罗锅底、苦金盆、金龟莲。

【Dios kob deis 基源】为葫芦科植物曲莲 *Hemsleya amabilis* Diels 的块根。

【Niangb bet deis 生长环境】生于中高山地区林缘、灌木丛。分布于部分苗乡。

【Jox hsub 性味属经】性冷，味苦，属冷药，入热经。有毒。

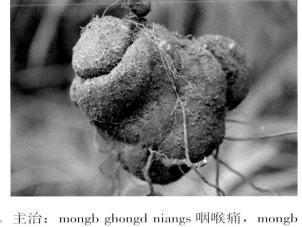

【Qet diel xid 功能主治】功能：hxub kib tat jab 清热解毒，hxenk angt dangf mongb 消肿止痛。主治：mongb ghongd niangs 咽喉痛，mongb hmid 牙痛，fal sab mongb qub 痧证腹痛，mongb qub zal ghad 腹痛腹泻，zaid ghend wal od nud 泌尿系感染，zal ghad dongk xok 细菌性痢疾。

【Ed not xus 用法用量】内服，水煎，10 ～ 15 g；或研末服，5 g。外用，研末调敷；或磨汁涂搽。

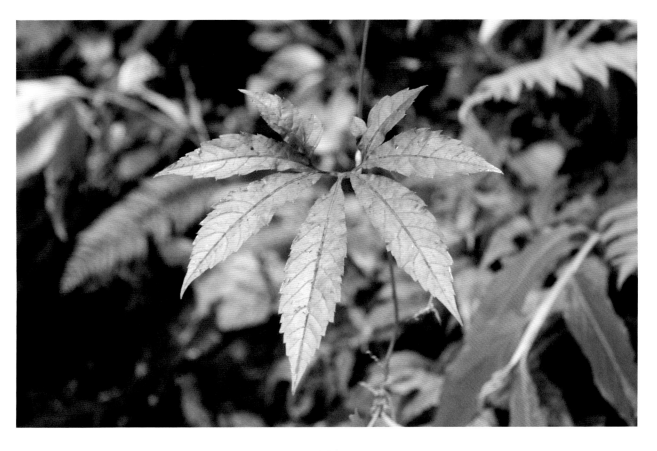

Jab mal niux hlieb 罗锅底

【Bit hsenb 俗名】蛇莲、金盆、百味莲、金银盆、金腰莲、苦胆莲、苦金盆。

【Dios kob deis 基源】为葫芦科植物罗锅底 *Hemsleya macrosperma* C. Y. Wu 的块根。

【Niangb bet deis 生长环境】生于高山地区阴湿山谷、灌木丛。分布于部分苗乡。

【Jox hsub 性味属经】性冷，味苦，属冷药，入热经。

【Qet diel xid 功能主治】功能：hxub kib tat jab 清热解毒，hxenk angt dangf mongb 消肿止痛。主治：yens xit mongb 外伤疼痛，ghab diux ghongd angt mongb 咽喉肿痛，ghab naix hmid pob mongb 牙龈肿痛，mongb daif gad 胃痛（胸口痛），mongb qub 腹痛，mongb qub zal ghad 腹痛腹泻。

【Ed not xus 用法用量】内服，水煎，10 ～ 15 g；或研末服，5 g。外用，研末调敷；或磨汁涂搽。

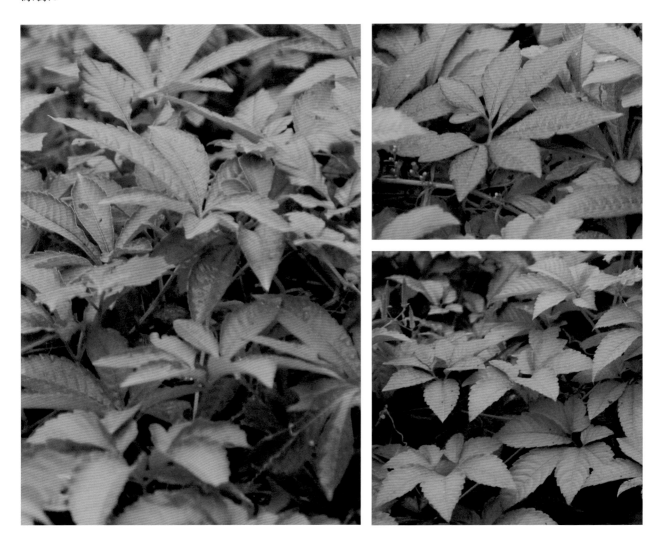

Jab mal niux yut 雪胆

【Bit hsenb 俗名】金盆、苦金盆、金银盆、罗锅底、土马兜铃。

【Dios kob deis 基源】为葫芦科植物雪胆 *Hemsleya chinensis* Cogniaux ex F. B. Forbes & Hemsley 的块根。

【Niangb bet deis 生长环境】生于中山地区阴湿山谷、灌木丛。分布于部分苗乡。

【Jox hsub 性味属经】性冷，味苦涩，属冷药，入热经。

【Qet diel xid 功能主治】功能：hxub kib tat jab 清热解毒，hxenk angt dangf mongb 消肿止痛。主治：ghab diux ghongd angt mongb 咽喉肿痛，ghab naix hmid pob mongb 牙龈肿痛，yens xit mongb 外伤疼痛，od zal 上吐下泻，mongb qub 腹痛，mongb qub zal ghad 腹痛腹泻，kib eb kib dul 水火烫伤。

【Ed not xus 用法用量】内服，水煎，10 ～ 15 g；或研末服，5 g。外用，研末调敷；或磨汁涂搽。

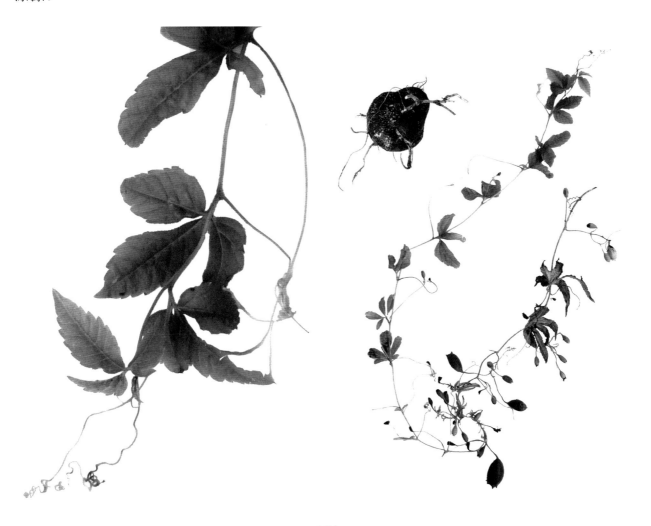

Zend fab hxub 征镒雪胆

【Bit hsenb 俗名】地苦瓜、地苦莲、细叶罗锅底、赛金刚。

【Dios kob deis 基源】为葫芦科植物征镒雪胆 *Hemsleya chengyihana* D. Z. Li 的种子或全果。

【Niangb bet deis 生长环境】生于山野竹林间、草丛、林缘。分布于部分苗乡。

【Jox hsub 性味属经】性冷，味苦涩，属冷药，入热经。

【Qet diel xid 功能主治】功能：hxub kib tat jab 清热解毒，hxenk ongd hsongb saik jend 消炎杀菌。主治：kib jid bongt 高烧，lal ghad bit ax dangx 神经衰弱，los link ghongd 悬雍垂发炎，diux ghongd od nul 咽喉炎，buk dux ghad ghof lax nial 胃及十二指肠溃疡，diongx eb wal ongd hsongd 尿路感染。

【Ed not xus 用法用量】内服，水煎，15 ～ 25 g；或入丸、散。

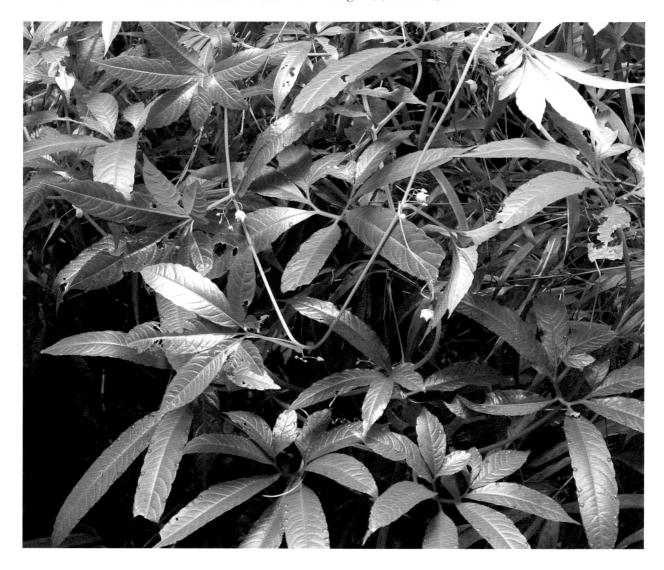

Fab ghat vud 波棱瓜

【Bit hsenb 俗名】野黄瓜、棱波瓜。

【Dios kob deis 基源】为葫芦科植物波棱瓜 *Herpetospermum pedunculosum* (Seringe) C. B. Clarke 的种子。

【Niangb bet deis 生长环境】生于坡塝草丛、林缘荒地。分布于部分苗乡。

【Jox hsub 性味属经】性冷，味苦，属冷药，入热经。

【Qet diel xid 功能主治】功能：hxub kib tat jab 清热解毒，hxub hfud nais tak jid fangx 清肝退黄。主治：nais jongt od nul fangx jid 黄疸型肝炎，hot ax yangx gad 消化不良，zal ghad 腹泻。

【Ed not xus 用法用量】内服，水煎，15 ～ 25 g；或入丸、散。

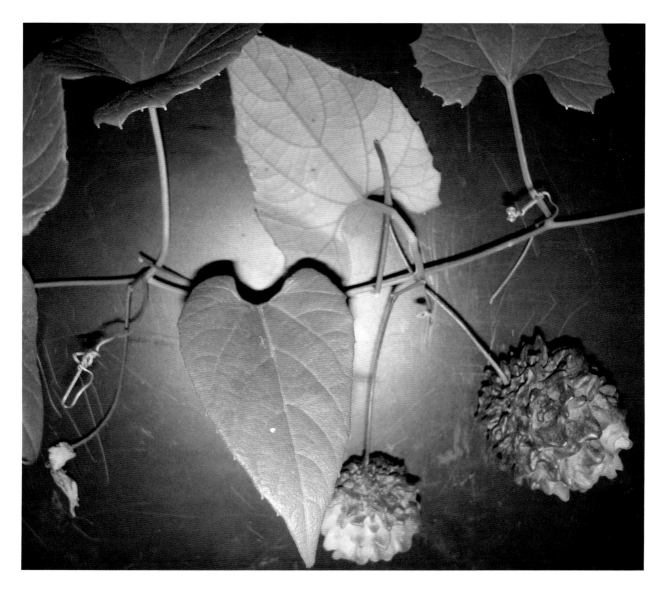

Zend nongf baid 罗汉果

【Bit hsenb 俗名】拉汗果、红毛果、长单果、拉汗子、假苦瓜。

【Dios kob deis 基源】为葫芦科植物罗汉果 *Siraitia grosvenorii* (Swingle) C. Jeffrey ex A. M. Lu & Zhi Y. Zhang 的果实。

【Niangb bet deis 生长环境】生于低海拔温热地区沟谷、林缘，有栽培。分布于部分苗乡。

【Jox hsub 性味属经】性冷，味甘，属冷药，入热经。

【Qet diel xid 功能主治】功能：hxub nais pot dangf ngol 清肺止咳，seil hxangd net ghad ghof 凉血润肠。主治：ghad ngol kib ngol 痰热咳嗽，ngol yenx hnaib 百日咳，jib ghad 便秘。

【Ed not xus 用法用量】内服，水煎，15 ～ 25 g。

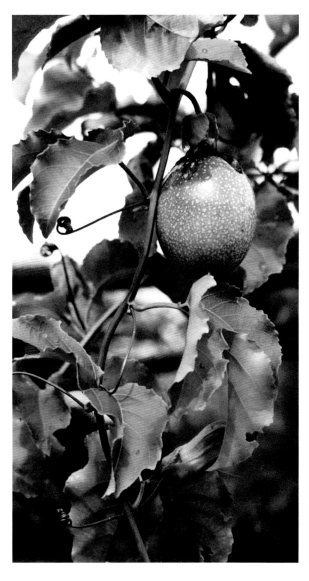 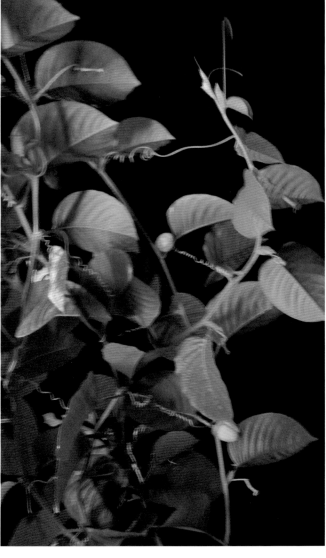

桔梗科

Vob ngix gheib liol 桔梗

【Bit hsenb 俗名】白药、四叶菜、包袱花、沙油菜、苦桔梗、铃铛花。

【Dios kob deis 基源】为桔梗科植物桔梗 *Platycodon grandiflorus* (Jacquin) A. Candolle 的根。

【Niangb bet deis 生长环境】生于农地边、坡塝草丛。分布于各地苗乡。

【Jox hsub 性味属经】性平，味苦辛，属冷热两经药，入两经。

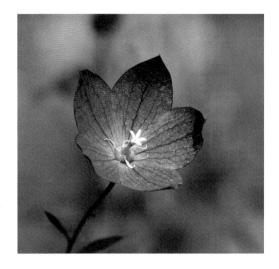

【Qet diel xid 功能主治】功能：tat kib 退热，dangf ngol 止咳，dias bus 排脓。主治：mangb hfud kib jid 感冒发烧，yens jent seil ait ngol 风寒咳嗽，ghab diux ghongd angt mongb 咽喉肿痛，nais pot yens jab 肺结核，nais pob lax bus tut bus 肺痈吐脓，mongb hsongd dangd 胁痛。

【Ed not xus 用法用量】内服，水煎，15～25 g；或入丸、散。

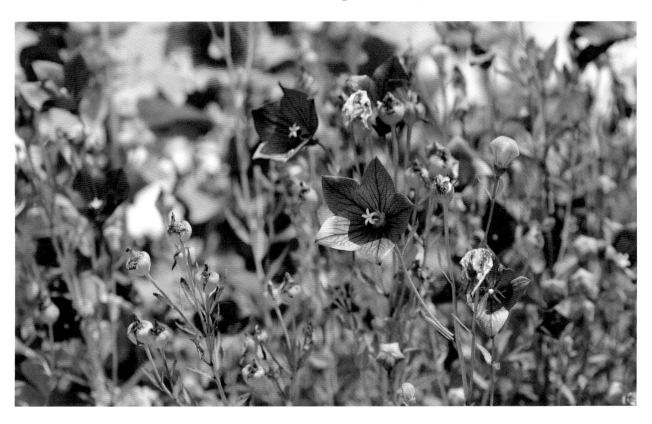

Ngix gheib ghod 杏叶沙参

【Bit hsenb 俗名】文希、虎须、保牙参、南沙参、宽裂沙参。

【Dios kob deis 基源】为桔梗科植物杏叶沙参 *Adenophora petiolata* Nannfeldt subsp. *hunanensis* (Nannfeldt) D. Y. Hong & S. Ge 的根。

【Niangb bet deis 生长环境】生于低山地区荒坡草丛、田土坎。分布于部分苗乡。

【Jox hsub 性味属经】性平，味甘，属冷热两经药，入两经。

【Qet diel xid 功能主治】功能：hxub nais pob yis dliangl 清肺养阴，yangx ghad ngol dangf khangk 化痰止咳。主治：nais pot kib ait ngol 肺热咳嗽，lol hxangd ghangb senb lob senb bil 出血后手脚厥冷，mongb hmid 牙痛，xit daib xus wel 产后缺乳，ghad eb dlub lol not 白带过多，ghad eb xok 赤带。

【Ed not xus 用法用量】内服，水煎，15 ～ 50 g；或入丸、散。

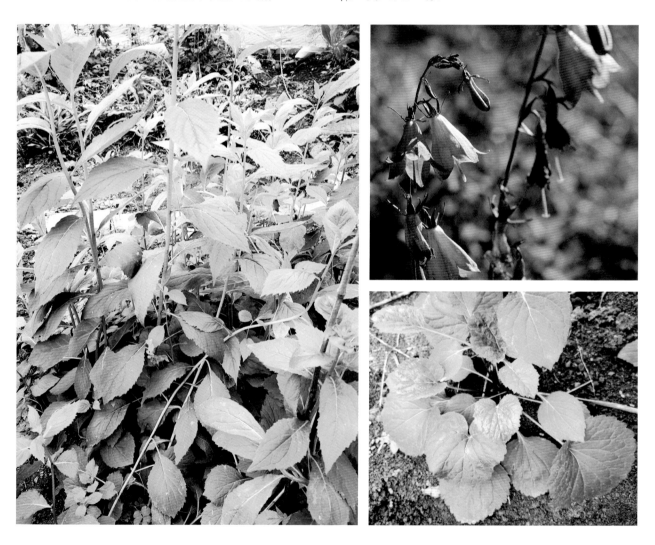

Ngix gheib ghod mangb 轮叶沙参

【Bit hsenb 俗名】泡参、泡沙参、土沙参、羊婆奶、保牙参。

【Dios kob deis 基源】为桔梗科植物轮叶沙参 *Adenophora tetraphylla* (Thunberg) Fischer 的根。

【Niangb bet deis 生长环境】生于荒坡草丛、渠坎、田土坎。分布于部分苗乡。

【Jox hsub 性味属经】性平，味甘，属冷热两经药，入两经。

【Qet diel xid 功能主治】功能：hxub nais pob yis dliangl 清肺养阴，yangx ghad ngol dangf khangk 化痰止咳。主治：mongb hmid 牙痛，xit daib xus wel 产后缺乳，lol hxangd ghangb senb lob senb bil 出血后手脚厥冷，nais pot kib ait ngol 肺热咳嗽，ghad eb dlub lol not 白带过多，ghad eb xok 赤带。

【Ed not xus 用法用量】内服，水煎，15 ～ 50 g；或入丸、散。

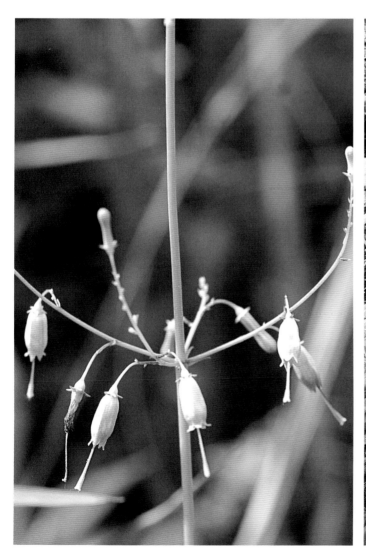
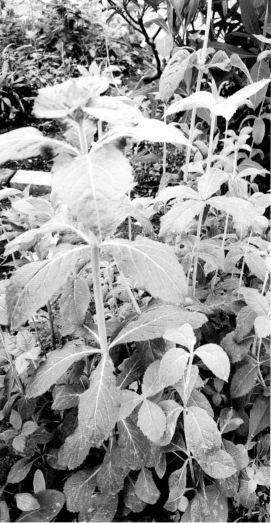

Ngix gheib ghod longf 云南沙参

【Bit hsenb 俗名】苦心、虎须、识美、羊婆奶、保牙参、稳牙参。

【Dios kob deis 基源】为桔梗科植物云南沙参 *Adenophora khasiana* (J. D. Hooker & Thomson) Oliver ex Collett & Hemsley 的根。

【Niangb bet deis 生长环境】生于山野草丛、田埂、园土。分布于部分苗乡。

【Jox hsub 性味属经】性平，味甘，属冷热两经药，入两经。

【Qet diel xid 功能主治】功能：hxub nais pob yis dliangl 清肺养阴，yangx ghad ngol dangf khangk 化痰止咳。主治：xit daib xus wel 产后缺乳，nais pot kib ait ngol 肺热咳嗽，lol hxangd ghangb senb lob senb bil 出血后手脚厥冷，mongb hmid 牙痛，ghad eb xok 赤带，ghad eb dlub lol not 白带过多。

【Ed not xus 用法用量】内服，水煎，15 ～ 50 g；或入丸、散。

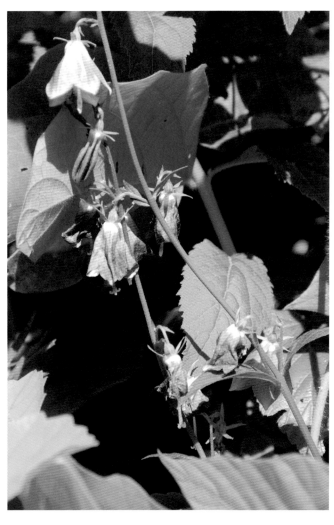 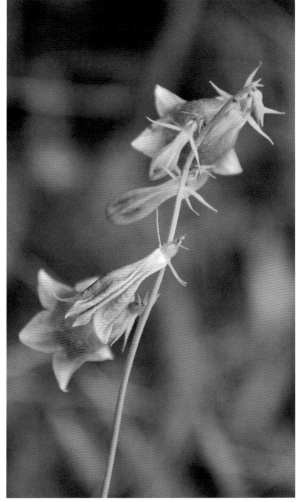

Ngix jib ghod dlub 长果牧根草

【Bit hsenb 俗名】泡参、沙参、知母、白沙参、鸡把腿。

【Dios kob deis 基源】为桔梗科植物长果牧根草 *Asyneuma fulgens* (Wallich) Briquet 的根。

【Niangb bet deis 生长环境】生于中山地区山野草丛、田土坎。分布于各地苗乡。

【Jox hsub 性味属经】性平，味甘，属冷热两经药，入两经。

【Qet diel xid 功能主治】功能：hxub nais pob yis dliangl 清肺养阴，yangx ghad ngol dangf khangk 化痰止咳。主治：nais pot kib ait ngol 肺热咳嗽，lol hxangd ghangb senb lob senb bil 出血后手脚厥冷，mongb hmid 牙痛，xit daib xus wel 产后缺乳，ghad eb dlub lol not 白带过多，ghad eb xok 赤带。

【Ed not xus 用法用量】内服，水煎，15 ～ 50 g；或入丸、散。

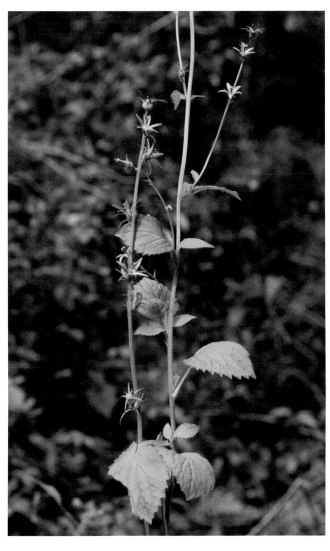
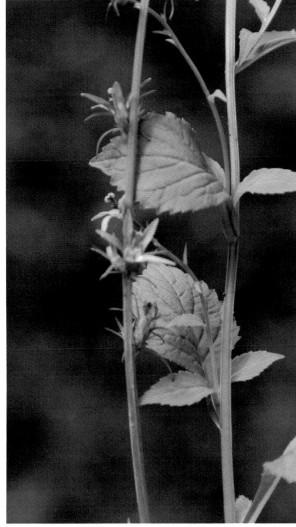

Ngix jib ghod ib 丝裂沙参

【Bit hsenb 俗名】白参、泡参、鸡把腿。

【Dios kob deis 基源】为桔梗科植物丝裂沙参 *Adenophora capillaris* Hemsley 的根。

【Niangb bet deis 生长环境】生于中低山地区坡塝草丛、田土坎。分布于部分苗乡。

【Jox hsub 性味属经】性平，味甘，属冷热两经药，入两经。

【Qet diel xid 功能主治】功能：yangx ghad ngol dangf khangk 化痰止咳，hxub nais pob yis dliangl 清肺养阴。主治：lol hxangd ghangb senb lob senb bil 出血后手脚厥冷，mongb hmid 牙痛，xit daib xus wel 产后缺乳，nais pot kib ait ngol 肺热咳嗽，ghad eb dlub lol not 白带过多，ghad eb xok 赤带。

【Ed not xus 用法用量】内服，水煎，15 ～ 50 g；或入丸、散。

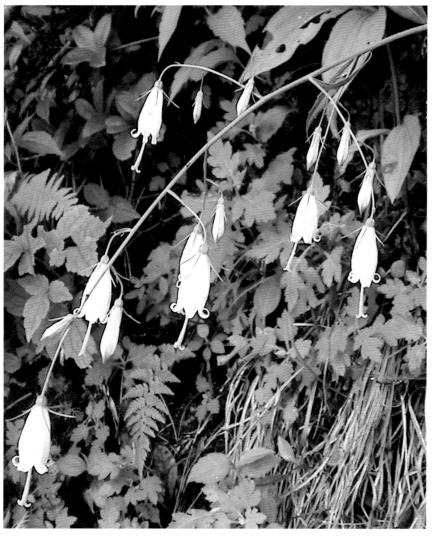
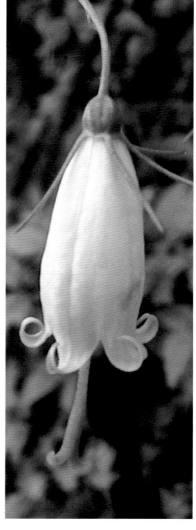

Jab eb wel 荠苨

【Bit hsenb 俗名】土人参、土党参、人参薯、羊奶婆、奶浆根、泡沙参。

【Dios kob deis 基源】为桔梗科植物荠苨 *Adenophora trachelioides* Maximowicz 的根。

【Niangb bet deis 生长环境】生于山地草丛、林缘。分布于各地苗乡。

【Jox hsub 性味属经】性冷，味甘，属冷药，入热经。

【Qet diel xid 功能主治】功能：hxub nais pob yis dliangl 清肺养阴，yangx ghad ngol dangf khangk 化痰止咳。主治：nais pot kib ait ngol 肺热咳嗽，ghad eb dlub lol not 白带过多，ghad eb xok 赤带，xus hxangd 贫血，dal ghad got 遗精症。

【Ed not xus 用法用量】内服，水煎，15 ～ 50 g；或入丸、散。

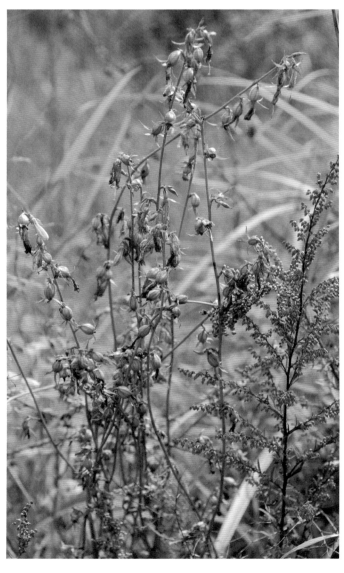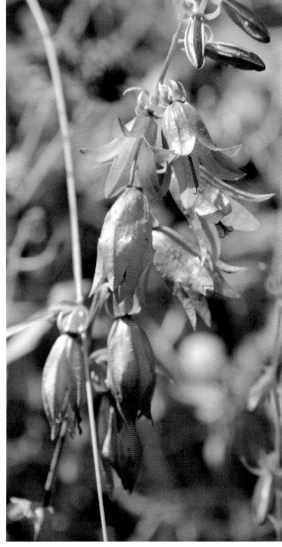

Bas ngix gheib liol 金钱豹

【Bit hsenb 俗名】土党参、土沙参、奶浆藤、南人参、蔓桔梗、野党参。

【Dios kob deis 基源】为桔梗科植物金钱豹 *Campanumoea javanica* Blume 的根。

【Niangb bet deis 生长环境】生于低山地区坡塝草地、农地边。分布于各地苗乡。

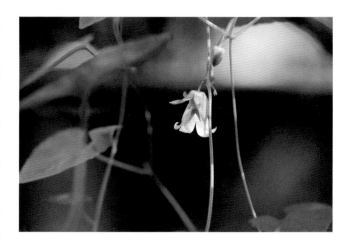

【Jox hsub 性味属经】性热，味甘苦，属热药，入冷经。

【Qet diel xid 功能主治】功能：hxub nais pot dangf ngol 清肺止咳，tiod nat mangs buk dux 健脾和胃。主治：seil ngol hvuk 寒咳，hfud nais pot xus dliangl ves ngol 肺虚咳嗽，nais pot yens jab 肺结核，xus eb wel 少乳，jib daib ngas naix mais 小儿疳积，jib daib dal wal 小儿遗尿。

【Ed not xus 用法用量】内服，水煎，15 ～ 50 g。

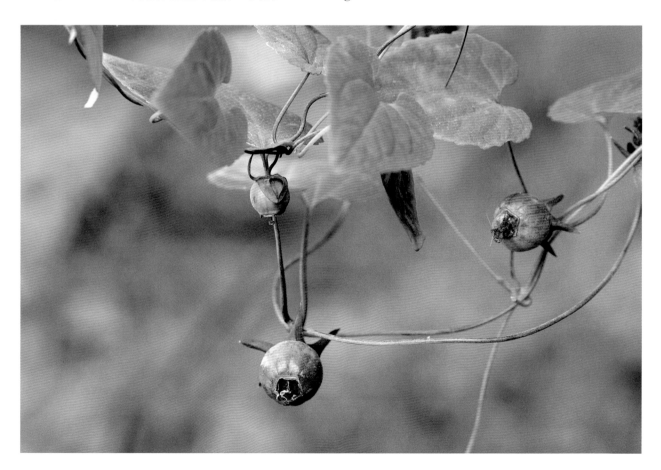

Vob jax liod 轮钟花

【Bit hsenb 俗名】沙参、红果参、异沙参、蜘蛛果。

【Dios kob deis 基源】为桔梗科植物轮钟花 *Campanumoea lancifolia* (Roxburgh) Kurz 的根。

【Niangb bet deis 生长环境】生于山野荒坡、山湾草丛。分布于部分苗乡。

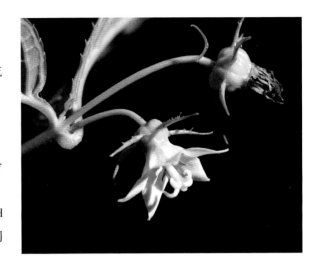

【Jox hsub 性味属经】性平，味甘微苦，属冷热两经药，入两经。

【Qet diel xid 功能主治】功能：tat jit hxangd dangf mongb 散瘀止痛，net nais pot dangf ngol 润肺止咳。主治：dliangd bil dib sangb 跌打损伤，yangx bongt 气虚，hfud nais pot xus dliangl ves ngol 肺虚咳嗽，ghad ghof nax mongb 肠绞痛。

【Ed not xus 用法用量】内服，水煎，15 ～ 25 g；或入丸、散。

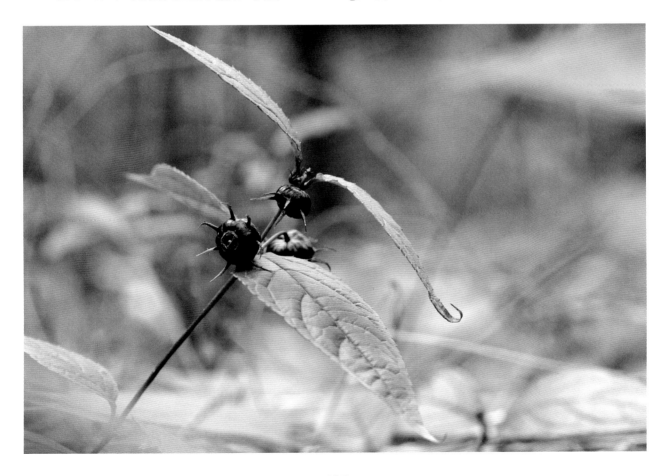

Jab jongx bangx nox 蓝花参

【Bit hsenb 俗名】土参、一窝鸡、沙参草、金线草、乳浆草、霸王草、蓝花参。

【Dios kob deis 基源】为桔梗科植物蓝花参 *Wahlenbergia marginata* (Thunberg) A. Candolle 的根或全草。

【Niangb bet deis 生长环境】生于沙壤荒地、田土坎、林缘沙石地。分布于部分苗乡。

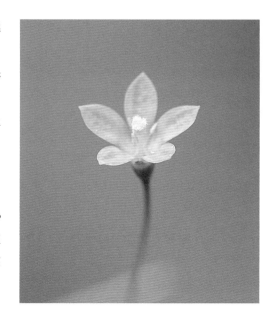

【Jox hsub 性味属经】性平，味甘，属冷热两经药，入两经。

【Qet diel xid 功能主治】功能：hxub kib tad dud kib 清热解表，yangx ghad ngol dangf khangk 化痰止咳。主治：nais pot yens jab 肺结核，yens jent seil ait ngol 风寒咳嗽，mongb hmid 牙痛，xus dliangl xus ves 体虚乏力，jib daib hxib jent 小儿惊风。

【Ed not xus 用法用量】内服，水煎，15 ～ 25 g；或入丸、散。

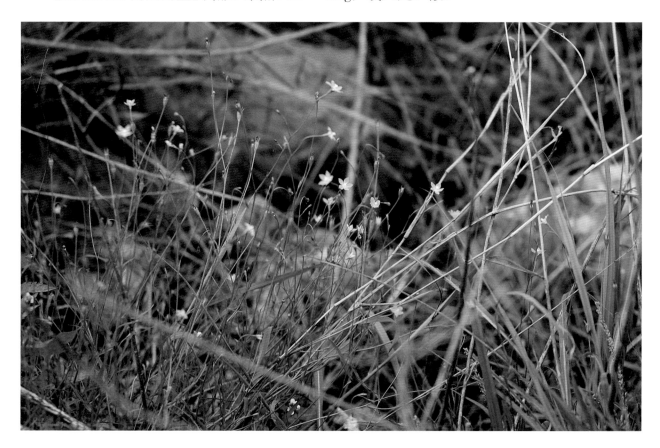

Jab jongx eb wob 川党参

【Bit hsenb 俗名】川党、黄参、三叶菜、狮头参、上党人参。

【Dios kob deis 基源】为桔梗科植物川党参 *Codonopsis pilosula* (Franchet) Nannfeldt subsp. *tangshen* (Oliver) D. Y. Hong 的根。

【Niangb bet deis 生长环境】生于坡塝荒地、灌木丛、林缘。分布于各地苗乡。

【Jox hsub 性味属经】性平，味甘，属冷热两经药，入两经。

【Qet diel xid 功能主治】功能：yis hxangd vut bongt 补血益气，vut eb niangs dangf khak

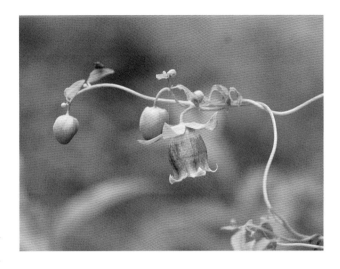

生津止渴。主治：xus hxangd 贫血，dliangb hek hxangd 白血病，nat sul buk dux heb jangb 脾胃虚弱，xus dliangl xus ves 体虚乏力，jib daib jangx gangb lot 小儿口疮，dlif ghab neib ghangb 脱肛。

【Ed not xus 用法用量】内服，水煎，15～25 g，大剂量50～100 g；或熬膏服；或入丸、散。

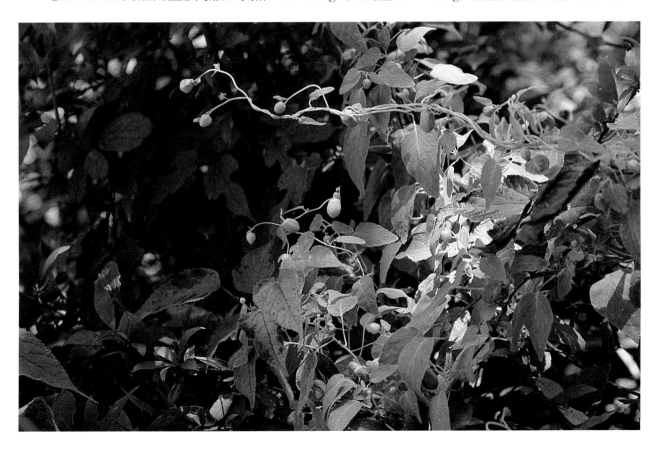

Jab jongx eb wob dles 紫花党参

【Bit hsenb 俗名】山党参、岩党参。

【Dios kob deis 基源】为桔梗科植物紫花党参 *Codonopsis purpurea* Wallich 的根。

【Niangb bet deis 生长环境】生于山野草丛、灌木丛、沟谷。分布于部分苗乡。

【Jox hsub 性味属经】性平，味苦甘，属冷热两经药，入两经。

【Qet diel xid 功能主治】功能：yis dliangl vut bongt 养阴益气，dait hxangd dangf mongb 止血镇痛。主治：nais pot kib ait ngol 肺热咳嗽，yens xit lol hxangd 刀伤出血，dib xit jid niangs mongb 内伤疼痛，yens xit mongb 外伤疼痛。

【Ed not xus 用法用量】内服，水煎，10 ～ 15 g；或入丸、散。外用，捣烂敷。

Jab jongx eb wob hlieb 秦岭党参

【Bit hsenb 俗名】中灵草、狮头参、上党人参、大头党参。

【Dios kob deis 基源】为桔梗科植物秦岭党参 *Codonopsis tsinglingensis* Pax & K. Hoffmann 的根。

【Niangb bet deis 生长环境】生于中山地区林缘、草地。分布于部分苗乡。

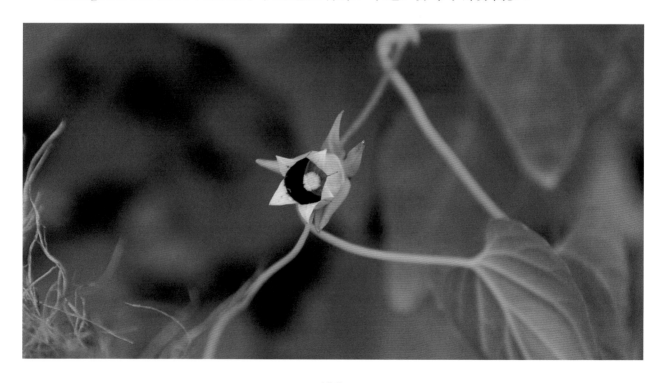

【Jox hsub 性味属经】性平，味甘，属冷热两经药，入两经。

【Qet diel xid 功能主治】功能：yis hxangd vut bongt 补血益气，vut eb niangs dangf khak 生津止渴。主治：dliangb hek hxangd 白血病，xus hxangd 贫血，nat sul buk dux heb jangb 脾胃虚弱，xus dliangl xus ves 体虚乏力，jib daib jangx gangb lot 小儿口疮，dlif ghab neib ghangb 脱肛。

【Ed not xus 用法用量】内服，水煎，15 ～ 25 g；或熬膏服；或入丸、散。

Vob gaib liod bod 珠儿参

【Bit hsenb 俗名】白地瓜、鸡腰参、珠子参、大金线吊葫芦。

【Dios kob deis 基源】为桔梗科植物珠儿参 *Codonopsis convolvulacea* Kurz subsp. *forrestii* (Diels) D. Y. Hong & L. M. Ma 的根。

【Niangb bet deis 生长环境】生于土壤较肥沃的山谷荒地、灌木丛。分布于部分苗乡。

【Jox hsub 性味属经】性平，味甘，属冷热两经药，入两经。

【Qet diel xid 功能主治】功能：hxub nais pot dangf ngol 清肺止咳，dangf hxangd liangs ngix 止血生肌。主治：hfud nais pot xus dliangl ves ngol 肺虚咳嗽，kib seil 疟疾，yens xit 外伤。

【Ed not xus 用法用量】内服，水煎，15 ～ 25 g；或捣汁服。外用，捣烂敷。

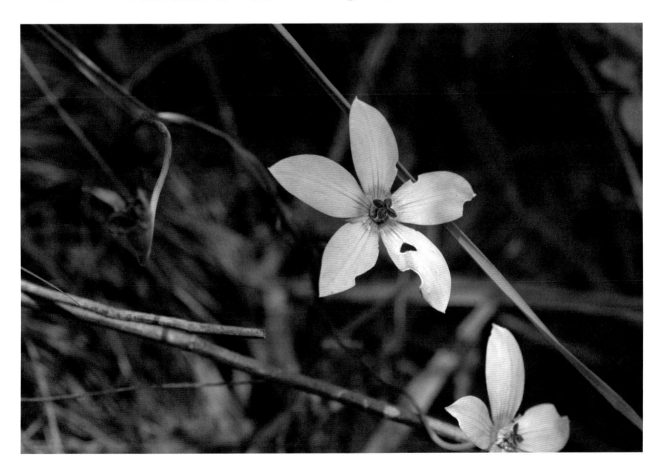

Jab jongx eb wob muf 管花党参

【Bit hsenb 俗名】臭党参、中灵草、野党参。

【Dios kob deis 基源】为桔梗科植物管花党参 *Codonopsis tubulosa* Komarov 的根。

【Niangb bet deis 生长环境】生于荒山草坡、山谷草地。分布于各地苗乡。

【Jox hsub 性味属经】性平，味甘，属冷热两经药，入两经。

【Qet diel xid 功能主治】功能：yis hxangd vut bongt 补血益气，vut eb niangs dangf khak

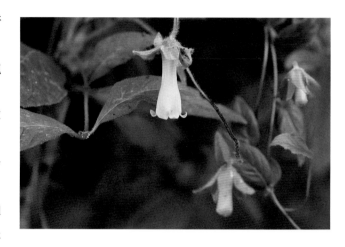

生津止渴。主治：nat sul buk dux heb jangb 脾胃虚弱，xus hxangd 贫血，dliangb hek hxangd 白血病，xus dliangl xus ves 体虚乏力，jib daib jangx gangb lot 小儿口疮，zal ghad ax dangf 腹泻不止。

【Ed not xus 用法用量】内服，水煎，15 ～ 25 g；或熬膏服；或入丸、散。

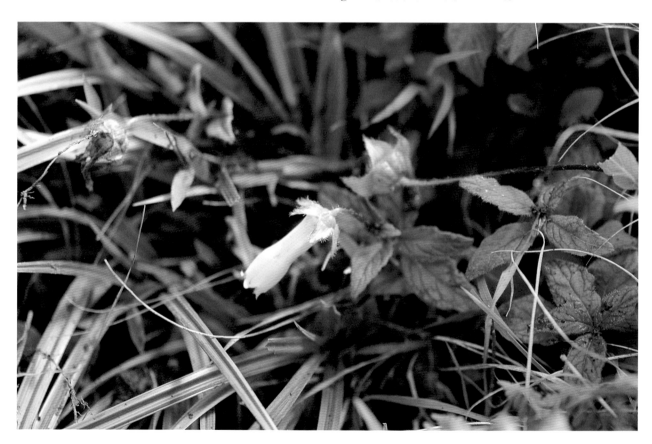

138

Vob bas had 同钟花

【Bit hsenb 俗名】异钟花、扭子菜。

【Dios kob deis 基源】为桔梗科植物同钟花 *Homocodon brevipes* (Hemsley) Hong 的根。

【Niangb bet deis 生长环境】生于山野沟谷、路旁潮湿处。分布于部分苗乡。

【Jox hsub 性味属经】性冷，味甘，属冷药，入热经。

【Qet diel xid 功能主治】功能：hxub kib dangf mongb 解热止痛，dangf ngol yangx ghad ngol 止咳化痰。主治：mangb hfud kib jid 感冒发烧，ait ngol 咳嗽，jangx gangb lot 口疮。

【Ed not xus 用法用量】内服，水煎，15 ～ 30 g；或入丸、散。外用，鲜品捣烂兑淘米水，含漱。

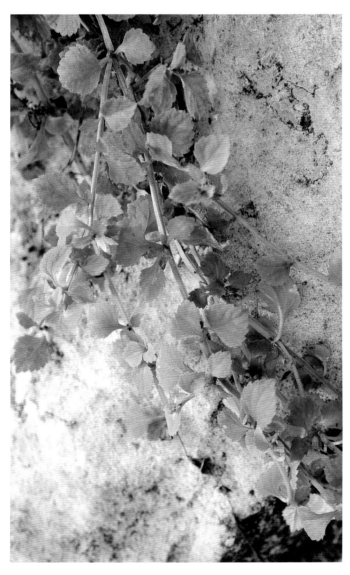
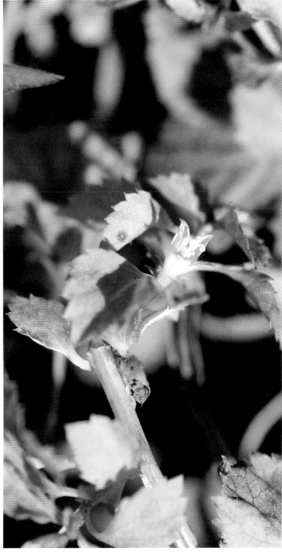

Bas eb wel 羊乳

【Bit hsenb 俗名】奶参、奶薯、乳薯、土党
参、羊奶子、通乳草、山胡萝卜。

【Dios kob deis 基源】为桔梗科植物羊乳
Codonopsis lanceolata (Siebold & Zuccarini) Trautvetter
的根。

【Niangb bet deis 生长环境】生于山野林缘、
沟谷、溪河边阴湿地区。分布于各地苗乡。

【Jox hsub 性味属经】性平，味甘辛，属冷热
两经药，入两经。

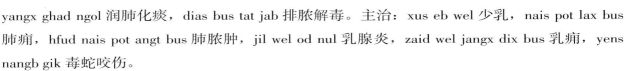

【Qet diel xid 功能主治】功能：net nais pob
yangx ghad ngol 润肺化痰，dias bus tat jab 排脓解毒。主治：xus eb wel 少乳，nais pot lax bus
肺痈，hfud nais pot angt bus 肺脓肿，jil wel od nul 乳腺炎，zaid wel jangx dix bus 乳痈，yens
nangb gik 毒蛇咬伤。

【Ed not xus 用法用量】内服，水煎，15 ～ 25 g；或入丸、散。外用，捣烂敷。

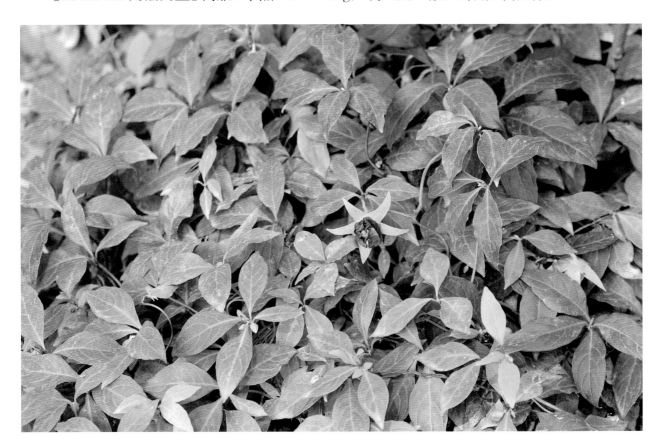

Zend mangx dlaib 铜锤玉带草

【Bit hsenb 俗名】地扣了、地浮萍、地茄子、地石榴、红头带、铜锤草、翳子草。

【Dios kob deis 基源】为桔梗科植物铜锤玉带草 *Lobelia nummularia* Lamarck 的全草。

【Niangb bet deis 生长环境】生于田坎边、疏林下阴湿处。分布于各地苗乡。

【Jox hsub 性味属经】性平，味甘苦，属冷热两经药，入两经。

【Qet diel xid 功能主治】功能：hxub jent hxenk net 祛风除湿，ves hxangd tat jab 活血解毒。主治：yens jent mongb 风湿痛，dliangd bil dib sangb 跌打损伤，lod hsongd 骨折，hsot ud ax jangx hxib 月经不调，dlif ghab jed vangl daib 子宫脱垂，niangb hsab pob mongb 无名肿毒。

【Ed not xus 用法用量】内服，水煎，15 ～ 25 g；或研末服，3 ～ 5 g。外用，捣烂敷。

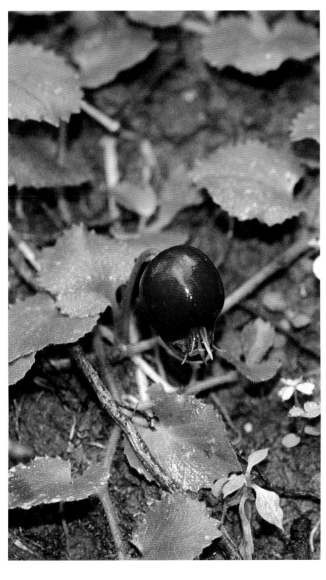
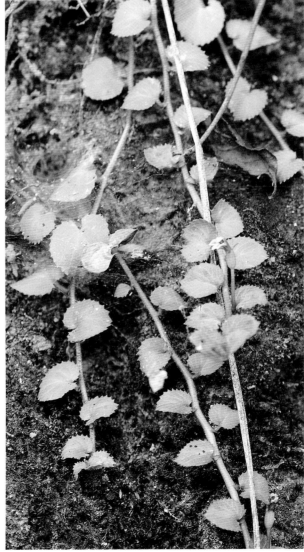

Vob gif nat 山梗菜

【Bit hsenb 俗名】苦菜、水白菜、水苋菜、节节花、大种半边莲。

【Dios kob deis 基源】为桔梗科植物山梗菜 *Lobelia sessilifolia* Lambert 的根或全草。

【Niangb bet deis 生长环境】生于河边、山坡潮湿草地。分布于部分苗乡。

【Jox hsub 性味属经】性冷，味苦涩，属冷药，入热经。

【Qet diel xid 功能主治】功能：hxub kib tat jab 清热解毒，dangf ngol yangx ghad ngol 止咳化痰。主治：yens seil mongb hfud kib jid 伤风发烧，ghab jed diongx hfud nais pob od nul 支气管炎，gangb yangk 疮毒，yens nangb gik 毒蛇咬伤。

【Ed not xus 用法用量】内服，水煎，15 ～ 25 g；或捣汁服。外用，捣烂敷。

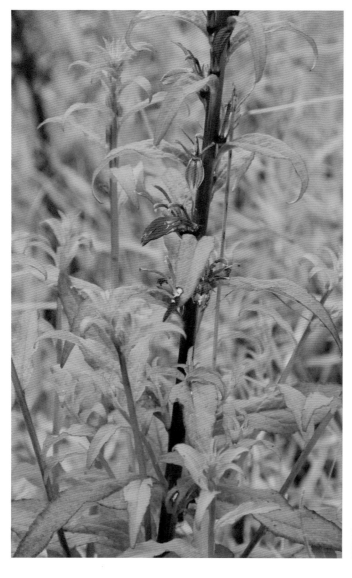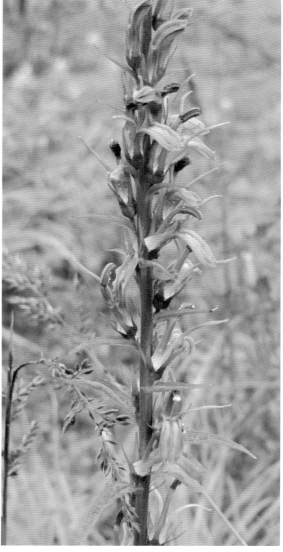

Vob gif nat yut 江南山梗菜

【Bit hsenb 俗名】苦茶、白苋菜、半边莲、野白菜。

【Dios kob deis 基源】为桔梗科植物江南山梗菜 *Lobelia davidii* Franchet 的全草。

【Niangb bet deis 生长环境】喜生于河边、水塘边、田边。分布于部分苗乡。

【Jox hsub 性味属经】性冷，味苦涩，属冷药，入热经。

【Qet diel xid 功能主治】功能：hxub kib tat jab 清热解毒，dangf ngol yangx ghad ngol 止咳化痰。主治：ghab jed diongx hfud nais pob od nul 支气管炎，yens seil mongb hfud kib jid 伤风发烧，gangb yangk 疮毒，yens nangb gik 毒蛇咬伤。

【Ed not xus 用法用量】内服，水煎，15 ～ 25 g；或捣汁服。外用，捣烂敷。

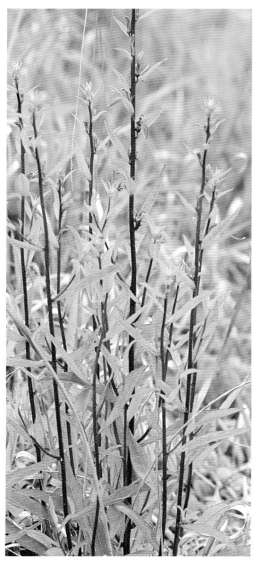
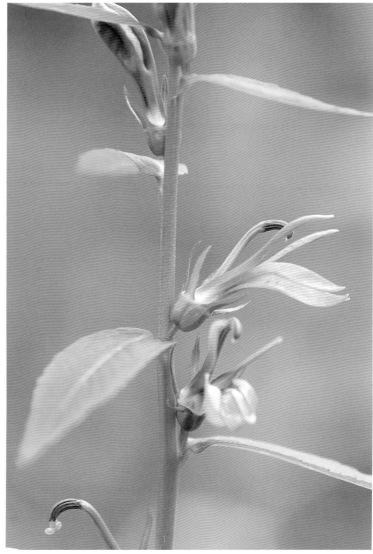

Vob ngix khab liol mif 西南山梗菜

【Bit hsenb 俗名】野烟、大将军、红雪柳、破天菜、红野莴笋、野叶子烟。

【Dios kob deis 基源】为桔梗科植物西南山梗菜 *Lobelia seguinii* H. Léveillé & Vaniot 的根或全草。

【Niangb bet deis 生长环境】生于山野荒地、灌木丛边。分布于各地苗乡。

【Jox hsub 性味属经】性冷，味辛，属冷药，入热经。有毒。

【Qet diel xid 功能主治】功能：hxub kib tat jab 清热解毒，hxub jent dlongs hxud lis 祛风活络。主治：dliangd bil neit mongb 跌打扭伤，yens jent mongb ghut hsongd 风湿性关节炎，los link ghongd 悬雍垂发炎，dib gangb daid gangb ghenb 生虱子、臭虫，yens nangb gik 毒蛇咬伤。

【Ed not xus 用法用量】外用，捣烂敷；或浸酒涂搽；或研末撒敷；或用枝叶垫床睡。

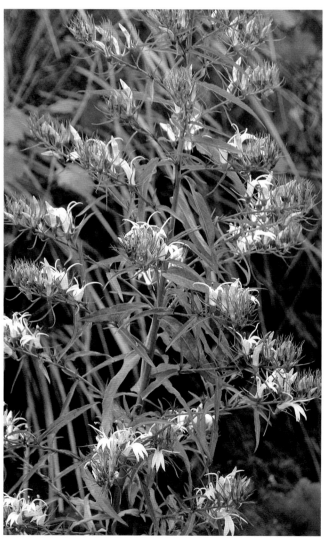 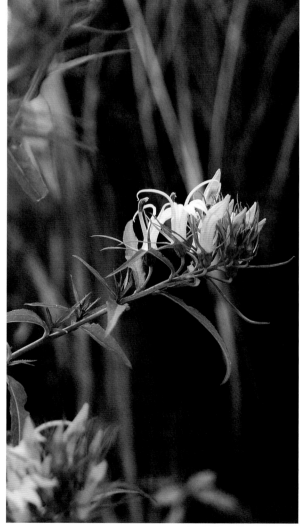

Vob hmid dlad vud 半边莲

【Bit hsenb 俗名】瓜仁草、半边花、金鸡舌、急解索、疳积草。

【Dios kob deis 基源】为桔梗科植物半边莲 *Lobelia chinensis* Loureiro 的带根全草。

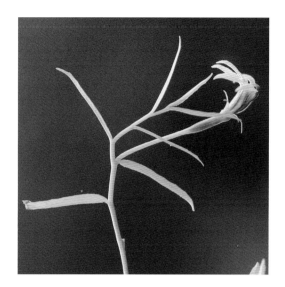

【Niangb bet deis 生长环境】生于田埂、河沟边、潮湿荒地。分布于各地苗乡。

【Jox hsub 性味属经】性平，味甘辛，属冷热两经药，入两经。

【Qet diel xid 功能主治】功能：hxub kib tat jab 清热解毒，vuk gangb hxenk angt 敛疮消肿。主治：dliangd bil neit yens pob mongb 跌打扭伤肿痛，los link ghongd 悬雍垂发炎，mongb ghab bik 阑尾炎，khangd naix ongd hsongd 中耳炎，jil wel od nul 乳腺炎，gangb daid eb 湿疹。

【Ed not xus 用法用量】内服，水煎，15～25 g；或捣汁服。外用，捣烂敷；或捣汁涂。

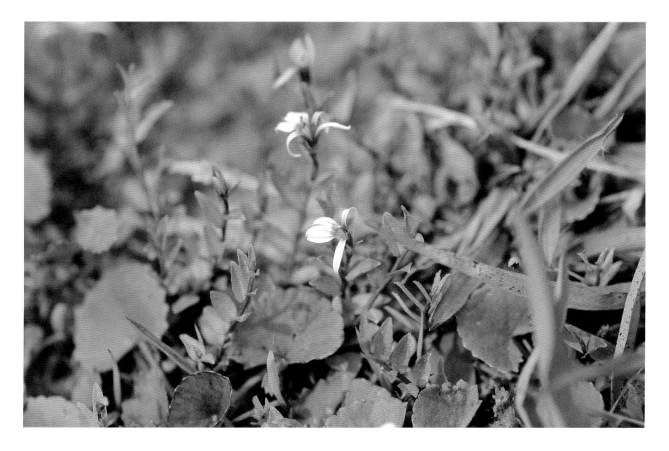

茜草科

Nangx xuf kuk 茜草

【Bit hsenb 俗名】红丝线、活血草、血见愁、染蛋草、锯锯藤、红龙须根。

【Dios kob deis 基源】为茜草科植物茜草 *Rubia cordifolia* Linnaeus 的根茎、叶。

【Niangb bet deis 生长环境】生于山野树林边、灌木丛、刺蓬。分布于各地苗乡。

【Jox hsub 性味属经】性冷，味苦，属冷药，入热经。

【Qet diel xid 功能主治】功能：tongb hxend dlongs lis 通经活络，dangf hxangd tat jit hxangd 止血散瘀，dangf ngol yangx ghad ngol 止咳化痰。主治：yens jent mongb 风湿痛，mongb ghut hsongd 关节痛，od hxangd 吐血，xud wal hxangd 尿血，xud ghad hxangd 便血，ax hsot ud 闭经，dliangd bil dib sangb 跌打损伤，dliangb dul ghab hfat 荨麻疹。

【Ed not xus 用法用量】内服，水煎，15 ～ 25 g；或入丸、散。外用，捣烂敷。

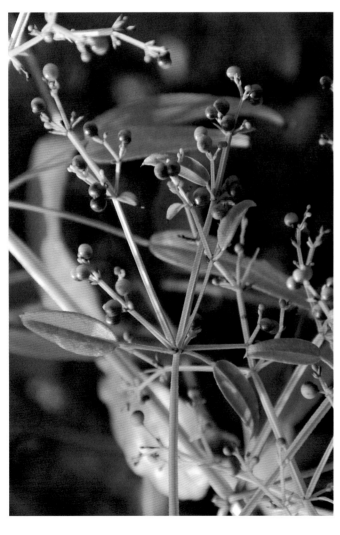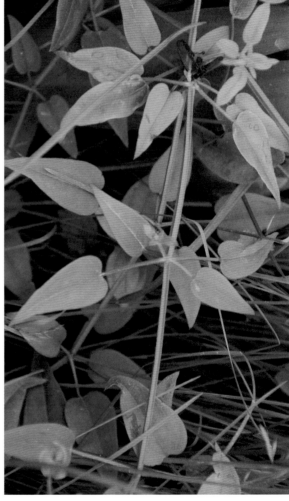

Nangx xuf kuk dad nex 长叶茜草

【Bit hsenb 俗名】地苏木、拈拈草、破血草、染蛋藤、铁血藤、红楝子根。

【Dios kob deis 基源】为茜草科植物长叶茜草 *Rubia dolichophylla* Schrenk 的根、根茎。

【Niangb bet deis 生长环境】生于山野树林边、灌木丛、刺蓬。分布于各地苗乡。

【Jox hsub 性味属经】性冷，味苦，属冷药，入热经。

【Qet diel xid 功能主治】功能：dangf ngol yangx ghad ngol 止咳化痰，tongb hxend dlongs lis 通经活络，dangf hxangd tat jit hxangd 止血散瘀。主治：mongb ghongd gus ngol hvuk 慢性支气管炎，dib yens vut lol hxid hsongd hxub mongb 跌打愈后筋骨酸痛，od hxangd 吐血，lol hxangd nais 鼻衄，fangx mais fangx jid 黄疸，mongb diub 腰痛，dix gangb 疔疮。

【Ed not xus 用法用量】内服，水煎，15～20 g；或入丸、散。外用，捣烂敷。

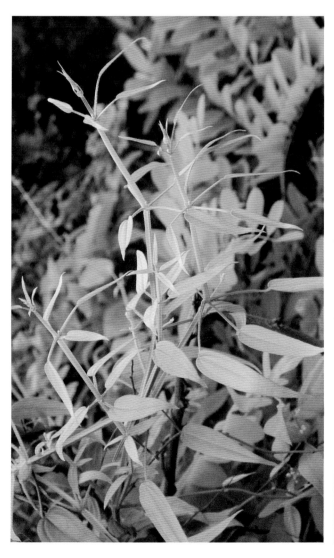
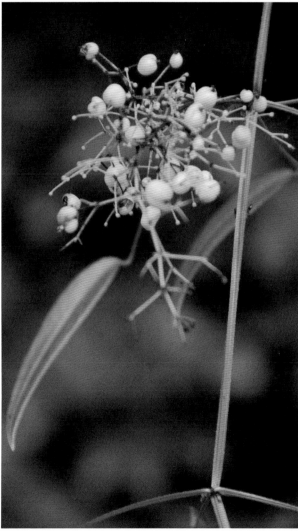

Nangx xuf kuk xok 山东茜草

【Bit hsenb 俗名】大仙藤、红线草、粘蔓草、红内消、活血草、锯子草、染蛋草。

【Dios kob deis 基源】为茜草科植物山东茜草 *Rubia truppeliana* Loesener 的根、茎、叶。

【Niangb bet deis 生长环境】生于山野树林边、灌木丛、刺蓬。分布于各地苗乡。

【Jox hsub 性味属经】性冷，味苦，属冷药，入热经。

【Qet diel xid 功能主治】功能：dangf ngol yangx ghad ngol 止咳化痰，tongb hxend dlongs lis 通经活络，dangf hxangd tat jit hxangd 止血散瘀。主治：dib yens vut lol hxid hsongd hxub mongb 跌打愈后筋骨酸痛，mongb diub 腰痛，mongb ghongd gus ngol hvuk 慢性支气管炎，fangx mais fangx jid 黄疸，od hxangd 吐血，lol hxangd nais 鼻衄，dix gangb 疔疮。

【Ed not xus 用法用量】内服，水煎，15～20 g；或入丸、散。外用，捣烂敷。

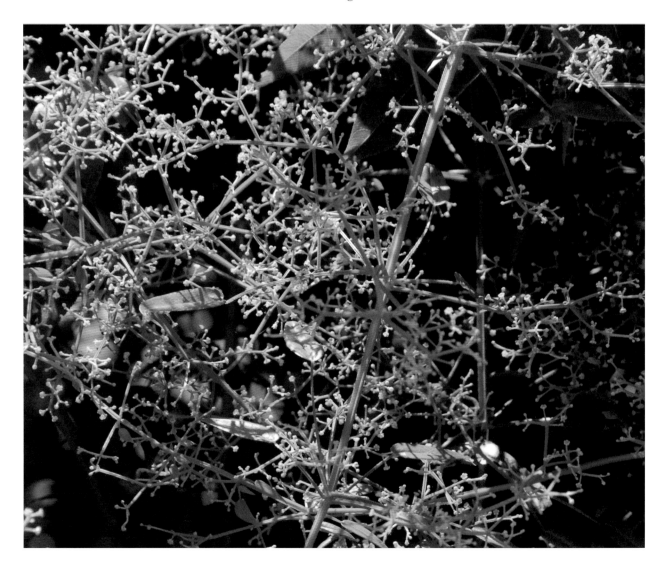

Vob zux liol 卵叶茜草

【Bit hsenb 俗名】小红藤、四块瓦、毛四块瓦。

【Dios kob deis 基源】为茜草科植物卵叶茜草 *Rubia ovatifolia* Z. Ying Zhang ex Q. Lin 的根、茎、叶。

【Niangb bet deis 生长环境】生于深山沟谷多湿泥地区。分布于部分苗乡。

【Jox hsub 性味属经】性热，味甘，属热药，入冷经。

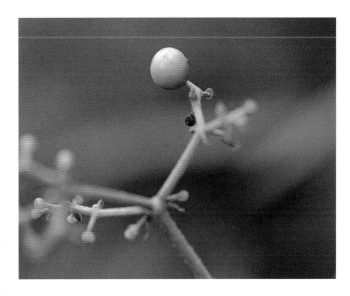

【Qet diel xid 功能主治】功能：tiod nat yis dliangl ves 健脾补虚。主治：jib daib ngas naix mais 小儿疳积，ghad niangs baid angt 胃肠胀满，gangs bangt xus dliangl nongx xus 脾弱食少。

【Ed not xus 用法用量】内服，水煎，25 ～ 30 g。

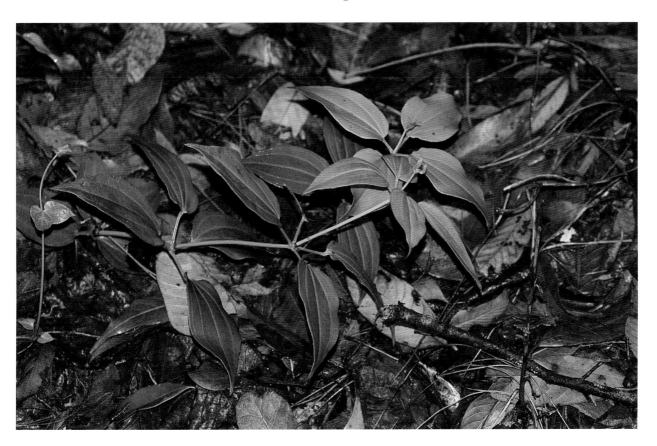

Bangx bed yel 细叶水团花

【Bit hsenb 俗名】水杨梅、水泡木、水石榴、水杨柳、穿鱼串、钉木树、绣球花。

【Dios kob deis 基源】为茜草科植物细叶水团花 *Adina rubella* Hance 的根、茎、叶、花、果。

【Niangb bet deis 生长环境】生于低山地区森林、溪边、河岸。分布于各地苗乡。

【Jox hsub 性味属经】性平，味淡，属冷热两经药，入两经。

【Qet diel xid 功能主治】功能：langl gangb hxenk ongd hsongb 抗菌消炎，tat jit hxangd ves hxangd 散瘀活血。主治：dliangd bil dib sangb 跌打损伤，dliangd bil dib yens lol hxangd 创伤出血，nais pot kib ait ngol 肺热咳嗽，mongb hmid 牙痛，jib daib hxib jent 小儿惊风，gangb daid eb 湿疹。

【Ed not xus 用法用量】内服，水煎，15 ～ 25 g；或水煎含漱。外用，捣烂敷。

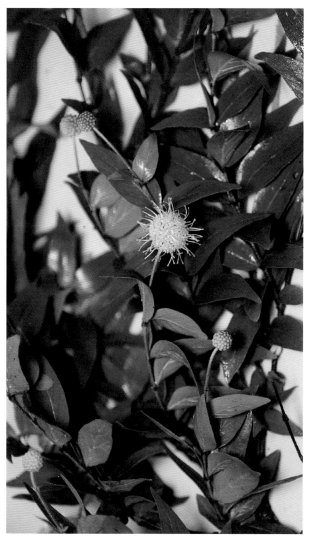 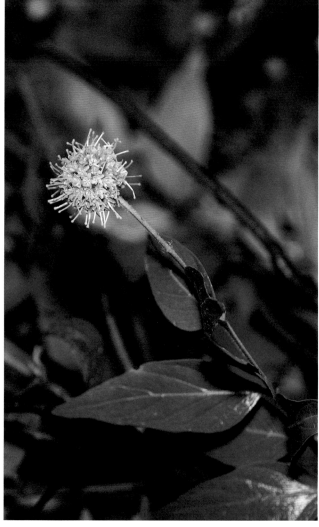

Zend lil eb vud 水团花

【Bit hsenb 俗名】水杨梅、青龙珠、穿鱼柳、假杨梅、球花水杨柳。

【Dios kob deis 基源】为茜草科植物水团花 *Adina pilulifera* (Lamarck) Franchet ex Drake 的根、枝、叶、花、果。

【Niangb bet deis 生长环境】生于低山地区溪涧边、河边、疏林。分布于部分苗乡。

【Jox hsub 性味属经】性平,味苦,属冷热两经药,入两经。

【Qet diel xid 功能主治】功能:hxub kib los xuf 清热利湿, dangf hxangd liangs ngix 止血生肌。主治:nais pot od nul 肺炎, yens xit lol hxangd 刀伤出血, mongb hmid 牙痛, niangb hsab pob mongb 无名肿毒, gangb daid eb 湿疹。

【Ed not xus 用法用量】内服,水煎,15 ～ 25 g;或水煎含漱。外用,捣烂敷。

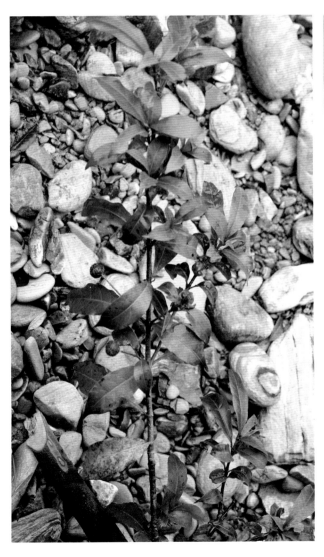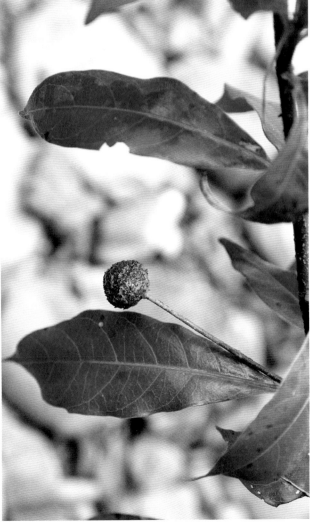

Vob hangt bongt 臭味新耳草

【Bit hsenb 俗名】一炷香、假耳草、臭假耳草。

【Dios kob deis 基源】为茜草科植物臭味新耳草 *Neanotis ingrata* (Wallich ex J. D. Hooker) W. H. Lewis 的茎、叶。

【Niangb bet deis 生长环境】生于林荫下潮湿处、沟谷湿地。分布于部分苗乡。

【Jox hsub 性味属经】性冷，味辛，属冷药，入热经。

【Qet diel xid 功能主治】功能：hxub kib tat jab 清热解毒。主治：dliangd bil dib sangb 跌打损伤，hniub mais pob xok 眼睛红肿，niangb hsab pob mongb 无名肿毒，yens dlad zeb nex gik 狂犬咬伤。

【Ed not xus 用法用量】内服，水煎，15 ～ 25 g。外用，捣烂敷。

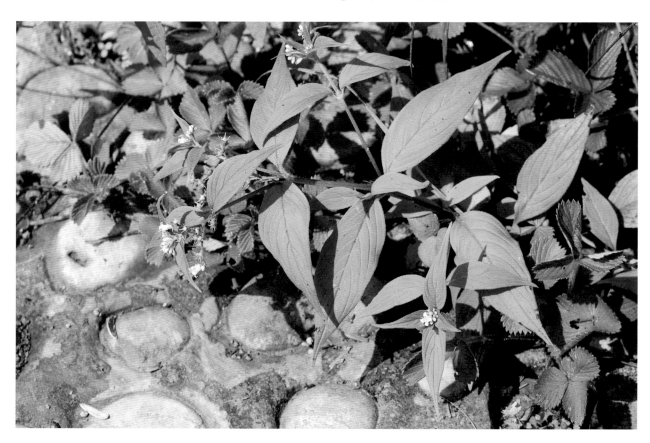

Vob hxangt liangk 虎刺

【Bit hcenb 俗名】千金刺、针上叶、虎牙刺、雀不踏、绣花针、黄脚鸡。

【Dios kob deis 基源】为茜草科植物虎刺 *Damnacanthus indicus* C. F. Gaertner 的根或全草。

【Niangb bet deis 生长环境】生于溪涧河边灌木丛、竹林。分布于各地苗乡。

【Jox hsub 性味属经】性平，味苦甘，属冷热两经药，入两经。

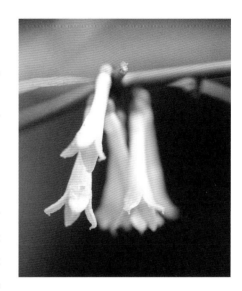

【Qet diel xid 功能主治】功能：hxub jent hxenk net 祛风除湿，ves hxangd hxenk angt 活血消肿。主治：yens jent mongb ghut hsongd 风湿性关节炎，ghut hsongd mongb jangx bod 痛风，dliangd bil dib sangb 跌打损伤，nais jongt nat pob angt 肝脾肿大，nais jongt od nul bongt 急性肝炎，ghad ngol kib ngol 痰热咳嗽。

【Ed not xus 用法用量】内服，水煎，15 ～ 25 g；或浸酒饮。

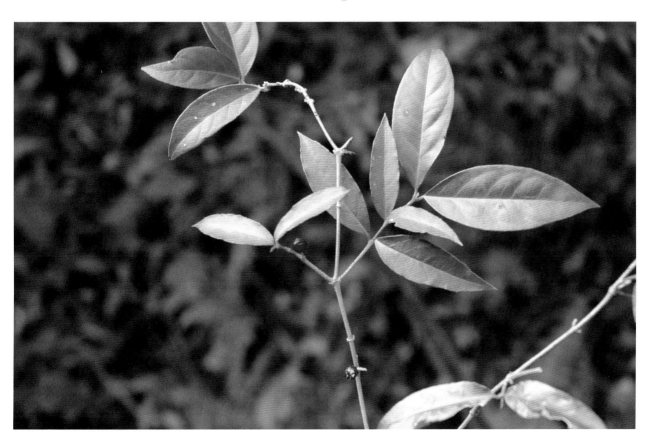

Bas hxek gos 牛白藤

【Bit hsenb 俗名】土加藤、排骨连、接骨丹、肿见消、瘰疬藤、有毛鸡屎藤。

【Dios kob deis 基源】为茜草科植物牛白藤 *Hedyotis hedyotidea* (Candolle) Merrill 的全草。

【Niangb bet deis 生长环境】生于中山地区山谷林下、灌木丛。分布于各地苗乡。

【Jox hsub 性味属经】性冷，味甘淡，属冷药，入热经。

【Qet diel xid 功能主治】功能：hxub kib tat jab 清热解毒，hsenk hsongd hsenk hxend 续筋接骨。主治：dliangd bil dib sangb 跌打损伤，lod hsongd 骨折，mongb ghab dlad mongb bab 腰腿疼痛，mangb hfud ait ngol 感冒咳嗽，mongb qub zal ghad 腹痛腹泻，jangx gangb nangb 带状疱疹，qut qat 瘙痒。

【Ed not xus 用法用量】内服，水煎，15 ～ 30 g。外用，水煎洗。

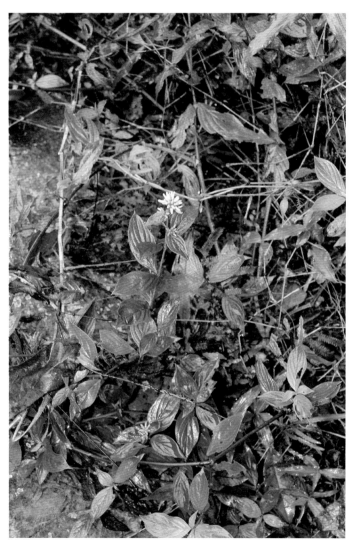 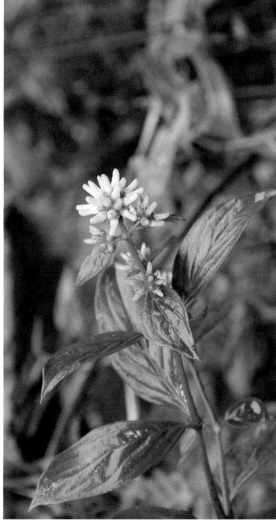

Vob not ghut 驳骨九节

【Bit hsenb 俗名】花叶九节木、小功劳、驳骨草。

【Dios kob deis 基源】为茜草科植物驳骨九节 *Psychotria prainii* H. Léveillé 的根或全草。

【Niangb bet deis 生长环境】生于大山杂木林、灌木丛。分布于部分苗乡。

【Jox hsub 性味属经】性冷，味苦，属冷药，入热经。

【Qet diel xid 功能主治】功能：hxub kib tat jab 清热解毒，hxub jent dangf mongb 祛风止痛。主治：dliangd bil dib sangb 跌打损伤，lod hsongd 骨折，yens jent mongb hsongd 风湿骨痛，mangb hfud seil 风寒感冒，mongb qub zal ghad 腹痛腹泻。

【Ed not xus 用法用量】内服，水煎，15～25 g。外用，捣汁涂搽；或捣烂敷。

Det pand dliob 白花苦灯笼

【Bit hsenb 俗名】乌木、乌口树、达仑木。

【Dios kob deis 基源】为茜草科植物白花苦灯笼 *Tarenna mollissima*（Hooker & Arnott）B. L. Robinson 的果、叶、根。

【Niangb bet deis 生长环境】喜生于大山灌木丛。分布于部分苗乡。

【Jox hsub 性味属经】性热，味苦，属热药，入冷经。

【Qet diel xid 功能主治】功能：hxub kib tat jab 清热解毒，dangf mongb 止痛。主治：mongb diub mongb jid 周身疼痛，mongb khob 头痛，yens jent mongb 风湿痛，mongb niangs od hxangd 内伤吐血。

【Ed not xus 用法用量】内服，水煎，15～25 g；或浸酒饮。

Det hmongb 风箱树

【Bit hsenb 俗名】马烟树、水抱木、水杨梅、珠花树、鸡仔木、假番桃。

【Dios kob deis 基源】为茜草科植物风箱树 *Cephalanthus tetrandrus* (Roxburgh) Ridsdale & Bak-huizen f. 的叶或嫩芽。

【Niangb bet deis 生长环境】生于低洼潮湿处、溪边、沟边、田边。分布于各地苗乡。

【Jox hsub 性味属经】性冷，味苦，属冷药，入热经。

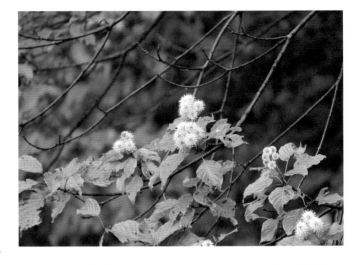

【Qet diel xid 功能主治】功能：hxub kib tat jab 清热解毒，dias xuf dangf qut qat 除湿止痒。主治：ghab liut dud qut qat 皮肤瘙痒，dliangd bil dib sangb 跌打损伤，mongb hmid 牙痛，mongb qub zal ghad 腹痛腹泻。

【Ed not xus 用法用量】内服，水煎，15 ～ 25 g。外用，捣烂敷；或研末调敷。

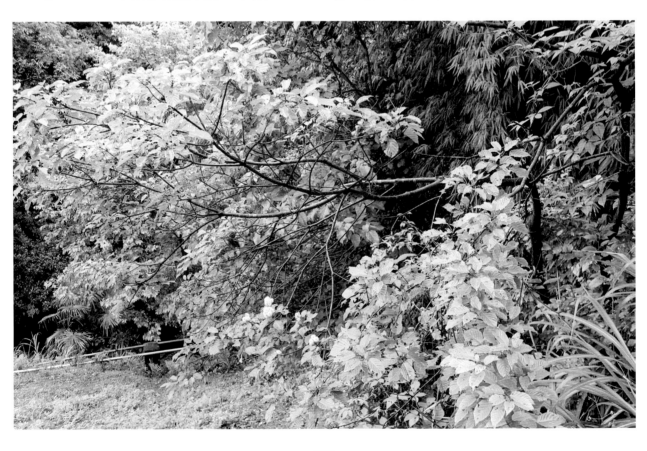

Nangx dlob hfangb 四叶律

【Bit hsenb 俗名】四角金、风车草、四方草、冷水丹、四叶拉拉藤。

【Dios kob deis 基源】为茜草科植物四叶律 *Galium bungei* Steudel 的全草。

【Niangb bet deis 生长环境】生于山谷、河畔、沟边。分布于各地苗乡。

【Jox hsub 性味属经】性平，味甘，属冷热两经药，入两经。

【Qet diel xid 功能主治】功能：hxub kib tat jab 清热解毒，hxenk ongd hsongd vut eb wal 消炎利尿。主治：dliangd bil dib sangb 跌打损伤，diongx eb wal ongd hsongd 尿路感染，ghad eb dlub lol not 白带过多，ghad eb xok 赤带，zal ghad dongk xok 细菌性痢疾。

【Ed not xus 用法用量】内服，水煎，25 ～ 30 g；或捣烂开水送服。外用，捣烂敷。

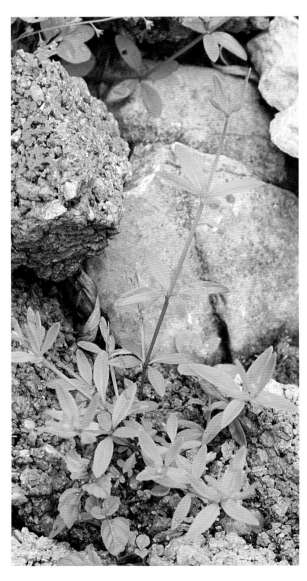 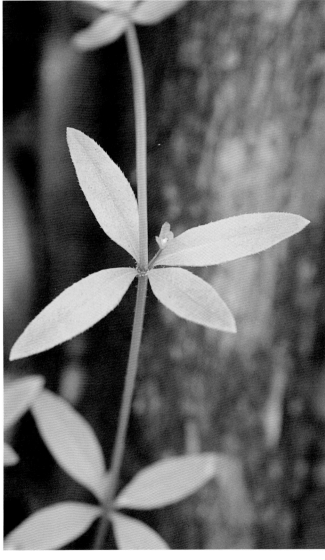

Vob jut lub 六叶律

【Bit hsenb 俗名】耳草、过沟龙、割人藤。

【Dios kob deis 基源】为茜草科植物六叶律 *Galium hoffmeisteri* (Klotzsch) Ehrendorfer & Schönbeck-Temesy ex R. R. Mill 的全草。

【Niangb bet deis 生长环境】生于中山地区山坡疏林、溪沟河畔。分布于各地苗乡。

【Jox hsub 性味属经】性冷，味苦涩，属冷药，入热经。

【Qet diel xid 功能主治】功能：hxub kib tat jab 清热解毒，hxenk angt dangf mongb 消肿止痛。主治：dliangd bil dib yens pot mongb 跌打肿痛，yens jent mongb 风湿痛，hot ax yangx gad 消化不良。

【Ed not xus 用法用量】内服，水煎，25 ～ 35 g；或捣汁服。

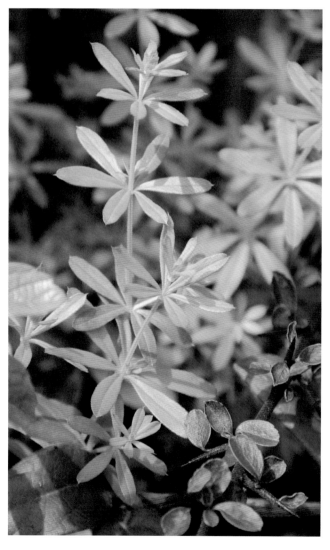 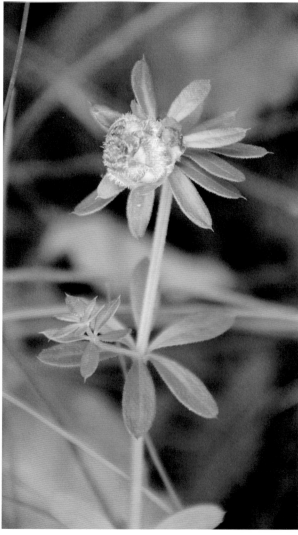

Nangx menb 日本蛇根草

【Bit hsenb 俗名】四季花、雪里梅、雪里开花。

【Dios kob deis 基源】为茜草科植物日本蛇根草 *Ophiorrhiza japonica* Blume 的全草。

【Niangb bet deis 生长环境】生于密林下、溪畔、路旁石上。分布于部分苗乡。

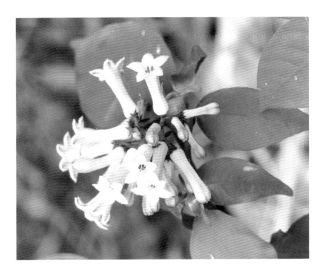

【Jox hsub 性味属经】性平，味淡，属冷热两经药，入两经。

【Qet diel xid 功能主治】功能：hxub kib tat jab 清热解毒，ves hxangd tat jit hxangd 活血化瘀。主治：hseik dlis wus ghut hsongd 扭伤脱臼，bal ves ait ngol 虚劳咳嗽，ait gheb bal jid od hxangd 劳伤吐血，hsot ud ax jangx hxib 月经不调，yens nangb gik 毒蛇咬伤。

【Ed not xus 用法用量】内服，水煎，15 ～ 25 g。外用，捣烂敷。

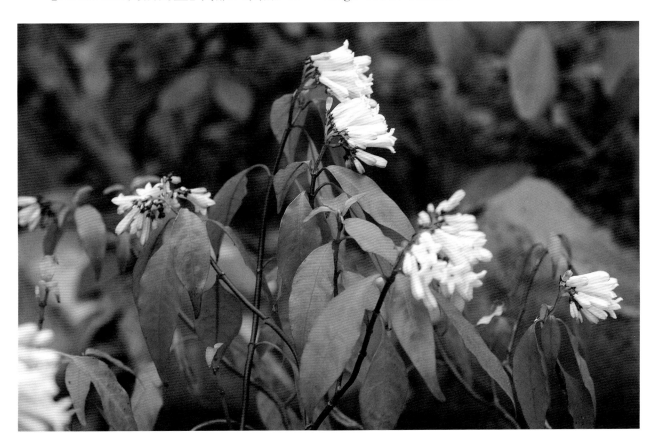

Nangx jit hxangb 高原蛇根草

【Bit hsenb 俗名】地贵草、四季花、雪里梅。

【Dios kob deis 基源】为茜草科植物高原蛇根草 *Ophiorrhiza succirubra* King ex J. D. Hooker 的全草。

【Niangb bet deis 生长环境】生于山野沟谷、农地边、路旁。分布于部分苗乡。

【Jox hsub 性味属经】性热，味辛，属热药，入冷经。

【Qet diel xid 功能主治】功能：hxub jent hxenk net 祛风除湿，tad hxid dlongs lis 舒筋活络，dangf mongb 止痛。主治：bal jid mongb hsongd hxend 劳伤筋骨疼痛，yens jent mongb 风湿痛，jox jid hxub mongb 浑身酸痛，kib eb kib dul 水火烫伤，mongb ghab dlad mongb bab 腰腿疼痛。

【Ed not xus 用法用量】内服，水煎，25 ～ 30 g。外用，捣烂敷；或取汁搽。

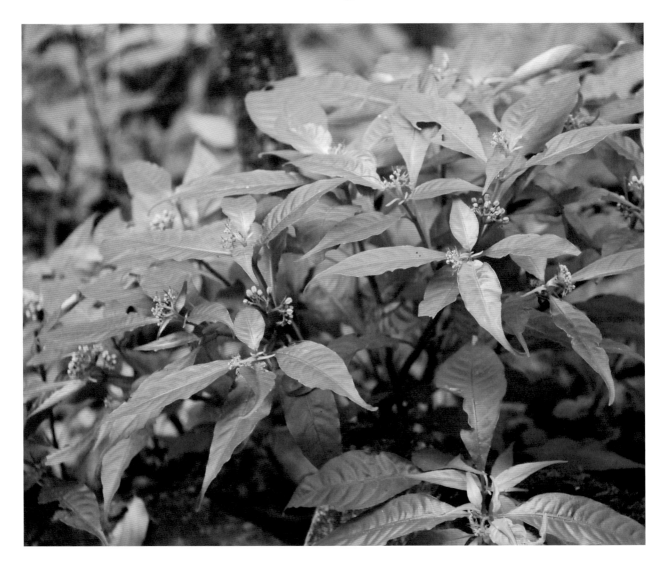

Nangx tef fangb 广州蛇根草

【Bit hsenb 俗名】筋骨草、雪里梅、大蛇根草。

【Dios kob deis 基源】为茜草科植物广州蛇根草 *Ophiorrhiza cantonensis* Hance 的全草。

【Niangb bet deis 生长环境】生于溪沟边、疏林。分布于部分苗乡。

【Jox hsub 性味属经】性冷，味苦，属冷药，入热经。

【Qet diel xid 功能主治】功能：hxub kib tat jab 清热解毒，ves hxangd tat jit hxangd 活血化瘀。主治：ait gheb bal jid od hxangd 劳伤吐血，bal ves ait ngol 虚劳咳嗽，hseik dlis wus ghut hsongd 扭伤脱臼，hsot ud ax jangx hxib 月经不调，yens nangb gik 毒蛇咬伤。

【Ed not xus 用法用量】内服，水煎，15 ~ 25 g。外用，捣烂敷。

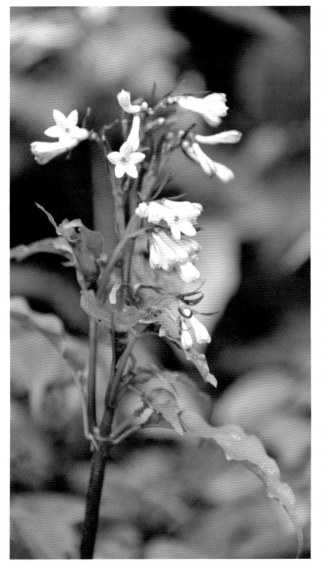
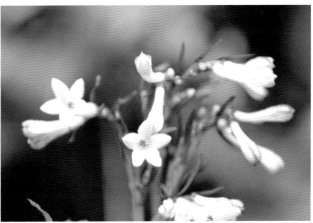
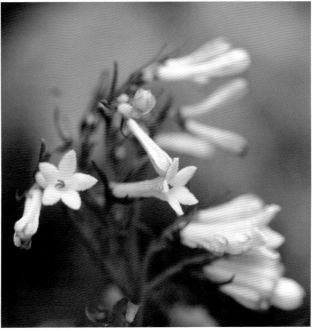

Vob zax vud 伞房花耳草

【Bit hsenb 俗名】水线草、白花蛇舌草。

【Dios kob deis 基源】为茜草科植物伞房花耳草 *Hedyotis corymbosa* (Linnaeus) Lamarck 的全草。

【Niangb bet deis 生长环境】生于旷野农地边、溪边、园圃边。分布于各地苗乡。

【Jox hsub 性味属经】性冷，味苦，属冷药，入热经。

【Qet diel xid 功能主治】功能：hxub kib tat jab 清热解毒，langl zangs tat kib 辟疫退热。主治：kib jid bongt 高烧，kib seil 疟疾，mongb ghab bik 阑尾炎，kib eb kib dul 水火烫伤。

【Ed not xus 用法用量】内服，水煎，15～25 g。外用，捣烂敷；或取汁搽。

Vob zax bas 金毛耳草

【Bit hsenb 俗名】山蜈蚣、白山茄、腹泻草、串地蜈蚣、对叶寸节草、黄毛耳草。

【Dios kob deis 基源】为茜草科植物金毛耳草 *Hedyotis chrysotricha* (Palibin) Merrill 的全草。

【Niangb bet deis 生长环境】生于山坡荒地、溪沟边、路旁。分布于部分苗乡。

【Jox hsub 性味属经】性平，味微苦，属冷热两经药，入两经。

【Qet diel xid 功能主治】功能：hxub kib zangl xuf 清热除湿，tat hxend ves hxangd 舒筋活血。主治：neit yens hxend lis 扭伤筋腱，jib daib kid jid bongt gos nik 小儿高烧昏睡，nais jongt od nul duk naix 传染性肝炎，hfak bangb hxangd 血崩，jil wel od nul 乳腺炎，gangb jongb jangx 蛔虫病。

【Ed not xus 用法用量】内服，水煎，25～30 g；或捣汁服；或浸酒饮。外用，捣烂敷。

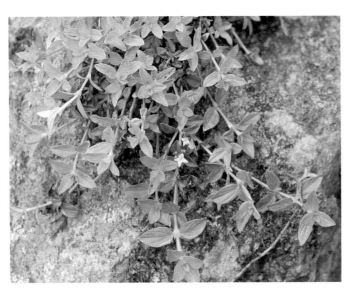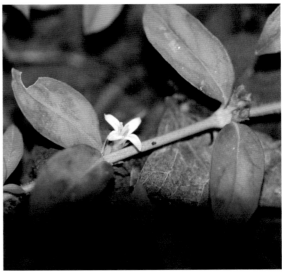

Vob zax hlieb nex 长节耳草

【Bit hsenb 俗名】小绣球、节节花、对坐叶、牙疳药、酒药草、叶上绣球、粗糙钩毛耳草。

【Dios kob deis 基源】为茜草科植物长节耳草 *Hedyotis uncinella* Hooker & Arnott 的根或全草。

【Niangb bet deis 生长环境】喜生于山野草地、林中草丛、灌木丛旁。分布于各地苗乡。

【Jox hsub 性味属经】性冷，味苦，属冷药，入热经。

【Qet diel xid 功能主治】功能：hxub kib gangt xuf 清热燥湿，tiod nat yangx vob gad 健脾消食。主治：yens jent mongb ghut hsongd 风湿性关节炎，mongb khob niel nangl 头痛头昏，jib daib ngas naix mais 小儿疳积，mongb ghad nial mais 风火眼。

【Ed not xus 用法用量】内服，水煎 15 ～ 25 g；或浸酒饮。外用，水煎洗。

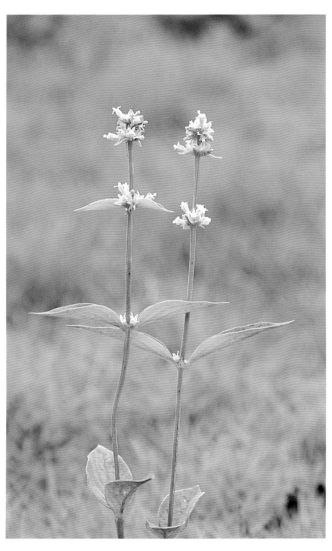 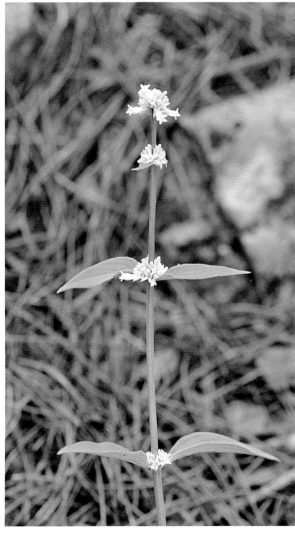

Vob hsongb gangb 白花蛇舌草

【Bit hsenb 俗名】二叶葎、羊须草、尖刀草、蛇舌癀、蛇针草。

【Dios kob deis 基源】为茜草科植物白花蛇舌草 *Hedyotis diffusa* Willdenow 的全草。

【Niangb bet deis 生长环境】生于沟谷阴湿地、溪边草丛、路旁潮湿处。分布于各地苗乡。

【Jox hsub 性味属经】性冷，味苦甘，属冷药，入热经。

【Qet diel xid 功能主治】功能：hxub kib tat jab 清热解毒，hxenk od nul dangf mongb 消炎止痛。主治：nais pob kib ngol hvuk 肺热咳喘，diux ghongd od nul 咽喉炎，los link ghongd 悬雍垂发炎，fangx mais fangx jid 黄疸，mongb ghab bik 阑尾炎，yens nangb gik 毒蛇咬伤。

【Ed not xus 用法用量】内服，水煎，50～100 g；或捣汁服。外用，捣烂敷。

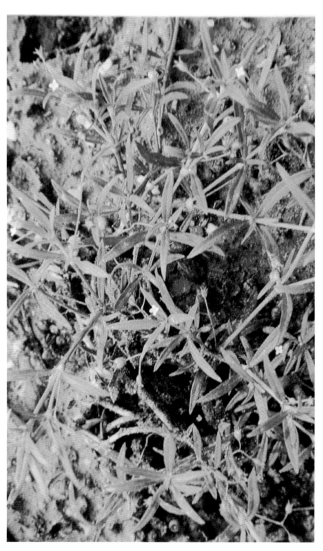 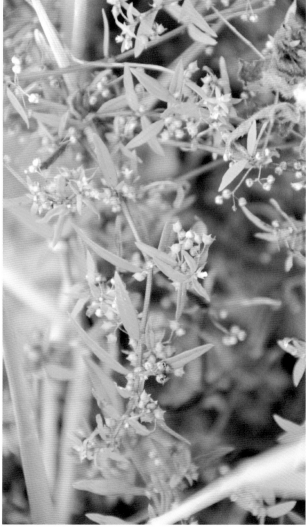

Det vil gheib 六月雪

【Bit hsenb 俗名】天星木、白雪丹、凉粉草、喷雪花、路边荆、鸡骨柴。

【Dios kob deis 基源】为茜草科植物六月雪 *Serissa japonica* (Thunberg) Thunberg 的全草。

【Niangb bet deis 生长环境】生于山坡灌木丛、溪沟边、农地边。分布于各地苗乡。

【Jox hsub 性味属经】性冷，味苦辛，属冷药，入热经。

【Qet diel xid 功能主治】功能：hxub kib tat jab 清热解毒，hxub jent hxenk net 祛风除湿。主治：hniub mais pob xok mongb 目赤肿痛，mongb pit khob 偏头痛，diux ghongd od nul 咽喉炎，jangx gangb lot 口疮，dliangb yif dlub 白癜风，ghad eb dlub lol not 白带过多，ax hsot ud 闭经。

【Ed not xus 用法用量】内服，水煎，15 ～ 25 g。外用，水煎洗；或捣烂敷。

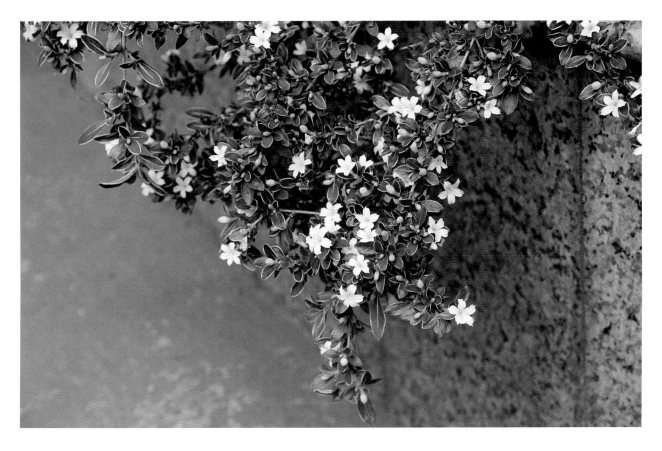

Det vil gheib lul 白马骨

【Bit hsenb 俗名】六月雪、天星木、鸡脚骨、鱼骨刺、路边鸡、野黄杨树。

【Dios kob deis 基源】为茜草科植物白马骨 *Serissa serissoides* (Candolle) Druce 的全草。

【Niangb bet deis 生长环境】生于山坡灌木丛、溪沟边、农地边。分布于各地苗乡。

【Jox hsub 性味属经】性冷，味苦辛，属冷药，入热经。

【Qet diel xid 功能主治】功能：hxub kib tat jab 清热解毒，hxub jent hxenk net 祛风除湿。主治：yens jent mongb ghab dlad ghab bab 风湿腰腿痛，mongb pit khob 偏头痛，hniub mais pob xok mongb 目赤肿痛，diux ghongd od nul 咽喉炎，jangx gangb lot 口疮，dliangb yif dlub 白癜风。

【Ed not xus 用法用量】内服，水煎，15 ～ 25 g。外用，水煎洗；或捣烂敷。

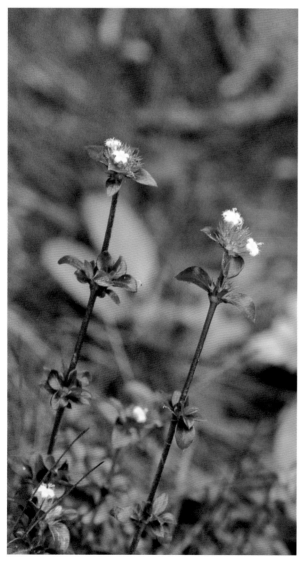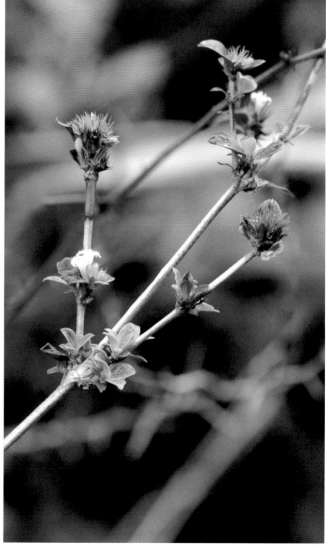

Bas bangx niel wix 玉叶金花

【Bit hsenb 俗名】土甘草、白蝴蝶、生肌藤、凉茶藤、假忍冬、蝴蝶藤。

【Dios kob deis 基源】为茜草科植物玉叶金花 *Mussaenda pubescens* W. T. Aiton 的茎、叶。

【Niangb bet deis 生长环境】生于山野灌木、疏林。分布于各地苗乡。

【Jox hsub 性味属经】性冷，味甘微苦，属冷药，入热经。

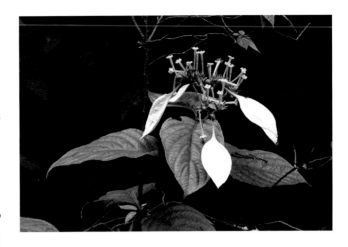

【Qet diel xid 功能主治】功能：hxub kib los xuf 清热利湿，tat jab hxenk angt 解毒消肿。主治：mangb hfud kib jid 感冒发烧，los link ghongd 悬雍垂发炎，mongb qub zal ghad 腹痛腹泻，diuf od nul pob jid 肾炎水肿，gid niangs angt bus 深部脓肿，wal lol ax jingx liex 小便不畅。

【Ed not xus 用法用量】内服，水煎，10 ～ 30 g。

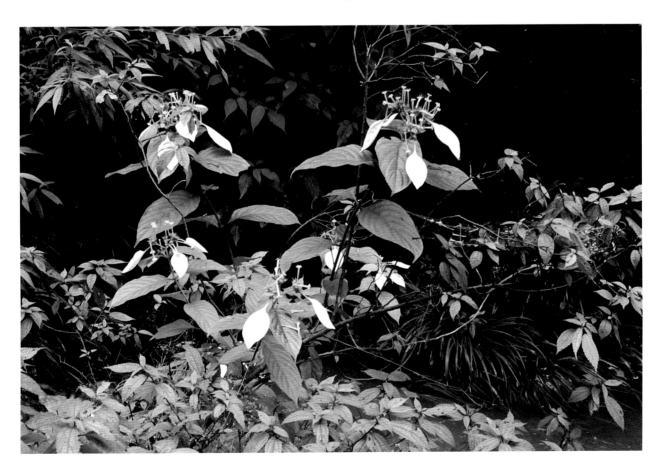

Bas ghok xok 岩泽兰[*]

【Bit hsenb 俗名】血经草、自来血、岩红藤、天青地红。

【Dios kob deis 基源】为茜草科植物岩泽兰 *Ophiorrhiza japonica* Blume var. *leiocalyx* Handel-Mazzetti 的全草。

【Niangb bet deis 生长环境】生于山谷阴湿处、丛林中空地。分布于部分苗乡。

【Jox hsub 性味属经】性热，味甘涩，属热药，入冷经。

【Qet diel xid 功能主治】功能：ves hxangd tongb hxud 活血通络，hsot ud vut dangf mongb 调经止痛。主治：dliangd bil dib sangb 跌打损伤，lod hsongd 骨折，yens xit lol hxangd 刀伤出血，ait gheb bal jid ait ngol 劳伤咳嗽，hsot ud ax jangx hxib 月经不调。

【Ed not xus 用法用量】内服，水煎，25 ～ 35 g；或泡酒饮。外用，捣烂加酒包伤处。

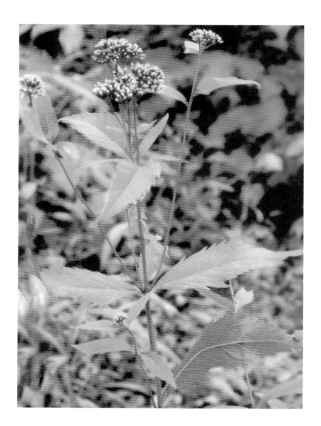

Bas hangt ghad yut 云南鸡矢藤

【Bit hsenb 俗名】牛皮冻、鸡尾藤、臭狗藤、臭藤根、斑鸠饭。

【Dios kob deis 基源】为茜草科植物云南鸡矢藤 *Paederia yunnanensis* (H. Léveillé) Rehder 的全草。

【Niangb bet deis 生长环境】生于低山地区灌木丛、林缘、刺蓬。分布于部分苗乡。

【Jox hsub 性味属经】性平，味甘酸，属冷热两经药，入两经。

【Qet diel xid 功能主治】功能：hxub jent ves hxangd 祛风活血，tat jab hxenk angt 解毒消肿。主治：dliangd bil dib sangb 跌打损伤，yens jent mongb ghut hsongd 风湿性关节炎，mongb daif gad 胃痛（胸口痛），mongb ghab bik 阑尾炎，jib daib ngas naix mais 小儿疳积。

【Ed not xus 用法用量】内服，水煎，25 ～ 35 g；或浸酒饮。外用，捣烂敷；或水煎洗。

---

[*]《贵州民间药物》收录。

Bas hangt ghad 鸡矢藤

【Bit hsenb 俗名】香藤、甜藤、臭藤、毛葫芦、鸡屎藤、母狗藤、清风藤。

【Dios kob deis 基源】为茜草科植物鸡矢藤 *Paederia foetida* Linnaeus 的全草或根。

【Niangb bet deis 生长环境】生于农地边、林缘、灌木丛，喜攀缘其他植物。分布于各地苗乡。

【Jox hsub 性味属经】性平，味甘酸，属冷热两经药，入两经。

【Qet diel xid 功能主治】功能：hxub jent ves hxangd 祛风活血，tat jab hxenk angt 解毒消肿。主治：yens jent mongb ghut hsongd 风湿性关节炎，dliangd bil dib sangb 跌打损伤，mongb daif gad 胃痛（胸口痛），mongb ghab bik 阑尾炎，jib daib ngas naix mais 小儿疳积，jib daib dlif ghab neib ghangb 小儿脱肛。

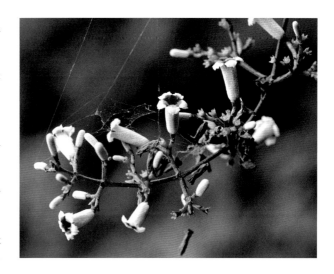

【Ed not xus 用法用量】内服，水煎，25 ～ 35 g；或浸酒饮。外用，捣烂敷；或水煎洗。

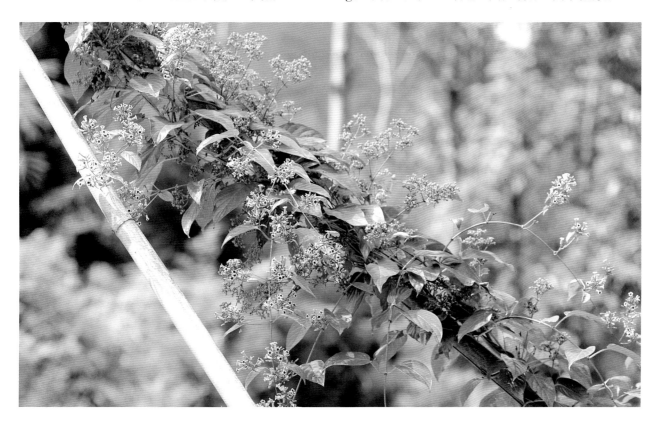

Bas hangt ghad dlub 毛鸡矢藤*

【Bit hsenb 俗名】臭藤、迎风子、臭皮藤、臭茎子、白鸡屎藤。

【Dios kob deis 基源】为茜草科植物毛鸡矢藤 *Paederia scandens* (Loureiro) Merrill var. *tomentosa* (Blume) Handel-Mazzetti 的根或全草。

【Niangb bet deis 生长环境】生于树林下、溪河边阴湿处。分布于各地苗乡。

【Jox hsub 性味属经】性平，味甘，属冷热两经药，入两经。

【Qet diel xid 功能主治】功能：hxub hfud nais tak jid fangx 清肝退黄，tiod buk dux yangx gad 健胃

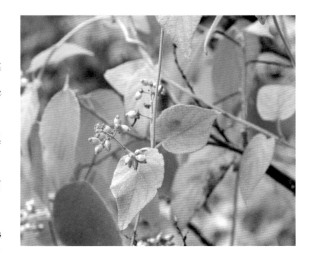

消食。主治：nais pot od nul 肺炎，fangx mais fangx jid 黄疸，buk dux qib bongt mongb 胃气痛，dinx gad xangd dit 食积饱胀，jib daib ngas naix mais 小儿疳积，gangb not mongb qub 虫积腹痛。

【Ed not xus 用法用量】内服，水煎，15 ～ 25 g。

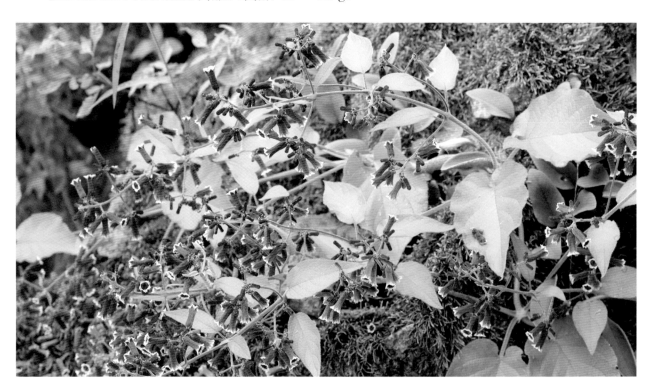

---

* *Flora of China*（FOC）将毛鸡矢藤视为鸡矢藤的异名之一，归入鸡矢藤项下。

Vob ghat lus 钩藤

【Bit hsenb 俗名】钩丁、钩耳、吊藤、挂钩藤、金钩藤、钩钩藤、倒挂金钩。

【Dios kob deis 基源】为茜草科植物钩藤 *Uncaria rhynchophylla* (Miquel) Miquel ex Haviland 的根、带钩枝条。

【Niangb bet deis 生长环境】生于疏林、山谷两侧、溪涧边。分布于各地苗乡。

【Jox hsub 性味属经】性冷，味苦甘，属冷药，入热经。

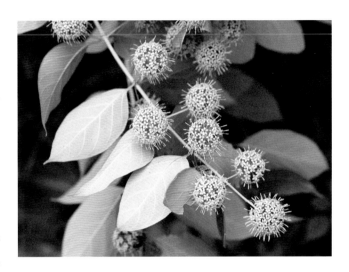

【Qet diel xid 功能主治】功能：hxub kib dins nais jongt 清热平肝，tad hxid dlongs lis 舒筋活络。主治：ghut hsongd mongb jangx bod 痛风，yens jent mongb ghut hsongd 风湿性关节炎，hvangb jid zeib ghangb 半身不遂，jox jid juk jik 全身麻木，nit diongx hxangd 高血压，niak qub niangb ax dangf 胎动不安。

【Ed not xus 用法用量】内服，水煎（不宜久煎），10 ～ 25 g；或入丸、散。

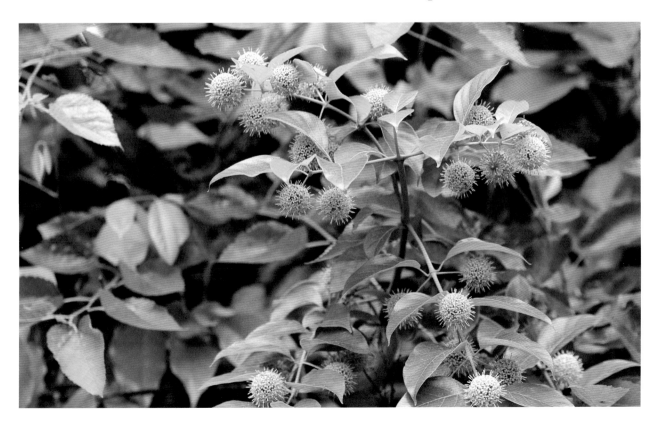

Vob ghat lus yut 华钩藤

【Bit hsenb 俗名】钩丁、钩耳、金钩莲、嫩钩钩、金藤钩子。

【Dios kob deis 基源】为茜草科植物华钩藤 *Uncaria sinensis* (Oliver) Haviland 的根、带钩枝条。

【Niangb bet deis 生长环境】生于疏林、山谷、溪边。分布于各地苗乡。

【Jox hsub 性味属经】性冷，味苦甘，属冷药，入热经。

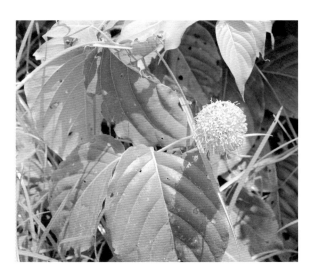

【Qet diel xid 功能主治】功能：hxub kib dins nais jongt 清热平肝，tad hxid dlongs lis 舒筋活络。主治：nit diongx hxangd 高血压，niel khob was mais 头晕目眩，jib daib kib jid 小儿高烧，ghut hsongd mongb jangx bod 痛风，hvangb jid zeib ghangb 半身不遂，jox jid juk jik 全身麻木，zenb dongb 精神病。

【Ed not xus 用法用量】内服，水煎（不宜久煎），10 ～ 25 g；或入丸、散。

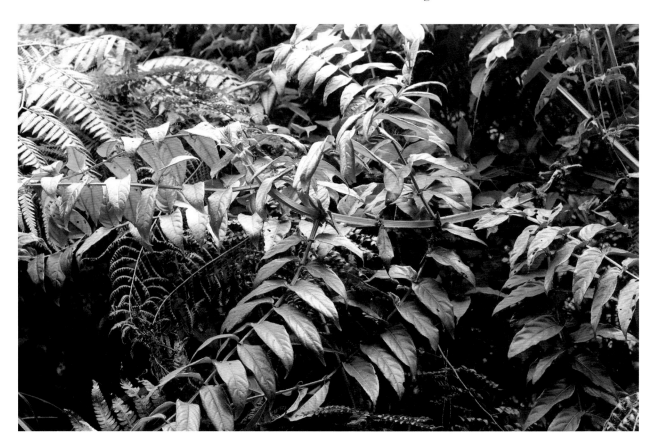

Det lob liod bat 毛钩藤

【Bit hsenb 俗名】红嫩钩、挂钩藤、腐爪风、金钩莲。

【Dios kob deis 基源】为茜草科植物毛钩藤 *Uncaria hirsuta* Haviland 的根、带钩枝条。

【Niangb bet deis 生长环境】生于山谷、疏林、溪沟边。分布于各地苗乡。

【Jox hsub 性味属经】性冷，味苦甘，属冷药，入热经。

【Qet diel xid 功能主治】功能：tad hxid dlongs lis 舒筋活络，hxub kib dins nais jongt 清热平肝。主治：niel khob was mais 头晕目眩，nit diongx hxangd 高血压，jib daib kib jid 小儿高烧，hvangb jid zeib ghangb 半身不遂，jox jid juk jik 全身麻木，lol hxangd nais ax dangf 鼻衄不止。

【Ed not xus 用法用量】内服，水煎（不宜久煎），10～25 g；或入丸、散。

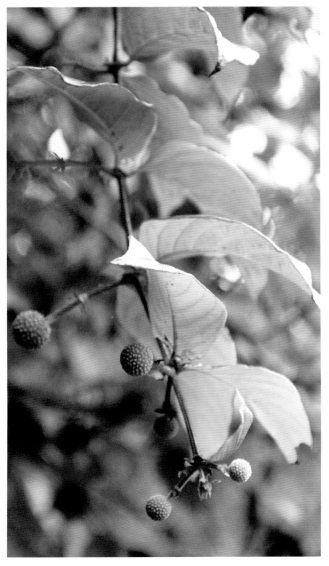
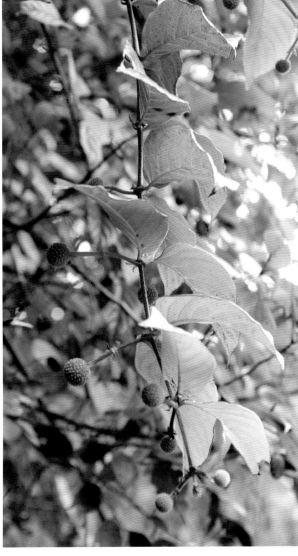

Det lob liod yub 攀茎钩藤

【Bit hsenb 俗名】钩丁丁、红钩钩、钩钩藤、腐爪风、嫩钩钩。

【Dios kob deis 基源】为茜草科植物攀茎钩藤 *Uncaria scandens* (Smith) Hutchinson 的根、带钩枝条。

【Niangb bet deis 生长环境】生于疏林、山谷、溪边。分布于各地苗乡。

【Jox hsub 性味属经】性冷，味苦甘，属冷药，入热经。

【Qet diel xid 功能主治】功能：tad hxid dlongs lis 舒筋活络，hxub kib dins nais jongt 清热平肝。主治：jib daib kib jid 小儿高烧，hvangb jid zeib ghangb 半身不遂，jox jid juk jik 全身麻木，niel khob was mais 头晕目眩，nit diongx hxangd 高血压，lol hxangd nais ax dangf 鼻衄不止。

【Ed not xus 用法用量】内服，水煎（不宜久煎），10 ～ 25 g；或入丸、散。

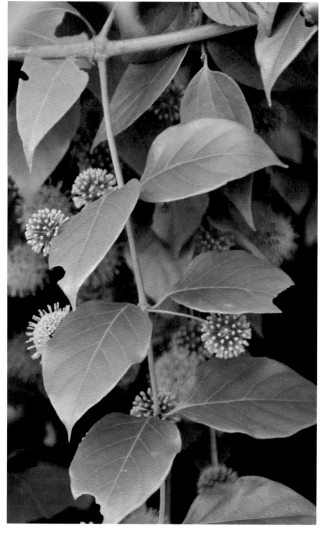
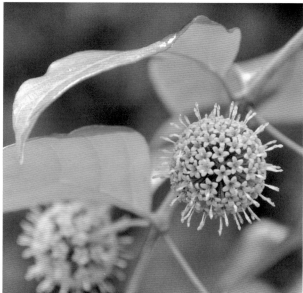
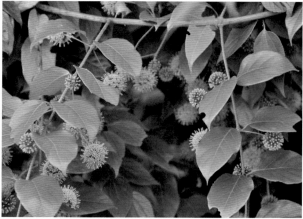

Det zend lel 栀子

【Bit hsenb 俗名】山栀、林兰、水栀了、黄栀子、黄鸡子、黄荑子。

【Dios kob deis 基源】为茜草科植物栀子 *Gardenia jasminoides* J. Ellis 的果实、花、根。

【Niangb bet deis 生长环境】生于坡塝疏林、林缘、村寨边，有栽培。分布于各地苗乡。

【Jox hsub 性味属经】性冷，味苦，属冷药，入热经。

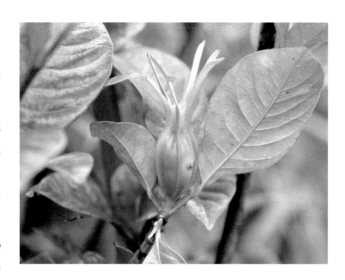

【Qet diel xid 功能主治】功能：hxub kib seil hxangd 清热凉血，hxub kib tat dul 解热泻火。主治：mangb hfud kib jid 感冒发烧，fangx mais fangx jid 黄疸，lol hxangd nais 鼻衄，mongb ghongd niangs 咽喉痛，neit lis 扭伤，yens dul kib 烧伤，od zal 上吐下泻。

【Ed not xus 用法用量】内服，水煎，15 ～ 25 g；或入丸、散。外用，研末调敷。

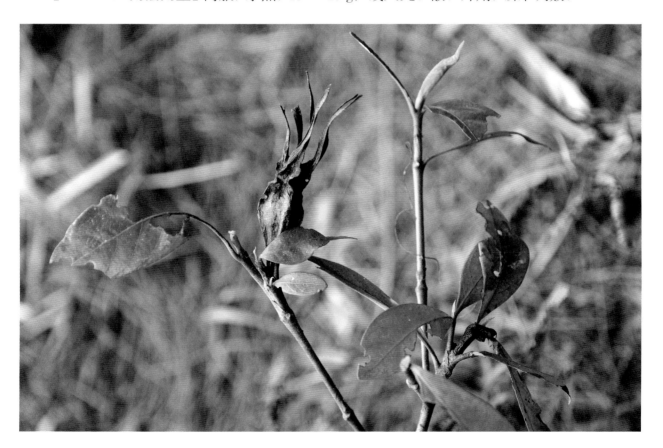

Det zend lel hlieb 大花栀子*

【Bit hsenb 俗名】水栀、黄栀、马牙栀、黄栀子、栀子花。

【Dios kob deis 基源】为茜草科植物大花栀子 *Gardenia jasminoides* J. Ellis var. *grandiflora* (Loureiro) Nakai 的果实、根、叶。

【Niangb bet deis 生长环境】生于低山地区疏林、杂木林间，有栽培。分布于各地苗乡。

【Jox hsub 性味属经】性冷，味苦，属冷药，入热经。

【Qet diel xid 功能主治】功能：tat jit hxangd hxenk angt 散瘀消肿，hxub kib tat jab 清热解毒。主治：neit lis 扭伤，dliangd bil dib sangb 跌打损伤，od zal 上吐下泻，xud wal ax lol 小便不通。

【Ed not xus 用法用量】外用，捣烂敷。

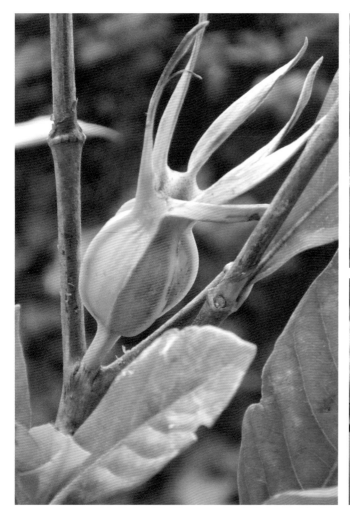
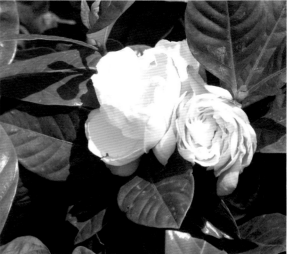
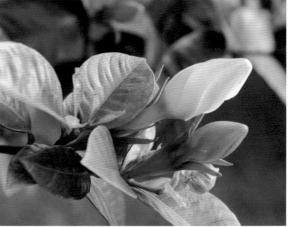

---

* *Flora of China*（FOC）将大花栀子视为栀子的异名之一，归入栀子项下。

Vob xuk kuk 猪殃殃

【Bit hsenb 俗名】八仙草、小锯藤、小茜草、拉拉藤、细茜草。

【Dios kob deis 基源】为茜草科植物猪殃殃 *Galium spurium* Linnaeus 的全草。

【Niangb bet deis 生长环境】生于麦田、草丛、路边、农地边。分布于各地苗乡。

【Jox hsub 性味属经】性冷，味苦辛，属冷药，入热经。

【Qet diel xid 功能主治】功能：hxub kib tat jab 清热解毒，tat jit hxangd hxenk angt 散瘀消肿。主治：mangb hfud seil 风寒感冒，dliangd bil dib sangb 跌打损伤，ghab nangx hmid lol hxangd 牙龈出血，mongb ghab bik 阑尾炎，ax hsot ud 闭经，gangb xent 疥疮，gangb vas 癣。

【Ed not xus 用法用量】内服，水煎，15 ～ 25 g；或捣汁服。外用，捣汁涂搽。

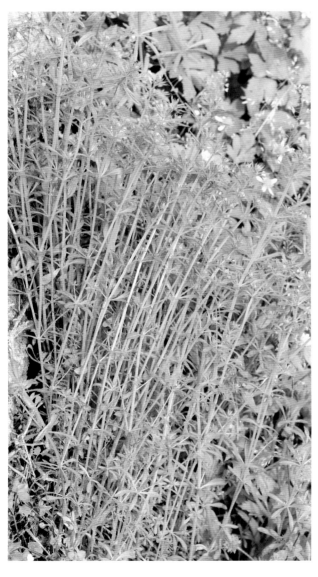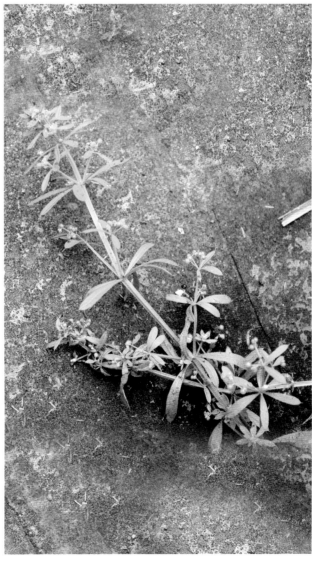

Bas vob xuk kuk 拉拉藤[*]

【Bit hsenb 俗名】八仙草、小锯藤、拉锯藤、锯子草、锯锯草、小茜草、细茜草。

【Dios kob deis 基源】为茜草科植物拉拉藤 *Galium aparine* Linnaeus var. *echinospermum* (Wallroth) Cufodontis 的全草。

【Niangb bet deis 生长环境】生于山沟草丛、荒地、田土中。分布于各地苗乡。

【Jox hsub 性味属经】性冷，味苦辛，属冷药，入热经。

【Qet diel xid 功能主治】功能：hxub kib gangt xuf 清热燥湿，tat jit hxangd hxenk angt 散瘀消肿。主治：dliangd bil dib sangb 跌打损伤，khangd naix ongd hsongd 中耳炎，hsot ud mongb qub 痛经，xud wal hxangd 尿血，jangx dix gangb 疖肿。

【Ed not xus 用法用量】内服，水煎，10 ～ 20 g；或捣汁服。外用，捣烂敷；或捣汁滴耳。

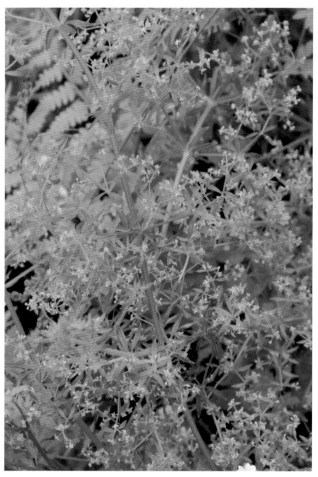 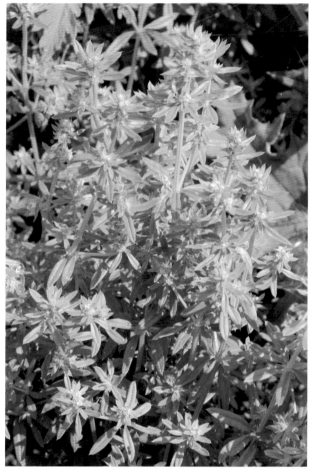

---

* *Flora of China*（FOC）将拉拉藤视为猪殃殃的异名之一，归入猪殃殃项下。

Bas vob xuk kuk yut 楔叶葎

【Bit hsenb 俗名】拉锯藤、锯了草、锯锯草、锯锯藤、细茜草。

【Dios kob deis 基源】为茜草科植物楔叶葎 *Galium asperifolium* Wallich 的全草。

【Niangb bet deis 生长环境】生于山沟草丛、荒地、田土中。分布于各地苗乡。

【Jox hsub 性味属经】性冷，味苦辛，属冷药，入热经。

【Qet diel xid 功能主治】功能：hxub kib gangt xuf 清热燥湿，tat jit hxangd hxenk angt 散瘀消肿。主治：dliangd bil dib sangb 跌打损伤，mangb hfud seil 风寒感冒，khangd naix ongd hsongd 中耳炎，mongb ghab bik 阑尾炎，ax hsot ud 闭经。

【Ed not xus 用法用量】内服，水煎，10 ～ 20 g；或捣汁服。外用，捣烂敷；或捣汁滴耳。

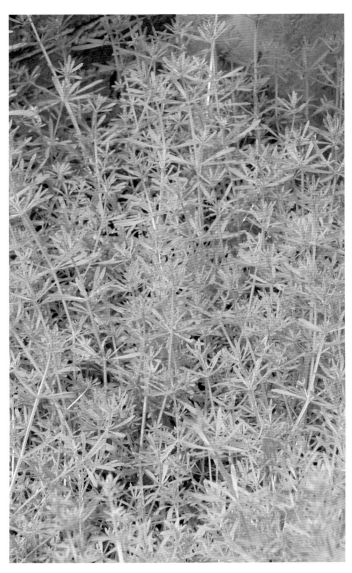
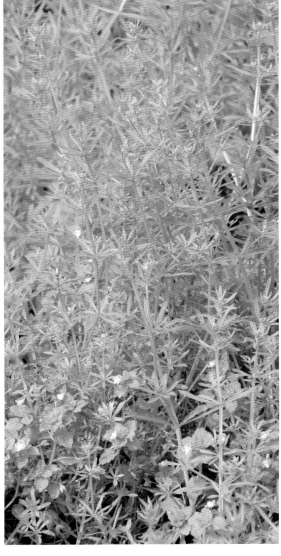

Det hxib xok 水锦树

【Bit hsenb 俗名】红木、双耳蛇、红皮树、老蛇木、饭汤木、猪血木。

【Dios kob deis 基源】为茜草科植物水锦树 *Wendlandia uvariifolia* Hance 的根茎。

【Niangb bet deis 生长环境】生于中山地区杂木林中。分布于部分苗乡。

【Jox hsub 性味属经】性冷，味苦，属冷药，入热经。

【Qet diel xid 功能主治】功能：hxub kib tat jab 清热解毒，ves hxangd tat jit hxangd 活血化瘀。主治：dliangd bil dib sangb 跌打损伤，dib yens jit hxangd 跌打瘀血，yens jent mongb hsongd 风湿骨痛，ait gheb bal jid 劳伤，jangx dix gangb 疔肿。

【Ed not xus 用法用量】内服，水煎，15 ～ 25 g；或捣汁服。

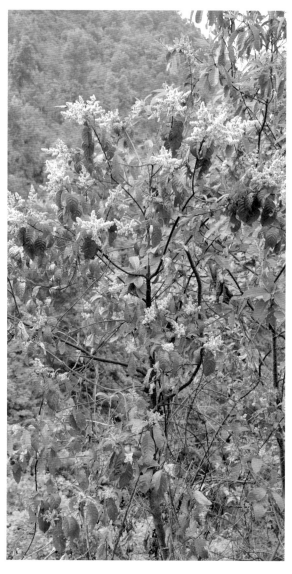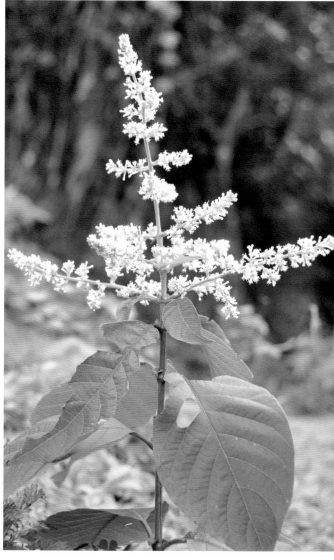

Bas zend xok 羊角藤

【Bit hsenb 俗名】山八角、牛筋藤、红头根、白面麻、穿骨虫。

【Dios kob deis 基源】为茜草科植物羊角藤 *Morinda umbellata* Linnaeus subsp. *obovata* Y. Z. Ruan 的根。

【Niangb bet deis 生长环境】生于疏林、灌木丛。分布于部分苗乡。

【Jox hsub 性味属经】性热，味辛甘，属热药，入冷经。

【Qet diel xid 功能主治】功能：hxub jent hxenk net 祛风除湿，yis hsongd tiod hxend 补骨强筋。主治：yens jent mongb ghut hsongd 风湿性关节炎，mongb diub 腰痛，hvuk jangb 虚弱，dix gangb 疔疮。

【Ed not xus 用法用量】内服，水煎，25 ～ 30 g；或炖肉吃。

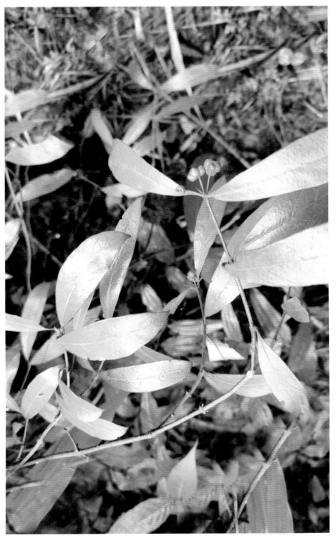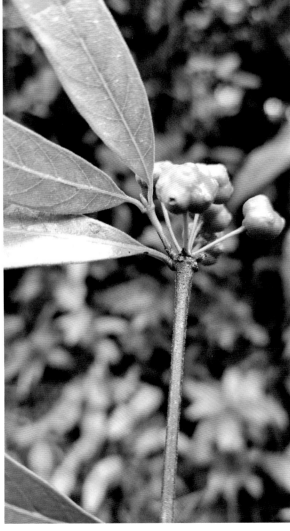

忍冬科

Bangx ghad dlad 忍冬

【Bit hsenb 俗名】双苞花、忍冬藤、金银花、金藤花。

【Dios kob deis 基源】为忍冬科植物忍冬 *Lonicera japonica* Thunberg 的藤茎、叶、花蕾。

【Niangb bet deis 生长环境】生于荒山灌木丛、刺蓬、农地边。分布于各地苗乡。

【Jox hsub 性味属经】性冷，味甘涩，属冷药，入热经。

【Qet diel xid 功能主治】功能：hxub kib tat jab 清热解毒，hxub jent tongb hxud 祛风通络。主治：nongx jib gos jab 误食毒菌中毒，yens xit 外伤，yens jent mongb ghut hsongd 风湿性关节炎，ghab hsangb ongd hsongd 伤口感染，zaid wel jangx dix bus 乳痈，niangb hsab pob mongb 无名肿毒，dix yangf 恶疮。

【Ed not xus 用法用量】内服，水煎，15 ～ 25 g；或入丸、散。外用，研末调敷。

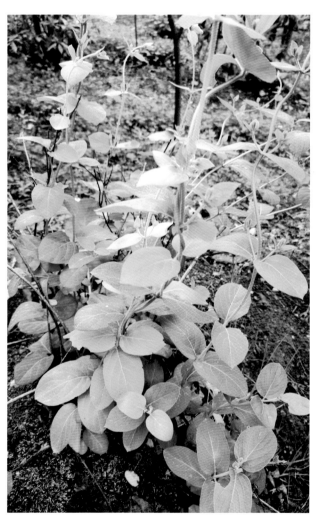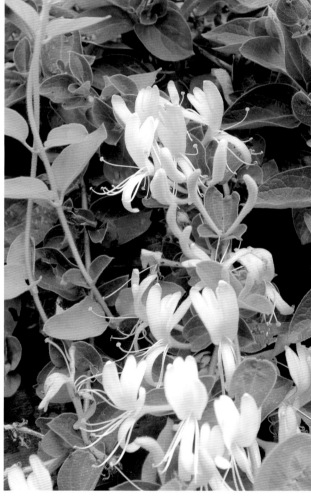

Bangx jab hxangt bet 细毡毛忍冬

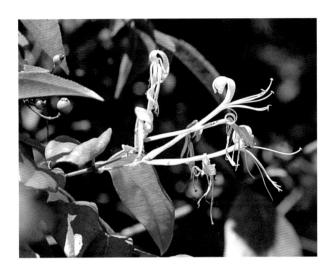

【Bit hsenb 俗名】二花秧、左旋藤、左转藤、通录草、蜜桶藤、鸳鸯藤。

【Dios kob deis 基源】为忍冬科植物细毡毛忍冬 *Lonicera similis* Hemsley 的花蕾。

【Niangb bet deis 生长环境】生于坡塝灌木丛、刺蓬、农地边。分布于各地苗乡。

【Jox hsub 性味属经】性冷，味苦涩，属冷药，入热经。

【Qet diel xid 功能主治】功能：hxub kib tat jab 清热解毒，hxenk dix yangf 消恶疮。主治：gid niangs angt bus 深部脓肿，bus diangd 骨髓炎，ghab hsangb ongd hsongd hxangd bus 伤口感染有脓，dix guk 背痈，jil wel od nul 乳腺炎，niangb hsab pob mongb 无名肿毒。

【Ed not xus 用法用量】内服，水煎，15 ～ 25 g；或入丸、散。外用，研末调敷。

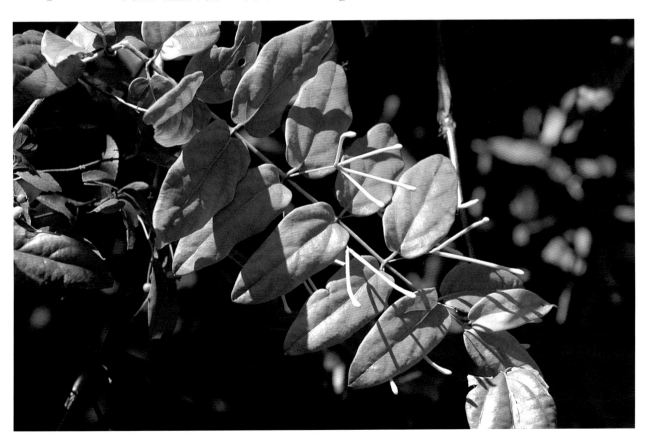

Bangx vob ghad mal 淡红忍冬

【Bit hsenb 俗名】二宝花、双苞花、岩银花。

【Dios kob deis 基源】为忍冬科植物淡红忍冬 *Lonicera acuminata* Wallich 的藤茎、叶、花蕾。

【Niangb bet deis 生长环境】生于山坡、荒地、灌木丛。分布于各地苗乡。

【Jox hsub 性味属经】性冷，味苦涩，属冷药，入热经。

【Qet diel xid 功能主治】功能：hxub kib tat jab 清热解毒，hxenk dix yangf 消恶疮。主治：nais pot od nul 肺炎，mongb lilaib khob dlangb bil 脑炎，nais pot lax bus 肺痈，xok hniub mais 红眼病，gos jab dib gangb 农药中毒。

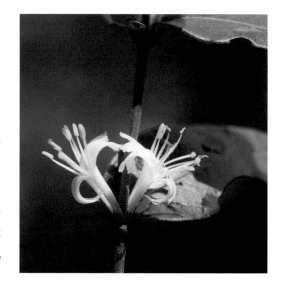

【Ed not xus 用法用量】内服，水煎，15 ～ 25 g；或入丸、散。外用，熬水洗。

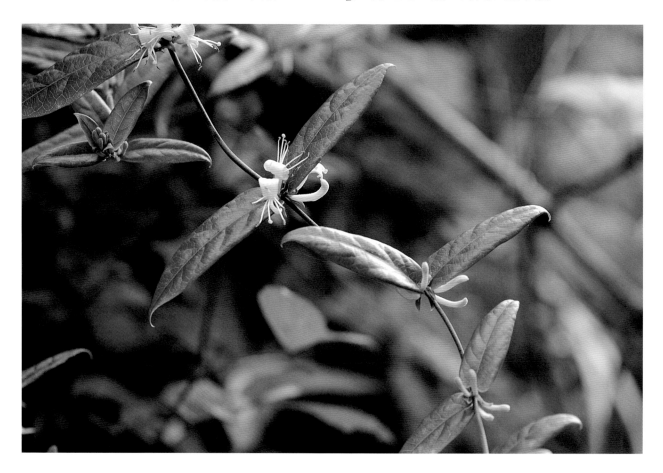

Bas vob ghad xok 菰腺忍冬

【Bit hsenb 俗名】忍冬藤、过冬藤、金银藤。

【Dios kob deis 基源】为忍冬科植物菰腺忍冬 *Lonicera hypoglauca* Miquel 的花蕾。

【Niangb bet deis 生长环境】生于山坡林缘、灌木丛。分布于各地苗乡。

【Jox hsub 性味属经】性冷，味苦涩，属冷药，入热经。

【Qet diel xid 功能主治】功能：hxub kib tat jab 清热解毒，bend ghad dangf zal 涩肠止泻。主治：ait gheb 麻疹，mongb git ghab naix 腮腺炎，jangx ghab dliax gangb 毒疮，mongb qub zal ghad 腹痛腹泻，zal ghad dongk xok 细菌性痢疾。

【Ed not xus 用法用量】内服，水煎，15 ～ 25 g；或入丸、散。外用，水煎洗。

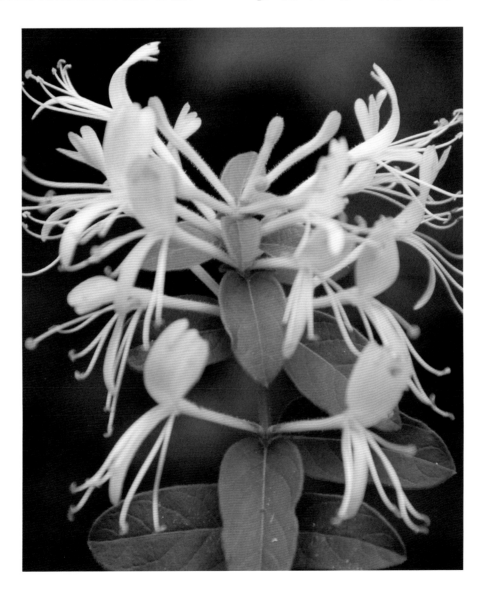

Bangx jab hxangb bil 华南忍冬

【Bit hsenb 俗名】土银花、野金银、假金银花、山金银花、土忍冬。

【Dios kob deis 基源】为忍冬科植物华南忍冬 *Lonicera confusa* Candolle 的叶、花蕾。

【Niangb bet deis 生长环境】生于山坡荒地、农地边、灌木丛。分布于各地苗乡。

【Jox hsub 性味属经】性冷，味苦，属冷药，入热经。

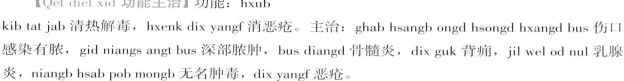

【Qet diel xid 功能主治】功能：hxub kib tat jab 清热解毒，hxenk dix yangf 消恶疮。主治：ghab hsangb ongd hsongd hxangd bus 伤口感染有脓，gid niangs angt bus 深部脓肿，bus diangd 骨髓炎，dix guk 背痈，jil wel od nul 乳腺炎，niangb hsab pob mongb 无名肿毒，dix yangf 恶疮。

【Ed not xus 用法用量】内服，水煎，15 ～ 25 g；或入丸、散。外用，研末调敷。

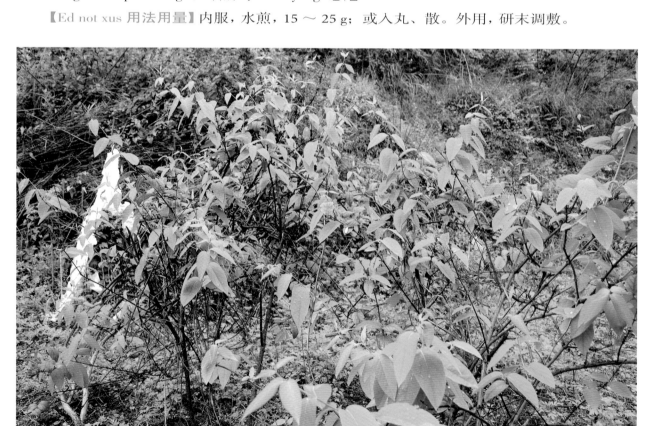

Bangx jab hxangb 苦糖果

【Bit hxcnb 俗名】土忍冬、山银花、肚了银花、假金银花、大金银花。

【Dios kob deis 基源】为忍冬科植物苦糖果 *Lonicera fragrantissima* Lindley & Paxton var. *lancifolia* (Rehder) Q. E. Yang 的花蕾或全草。

【Niangb bet deis 生长环境】生于坡塝、沟谷、灌木丛。分布于各地苗乡。

【Jox hsub 性味属经】性冷，味苦，属冷药，入热经。

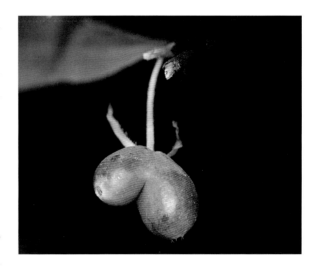

【Qet diel xid 功能主治】功能：hxub kib tat jab 清热解毒，vuk gangb liangs ngix 敛疮生肌。主治：ait ngol heik bongt 咳嗽痰喘，mongb git ghab naix 腮腺炎，gangb dix 疮疖，zal ghad dongk xok 细菌性痢疾。

【Ed not xus 用法用量】内服，水煎，15 ～ 25 g。外用，捣烂敷；或水煎洗。

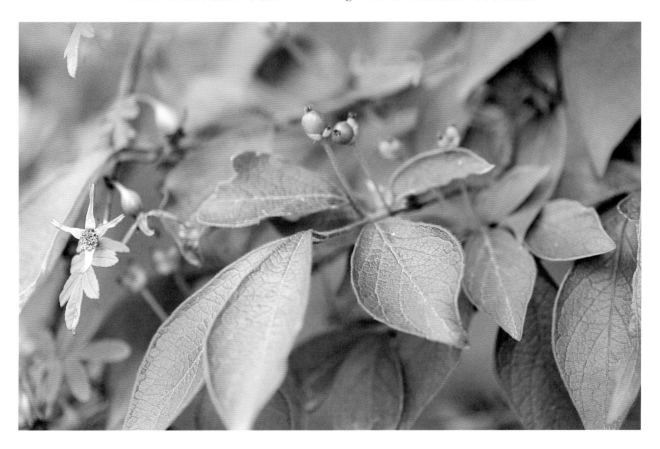

187

Nangx gib liol 血满草

【Bit hsenb 俗名】七叶麻、大血草、小牡丹、乌鸡腿、红山花、珍珠麻、接骨丹。

【Dios kob deis 基源】为忍冬科植物血满草 *Sambucus adnata* Wallich ex Candolle 的全草或根。

【Niangb bet deis 生长环境】生于中山地区疏林、沟谷潮湿处。分布于部分苗乡。

【Jox hsub 性味属经】性热，味甘涩，属热药，入冷经。

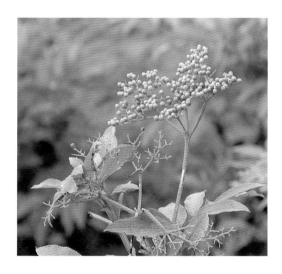

【Qet diel xid 功能主治】功能：tongb eb dlax xuf 利水渗湿，hxub jent tongb hxud 祛风通络，ves hxangd tat jit hxangd 活血化瘀。主治：lod hsongd 骨折，neit lis 扭伤，yens jent mongb hsongd 风湿骨痛，diuf od nul 肾炎，pob lob pob bil 手脚水肿，dlif ghab neib ghangb 脱肛。

【Ed not xus 用法用量】内服，水煎，15 ～ 25 g；或炖肉吃。外用，捣烂敷。

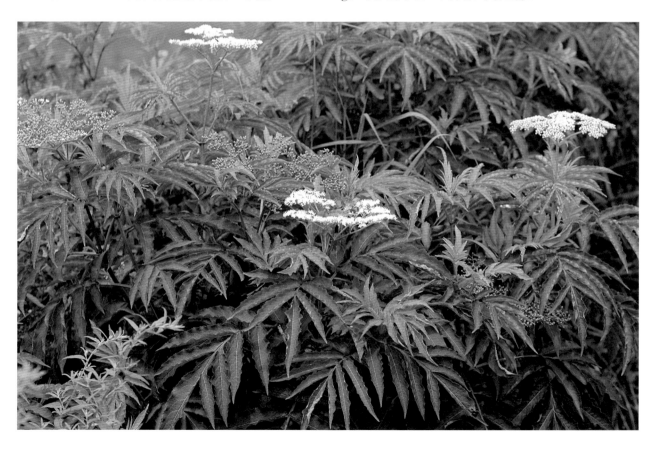

Det wik bil 半边月

【Bit hsenb 俗名】乌鸡腿、白马桑、扫地风。

【Dios kob deis 基源】为忍冬科植物半边月 *Weigela japonica* Thunberg var. *sinica* (Rehder) Bailey 的全草。

【Niangb bet deis 生长环境】生于丛林阴湿地区、溪涧边、山谷阴湿处。分布于各地苗乡。

【Jox hsub 性味属经】性冷，味苦涩，属冷药，入热经。

【Qet diel xid 功能主治】功能：hxub hvuk dangf ghad dongk 收敛止痢。主治：zal ghad dongk dlab 阿米巴痢疾，zal ghad dongk xok 细菌性痢疾。

【Ed not xus 用法用量】内服，水煎，25 ～ 30 g。

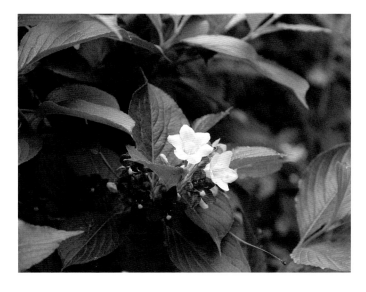

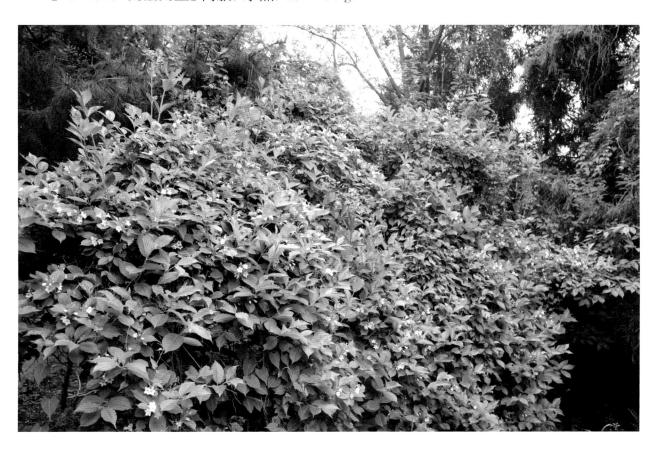

Det gangt gaib 水红木

【Bit hsenb 俗名】山女贞、大路通、四季青、吊白叶、灰包木、粉桐叶。

【Dios kob deis 基源】为忍冬科植物水红木 *Viburnum cylindricum* Buchanan-Hamilton ex D. Don 的叶、皮。

【Niangb bet deis 生长环境】生于中山地区深山杂木林、灌木丛。分布于部分苗乡。

【Jox hsub 性味属经】性冷，味苦涩，属冷药，入热经。

【Qet diel xid 功能主治】功能：hxub kib seil hxangd 清热凉血，git xuf tongb hxid 除湿通络。主治：yens jent mongb hsongd hxend 风湿筋骨疼痛，kib eb kib dul 水火烫伤，dix eb bus 脓疱疮，gangb vas 癣，mongb qub zal ghad 腹痛腹泻，zal ghad dongk dlub 白痢。

【Ed not xus 用法用量】内服，水煎，15 ～ 25 g。外用，水煎洗。

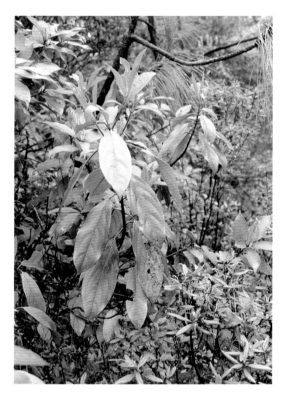

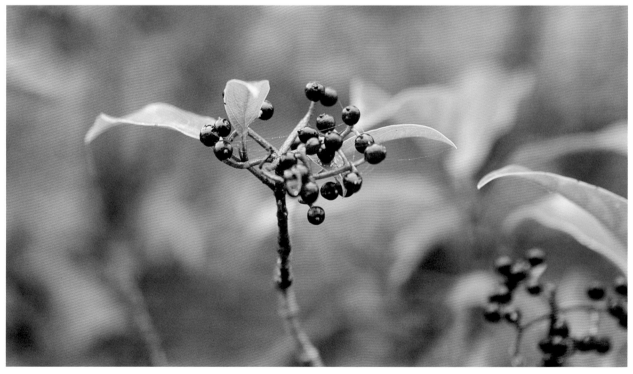

Det hxub gab mongl 桦叶荚蒾

【Bit heenb 俗名】荚蒾、羿先、小荚蒾、孩儿拳头。

【Dios kob deis 基源】为忍冬科植物桦叶荚蒾 *Viburnum betulifolium* Batalin 的根、种子。

【Niangb bet deis 生长环境】生于山地林下、灌木丛。分布于部分苗乡。

【Jox hsub 性味属经】性热，味涩，属热药，入冷经。

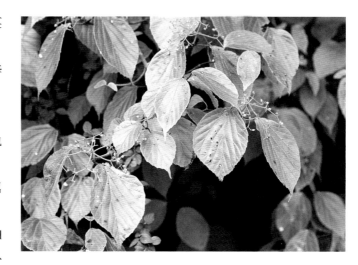

【Qet diel xid 功能主治】功能：tad hxid dlongs lis 舒筋活络，yis hsongd tiod hxend 补骨强筋。主治：mongb hsongd hxend 筋骨疼痛，dib yens jit hxangd angt mongb 跌打瘀血肿痛，yens jent juk jik 风湿麻木。

【Ed not xus 用法用量】内服，水煎，15 ～ 30 g；或浸酒饮。

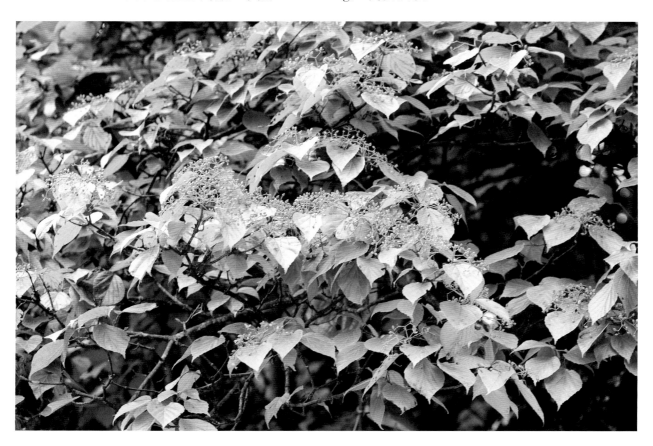

Det ghad lid vud 烟管荚蒾

【Bit hsenb 俗名】黑汉条、羊屎条、羊奶根、羊食子、冷饭团、灰猫条。

【Dios kob deis 基源】为忍冬科植物烟管荚蒾 *Viburnum utile* Hemsley 的根。

【Niangb bet deis 生长环境】生于坡塝灌木林、灌木丛、林缘。分布于各地苗乡。

【Jox hsub 性味属经】性平，味酸涩，属冷热两经药，入两经。

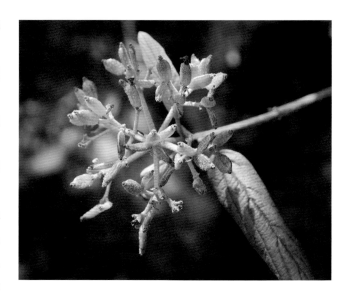

【Qet diel xid 功能主治】功能：hxub jent hxenk net 祛风除湿，hxub hvuk dangf ghad dongk 收敛止痢。主治：yens jent mongb hsongd 风湿骨痛，dliangd bil dib sangb 跌打损伤，dix khangd ghad 痔疮，dlif ghab neib ghangb 脱肛，zal ghad dongk xok 细菌性痢疾。

【Ed not xus 用法用量】内服，水煎，15 ～ 25 g；或入丸、散。外用，水煎洗；或研末调敷。

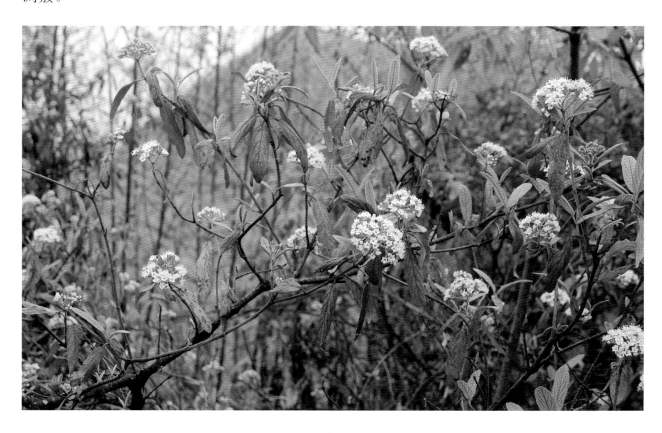

Det sangd 茶荚蒾

【Bit hsenb 俗名】冷饭木、青皮木。

【Dios kob deis 基源】为忍冬科植物茶荚蒾 *Viburnum setigerum* Hance 的花蕾。

【Niangb bet deis 生长环境】生于山野林下、灌木丛。分布于部分苗乡。

【Jox hsub 性味属经】性冷，味苦，属冷药，入热经。

【Qet diel xid 功能主治】功能：hxub kib tat jab 清热解毒，vuk gangb hxenk angt 敛疮消肿。主治：nais pot lax bus 肺痈，hfud nais pot angt bus 肺脓肿，jil wel od nul 乳腺炎。

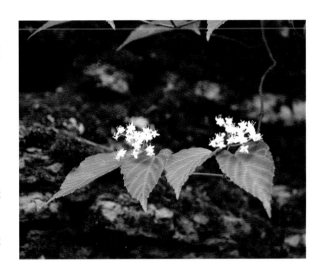

【Ed not xus 用法用量】内服，水煎，10 ～ 15 g。外用，捣烂敷；或捣汁涂。

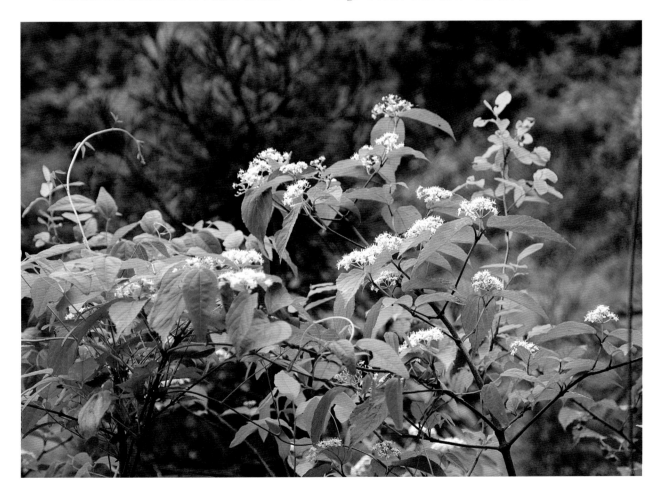

Det sangd hlieb 珍珠荚蒾

【Bit hsenb 俗名】冷饭子、老米酒、汤饭子。

【Dios kob deis 基源】为忍冬科植物珍珠荚蒾 *Viburnum foetidum* Wallich var. *ceanothoides* (C. H. Wright) Handel-Mazzetti 的根、果、树皮。

【Niangb bet deis 生长环境】生于疏林、灌木丛、林缘、沟谷。分布于部分苗乡。

【Jox hsub 性味属经】性平，味酸微甘，属冷热两经药，入两经。

【Qet diel xid 功能主治】功能：hxub kib seil hxangd 清热凉血，dias jent dangf ngol 疏风止咳。主治：yens xit lol hxangd 刀伤出血，mongb khob 头痛，mongb diub mongb jid 周身疼痛，yens jent kib ait ngol 风热咳嗽，jangx gangb lot 口疮。

【Ed not xus 用法用量】内服，水煎，15～25 g。

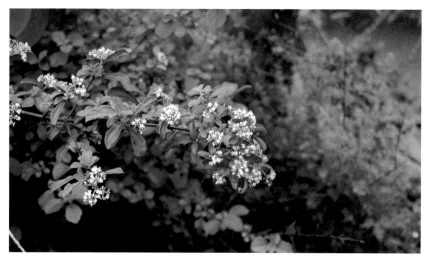 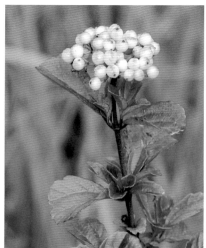

Det hxub gab 荚蒾

【Bit hsenb 俗名】击迷、羿先、酸汤杆、孩儿拳头。

【Dios kob deis 基源】为忍冬科植物荚蒾 *Viburnum dilatatum* Thunberg 的茎、叶、种子。

【Niangb bet deis 生长环境】生于山地疏林、灌木丛。分布于各地苗乡。

【Jox hsub 性味属经】性平，味甘苦，属冷热两经药，入两经。

【Qet diel xid 功能主治】功能：dib gangb hxenk ghuk 杀虫消积。主治：jib daib ngas naix mais 小儿疳积，gangb jongb jangx 蛔虫病，niangb gangb hsob 蛲虫病，yens nangb gik 毒蛇咬伤。

【Ed not xus 用法用量】内服，水煎，15～25 g。

Det hxub gab gangb 蝴蝶戏珠花

【Bit hsenb 俗名】荚蒾、苦酸汤、蝴蝶树、酸汤藤、蝴蝶荚蒾。

【Dios kob deis 基源】为忍冬科植物蝴蝶戏珠花 *Viburnum plicatum* Thunberg f. *tomentosum* (Miquel) Rehder 的根茎。

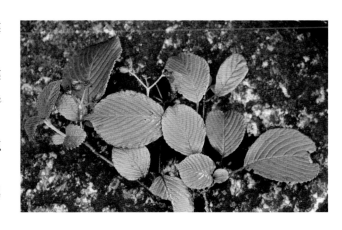

【Niangb bet deis 生长环境】生于山地疏林、灌木丛。分布于各地苗乡。

【Jox hsub 性味属经】性平，味甘苦，属冷热两经药，入两经。

【Qet diel xid 功能主治】功能：hxub kib tat jab 清热解毒，dib gangb hxenk ghuk 杀虫消积。主治：jib daib ngas naix mais 小儿疳积，gangb jongb jangx 蛔虫病，jif od nul 淋巴结炎，jangx dix gangb kib jid 疔疮发热，yens nangb gik 毒蛇咬伤。

【Ed not xus 用法用量】内服，水煎，8～15 g。外用，取根茎燃烧后，使烟熏于铁刀片上，将烟油刮下收集，敷搽患处。

Det wab mangl 接骨木

【Bit hsenb 俗名】接骨丹、铁骨散、舒筋树、插插活、七叶星。

【Dios kob deis 基源】为忍冬科植物接骨木 *Sambucus williamsii* Hanme 的茎枝、根、叶。

【Niangb bet deis 生长环境】生于坡塝林下、灌木丛、山坡草地。分布于部分苗乡。

【Jox hsub 性味属经】性平，味甘，属冷热两经药，入两经。

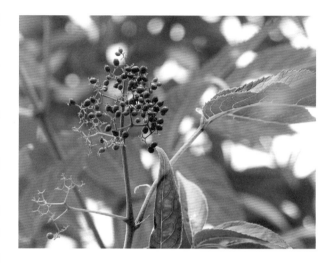

【Qet diel xid 功能主治】功能：hxub jent hxenk net 祛风除湿，ves hxangd tongb hxud 活血通络。主治：lod hsongd 骨折，yens jent mongb ghut hsongd 风湿性关节炎，mongb hsongd hxend 筋骨疼痛，yens xit lol hxangd 刀伤出血，diuf od nul pob jid 肾炎水肿，yens hseik 漆疮。

【Ed not xus 用法用量】内服，水煎，15 ～ 25 g；或入丸、散。外用，捣烂敷；或水煎熏洗。

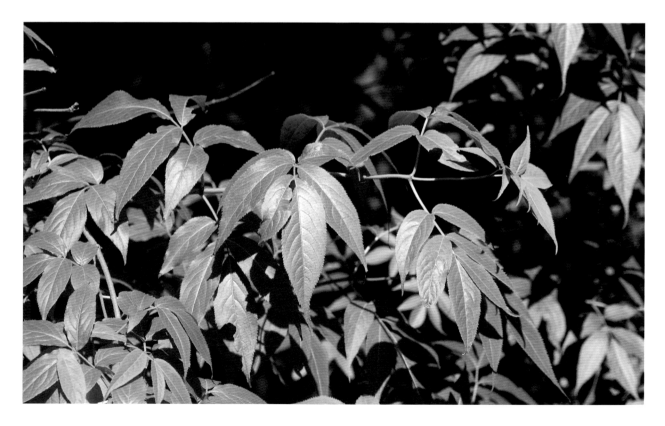

Det nos bil 接骨草

【Bit hsenb 俗名】八棱麻、七叶麻、大臭草、珍珠麻、铁篱笆、珊瑚花。

【Dios kob deis 基源】为忍冬科植物接骨草 *Sambucus javanica* Blume 的全草或根。

【Niangb bet deis 生长环境】生于山区坡脚、河边。分布于部分苗乡。

【Jox hsub 性味属经】性热，味甘酸，属热药，入冷经。

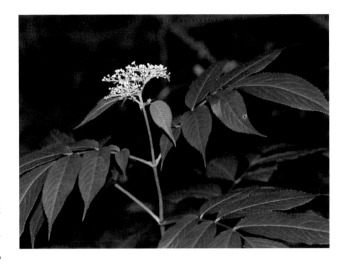

【Qet diel xid 功能主治】功能：hxub jent hxenk net 祛风除湿，ves hxangd tat jit hxangd 活血化瘀。主治：mongb ghab dlad mongb bab 腰腿疼痛，lod hsongd 骨折，dib yens od hxangd 跌打吐血，diuf od nul pob jid 肾炎水肿，yens jent jangx dliangb dul qut qat 风疹瘙痒。

【Ed not xus 用法用量】内服，水煎，15 ～ 25 g；或浸酒饮。外用，水煎洗浴；或捣烂敷。

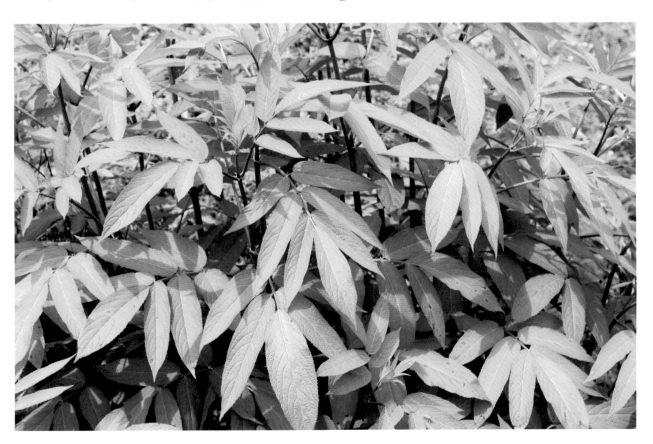

菊 科

Vob hvid songb 菊花

【Bit hsenb 俗名】节华、甘菊、珍菊、金精、药菊、家菊、大菊花、甜菊花。

【Dios kob deis 基源】为菊科植物菊花 *Chrysanthemum × morifolium* Ramatuelle 的花、叶。

【Niangb bet deis 生长环境】属观赏花卉、药用花卉，有栽培。分布于部分苗乡。

【Jox hsub 性味属经】性冷，味甘苦，属冷药，入热经。

【Qet diel xid 功能主治】功能：hxub kib tat jab 清热解毒，lal nais jongt xend mais 清

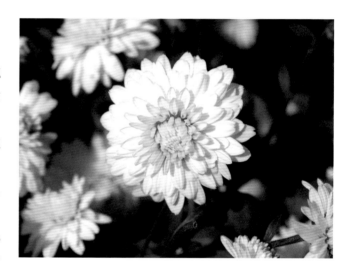

肝明目。主治：mongb khob 头痛，niel nangl was wus 头昏眩晕症，hniub mais pob xok mongb 目赤肿痛，zuk mais 头昏目黑，niangb hsab pob mongb 无名肿毒，dix gangb 疔疮。

【Ed not xus 用法用量】内服，水煎，10 ～ 20 g；或泡茶饮；或入丸、散。

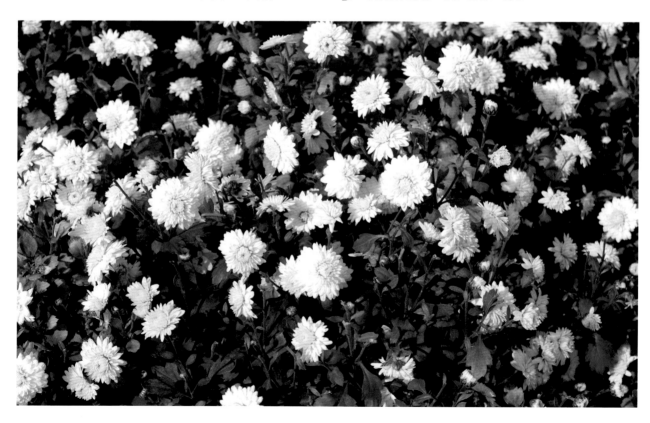

Bangx vob hvid 野菊

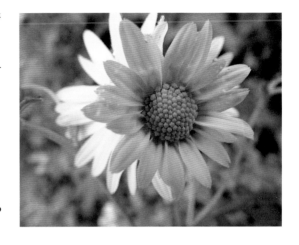

【Bit hsenb 俗名】苦薏、北野菊、岩香菊、野山菊、野黄菊。

【Dios kob deis 基源】为菊科植物野菊 *Chrysanthemum indicum* Linnaeus 的花或全草。

【Niangb bet deis 生长环境】生于荒地、路边、林缘、农地边。分布于各地苗乡。

【Jox hsub 性味属经】性冷，味苦辛，属冷药，入热经。

【Qet diel xid 功能主治】功能：hxub kib tat jab 清热解毒，lal nais jongt xend mais 清肝明目。主治：kib seil 疟疾，nit diongx hxangd 高血压，mongb ghad nial mais 风火眼，mongb ghongd dlub 白喉，zaid wel jangx dix bus 乳痈，niangb hsab pob mongb 无名肿毒，dix gangb 疔疮。

【Ed not xus 用法用量】内服，水煎，10 ～ 20 g（鲜品 50 ～ 100 g）；或捣汁服。

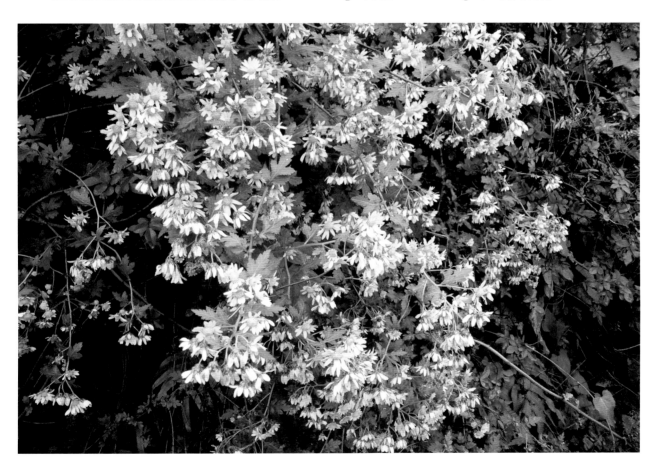

Bangx vob hvid vud 甘菊

【Bit hsenb 俗名】小冬菊、冬菊花、野菊花。

【Dios kob deis 基源】为菊科植物甘菊 *Chrysanthemum lavandulifolium* (Fischer ex Trautvetter) Makino 的花或全草。

【Niangb bet deis 生长环境】生于多岩石坡塝、草地、路边。分布于各地苗乡。

【Jox hsub 性味属经】性冷，味苦辛，属冷药，入热经。

【Qet diel xid 功能主治】功能：hxub kib tat jab 清热解毒，lal nais jongt xend mais 清肝明目。主治：nit diongx hxangd 高血压，mongb ghad nial mais 风火眼，kib seil 疟疾，zaid wel jangx dix bus 乳痈，niangb hsab pob mongb 无名肿毒，yens gangb kuk gik 蜈蚣咬伤。

【Ed not xus 用法用量】内服，水煎，10 ～ 20 g（鲜品 50 ～ 60 g）；或捣汁服。

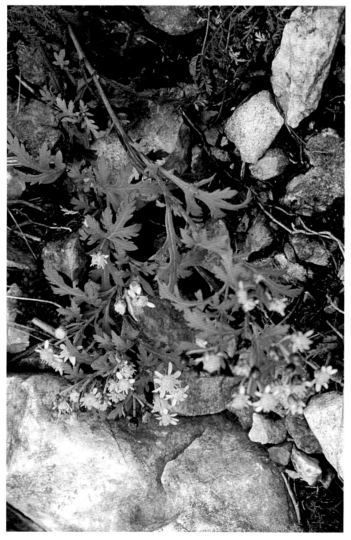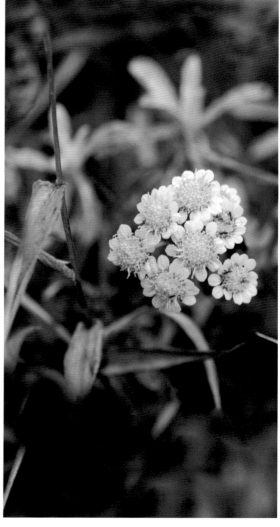

Vob hvid bangx fangx 甘菊甘野菊变种*

【Bit hsenb 俗名】甜菊、野菊花、野甜菊、野药菊。

【Dios kob deis 基源】为菊科植物甘菊甘野菊变种 *Chrysanthemum lavandulifolium* (Fischer ex Trautvetter) Makino var. *seticuspe* (Maximowicz) Shih 的全草或花。

【Niangb bet deis 生长环境】生于山坡荒地、农地边。分布于各地苗乡。

【Jox hsub 性味属经】性平，味苦，属冷热两经药，入两经。

【Qet diel xid 功能主治】功能：hxub kib tat jab 清热解毒，lal nais jongt xend mais 清肝明目。主治：mangb hfud seil 风寒感冒，diuf od nul 肾炎，dix gangb 疔疮，gangb daid eb 湿疹。

【Ed not xus 用法用量】内服，水煎，15 ～ 25 g。外用，捣烂敷；或水煎淋洗。

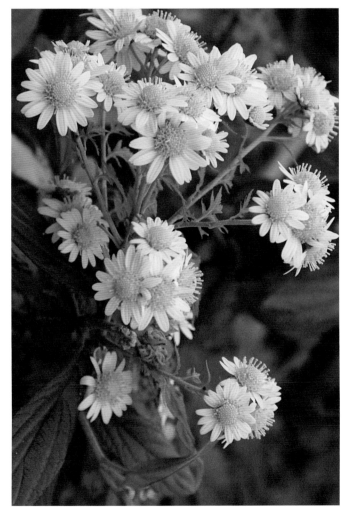 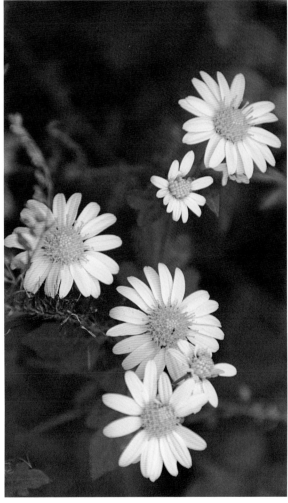

---

* *Flora of China*（FOC）将甘菊甘野菊变种视为甘菊的异名之一，归入甘菊项下。

Vob xib gangx 万寿菊

【Bit hsenb 俗名】西番菊、孔雀草、黄菊花。

【Dios kob deis 基源】为菊科植物万寿菊 *Tagetes erecta* Linnaeus 的全草或带根全草。

【Niangb bet deis 生长环境】生于村寨边、屋边，有栽培。分布于部分苗乡。

【Jox hsub 性味属经】性平，味苦，属冷热两经药，入两经。

【Qet diel xid 功能主治】功能：hxub kib gangt xuf 清热燥湿，dangf ngol 止咳。主治：ait ngol 咳嗽，laib lot lax 口腔溃烂，zal ghad dongk xok 细菌性痢疾。

【Ed not xus 用法用量】内服，水煎，15 ～ 25 g。外用，水煎洗。

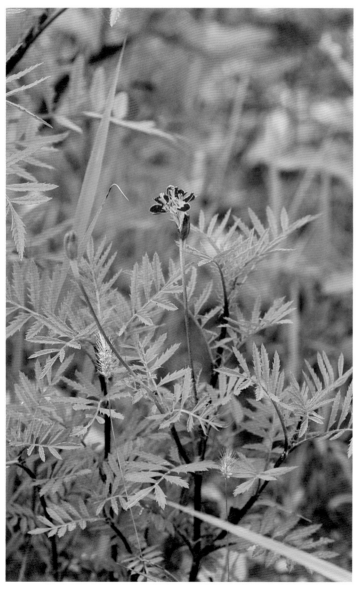
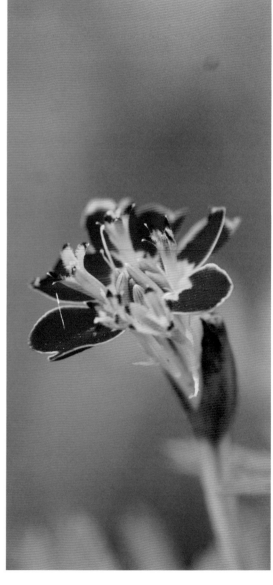

Vob xib dlub 东菊

【Bit hsenb 俗名】兰田草、牙陷药、野菠菜、细牛舌片。

【Dios kob deis 基源】为菊科植物东菊 *Aster dubius* (Thunberg) Onno 的全草。

【Niangb bet deis 生长环境】生于坡塝草地、农地周围。分布于各地苗乡。

【Jox hsub 性味属经】性平，味苦，属冷热两经药，入两经。

【Qet diel xid 功能主治】功能：yis dliangl nol ves 滋阴补虚，hxub kib 清热。主治：hvuk jangb 虚弱，ghab nangx hmid lol hxangd 牙龈出血，hangt lot 口臭，jangx ghab dliax gangb 毒疮，kib eb kib dul 水火烫伤。

【Ed not xus 用法用量】内服，水煎，15 ～ 25 g。外用，捣烂敷；或捣汁涂。

Vob xangl bil 蓝花毛鳞菊

【Bit hsenb 俗名】苦参、蓝岩参菊、蓝花菊。

【Dios kob deis 基源】为菊科植物蓝花毛鳞菊 *Melanoseris cyanea* (D. Don) Edgeworth 的全草。

【Niangb bet deis 生长环境】喜生于荒坡、荒地、田边、路旁。分布于各地苗乡。

【Jox hsub 性味属经】性平，味辛苦，属冷热两经药，入两经。

【Qet diel xid 功能主治】功能：hxub kib hxenk ongd hsongd 清热消炎，tiod nat mangs buk dux 健脾和胃。主治：mongb daif gad 胃痛（胸口痛），pob lob pob bil 手脚水肿，dinx gad xangd dit 食积饱胀，ax ghangb lot gad 食欲不振，mongb qub zal ghad 腹痛腹泻。

【Ed not xus 用法用量】内服，水煎，15 ～ 25 g。外用，捣烂敷。

Vob hvid eb 下田菊

【Bit hsenb 俗名】仁皂刺、汗苏麻、田野菊、乳痈药。

【Dios kob deis 基源】为菊科植物下田菊 *Adenostemma lavenia* (Linnaeus) Kuntze 的全草。

【Niangb bet deis 生长环境】生于山野近水地区、沟谷湿地。分布于各地苗乡。

【Jox hsub 性味属经】性冷，味甘辛，属冷药，入热经。

【Qet diel xid 功能主治】功能：tad dud tat seil 解表散寒，hxub jent hxenk net 祛风除湿。主治：nais jongt od nul duk naix 传染性肝炎，mangb hfud seil 风寒感冒，yens jent mongb ghut hsongd 风湿性关节炎。

【Ed not xus 用法用量】内服，水煎，15 ～ 25 g。外用，捣烂敷。

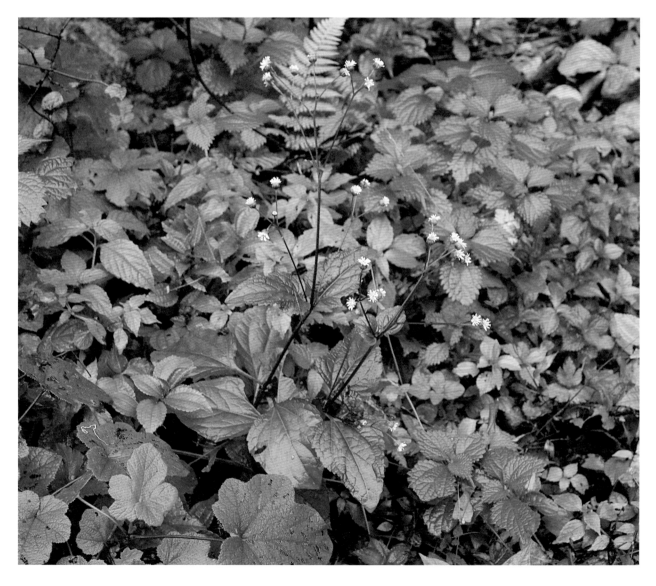

Vob hvid fangx 除虫菊

【Bit hsenb 俗名】金鸡菊、熏虫菊、线叶金鸡菊。

【Dios kob deis 基源】为菊科植物除虫菊 *Tanacetum cinera-riifolium* (Treviranus) Schultz Bipontinus 的叶。

【Niangb bet deis 生长环境】属药用花卉、观赏花卉，有栽培。分布于部分苗乡。

【Jox hsub 性味属经】性平，味辛，属冷热两经药，入两经。

【Qet diel xid 功能主治】功能：hxub kib tat jab 清热解毒，tat jit hxangd hxenk angt 散瘀消肿。主治：yens xit 外伤，dib yens jit hxangd 跌打瘀血，niangb hsab pob mongb 无名肿毒。

【Ed not xus 用法用量】内服，水煎，15 ～ 25 g。外用，捣烂敷；或水煎洗。

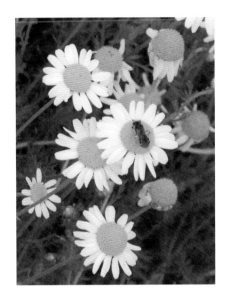

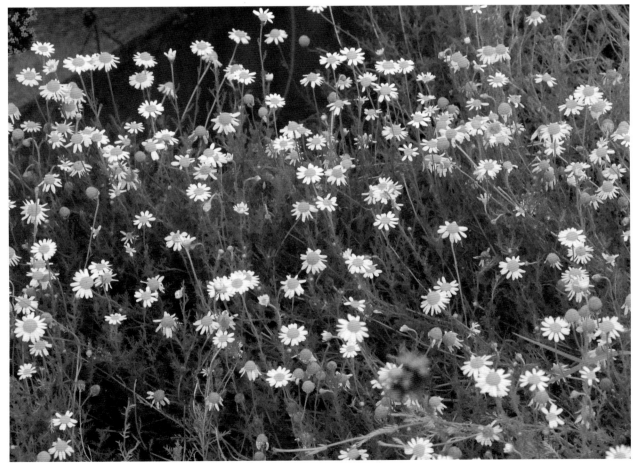

Vob xangl gongt vud 风毛菊

【Bit hsenb 俗名】八楞麻、八面风、八棱麻、三棱草、青竹标。

【Dios kob deis 基源】为菊科植物风毛菊 *Saussurea japonica* (Thunberg) Candolle 的全草。

【Niangb bet deis 生长环境】生于山野草地、荒地。分布于各地苗乡。

【Jox hsub 性味属经】性平，味苦辛，属冷热两经药，入两经。

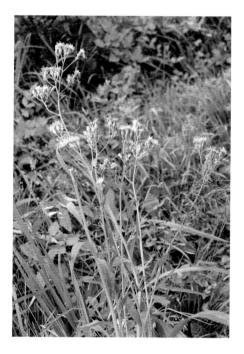

【Qet diel xid 功能主治】功能：hxub jent ves hxangd 祛风活血，tad hxid dlongs lis 舒筋活络。主治：dliangd bil dib sangb 跌打损伤，yens jent mongb 风湿痛，yens jent mongb ghut hsongd 风湿性关节炎，lax dliangb lix 麻风病。

【Ed not xus 用法用量】内服，水煎，15～25 g。外用，捣烂敷。

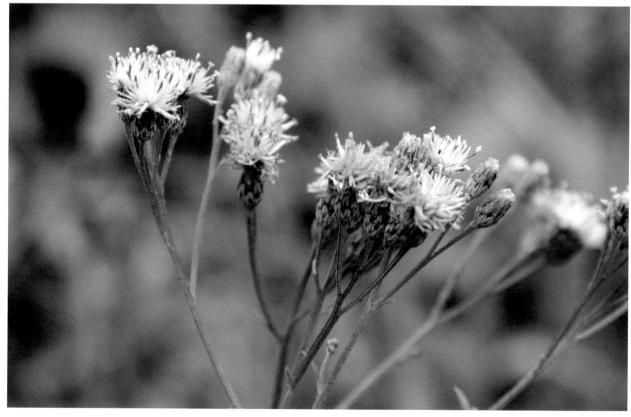

Vob xangl gongt mais 羊耳菊

【Bit hsenb 俗名】山白芷、大刀药、白叶菊、白羊耳、过山香、金边草。

【Dios kob deis 基源】为菊科植物羊耳菊 *Duhaldea cappa* (Buchanan-Hamilton ex D. Don) Pruski & Anderberg 的全草。

【Niangb bet deis 生长环境】生于原野荒山、荒地、草丛。分布于各地苗乡。

【Jox hsub 性味属经】性平，味苦辛，属冷热两经药，入两经。

【Qet diel xid 功能主治】功能：hxub jent gangt xuf 祛风燥湿，hxub jent tad dud 疏风解表。主治：yens jent mongb ghut hsongd 风湿性关节炎，mongb ghab dlad mongb bab 腰腿疼痛，mongb hniub mais 目痛，xenb od nul 胆囊炎，xenb nies vib 胆囊结石，xit daib mangb hfud 产后感冒。

【Ed not xus 用法用量】内服，水煎，25 ～ 30 g。外用，捣烂敷；或水煎洗。

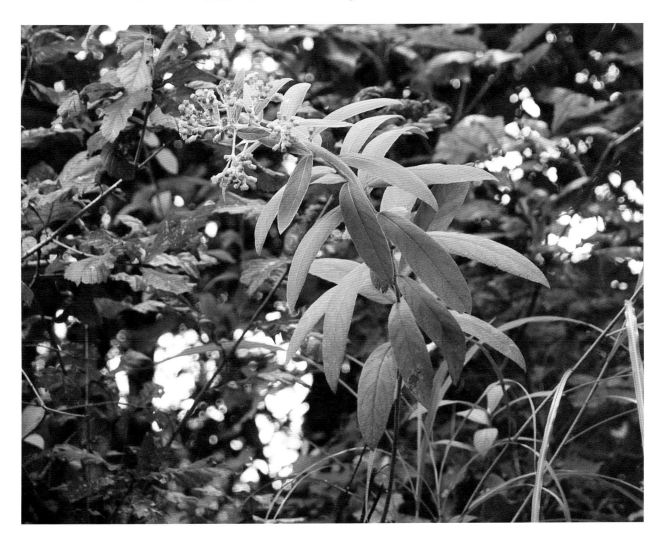

Bangx vob hvid yut 金盏花

【Bit hsenb 俗名】山金菊、水涨菊、小野菊、大金盏菊。

【Dios kob deis 基源】为菊科植物金盏花 *Calendula officinalis* Linnaeus 的花、根。

【Niangb bet deis 生长环境】属观赏花卉，有栽培。分布于各地苗乡。

【Jox hsub 性味属经】性平，味淡，属冷热两经药，入两经。

【Qet diel xid 功能主治】功能：seil hxangd dangf hxangd 凉血止血，hangb bongt ves hxangd 行气活血。主治：buk dux seil mongb 胃寒疼痛，buk dux lax nial 胃溃疡，los ghad ghof 疝气，xud ghad hxangd 便血。

【Ed not xus 用法用量】内服，水煎，25 ～ 30 g。外用，捣烂敷；或水煎洗。

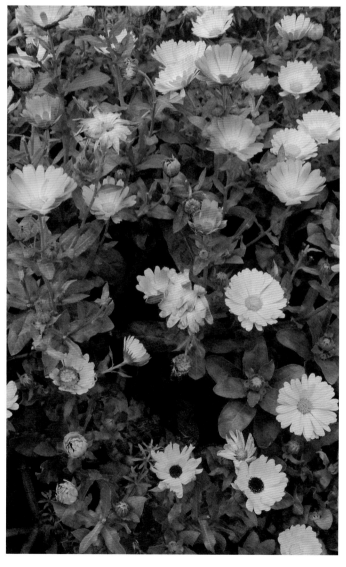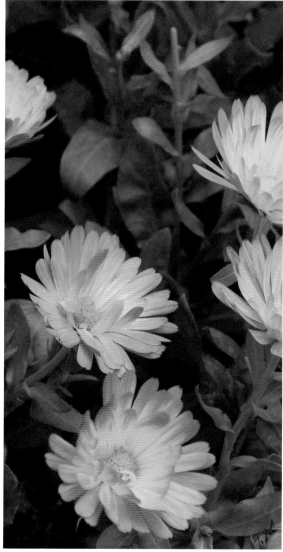

Vob xangl gongt liod 鱼眼草

【Bit hsenb 俗名】三仙菜、白顶草、鱼眼菊、地胡椒、星宿草、翳子草。

【Dios kob deis 基源】为菊科植物鱼眼草 *Dichrocephala integrifolia* (Linnaeus f.) Kuntze 的全草。

【Niangb bet deis 生长环境】喜生于田野、溪沟边、荒地、路旁。分布于各地苗乡。

【Jox hsub 性味属经】性冷，味苦，属冷药，入热经。

【Qet diel xid 功能主治】功能：hxub kib tat jab 清热解毒，yangx gad los gangd 消食化积。主治：mangb hfud kib jid 感冒发烧，jib daib gad ax los 小儿食积，los ghab hlat mais dlub 眼翳，dix gangb 疔疮，zal ghad dongk xok 细菌性痢疾。

【Ed not xus 用法用量】内服，水煎，25 ～ 30 g。外用，捣烂敷。

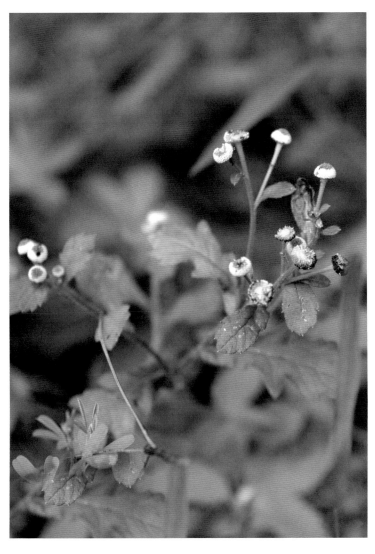
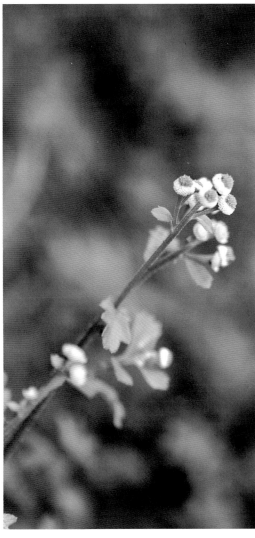

Jab vob xangl gongt 六棱菊

【Bit hsenb 俗名】六角草、四方消、羊耳菊、羊毛草、六耳消、鹿耳翎。

【Dios kob deis 基源】为菊科植物六棱菊 *Laggera alata* (D. Don) Schultz-Bipontinus ex Oliver 的全草。

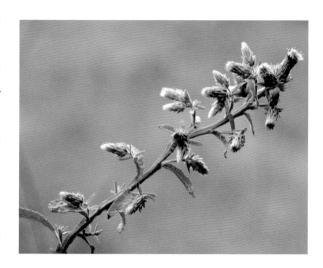

【Niangb bet deis 生长环境】生于草坡、荒地、田野、溪边。分布于各地苗乡。

【Jox hsub 性味属经】性热，味苦，属热药，入冷经。

【Qet diel xid 功能主治】功能：hxub jent hxenk net 祛风除湿，tat jit hxangd hxenk angt 散瘀消肿。主治：yens jent seil ait ngol 风寒咳嗽，dliangd bil dib sangb 跌打损伤，mongb ghut hsongd 关节痛，mongb diub 腰痛，ait gheb bal jid od hxangd 劳伤吐血，gangb daid eb qut qat 湿疹瘙痒。

【Ed not xus 用法用量】内服，水煎，15 ～ 25 g。外用，捣烂敷。

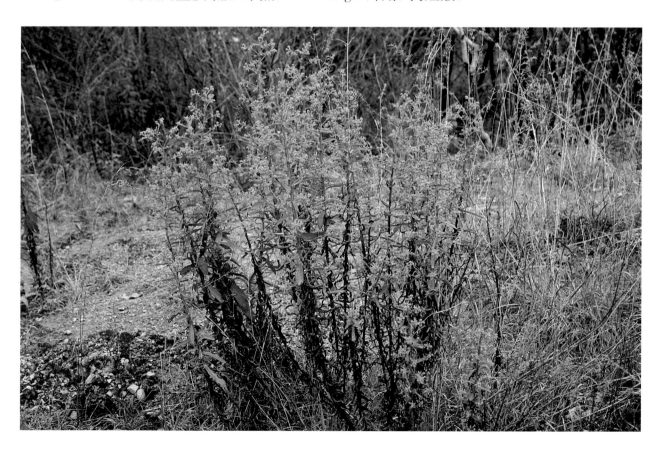

Jab vob xangl lul 糙叶斑鸠菊

【Bit hsenb 俗名】斑鸠菊、黑升麻、六月雪。

【Dios kob deis 基源】为菊科植物糙叶斑鸠菊 *Vernonia aspera* (Roxburgh) Buchanan-Hamilton 的全草。

【Niangb bet deis 生长环境】生于草坡、荒地、林缘。分布于部分苗乡。

【Jox hsub 性味属经】性热，味辛甘，属热药，入冷经。

【Qet diel xid 功能主治】功能：tad dud tat seil 解表散寒，hxenk dix yangf 消恶疮。主治：mangb hfud seil 风寒感冒，yens jent seil ait ngol 风寒咳嗽，gangb daid eb qut qat 湿疹瘙痒。

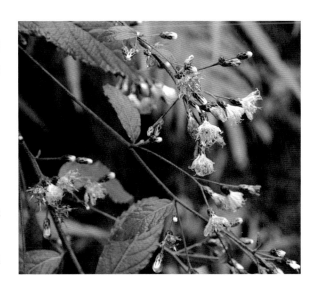

【Ed not xus 用法用量】内服，水煎，15 ～ 25 g。外用，捣烂敷；或水煎洗。

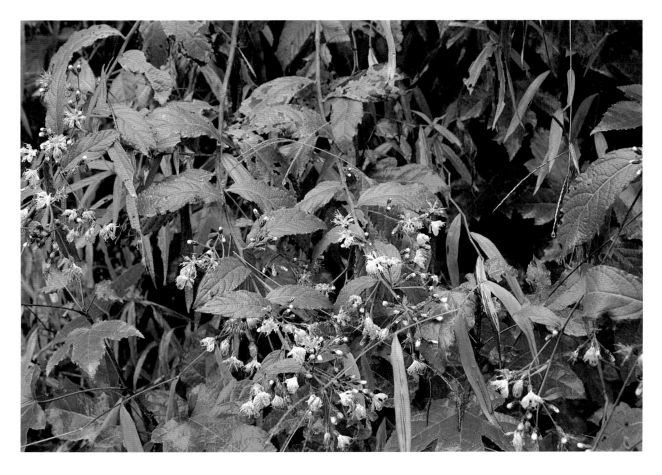

Kid diel 菊芋

【Bit hsenb 俗名】肉姜、洋姜、菊姜、菊花姜。

【Dios kob deis 基源】为菊科植物菊芋 *Helianthus tuberosus* Linnaeus 的块茎。

【Niangb bet deis 生长环境】生于村寨周围荒土、山沟边，有栽培。分布于部分苗乡。

【Jox hsub 性味属经】性冷，味甘微苦，属冷药，入热经。

【Qet diel xid 功能主治】功能：hxub kib tat jab 清热解毒，seil hxangd tat jit hxangd 凉血化瘀。主治：dliangd bil dib sangb 跌打损伤，lod hsongd 骨折，bit ax dangf diongb but not 失眠多梦，nais pot kib ait ngol 肺热咳嗽，khak eb bus jid 糖尿病。

【Ed not xus 用法用量】内服，15 ～ 30 g。外用，捣烂和酒敷。

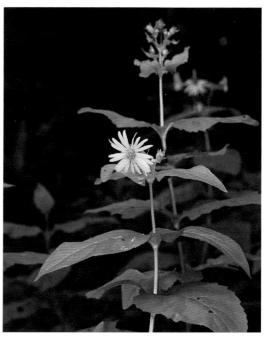

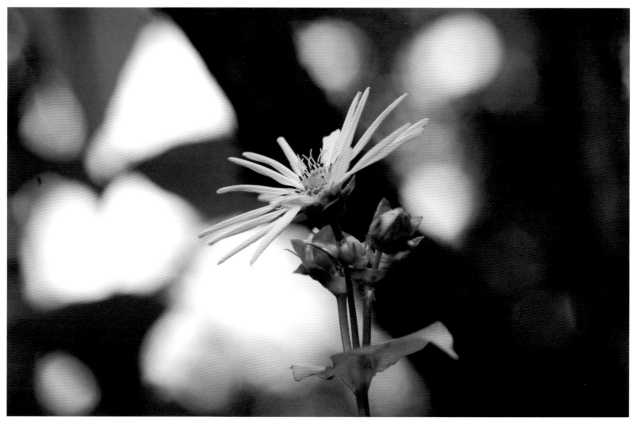

Jab vob xangl 艾

【Bit hsenb 俗名】艾叶、甜艾、艾蒿、灸草、香艾、狼尾蒿子。

【Dios kob deis 基源】为菊科植物艾 *Artemisia argyi* H. Léveillé & Vaniot 的干燥叶。

【Niangb bet deis 生长环境】生于沟谷、园地边、寨边杂草丛，有栽培。分布于各地苗乡。

【Jox hsub 性味属经】性热，味苦辛，属热药，入冷经。

【Qet diel xid 功能主治】功能：qet bongt hxed tongb 理气温通，hxub jent zangl seil 疏风散寒，hxed hxid lis dangf mongb 温经止痛。

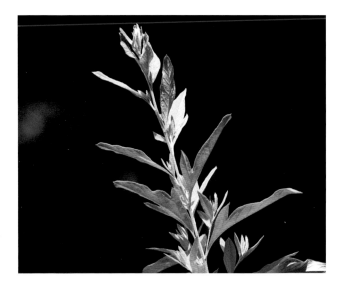

主治：mongb qub 腹痛，od hxangd 吐血，gangb xent 疥疮，hsot ud ax jangx hxib 月经不调，ghad eb dlub lol not 白带过多，zal ghad dongk xok 细菌性痢疾。

【Ed not xus 用法用量】内服，水煎，15 ～ 25 g；或捣汁服；或入丸、散。外用，捣烂作炷；或制成艾条熏灸；或水煎熏洗；或炒热温熨。

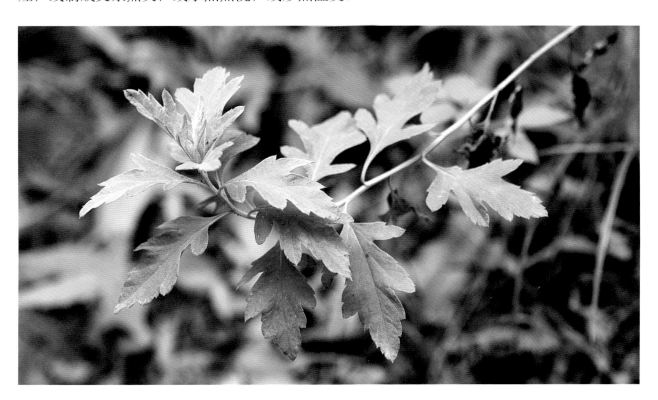

Jab vob kid 白苞蒿

【Bit hsenb 俗名】甜艾、珍珠菊、广东刘寄奴、甜菜子、鸭脚艾、鸭脚菜。

【Dios kob deis 基源】为菊科植物白苞蒿 *Artemisia lactiflora* Wallich ex Candolle 的干燥全草。

【Niangb bet deis 生长环境】生于山坡草地、灌木丛、沟谷。分布于各地苗乡。

【Jox hsub 性味属经】性平，味辛甘，属冷热两经药，入两经。

【Qet diel xid 功能主治】功能：ves hxangd tat jit hxangd 活血化瘀，dias jent dangf ngol 疏风止咳。主治：nais pot kib ait ngol 肺热咳嗽，

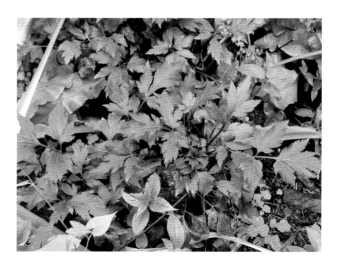

ghab diux ghongd pob xok 咽喉红肿，dib yens jit hxangd angt mongb 跌打瘀血肿痛，ax hsot ud 闭经，hsot ud mongb qub 痛经，xit daib khangd hfak jit hxangd mongb qub 产后瘀积腹痛。

【Ed not xus 用法用量】内服，水煎，15 ~ 25 g。外用，捣烂敷。

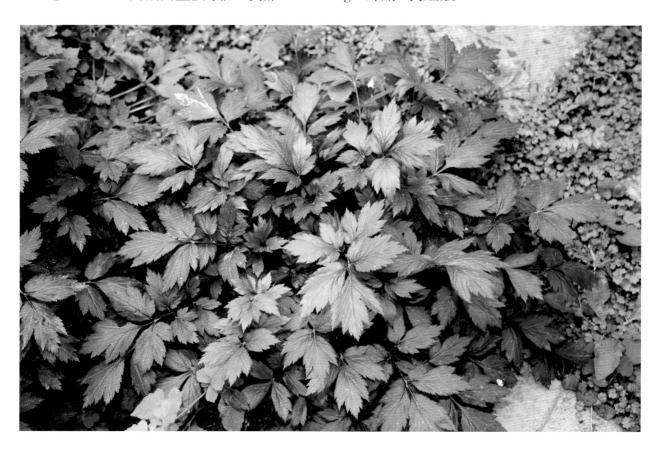

Dangx vob kub 艾纳香

【Bit hsenb 俗名】大艾，冰片，大风艾，大毛香、大黄草、大枫草、牛耳艾。

【Dios kob deis 基源】为菊科植物艾纳香 *Blumea balsamifera* (Linnaeus) Candolle 的全草或根、叶。

【Niangb bet deis 生长环境】生于山溪边、河边、石山，有栽培。分布于各地苗乡。

【Jox hsub 性味属经】性热，味辛苦，属热药，入冷经。

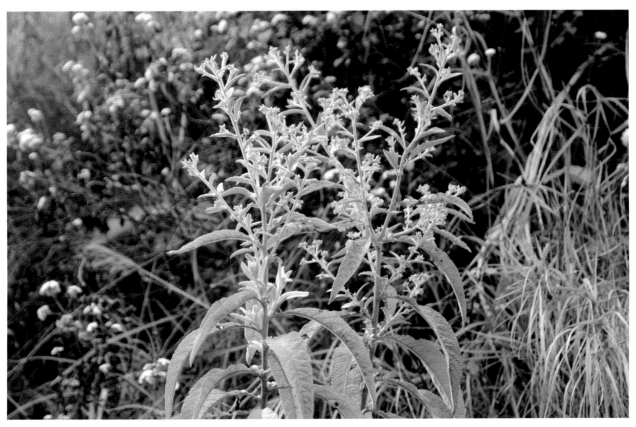

【Qet diel xid 功能主治】功能：hxub jent hxenk net 祛风除湿，ves hxangd tat jit hxangd 活血化瘀。主治：dliangd bil dib sangb 跌打损伤，yens jent mongb ghut hsongd 风湿性关节炎，yens jent mongb 风湿痛，pob angt 肿胀，xit daib ghangb mongb hsongd 产后骨痛，ghab liut dud qut qat 皮肤瘙痒。

【Ed not xus 用法用量】内服，水煎，15 ～ 30 g；或泡酒饮。外用，捣烂敷。

Dangx vob kub yut 柔毛艾纳香

【Bit hsenb 俗名】毛干药、甲冬仗、那猪草、红头小仙、紫背倒提壶。

【Dios kob deis 基源】为菊科植物柔毛艾纳香 *Blumea axillaris* (Lamarck) Candolle 的全草。

【Niangb bet deis 生长环境】生于山沟边、农地边、洼地。分布于部分苗乡。

【Jox hsub 性味属经】性冷，味苦，属冷药，入热经。

【Qet diel xid 功能主治】功能：hxub kib tad dud kib 清热解表，yangx ghad ngol dangf khangx 化痰止咳。主治：mongb khob 头痛，nais pot od nul 肺炎，ngol hvuk 喘咳，jil wel od nul 乳腺炎。

【Ed not xus 用法用量】内服，水煎，15 ～ 25 g；或泡酒饮。外用，捣烂敷。

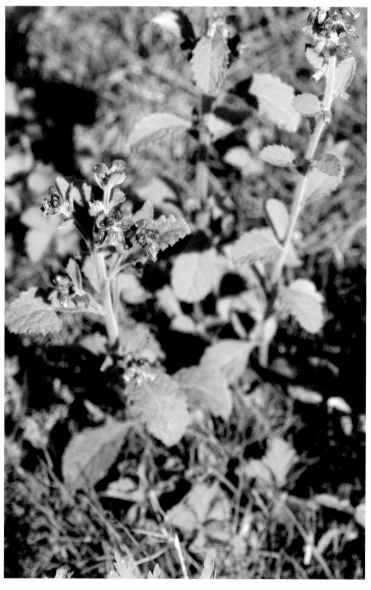
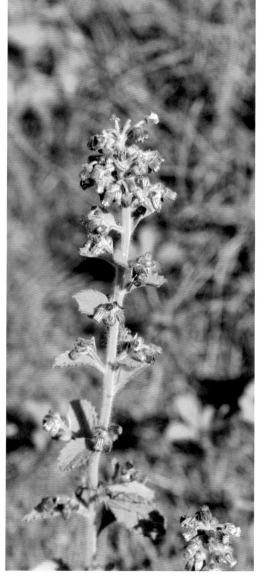

Vob jongx naix hlieb 光叶兔儿风

【Bit hsenb 俗名】心肺草、石风丹、倒吊化、接骨一支箭。

【Dios kob deis 基源】为菊科植物光叶兔儿风 *Ainsliaea glabra* Hemsley 的全草。

【Niangb bet deis 生长环境】生于坡塝草丛、荒地、田土坎。分布于部分苗乡。

【Jox hsub 性味属经】性冷，味甘，属冷药，入热经。

【Qet diel xid 功能主治】功能：hxub jent hxenk net 祛风除湿，tad hxid dlongs lis 舒筋活络。主治：dliangd bil dib sangb 跌打损伤，lod hsongd 骨折，nais pot yens jab ngol lax 肺痨久咳，nais pot yens jab khang hxangd 肺痨咯血。

【Ed not xus 用法用量】内服，水煎，15 ～ 25 g；或泡酒饮。外用，捣烂。

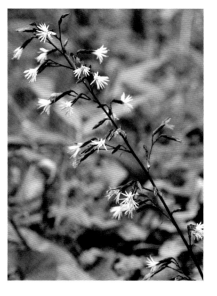

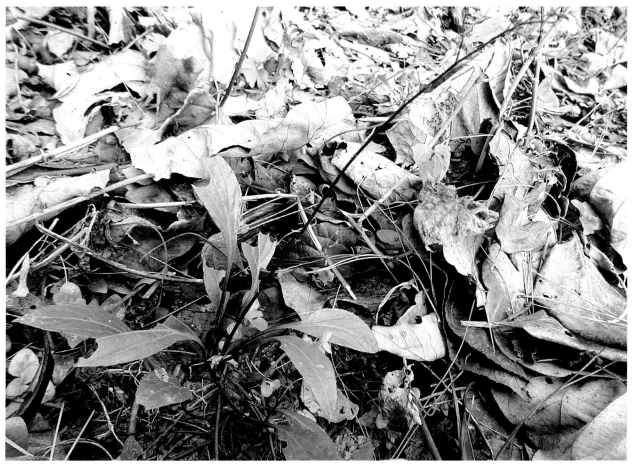

Jab jongx naix jenb 杏香兔儿风

【Bit hsenb 俗名】一炷香、巴地虎、月下红、肺形草、金边兔耳、野牛皮菜。

【Dios kob deis 基源】为菊科植物杏香兔儿风 *Ainsliaea fragrans* Champion 的全草。

【Niangb bet deis 生长环境】生于坡塝山坳、林下阴湿处、沟边草丛。分布于部分苗乡。

【Jox hsub 性味属经】性冷，味苦涩，属冷药，入热经。

【Qet diel xid 功能主治】功能：hxub kib tat nais pob kib 清热泻肺火，dangf hxangd liangs ngix 止血生肌。主治：dliangd bil dib sangb 跌打损伤，ait ngol ghad ngol hxangd 咳嗽痰血，od hxangd 吐血，pob lob pob bil 手脚水肿，nais pot lax bus 肺痈，hxongb jangx ves 淋巴肿瘤。

【Ed not xus 用法用量】内服，水煎，15 ～ 25 g；或泡酒饮。外用，捣烂敷。

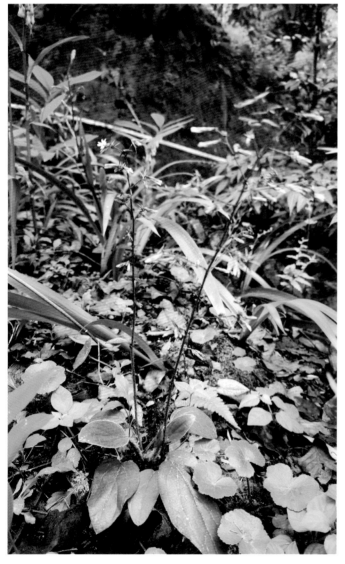 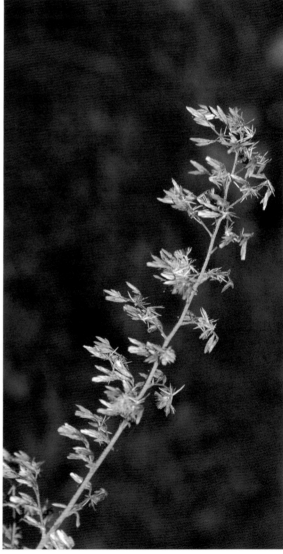

Vob dangf hxangd 宽叶兔儿风

【Bit hsenb 俗名】刀口药、刀伤药、大叶
支箭、白胡子狼毒、宽穗兔儿风。

【Dios kob deis 基源】为菊科植物宽叶兔儿
风 *Ainsliaea latifolia* (D. Don) Schultz-Bipontinus
的叶。

【Niangb bet deis 生长环境】生于坡塝草
丛、灌木丛边、田坎。分布于各地苗乡。

【Jox hsub 性味属经】性平，味辛涩，属冷
热两经药，入两经。

【Qet diel xid 功能主治】功能：dangf hxangd
liangs ngix 止血生肌。主治：yens xit lol hxangd
刀伤出血，neit ngix neit hxid 软组织损伤。

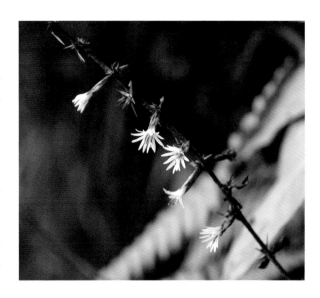

【Ed not xus 用法用量】内服，水煎，15 ～ 20 g。外用，捣烂敷；或水煎洗。

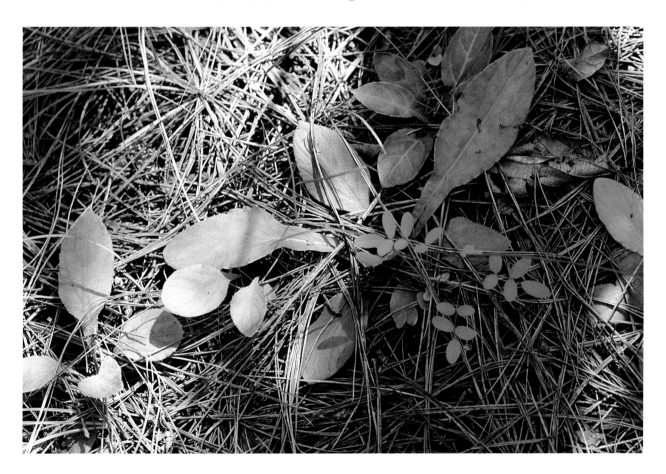

Vob bil bait xok 红脉兔儿风

【Bit hsenb 俗名】走马丹、血筋草、兔儿风、兔耳菊、紫背草。

【Dios kob deis 基源】为菊科植物红脉兔儿风 *Ainsliaea rubrinervis* C. C. Chang 的全草。

【Niangb bet deis 生长环境】生于中山地区多岩崖处、林缘岩石上。分布于部分苗乡。

【Jox hsub 性味属经】性热，味苦辛，属热药，入冷经。

【Qet diel xid 功能主治】功能：hxub jent dangf mongb 祛风止痛，dangf ngol yangx ghad ngol 止咳化痰。主治：mongb khob lax 头风久痛，yens jent seil ait ngol 风寒咳嗽，dliangd bil dib sangb 跌打损伤，yens jent mongb hsongd hxend 风湿筋骨疼痛。

【Ed not xus 用法用量】内服，水煎，15 ～ 25 g；或浸酒饮。外用，捣烂敷。

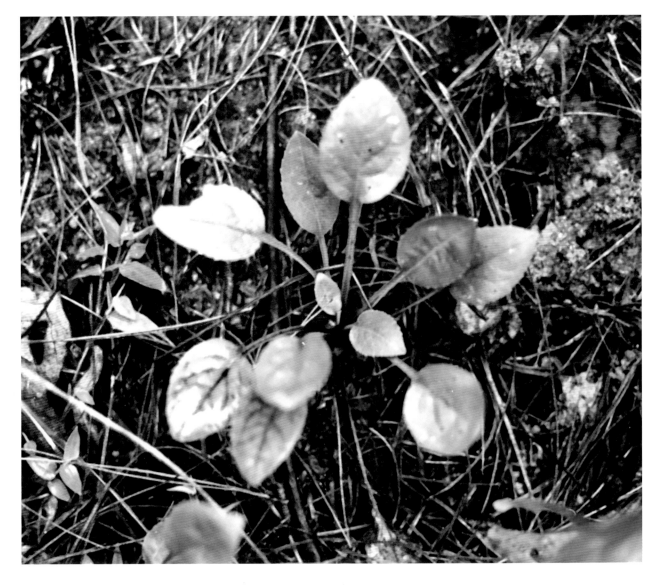

Vob bil bait 细穗兔儿风

【Bit hsenb 俗名】朝天一炷香、巴地虎、兔儿风、肾炎草、大种巴地香、兔耳金边草。

【Dios kob deis 基源】为菊科植物细穗兔儿风 *Ainsliaea spicata* Vaniot 的全草。

【Niangb bet deis 生长环境】生于山坡草地、路旁。分布于部分苗乡。

【Jox hsub 性味属经】性冷，味苦，属冷药，入热经。

【Qet diel xid 功能主治】功能：hxub kib tat jab 清热解毒，hxenk ongd hsongd vut eb wal 消炎利尿。主治：diuf od nul 肾炎，diongx eb wal ongd hsongd 尿路感染，diongx wal od nul 尿道炎。

【Ed not xus 用法用量】内服，水煎，20 ～ 30 g。

Jab gaib det 六耳铃

【Bit hsenb 俗名】飞山虎、水马胎、吊钟黄、走马风、赶风茜、牛耳三稔、羊耳三稔。

【Dios kob deis 基源】为菊科植物六耳铃 *Blumea sinuata* (Loureiro) Merrill 的全草。

【Niangb bet deis 生长环境】生于荒地草丛、农地边、林缘。分布于各地苗乡。

【Jox hsub 性味属经】性平，味甘，属冷热两经药，入两经。

【Qet diel xid 功能主治】功能：hxub jent hxub kib 祛风清热，tongb hxend dlongs lis 通经活络。主治：dliangd bil dib yens pot mongb 跌打肿痛，yens jent mongb ghut hsongd 风湿性关节炎，yens jent mongb hsongd hxend 风湿筋骨疼痛，mongb khob 头痛，xit daib ghangb mongb ghut hsongd 产后关节疼痛。

【Ed not xus 用法用量】内服，水煎，15 ～ 25 g；或鲜品捣汁服。外用，捣烂敷。

Jab xenb cat yut 云南蓍

【Bit hsenb 俗名】一枝蒿、千叶蓍、刀口药、乱头发、羽衣草、蜈蚣草。

【Dios kob deis 基源】为菊科植物云南蓍 *Achillea wilsoniana* Heimerl ex (Handel-Mazzetti) Heimeri 的全草。

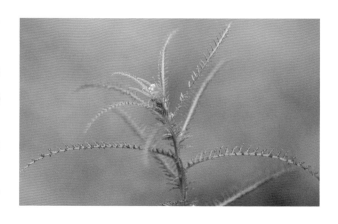

【Niangb bet deis 生长环境】生于高山地区草坡、山坳、灌木丛边。分布于部分苗乡。

【Jox hsub 性味属经】性冷，味苦涩，属冷药，入热经。有毒。

【Qet diel xid 功能主治】功能：ves hxangd hxub jent 活血祛风，zangl pob hxenk angt 散结消肿。主治：dliangd bil dib sangb 跌打损伤，jit hxangd angt mongb 瘀血肿痛，yens jent mongb 风湿痛，yens xit lol hxangd 刀伤出血，yens pot bangd 枪伤，jil wel od nul 乳腺炎。

【Ed not xus 用法用量】内服，水煎，15 ～ 25 g；或浸酒饮。外用，捣烂敷。

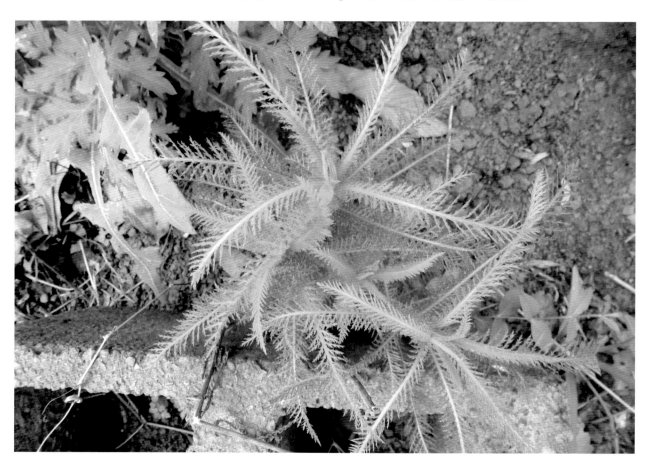

Vob dlinb mongl bat 藿香蓟

【Bit hsenb 俗名】水丁药、消炎草、脓泡草、猫屎草、白花臭草、紫花毛草。

【Dios kob deis 基源】为菊科植物藿香蓟 *Ageratum conyzoides* Linnaeus 的茎、叶。

【Niangb bet deis 生长环境】多生于荒山草丛中。分布于各地苗乡。

【Jox hsub 性味属经】性平，味苦辛，属冷热两经药，入两经。

【Qet diel xid 功能主治】功能：hxub kib tat jab 清热解毒，hangb bongt ves hxangd 行气活血。主治：mangb hfud kib jid 感冒发烧，mongb ghongd niangs 咽喉痛，mongb ghongd dlub 白喉，yens xit lol hxangd 刀伤出血，lod hsongd 骨折，yens jent mongb 风湿痛，neit hxend hsongd pob mongb 扭伤筋骨肿痛。

【Ed not xus 用法用量】内服，水煎，15～25 g；或鲜品捣汁服。外用，捣烂敷；或捣汁涂。

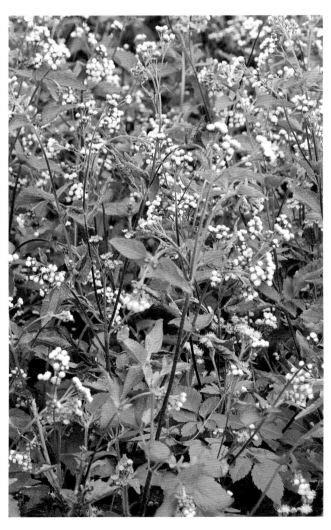 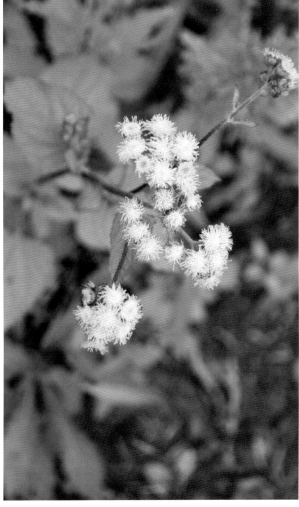

Vob ghek dul bat 香青

【Bit hsenb 俗名】山荻、一面青、大火草、通肠香、大白顶草、大叶白头翁。

【Dios kob deis 基源】为菊科植物香青 *Anaphalis sinica* Hance 的全草。

【Niangb bet deis 生长环境】生于荒坡草丛、农地间荒地。分布于部分苗乡。

【Jox hsub 性味属经】性冷，味甘苦，属冷药，入热经。

【Qet diel xid 功能主治】功能：hxub kib zal kib 清热泻火，gangt xuf zangl seil 燥湿散寒。主治：ait gheb bal jid 劳伤，od hxangd 吐血，mangb hfud seil 风寒感冒，mongb hmid 牙痛，zaid wel jangx dix bus 乳痈，hxongb nangl 瘰疬，zal ghad dongk xok 细菌性痢疾。

【Ed not xus 用法用量】内服，水煎，15 ～ 30 g；或捣汁服。外用，捣烂敷。

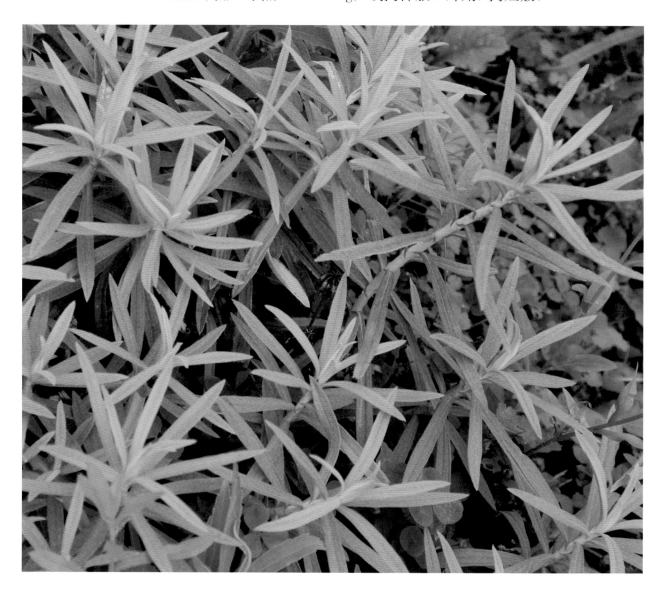

Vob xangd xif 牛蒡

【Bit hsenb 俗名】大力子、大夫叶、万把钩、毛锥子、象耳根、鼠粘子、鼠见愁。

【Dios kob deis 基源】为菊科植物牛蒡 *Arctium lappa* Linnaeus 的根、果实。

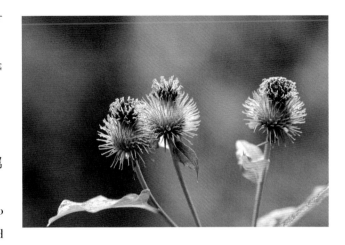

【Niangb bet deis 生长环境】生于荒地、寨旁土壤较肥沃地区。分布于各地苗乡。

【Jox hsub 性味属经】性冷，味辛苦，属冷药，入热经。

【Qet diel xid 功能主治】功能：hxub kib dangf ngol 清热止咳，net ghad ghof tongb ghad 润肠通便。主治：gos kib 中暑，jib daib kib jid ait ngol 小儿发烧咳嗽，mongb khob niel nangl 头痛头昏，mongb hmid 牙痛，mongb ghongd niangs 咽喉痛，maix lob lal ves 脚软无力，khak eb bus jid 糖尿病。

【Ed not xus 用法用量】内服，水煎，8 ～ 25 g；或入散剂。外用，水煎含漱。

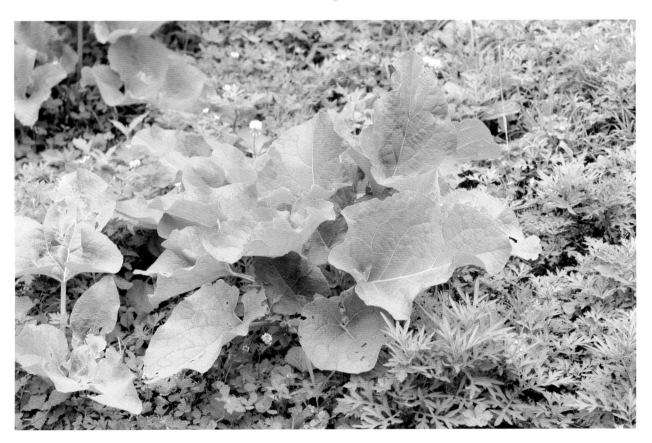

Vob did dlub 一点红

【Bit hsenb 俗名】山羊草、土黄连、牛尾膝、红背叶、紫背草、紫背犁头草。

【Bet deislol 基源】为菊科植物一点红 *Emilia sonchifolia* (Linnaeus) Candolle 的全草。

【Niangb bet deis 生长环境】生于山野荒地草丛、农地边、路边。分布于各地苗乡。

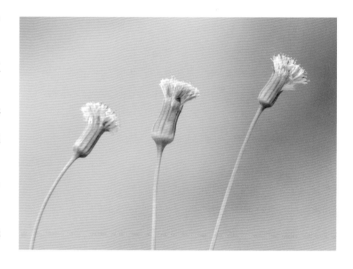

【Jox hsub 性味属经】性冷，味苦，属冷药，入热经。

【Qet diel xid 功能主治】功能：lιxub kib tat jab 清热解毒，hxenk angt tad jab 消肿解毒。

主治：los link ghongd 悬雍垂发炎，pob lob pob bil 手脚水肿，dliangd bil dib yens pot mongb 跌打肿痛，diuf od nul 肾炎，niangb hsab pob mongb 无名肿毒，zal ghad 腹泻。

【Ed not xus 用法用量】内服，水煎，20 ～ 30 g。外用，捣烂敷。

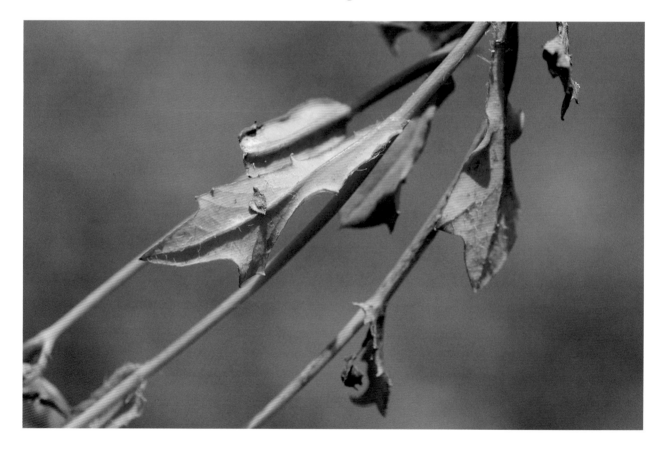

Vob git bib 石胡荽

【Bit hsenb 俗名】小救驾、地胡椒、伏地草、球了草、通天窍、鹅不食草。

【Dios kob deis 基源】为菊科植物石胡荽 *Centipeda minima* (Linnaeus) A. Braun & Ascherson 的带花全草。

【Niangb bet deis 生长环境】生于村寨间荒地、寨边草丛、溪河边阴凉处。分布于各地苗乡。

【Jox hsub 性味属经】性热，味辛，属热药，入冷经。

【Qet diel xid 功能主治】功能：hxub jent zangl seil 祛风散寒，tat jab hxenk angt 解毒消肿。主治：dliangd bil dib yens pot mongb 跌打肿痛，fal sab mongb qub 痧证腹痛，yens jent seil hsangd nais 伤风鼻塞，hniub mais pob xok mongb 目赤肿痛，los link ghongd 悬雍垂发炎，gangb vas ghed dlot 牛皮癣，yens nangb gik 毒蛇咬伤。

【Ed not xus 用法用量】内服，水煎，10～25 g；或捣汁服。外用，捣烂塞鼻；或捣烂敷。

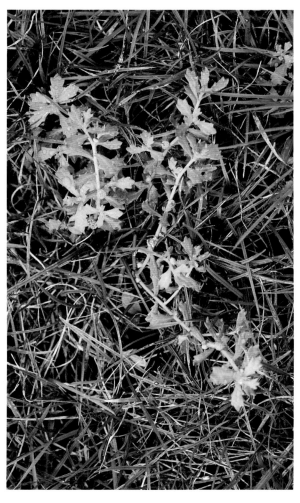 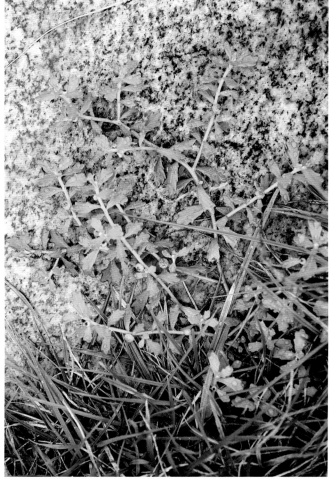

227

Vob kid wut 兔儿风蟹甲草

【Bit hsenb 俗名】八角味、蜘蛛香。

【Dios kob deis 基源】为菊科植物兔儿风蟹甲草 *Parasenecio ainsliiflorus* (Franchet) Y. L. Chen 的根。

【Niangb bet deis 生长环境】生于疏林、杂木林间阴湿处。分布于部分苗乡。

【Jox hsub 性味属经】性热，味辛涩，属热药，入冷经。

【Qet diel xid 功能主治】功能：tad dud zangl kib 解表散热，zangl pob hxenk angt 散结消肿。主治：mangb hfud kib jid 感冒发烧，yens jent pob wox 风湿浮肿，niangb hsab pob mongb 无名肿毒，gangb vas 癣。

【Ed not xus 用法用量】内服，水煎，20 ～ 25 g。外用，捣烂敷；或水煎熏洗。

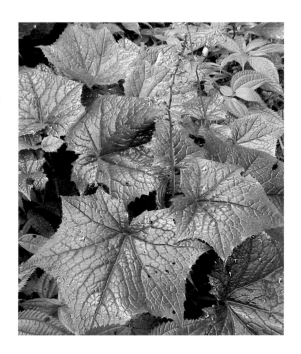

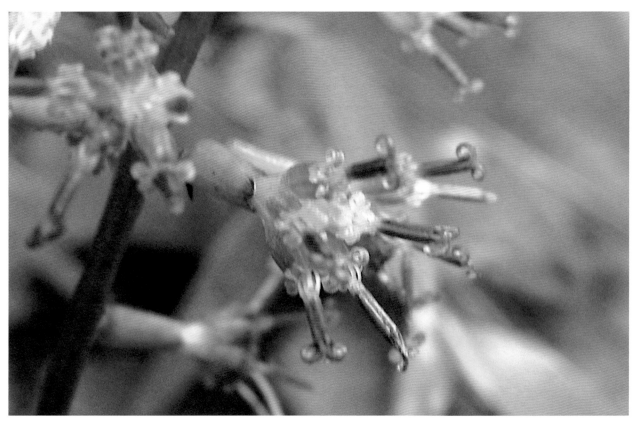

Vob bel bat 蓟

【Bit hsenb 俗名】刺蓟、刺萝卜、牛戳嘴、将军菜、猪妈菜、野红花。

【Dios kob deis 基源】为菊科植物蓟 *Cirsium japonicum* Candolle 的根或全草。

【Niangb bet deis 生长环境】生于山野路旁、田土坎、荒地草丛。分布于各地苗乡。

【Jox hsub 性味属经】性冷，味甘涩，属冷药，入热经。

【Qet diel xid 功能主治】功能：seil hxangd dangf hxangd 凉血止血，tat jit hxangd hxenk angt 散瘀消肿。主治：dib yens jit hxangd angt mongb 跌打瘀血肿痛，xit daib bangb hxangd 产后血崩，yaf xit niak lol hxangd bongt 堕胎大出血，yens hseik 漆疮，jangx gangb nangb 带状疱疹，kib eb kib dul 水火烫伤。

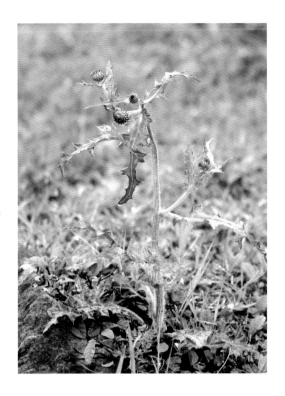

【Ed not xus 用法用量】内服，水煎，15 ～ 35 g；或捣汁服；或研末服。外用，捣烂敷；或捣汁涂。

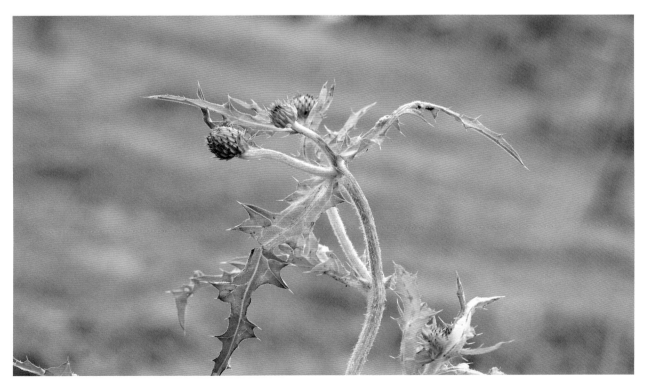

Vob bel bat yut 刺儿菜

【Bit hsenb 俗名】千针草、牛戳刺、刺萝卜、青刺蓟、野红花、小恶鸡婆。

【Dios kob deis 基源】为菊科植物刺儿菜 *Cirsium arvense* (Linnaeus) Scopoli var. *integrifolium* Wimmer & Grabowski 的全草或根。

【Niangb bet deis 生长环境】生于路旁、沟岸、农地边、农舍附近。分布于各地苗乡。

【Jox hsub 性味属经】性冷，味甘涩，属冷药，入热经。

【Qet diel xid 功能主治】功能：tat jit hxangd hxenk angt 散瘀消肿，seil hxangd dangf hxangd 凉血止血。主治：dib yens jit hxangd angt mongb 跌打瘀血肿痛，ngol lol hxangd 咳血，od hxangd 吐血，lol hxangd nais 鼻衄，jangx gangb nangb 带状疱疹。

【Ed not xus 用法用量】内服，水煎，15 ～ 35 g；或研末服；或鲜品捣汁服。外用，捣烂敷。

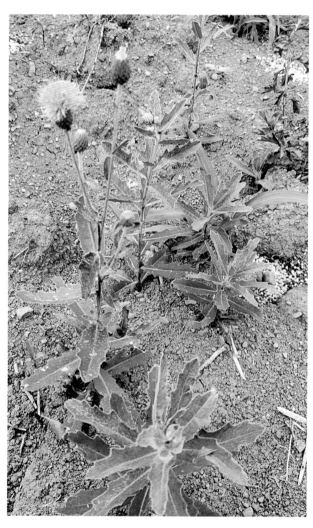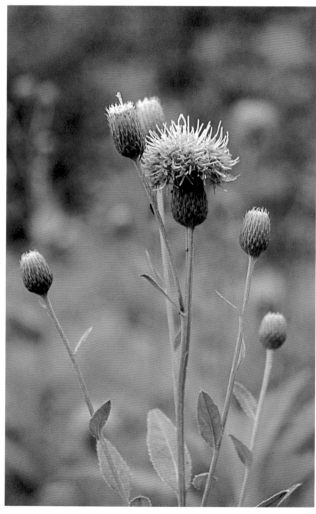

Vob mais hnaib vud 旋覆花

【Bit hsenb 俗名】艾菊、夏菊、水葵花、百叶草、金钱菊、金佛草。

【Dios kob deis 基源】为菊科植物旋覆花 *Inula japonica* Thunberg 的花、根。

【Niangb bet deis 生长环境】生于坡塝荒地、溪沟水边、山野田边。分布于部分苗乡。

【Jox hsub 性味属经】性热，味咸涩，属热药，入冷经。

【Qet diel xid 功能主治】功能：yangx ngol hangb bongt 化痰行气，zangl ghab pob hxenk jit hxangd 散结消瘀。主治：hsenk hend hsenk hxid 续断筋，mongb seil kib dangx hniangk 伤寒闭汗，ngol hvuk 喘咳，mongb hmid 牙痛，pob wux qub 水臌病，zaid wel jangx dix bus 乳痈。

【Ed not xus 用法用量】内服，水煎（包煎），8～15 g；或入丸、散。

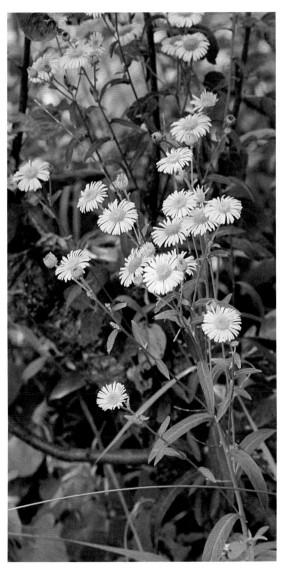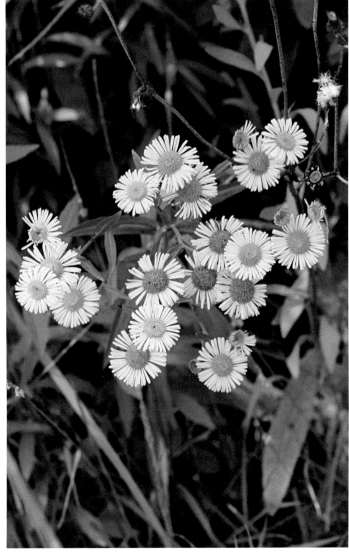

Bangx mais hnaib eb 水朝阳旋覆花

【Bit hsenb 俗名】水葵花、金佛花、水菊花、水野菊、水旋覆。

【Dios kob deis 基源】为菊科植物水朝阳旋覆花 *Inula helianthusaquatilis* C. Y. Wu ex Y. Ling 的全草。

【Niangb bet deis 生长环境】生于田园边、路旁湿地、水塘边。分布于部分苗乡。

【Jox hsub 性味属经】性冷，味苦，属冷药，入热经。

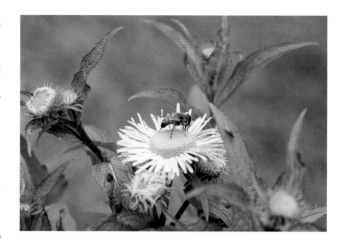

【Qet diel xid 功能主治】功能：hxub kib tad dud kib 清热解表，qet bongt yangx ghad ngol 理气化痰。主治：kib jid 发烧，mangb hfud mongb khob 感冒头痛，ait ngol 咳嗽，khangd nais od nul 鼻炎，lax lot niangs 口腔糜烂，ghab naix hmid pob lax 牙龈肿烂。

【Ed not xus 用法用量】内服，水煎，15～25 g。外用，捣烂敷；或水煎洗。

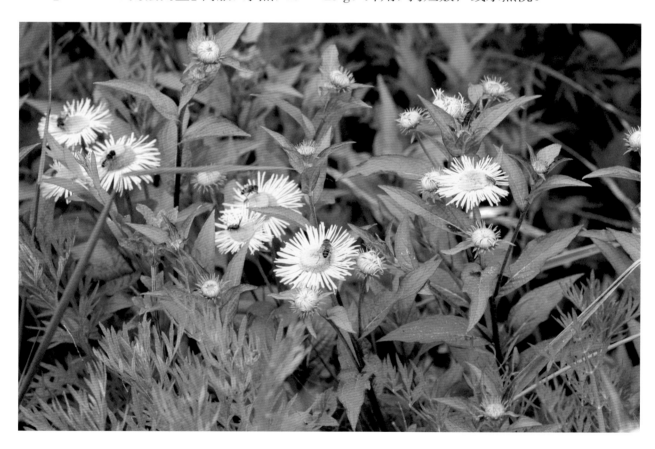

Bangx mais hnaib naf 湖北旋覆花

【Bit hsenb 俗名】夏菊、全沸花、滴滴金、黄熟花、毛旋覆花、猫耳朵花。

【Dios kob deis 基源】为菊科植物湖北旋覆花 *Inula hupehensis* (Y. Ling) Y. Ling 的头状花序、根。

【Niangb bet deis 生长环境】生于坡塝荒地、溪沟水边、田边。分布于部分苗乡。

【Jox hsub 性味属经】性热，味咸涩，属热药，入冷经。

【Qet diel xid 功能主治】功能：yangx ngol hangb bongt 化痰行气，zangl ghab pob hxenk jit hxangd 散结消瘀。主治：pob wux qub 水臌病，hsenk hend hsenk hxid 续断筋，ngol hvuk 喘咳，mongb seil kib dangx hniangk 伤寒闭汗，mongb hmid 牙痛，zaid wel jangx dix bus 乳痈，ax lol wal 尿闭。

【Ed not xus 用法用量】内服，水煎（包煎），8～15 g；或入丸、散。

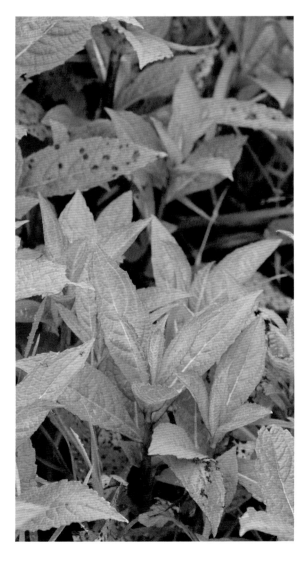 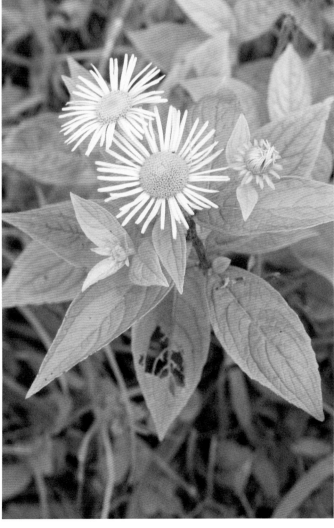

Vob geef zeit 泥胡菜

【Bit hsenb 俗名】牛插鼻、石灰菜、苦马菜、猫骨头、糯米菜。

【Dios kob deis 基源】为菊科植物泥胡菜 *Hemisteptia lyrata* (Bunge) Fischer & C. A. Meyer 的全草。

【Niangb bet deis 生长环境】生于水塘沼泽边、路边阴湿处。分布于各地苗乡。

【Jox hsub 性味属经】性冷，味苦，属冷药，入热经。

【Qet diel xid 功能主治】功能：hxub kib tat jab 清热解毒，tat jit hxangd hxenk angt 散瘀消肿。主治：lod hsongd 骨折，yens xit lol hxangd 刀伤出血，zaid wel jangx dix bus 乳痈，dix gangb 疔疮，dix gangb lax bus 痈疽疮疡。

【Ed not xus 用法用量】内服，水煎，15～25 g。外用，捣烂敷；或水煎洗。

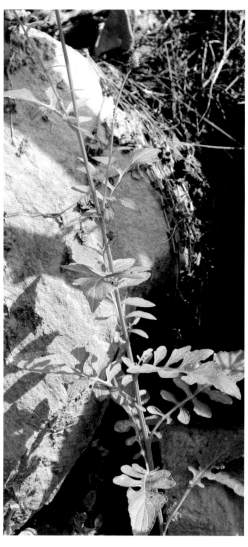 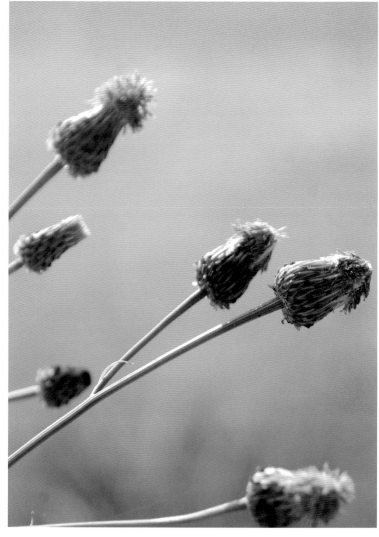

Vob wik nax 千里光

【Bit hsenb 俗名】九里明、千里急、金钗草、黄花草、黄花子草、野菊花。

【Dios kob deis 基源】为菊科植物千里光 *Senecio scandens* Buchanan-Hamilton ex D. Don 的全草。

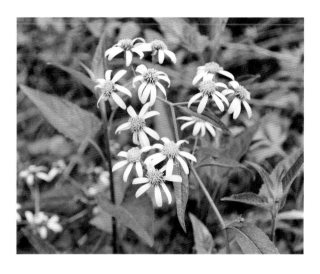

【Niangb bet deis 生长环境】生于荒山、路旁、农地间、灌木丛边。分布于各地苗乡。

【Jox hsub 性味属经】性冷，味苦，属冷药，入热经。

【Qet diel xid 功能主治】功能：hxub kib tat jab 清热解毒，hxub jent hxenk net 祛风除湿，dib gangb 杀虫。主治：yens jent kib mangb hfud 风热感冒，los link ghongd 悬雍垂发炎，hniub mais pob xok 眼睛红肿，diongb hmangt ait mais gheib 夜盲症，khangd hfak qut qat 阴道瘙痒，khangd ghad qut qat 肛门瘙痒。

【Ed not xus 用法用量】内服，水煎，15 ～ 25 g。外用，熬膏涂；或水煎洗。

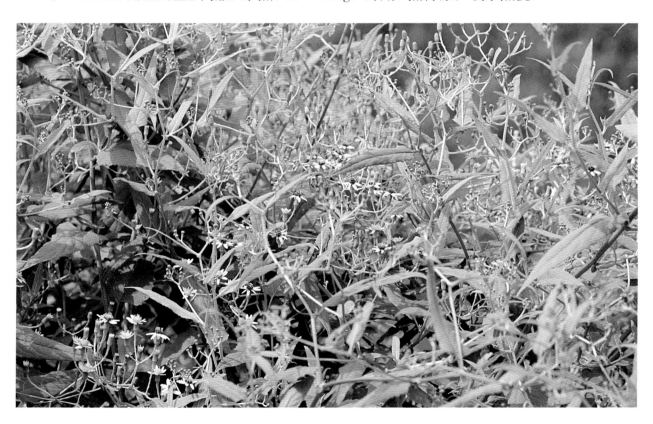

Vob wik nax dles 裸茎千里光

【Bit hsenb 俗名】紫茎千里光、反背红、斩龙草、天青地红。

【Dios kob deis 基源】为菊科植物裸茎千里光 *Senecio nudicaulis* Buchanan-Hamilton ex D. Don 的根或全草。

【Niangb bet deis 生长环境】生于高山地区草坡、草地、林缘阴湿处。分布于部分苗乡。

【Jox hsub 性味属经】性寒，味辛，属冷药，入热经。

【Qet diel xid 功能主治】功能：dangf hxangd liangs ngix 止血生肌，qet hsot ud dangf ghad eb 调经止带。主治：yens xit lol hxangd 刀伤出血，yens pot bangd 枪伤，yens niangs lol hxangd 内伤出血，yens jent mongb 风湿痛，hsot ud ax jangx hxib 月经不调，ghad eb dlub lol not 白带过多。

【Ed not xus 用法用量】内服，水煎，15 ～ 25 g；或鲜品捣汁服。外用，捣烂敷。

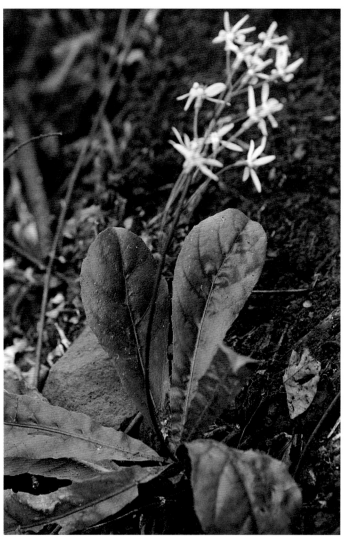 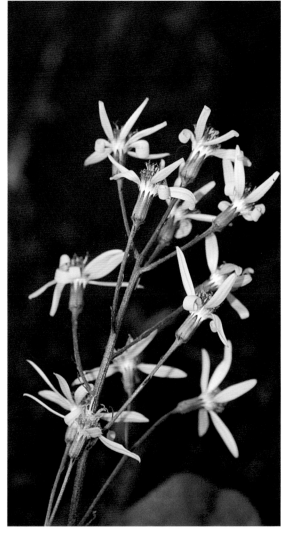

Vob bel vud 锯叶合耳菊

【Bit hsenb 俗名】大叶艾、白背艾、满山香、白叶火草、大白叶子火草。

【Dios kob deis 基源】为菊科植物锯叶合耳菊 *Synotis nagensium* (C. B. Clarke) C. Jeffrey & Y. L. Chen 的全草。

【Niangb bet deis 生长环境】生于坡塝疏林、灌木丛、农地边、林缘。分布于各地苗乡。

【Jox hsub 性味属经】性平，味淡，属冷热两经药，入两经。

【Qet diel xid 功能主治】功能：hxub kib dias jent 清热祛风，hxenk ongd hsongd 消炎，vut eb wal 利尿。主治：mangb hfud kib jid 感冒发烧，mongb ghongd gus ngol hvuk 慢性支气管炎，hek bongt ngol 哮喘，dal ghad got 遗精症，diuf od nul pob jid 肾炎水肿，cad wal od nul bongt 急性膀胱炎。

【Ed not xus 用法用量】内服，水煎，25～30 g；或鲜品捣汁服。外用，捣烂敷。

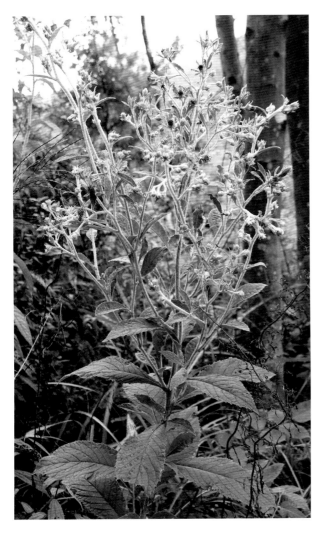
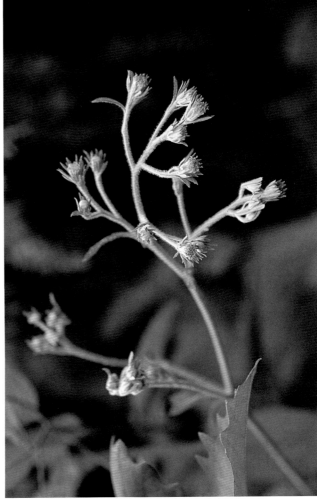

Vob mif naix 蒲儿根

【Bit hsenb 俗名】肥猪苗、黄菊蓬、菊黄草。

【Dios kob deis 基源】为菊科植物蒲儿根 Sinosenecio oldhamianus (Maximowicz) B. Nordenstam 的全草。

【Niangb bet deis 生长环境】生于疏林阴湿处、林缘。分布于部分苗乡。

【Jox hsub 性味属经】性热，味辛，属热药，入冷经。

【Qet diel xid 功能主治】功能：hxub kib tat jab 清热解毒，dias bus hxenk dix 排脓消痈。主治：dix gangb lax bus 痈疽疮疡，dix eb bus 脓疱疮，dix gangb 疔疮。

【Ed not xus 用法用量】内服，水煎，15 ～ 25 g；或鲜品捣汁服。外用，捣烂敷。

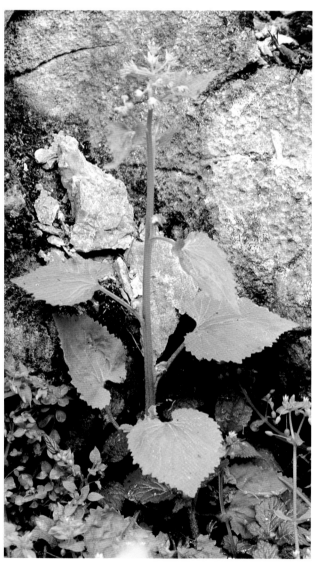 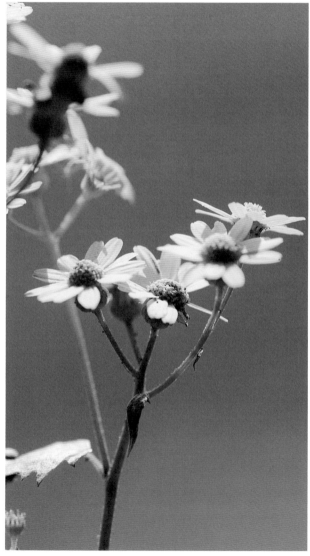

Vob nail liol bas 一枝黄花

【Bit hsenb 俗名】大败毒、蛇头王、土泽兰、百条根、野黄菊、黄花细辛。

【Dios kob deis 基源】为菊科植物一枝黄花 *Solidago decurrens* Loureiro 的全草。

【Niangb bet deis 生长环境】生于林中空地、荒山、林缘、农地边。分布于各地苗乡。

【Jox hsub 性味属经】性冷，味辛苦，属冷药，入热经。

【Qet diel xid 功能主治】功能：tat jent zangl kib 疏风散热，hxenk angt tad jab 消肿解毒。主治：mangb hfud seil 风寒感冒，ghab diux ghongd angt mongb 咽喉肿痛，los link ghongd 悬雍垂发炎，dliangd bil dib sangb 跌打损伤，zaid wel jangx dix bus 乳痈，yens nangb gik 毒蛇咬伤。

【Ed not xus 用法用量】内服，水煎，15 ～ 25 g。外用，捣烂敷；或水煎洗。

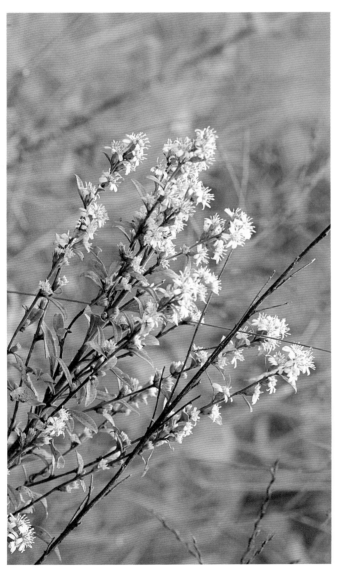
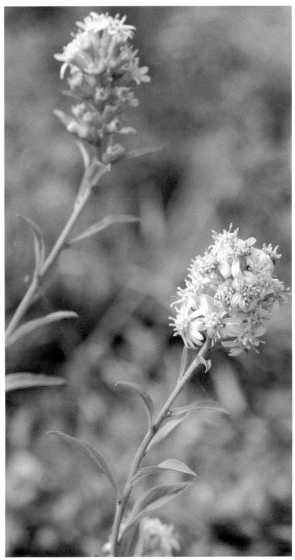

239

Vob yongx ib 苦苣菜

【Bit hsenb 俗名】麻苦苣、天香菜、苦马菜、苦青菜、山野苦菜、野苦马。

【Dios kob deis 基源】为菊科植物苦苣菜 *Sonchus oleraceus* Linnaeus 的茎、叶。

【Niangb bet deis 生长环境】生于山坡草丛、河边沙砾地、路边草丛。分布于各地苗乡。

【Jox hsub 性味属经】性冷，味苦，属冷药，入热经。

【Qet diel xid 功能主治】功能：hxub kib tat jab 清热解毒，seil hxangd 凉血。主治：mongb ghongd gus ngol hvuk 慢性支气管炎，nais jongt gek gab 肝硬化，jib daib ngas naix mais 小儿疳积，gangb dix 疮疖，yens gangb hniub bangd 蜂子蜇伤。

【Ed not xus 用法用量】内服，水煎，15 ～ 25 g。外用，捣烂敷；或水煎洗。

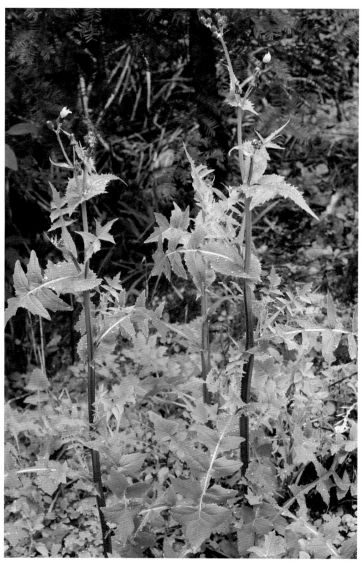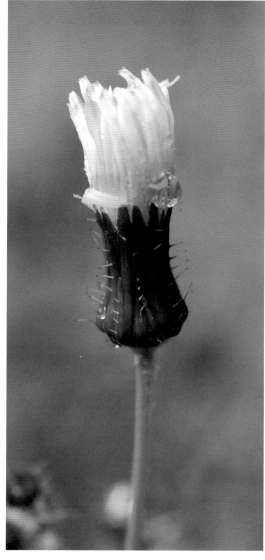

Vob mais hnaib 毛连菜

【Bit hsenb 俗名】毛柴胡、牛踏鼻、羊卜巴、毛牛耳大黄。

【Dios kob deis 基源】为菊科植物毛连菜 *Picris hieracioides* Linnaeus 的根、籽实。

【Niangb bet deis 生长环境】生于山野荒地、疏林、山坳阴湿处。分布于部分苗乡。

【Jox hsub 性味属经】性冷，味辛苦，属冷药，入热经。

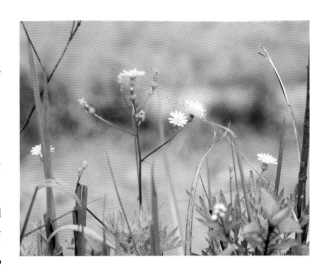

【Qet diel xid 功能主治】功能：tat jit hxangd dangf mongb 散瘀止痛，tat jab 解毒，zal kib 泻火。主治：dliangd bil dib sangb 跌打损伤，dib yens jit hxangd 跌打瘀血，mongb ghongd niangs 咽喉痛，dit qub 腹胀，niangb hsab pob mongb kib jid 无名肿毒发烧。

【Ed not xus 用法用量】内服，水煎，15 ～ 25 g；或入丸剂。外用，捣烂敷。

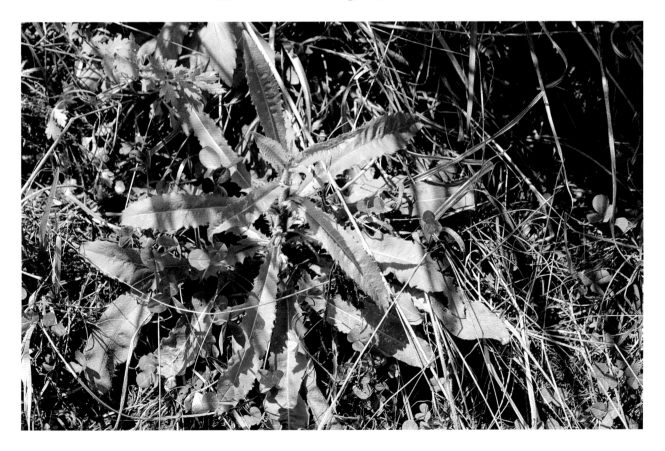

241

Vob bel bat bil 白术

【Bit hsenb 俗名】天蓟、山连、山姜、山蓟、冬白术。

【Dios kob deis 基源】为菊科植物白术 *Atractylodes macrocephala* Koidzumi 的根茎。

【Niangb bet deis 生长环境】生于荒山草丛，有栽培。分布于部分苗乡。

【Jox hsub 性味属经】性热，味苦甘，属热药，入冷经。

【Qet diel xid 功能主治】功能：hxub kib gangt xuf 清热燥湿，bud nat yis buk dux 补脾益胃。主治：nongx ax yangx gad sot gangt 食不消化羸瘦，ib lot 口苦，bit dangx lol hniangk 体虚盗汗，hsab lol eb hniangk 自汗，nongf lol hniangk 虚汗，jib daib lol eb niux 小儿流涎。

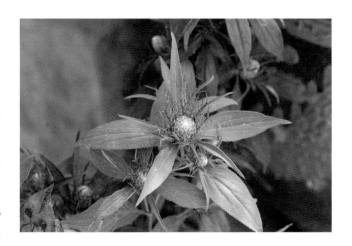

【Ed not xus 用法用量】内服，水煎，15 ～ 25 g；或熬膏；或入丸、散。

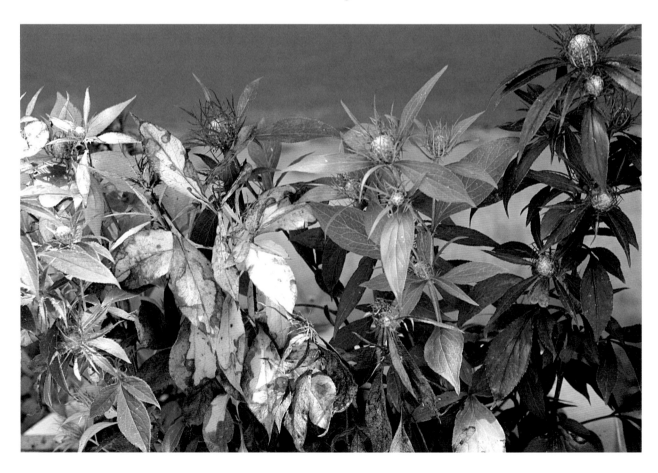

Vob hvid nox 青蒿

【Bit hsenb 俗名】香蒿、草蒿、黑蒿、青蒿菜、杳青蒿。

【Dios kob deis 基源】为菊科植物青蒿 *Artemisia caruifolia* Buchanan-Hamilton ex Roxburgh 的全草。

【Niangb bet deis 生长环境】生于山野多沙石地区、山坳阴湿处、河岸边。分布于各地苗乡。

【Jox hsub 性味属经】性冷，味苦辛，属冷药，入热经。

【Qet diel xid 功能主治】功能：hxub kib tat kib 清热解暑，vuk gangb tat jab 敛疮解毒。主治：kib seil 疟疾，mongb ghab bik 阑尾炎，ghab naix hmid pob mongb 牙龈肿痛，mongb daif gad 胃痛（胸口痛），lol hxangd nais 鼻衄，yens gangb hniub bangd 蜂子蜇伤，zal ghad dongk xok 细菌性痢疾。

【Ed not xus 用法用量】内服，水煎，15 ～ 25 g；或入丸、散。外用，捣烂敷。

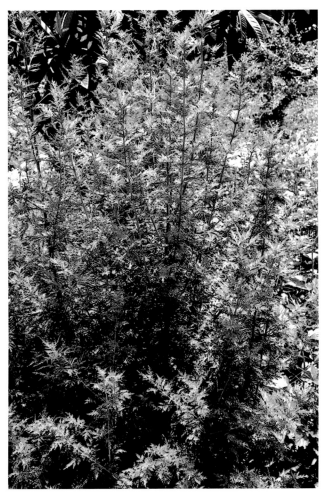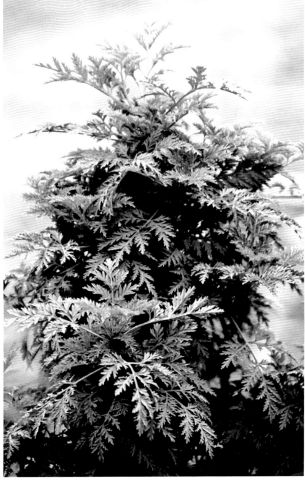

Vob hvid mongl 茵陈蒿

【Bit hsenb 俗名】茵陈、绒蒿、绵茵陈、婆婆蒿、野兰蒿、细叶青蒿。

【Dios kob deis 基源】为菊科植物茵陈蒿 *Artemisia capillaris* Thunberg 的幼嫩茎、叶。

【Niangb bet deis 生长环境】生于山坡荫蔽处、多石沙地区、河岸沙地。分布于各地苗乡。

【Jox hsub 性味属经】性冷，味苦辛，属冷药，入热经。

【Qet diel xid 功能主治】功能：hxub kib los xuf 清热利湿，dias xuf dangf qut qat 除湿止痒。主治：mangb hfud seil 风寒感冒，fangx mais fangx jid 黄疸，yens hseik 漆疮，yens jent jangx dliangb dul qut qat 风疹瘙痒，kib xuf qut qat 湿热瘙痒，wal lol ax jingx liex 小便不畅。

【Ed not xus 用法用量】内服，水煎，15 ～ 25 g。外用，水煎洗。

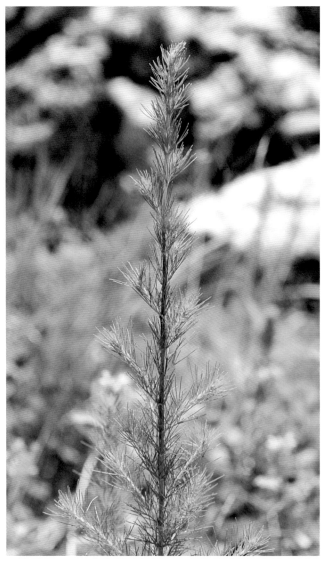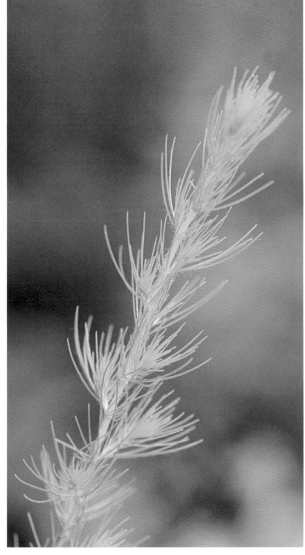

Vob hvid dlub 二色香青

【Bit hsenb 俗名】白头蒿、四季菜。

【Dios kob deis 基源】为菊科植物二色香青 *Anaphalis bicolor* (Franchet) Diels 的全草。

【Niangb bet deis 生长环境】生于坡塝草地、山沟、农地周围、路旁。分布于各地苗乡。

【Jox hsub 性味属经】性热，味苦涩，属热药，入冷经。

【Qet diel xid 功能主治】功能：hxub kib tat kib 清热解暑，dangf mongb 止痛。主治：fal sab mongb qub 痧证腹痛，nais pot yens jab 肺结核，kib eb kib dul 水火烫伤，ghad eb dlub lol not 白带过多。

【Ed not xus 用法用量】内服，水煎，15 ～ 25 g；或捣汁服。外用，捣烂敷；或捣汁涂。

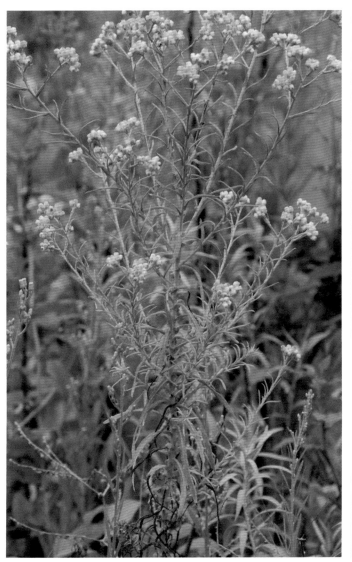
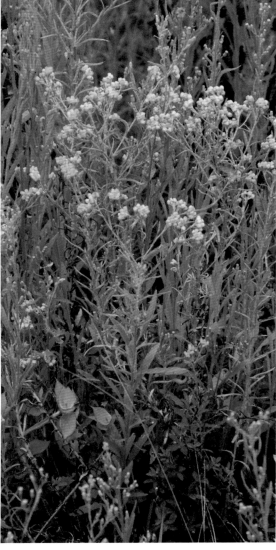

Vob hvid nios 阴地蒿

【Bit hsenb 俗名】林下艾、白蒿。

【Dios kob deis 基源】为菊科植物阴地蒿 *Artemisia sylvatica* Maximowicz 的全草。

【Niangb bet deis 生长环境】生于山野多岩石地区岩下、树下、路边荫蔽处。分布于各地苗乡。

【Jox hsub 性味属经】性冷，味苦辛，属冷药，入热经。

【Qet diel xid 功能主治】功能：hxub kib tat jab 清热解毒，ves hxangd dangf hxangd 活血止血。主治：kib seil 疟疾，yens xit lol hxangd 刀伤出血，kib xuf qut qat 湿热瘙痒。

【Ed not xus 用法用量】内服，水煎，25 ～ 30 g。外用，捣烂敷；或水煎洗。

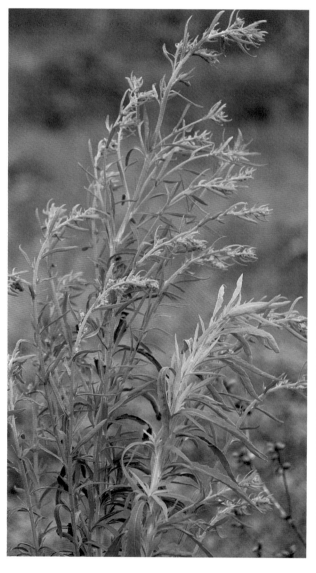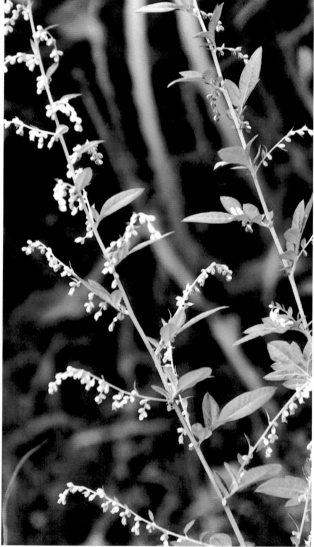

Vob hvent ghaib 牡蒿

【Bit hsenb 俗名】油蒿、臭艾、白花蒿、牛尾蒿、齐头蒿、奶疳药、脚板蒿。

【Dios kob deis 基源】为菊科植物牡蒿 *Artemisia japonica* Thunberg 的全草。

【Niangb bet deis 生长环境】生于荒山草地、农地边、路边。分布于各地苗乡。

【Jox hsub 性味属经】性冷，味苦微甘，属冷药，入热经。

【Qet diel xid 功能主治】功能：hxub kib tad dud kib 清热解表，dib gangb 杀虫。主治：kib seil 疟疾，mangb hfud kib jid 感冒发烧，ait gheb bal jid ait ngol 劳伤咳嗽，los link ghongd 悬雍垂发炎，hfak bangb hxangd 血崩，gangb daid eb 湿疹。

【Ed not xus 用法用量】内服，水煎，15 ～ 30 g。外用，捣烂敷；或水煎洗。

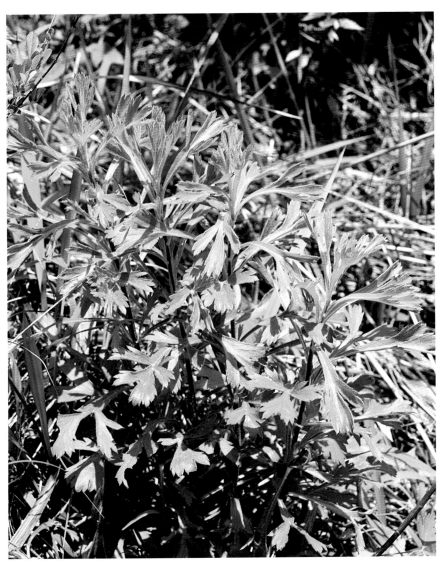
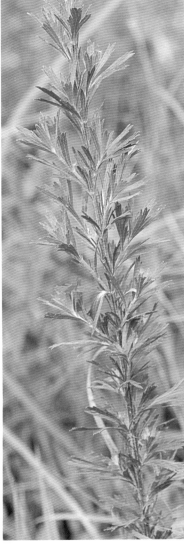

Vob eb wal niux 黄花蒿

【Bit hsenb 俗名】苦蒿、青蒿、草蒿、臭蒿、马尿蒿、野茼蒿、黄香蒿。

【Dios kob deis 基源】为菊科植物黄花蒿 *Artemisia annua* Linnaeus 的全草。

【Niangb bet deis 生长环境】生于山野荒坡荒地、路边、溪河边。分布于各地苗乡。

【Jox hsub 性味属经】性冷，味辛苦，属冷药，入热经。

【Qet diel xid 功能主治】功能：hxub kib dait kib seil 清热截疟，hxub jent dangf qut qat 祛风止痒。主治：kib seil 疟疾，fal sab mongb qub 痧证腹痛，bit dangx lol hniangk 体虚盗汗，nais pot yens jab kib jid 肺结核发烧，gangb xent 疥疮，yens nangb gik 毒蛇咬伤。

【Ed not xus 用法用量】内服，水煎，5～15 g。外用，捣烂敷。

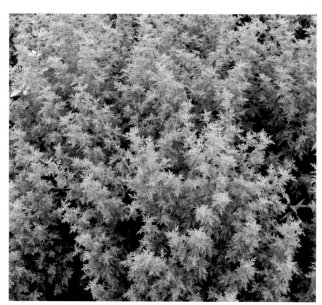 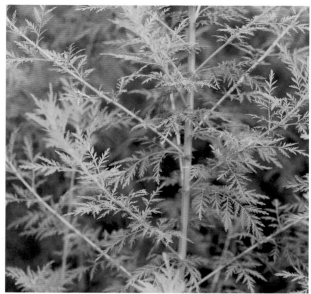

Vob hvid sab 奇蒿

【Bit hsenb 俗名】九里光、千粒米、六月雪、白花尾、刘寄奴、炭包包。

【Dios kob deis 基源】为菊科植物奇蒿 *Artemisia anomala* S. Moore 的根或全草。

【Niangb bet deis 生长环境】多生于草坡草地、疏林。分布于各地苗乡。

【Jox hsub 性味属经】性热，味苦，属热药，入冷经。

【Qet diel xid 功能主治】功能：dus jit hxangd tongb ghad hxangd 破瘀通经，vuk gangb hxenk angt 敛疮消肿。主治：dliangd bil dib sangb 跌打损伤，qub niangs jit hxangd 腹内瘀血，xit daib khangd hfak jit hxangd mongb qub 产后瘀积腹痛，xit daib eb wat lol not 产后恶露不绝，zal ghad dongk xok 细菌性痢疾，xud ghad hxangd 便血。

【Ed not xus 用法用量】内服，水煎，15 ～ 30 g。外用，水煎洗；或研末调敷。

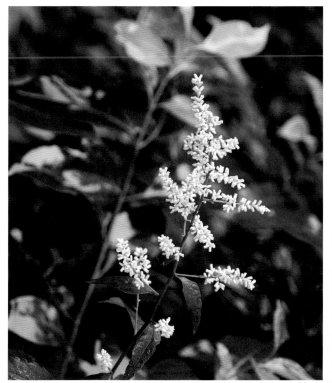
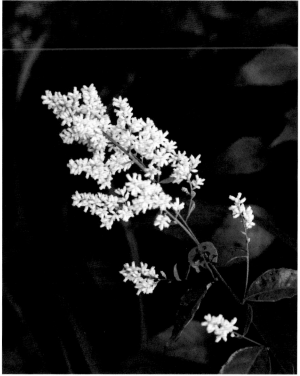

Vob hvid ib 熊胆草

【Bit hsenb 俗名】苦艾、苦陈蒿、鱼胆草、矮脚苦蒿、苦龙胆草。

【Dios kob deis 基源】为菊科植物熊胆草 *Eschenbachia blinii* (H. Léveillé) Brouillet 的全草。

【Niangb bet deis 生长环境】生于山野荒地、山沟、农地边、路旁。分布于各地苗乡。

【Jox hsub 性味属经】性冷，味苦，属冷药，入热经。

【Qet diel xid 功能主治】功能：hxub kib tat jab 清热解毒，hxenk ongd hsongd 消炎。主治：yens xit lol hxangd 刀伤出血，laib lot ongd hsongd 口腔炎，mongb hmid 牙痛，diux ghongd od nul 咽喉炎，khangd naix ongd hsongd 中耳炎，mongb ghad nial mais 风火眼。

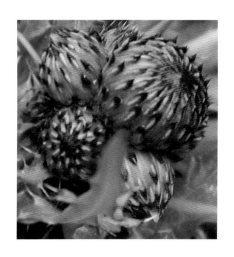

【Ed not xus 用法用量】内服，水煎，25 ～ 50 g。外用，捣烂敷。

Vob hvid diel 茼蒿

【Bit hsenb 俗名】同蒿、同蒿菜、茼蒿菜、菊花菜、蓬蒿、蓬蒿菜。

【Dios kob deis 基源】为菊科植物茼蒿 *Glebionis coronaria* (Linnaeus) Cassini ex Spach 的茎、叶。

【Niangb bet deis 生长环境】属蔬菜作物，有栽培。分布于部分苗乡。

【Jox hsub 性味属经】性平，味辛甘，属冷药，入热经。

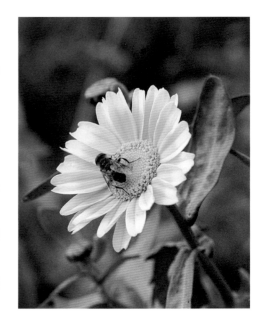

【Qet diel xid 功能主治】功能：tiod nat mangs buk dux 健脾和胃，sias eb yangx ghad ngol 逐水化痰。主治：wcf xct hangt sul 腋臭，ax ghangb lot gad 食欲不振，zal ghad 腹泻，bet qub zal ghad 肠鸣水泻。

【Ed not xus 用法用量】内服，水煎，25 ～ 30 g；或煮食。外用，捣烂敷。

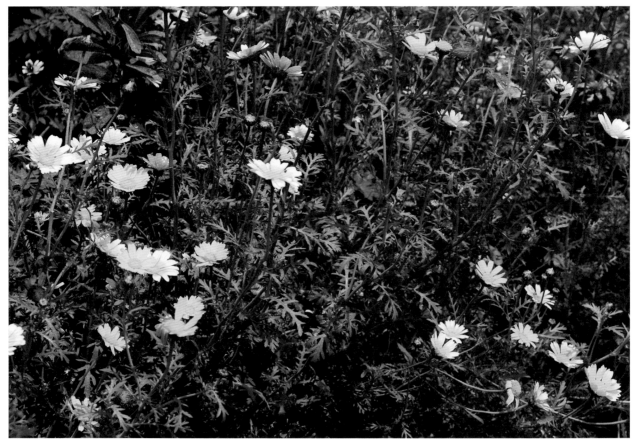

Yenb vangl 天名精

【Bit hsenb 俗名】杜牛膝、野烟、癫木树、癫蛎草、癫格宝草。

【Dios kob deis 基源】为菊科植物天名精 *Carpesium abrotanoides* Linnaeus 的根茎、叶。

【Niangb bet deis 生长环境】生于山坡草丛、山坳湿地。分布于各地苗乡。

【Jox hsub 性味属经】性冷，味辛，属冷药，入热经。

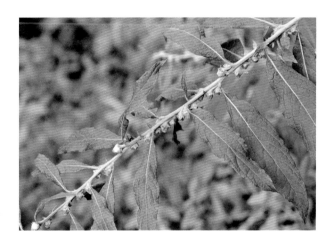

【Qet diel xid 功能主治】功能：hxub kib tat jab 清热解毒，vuk gangb hxenk dix bus 敛疮消痈。主治：nais jongt od nul bongt 急性肝炎，ghab diux ghongd angt mongb 咽喉肿痛，los link ghongd 悬雍垂发炎，dix guk 背痈，liut dud jangx gangb qut qat 皮肤痒疹，dix yangf 恶疮。

【Ed not xus 用法用量】内服，水煎，15 ～ 25 g；或捣汁服；或入丸、散。外用，水煎洗。

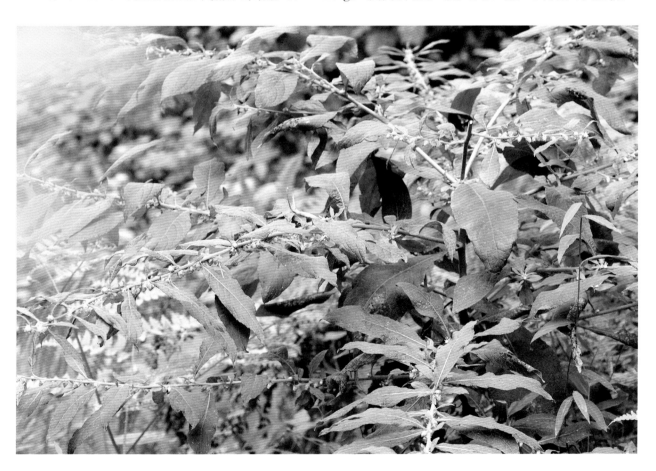

Vob bol liol 白子菜

【Bit hsenb 俗名】三百棒、土田七、大绿叶、玉枇杷、金汤匙、白背三七、接骨丹。

【Dios kob deis 基源】为菊科植物白子菜 *Gynura divaricata* (Linnaeus) Candolle 的根、茎、叶。

【Niangb bet deis 生长环境】生于山谷阴湿处、丛林潮湿处。分布于部分苗乡。

【Jox hsub 性味属经】性冷，味甘，属冷药，入热经。

【Qet diel xid 功能主治】功能：hxub kib seil hxangd 清热凉血，tat jit hxangd hxenk angt 散瘀消肿。主治：dliangd bil dib sangb 跌打损伤，yens xit lol hxangd 刀伤出血，lod hsongd 骨折，yens jent mongb 风湿痛，ngol yenx hnaib 百日咳，gangb lax bus pob angt 疮疖痈肿。

【Ed not xus 用法用量】内服，水煎，15 ～ 25 g；或浸酒饮。外用，捣烂敷；或水煎熏洗。

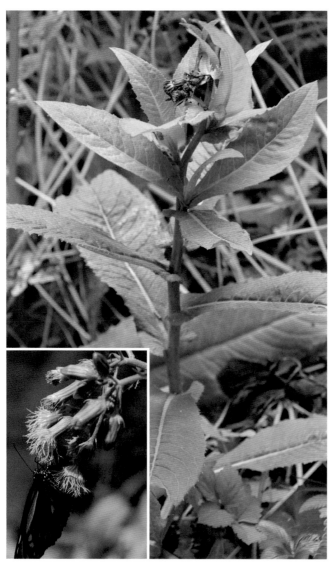
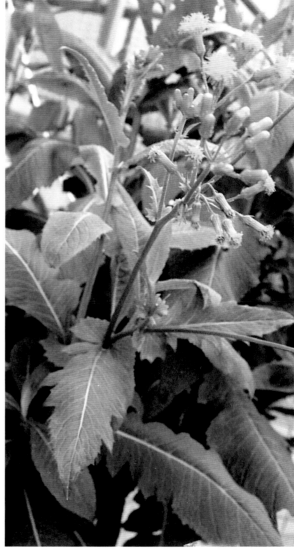

Vob dliangb vof 大叶橐吾

【Bit hsenb 俗名】青菀、紫菀、返魂草根、假山菊、橐吾草。

【Dios kob deis 基源】为菊科植物大叶橐吾 *Ligularia macrophylla* (Ledebour) Candolle 的根茎。

【Niangb bet deis 生长环境】生于山坳草地、高山地区溪沟边。分布于部分苗乡。

【Jox hsub 性味属经】性热，味苦涩，属热药，入冷经。

【Qet diel xid 功能主治】功能：hxed nais pob yangx ghad ngol 温肺消痰，dangf ngol dangf hxangd 镇咳止血。主治：ngol lax ax dangf 久咳不止，nais pot yens jab ait ngol 肺痨咳嗽，niangb hniub ait ngol 妊娠咳嗽，yens jent seil ait ngol 风寒咳嗽，ngol lol hxangd 咳血，od hxangd 吐血。

【Ed not xus 用法用量】内服，水煎，15 ～ 25 g；或研末冲服。

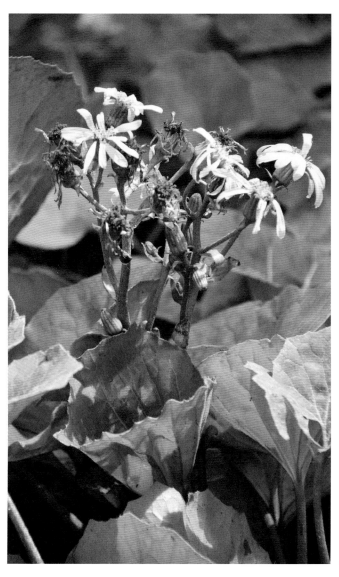
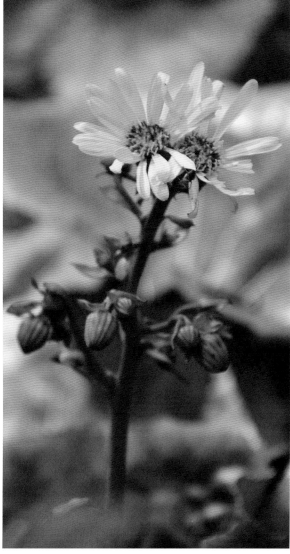

Vob dliangb vof yut 狭苞橐吾

【Bit hsenb 俗名】青菀、大紫菀、返魂草根、假山菊、橐吾草。

【Dios kob deis 基源】为菊科植物狭苞橐吾 *Ligularia intermedia* Nakai 的根茎。

【Niangb bet deis 生长环境】生于山坡草地、高山地区溪沟边。分布于部分苗乡。

【Jox hsub 性味属经】性热，味苦涩，属热药，入冷经。

【Qet diel xid 功能主治】功能：hxed nais pob yangx ghad ngol 温肺消痰，dangf ngol dangf hxangd 镇咳止血。主治：nais pot yens jab ait ngol 肺痨咳嗽，ngol lax ax dangf 久咳不止，yens jent seil ait ngol 风寒咳嗽，ngol lol hxangd 咳血，od hxangd 吐血，niangb hniub ait ngol 妊娠咳嗽。

【Ed not xus 用法用量】内服，水煎，15 ～ 25 g；或研末冲服。

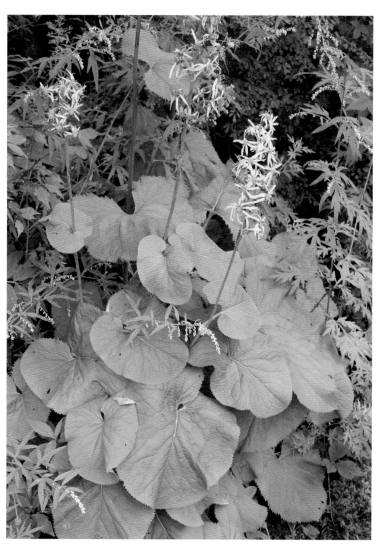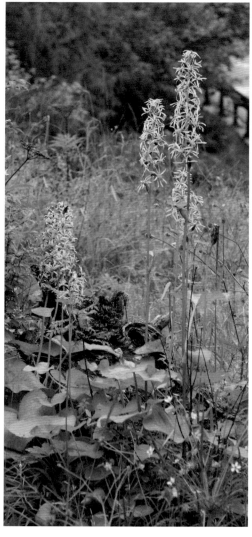

Vob hlieb jongx 万丈深

【Bit hsenb 俗名】细草、马尾参、竹叶青、奶浆参、还阳参、刷把细辛。

【Dios kob deis 基源】为菊科植物万丈深 *Crepis phoenix* Dunn 的根。

【Niangb bet deis 生长环境】喜生于河边荫蔽处、山野竹林下。分布于部分苗乡。

【Jox hsub 性味属经】性冷，味甘苦，属冷药，入热经。

【Qet diel xid 功能主治】功能：hxub kib tat jab 清热解毒，net nais pot dangf ngol 润肺止咳。主治：xus dlangl ves niel nangl khob 体虚头晕无力，nais pot od nul 肺炎，ghab jed diongx hfud nais pob od nul 支气管炎，mongb ghad nial mais 风火眼，xus eb wel 少乳，jib daib ngas naix mais 小儿疳积。

【Ed not xus 用法用量】内服，水煎，15 ～ 20 g。外用，捣烂敷。

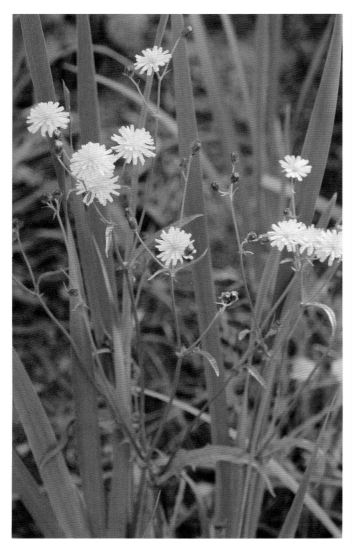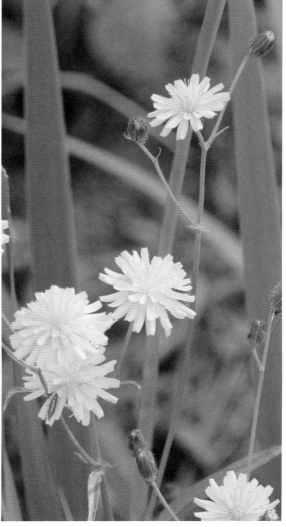

Vob bel bat xed 飞廉

【Bit hsenb 俗名】大力王、飞廉蒿、刺打草、红花草、雷公菜。

【Dios kob deis 基源】为菊科植物飞廉 *Carduus nutans* Linnaeus 的全草或根。

【Niangb bet deis 生长环境】生于坡塝荒地、农地边、路边。分布于各地苗乡。

【Jox hsub 性味属经】性平，味苦，属冷热两经药，入两经。

【Qet diel xid 功能主治】功能：hxub kib gangt xuf 清热燥湿，seil hxangd tat jit hxangd 凉血化瘀。主治：yens jent kib mangb hfud 风热感冒，was wus 眩晕，yens jent mongb 风湿痛，dib yens jit hxangd 跌打瘀血，ghab liut dud qut qat 皮肤瘙痒，diongx eb wal ongd hsongd 尿路感染。

【Ed not xus 用法用量】内服，水煎，15 ～ 25 g；或浸酒饮。外用，捣烂敷；或水煎洗。

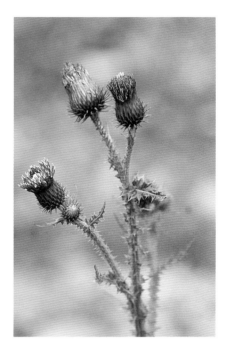

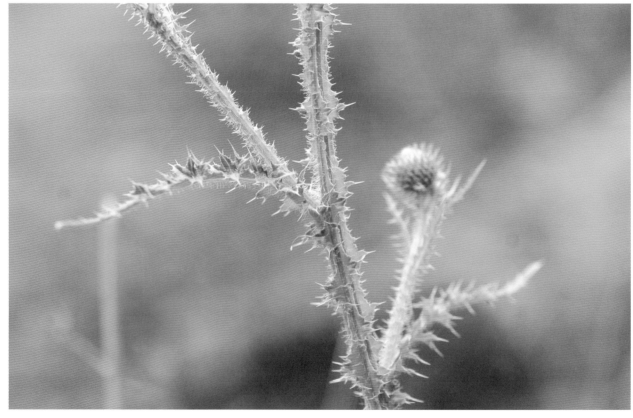

Vob genl mal 金挖耳

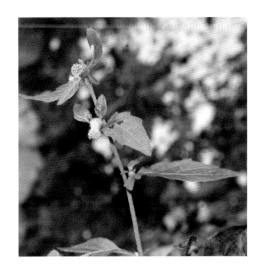

【Bit hsenb 俗名】野烟、一串红、苏伤草、倒盖菊、野向日葵。

【Dios kob deis 基源】为菊科植物金挖耳 *Carpesium divaricatum* Siebold & Zuccarini 的全草或根。

【Niangb bet deis 生长环境】生于荒山、荒地、林缘。分布于部分苗乡。

【Jox hsub 性味属经】性冷，味苦辛，属冷药，入热经。

【Qet diel xid 功能主治】功能：hxub kib tat jab 清热解毒，lal nais jongt xend mais 清肝明目。主治：mongb ghongd niangs 咽喉痛，mongb git ghab naix 腮腺炎，xit dail lol mongb qub 产后腹痛，mongb hmid 牙痛，los link ghongd 悬雍垂发炎，jangx gangb nangb 带状疱疹，yens dlad zeb nex gik 狂犬咬伤。

【Ed not xus 用法用量】内服，水煎，15 ～ 25 g。外用，捣烂敷；或水煎洗。

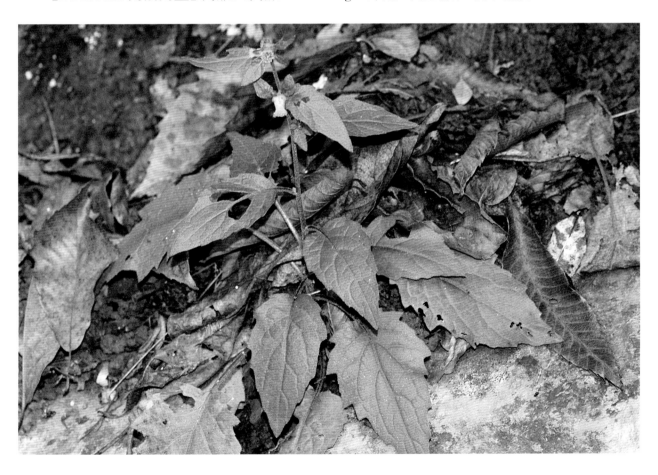

Yenb eb 烟管头草

【Bit hsenb 俗名】野烟、毛叶草、芸香草、挖耳草、野葵花、野烟叶、倒提壶。

【Dios kob deis 基源】为菊科植物烟管头草 *Carpesium cernuum* Linnaeus 的根或全草。

【Niangb bet deis 生长环境】生于坡塝草丛、林缘闲地、路旁。分布于各地苗乡。

【Jox hsub 性味属经】性冷，味苦辛，属冷药，入热经。

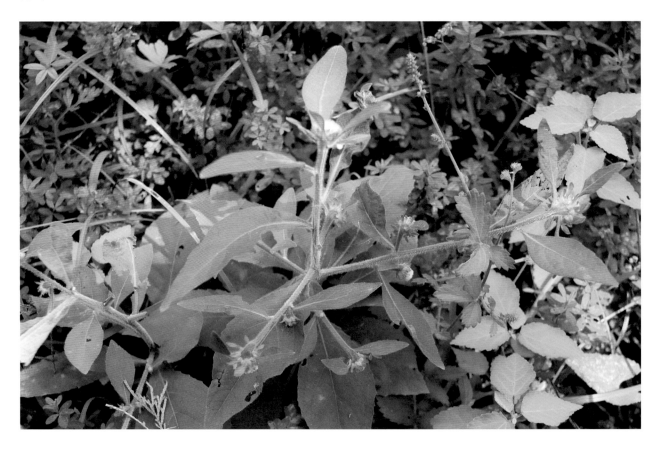

【Qet diel xid 功能主治】功能：hxub kib tat jab 清热解毒，hxenk angt dangf mongb 消肿止痛。主治：yens jent seil kib jid mongb khob 伤风发烧头痛，los link ghongd 悬雍垂发炎，mongb hmid 牙痛，mongb naix fangf 疖腮，dlif ghab jed vangl daib 子宫脱垂，dlif ghab neib ghangb 脱肛。

【Ed not xus 用法用量】内服，水煎，15 ～ 25 g；或捣汁服。外用，水煎洗；或含漱；或捣汁涂。

Vob bangx hnaib 短葶飞蓬

【Bit hsenb 俗名】东菊、双葵花、地顶草、灯盏花、地朝阳、鬼灯笼。

【Dios kob deis 基源】为菊科植物短葶飞蓬 *Erigeron breviscapus* (Vaniot) Handel-Mazzetti 的全草。

【Niangb bet deis 生长环境】生于坡塝荒地、山沟草丛。分布于部分苗乡。

【Jox hsub 性味属经】性冷，味苦涩，属冷药，入热经。

【Qet diel xid 功能主治】功能：tat seil tad dub 散寒解表，tat hxend ves hxangd 舒筋活血，dangf mongb 止痛。主治：mangb hfud mongb khob 感冒头痛，yens jent seil hsangd nais 伤风鼻塞，mongb hsongd hxend 筋骨疼痛，mongb hsongd dangd 胁痛，mongb hmid 牙痛，jib daib zeib ghangb 小儿麻痹。

【Ed not xus 用法用量】内服，水煎，15 ～ 25 g；或蒸蛋食用。外用，水煎含漱。

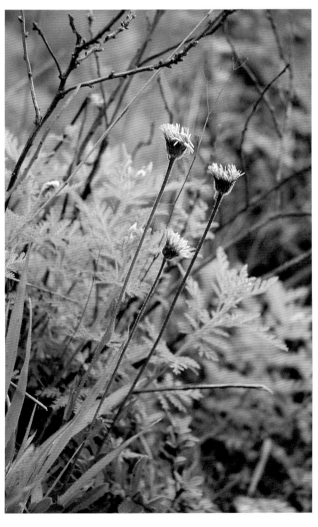 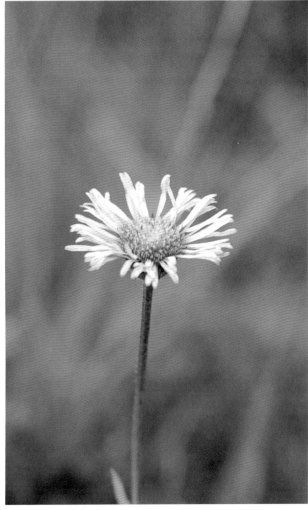

Bangx mais hnaib 向日葵

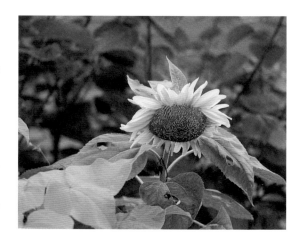

【Bit hsenb 俗名】葵花子、一丈菊、天葵子、向阳花、望日葵、草天葵。

【Dios kob deis 基源】为菊科植物向日葵 *Helianthus annuus* Linnaeus 的茎髓、花托、根、种子、叶。

【Niangb bet deis 生长环境】属农作物，有栽培。分布于各地苗乡。

【Jox hsub 性味属经】性热，味淡，属热药，入冷经。

【Qet diel xid 功能主治】功能：hxub xuf kib 清湿热，vut eb wal 利尿，tongb khangd niangs 通窍。主治：nit diongx hxangd 高血压，ngol yenx hnaib 百日咳，hsot ud mongb qub 痛经，diongx eb wal jangx vib 尿道结石，los ghad ghof 疝气，ax lol wal 尿闭，qib ghad 宿便。

【Ed not xus 用法用量】内服，水煎，50～100 g；或捣汁服。

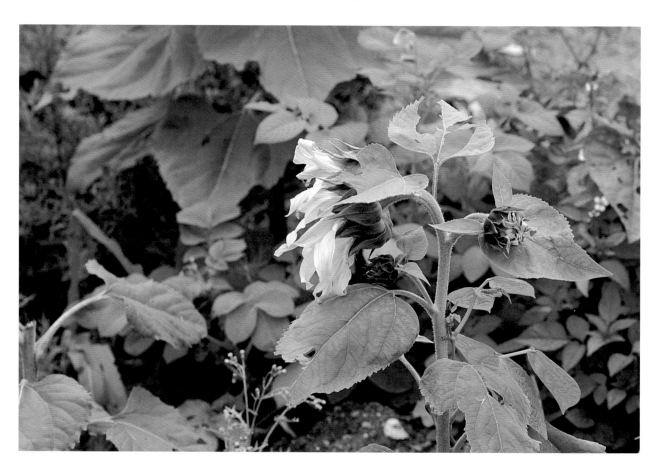

Zend gangb daid liod 苍耳

【Bit hsenb 俗名】疔疮草、牛虱子、刺儿棵、粘花子、道人头。

【Dios kob deis 基源】为菊科植物苍耳 *Xanthium strumarium* Linnaeus 的果实、根或全草。

【Niangb bet deis 生长环境】生于荒坡、草地、村寨边、路旁。分布于各地苗乡。

【Jox hsub 性味属经】性冷，味苦辛，属冷药，入热经。有毒。

【Qet diel xid 功能主治】功能：hxub jent zangl seil 疏风散寒，tat jab 解毒，dib gangb 杀虫。主治：yens jent seil mongb khob 风寒头痛，nit diongx hxangd 高血压，naix bet 耳鸣，khangd naix ongd hsongd 中耳炎，lol ghad nais fangx 流黄涕，mongb hmid 牙痛，lax dliangb lix 麻风病。

【Ed not xus 用法用量】内服，水煎，10 ～ 25 g；或入丸、散。

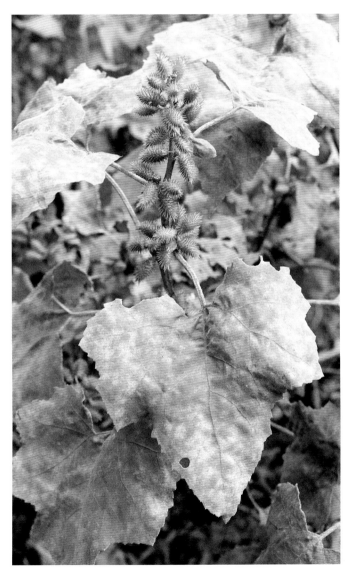 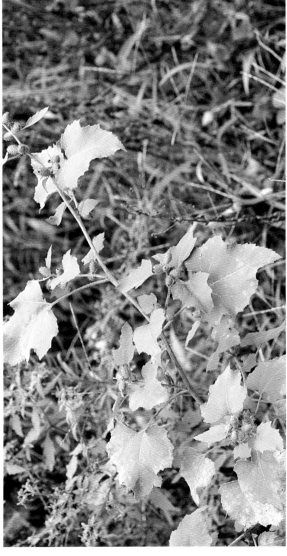

Vob eb wel bangx fangx 蒲公英

【Bit hsenb 俗名】奶浆草、鹁鸪菜、双英卜地、黄花地丁。

【Dios kob deis 基源】为菊科植物蒲公英 *Taraxacum mongolicum* Handel-Mazzetti 的全草。

【Niangb bet deis 生长环境】生于村寨边草地、荒地、果园、菜园。分布于部分苗乡。

【Jox hsub 性味属经】性冷，味苦甘，属冷药，入热经。

【Qet diel xid 功能主治】功能：hxub kib tat jab 清热解毒，zangl ghab pob hxenk dix bus 散结消痈。主治：mangb hfud kib jid 感冒发烧，los link ghongd 悬雍垂发炎，buk dux mongb 胃炎，xenb od nul 胆囊炎，mongb ghad nial mais 风火眼，zaid wel jangx dix bus 乳痈，jil wel od nul 乳腺炎。

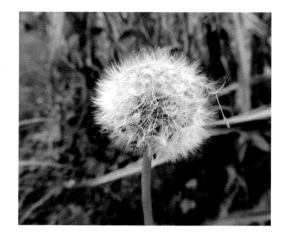

【Ed not xus 用法用量】内服，水煎，20 ～ 30 g。外用，捣烂敷；或水煎洗。

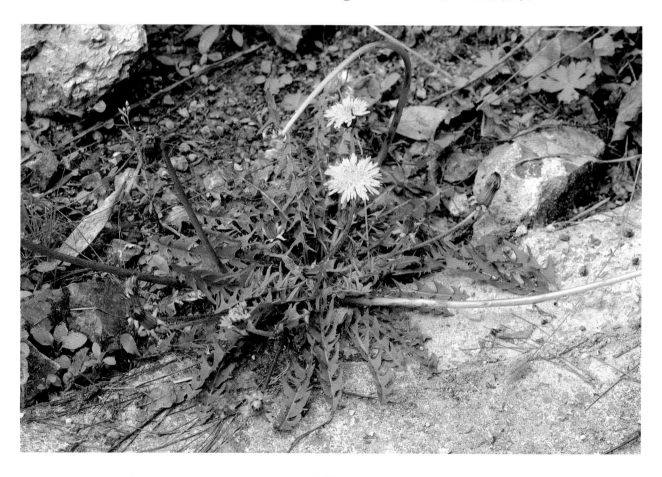

Vob eb wel vud 剪刀股

【Bit hsenb 俗名】假蒲公英、野蒲公英。

【Dios kob deis 基源】为菊科植物剪刀股 *Ixeris japonica* (N. L. Burman) Nakai 的全草。

【Niangb bet deis 生长环境】生于荒坡草地、路旁草丛、荒地。分布于部分苗乡。

【Jox hsub 性味属经】性冷，味甘苦，属冷药，入热经。

【Qet diel xid 功能主治】功能：hxub kib tat jab 清热解毒，hxenk dix bus zangl ghab pob 消痈散结。主治：pob lob pob bil 手脚水肿，mongb ghad nial mais 风火眼，zaid wel jangx dix bus 乳痈，xud wal lol bus 淋病，dix gangb 疔疮。

【Ed not xus 用法用量】内服，水煎，15 ～ 25 g。外用，捣烂敷。

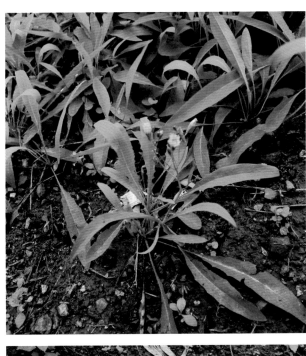

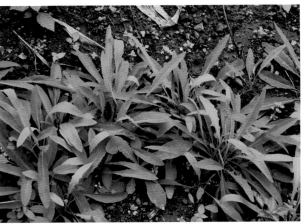

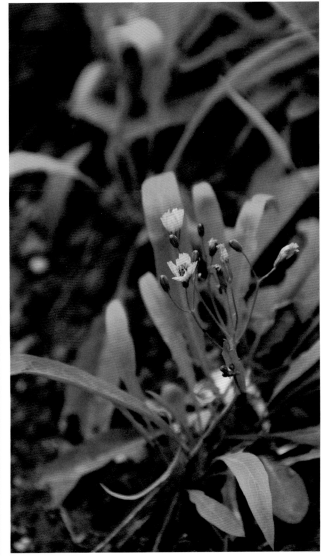

Vob bend jud dliub 兔耳一枝箭

【Bit hsenb 俗名】一炷香、白头翁、巴地香、毛耳风、兔耳风、磨地香、毛大丁草。

【Dios kob deis 基源】为菊科植物兔耳一枝箭 *Piloselloides hirsuta* (Forsskal) C. Jeffrey ex Cufodontis 的全草。

【Niangb bet deis 生长环境】生于山坡荒地、路边草丛、农地边。分布于各地苗乡。

【Jox hsub 性味属经】性平，味苦辛，属冷热两经药，入两经。

【Qet diel xid 功能主治】功能：qet nais pob dangf ngol 宣肺止咳，los eb hxenk angt 利水消肿，ves hxangd 活血。主治：dliangd bil dib sangb 跌打损伤，yens jent seil ait ngol 风寒咳嗽，ait ngol heik bongt 咳嗽痰喘，nais pot lax bus 肺痈，pob lob pob bil 手脚水肿，jib daib ngas naix mais 小儿疳积，diongx wal od nul 尿道炎。

【Ed not xus 用法用量】内服，水煎，15～25 g；或鲜品捣汁服。外用，捣烂敷。

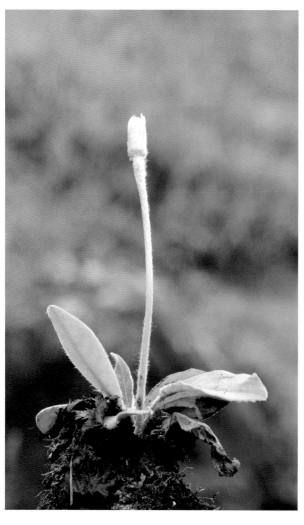
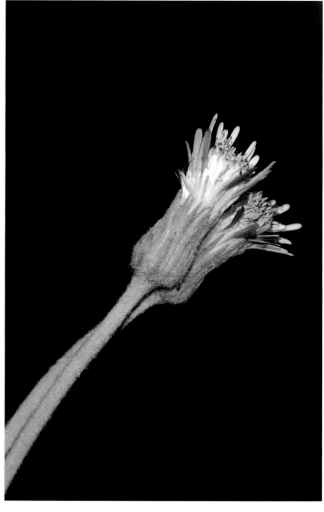

Vob bend jud 大丁草

【Bit hsenb 俗名】龙根草、米汤菜、鸡毛蒿、豹子药、野青菜、翻白叶。

【Dios kob deis 基源】为菊科植物大丁草 *Leibnitzia anandria* (Linnaeus) Turczaninow 的叶或全草。

【Niangb bet deis 生长环境】多生于林缘草丛、路旁、农地田坎。分布于各地苗乡。

【Jox hsub 性味属经】性热，味苦，属热药，入冷经。

【Qet diel xid 功能主治】功能：hxub jent hxenk net 祛风除湿，tat jab 解毒。主治：yens jent juk jik 风湿麻木，ait ngol heik bongt 咳嗽痰喘，yens ngix vud liod bat gik 兽咬伤，dix gangb 疔疮，zal ghad 腹泻。

【Ed not xus 用法用量】内服，水煎，15～25 g；或捣汁服。外用，捣烂敷。

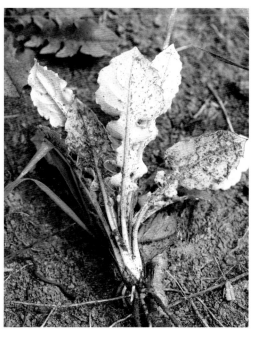

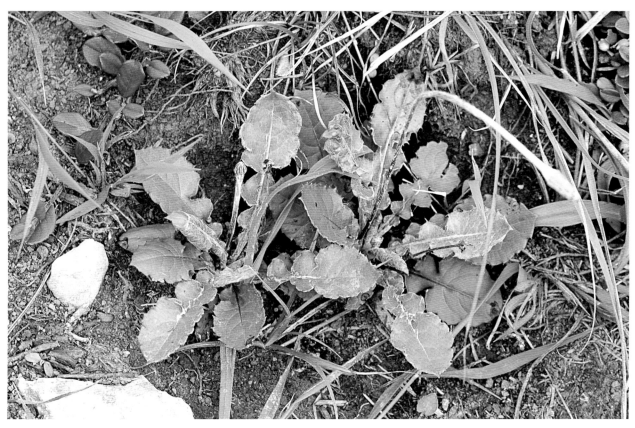

Vob bend jud yut 钩苞大丁草

【Bit hsenb 俗名】白头翁、小一支箭、白叶不翻、白地紫菀。

【Dios kob deis 基源】为菊科植物钩苞大丁草 *Gerbera delavayi* Franchet 的根。

【Niangb bet deis 生长环境】喜生于山坡荒地、路边、沟边、田坎。分布于各地苗乡。

【Jox hsub 性味属经】性平，味苦，属冷热两经药，入两经。

【Qet diel xid 功能主治】功能：hxub kib los xuf 清热利湿，qet bongt yangx ghad ngol 理气化痰，dib gangb 杀虫。主治：mongb daif gad 胃痛（胸口痛），hot ax yangx gad 消化不良，mangb hfud ait ngol 感冒咳嗽，ghad ngol not bongt hek yuf 痰多气喘，los link ghongd 悬雍垂发炎，yens xit lol hxangd 刀伤出血。

【Ed not xus 用法用量】内服，水煎，15 ～ 25 g。外用，捣烂敷。

Vob nes jek 紫背草

【Bit hsenb 俗名】一点黄、野点菊、止血丹。

【Dios kob deis 基源】为菊科植物紫背草 *Emilia sonchifolia* (Linnaeus) Candolle var. *javanica* (N. L. Burman) Mattfeld 的全草。

【Niangb bet deis 生长环境】多生于坡塝草丛、荒地。分布于各地苗乡。

【Jox hsub 性味属经】性冷，味苦，属冷药，入热经。

【Qet diel xid 功能主治】功能：hxub kib tat jab 清热解毒，dangf hxangd tat jit hxangd 止血散瘀。主治：fangx mais fangx jid 黄疸，mongb ghongd niangs 咽喉痛，yens xit lol hxangd 刀伤出血，yens nangb gik 毒蛇咬伤，xud ghad hxangd 便血。

【Ed not xus 用法用量】内服，水煎，15 ～ 25 g。外用，捣烂敷；或水煎洗。

Vob ghes 莴苣

【Bit hsenb 俗名】白苣、莴笋、千层剥、千金菜、莴苣菜、莴笋菜。

【Dios kob deis 基源】为菊科植物莴苣 *Lactuca sativa* Linnaeus 的种子、茎、叶。

【Niangb bet deis 生长环境】属蔬菜作物，有栽培。分布于各地苗乡。

【Jox hsub 性味属经】性冷，味甘苦，属冷药，入热经。

【Qet diel xid 功能主治】功能：bongx eb wel 下乳，tongb eb wal 通小便。主治：xit daib xus wel 产后缺乳，gangb bus khangd naix 百虫入耳，bid daif got pob mongb 阴囊肿痛，ax lol wal 尿闭，xud wal hxangd 尿血。

【Ed not xus 用法用量】内服，水煎，15 ～ 25 g。外用，捣烂敷。

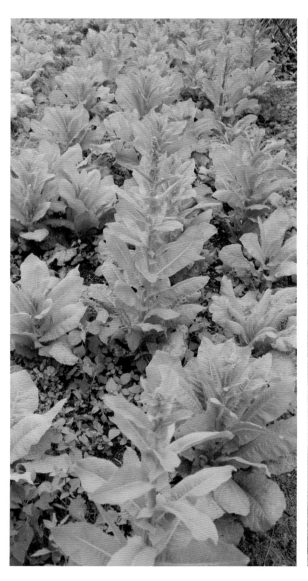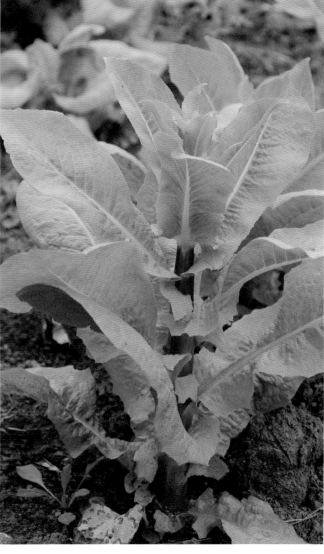

Vob tiab nex 台湾翅果菊

【Bit hsenb 俗名】苦丁、山莴苣、叉头草、蛾子草、小山萝卜、野莴苣。

【Dios kob deis 基源】为菊科植物台湾翅果菊 *Lactuca formosana* Maximowicz 的全草。

【Niangb bet deis 生长环境】生于旷野荒地、农地边、路旁。分布于各地苗乡。

【Jox hsub 性味属经】性冷，味苦，属冷药，入热经。

【Qet diel xid 功能主治】功能：hxub kib tat jab 清热解毒，vuk gangb hxenk dix bus 敛疮消痈。主治：los link ghongd 悬雍垂发炎，dix gangb 疔疮，dix bus angt 痈肿，yens nangb gik 毒蛇咬伤。

【Ed not xus 用法用量】内服，水煎，15 ～ 25 g。外用，捣烂敷。

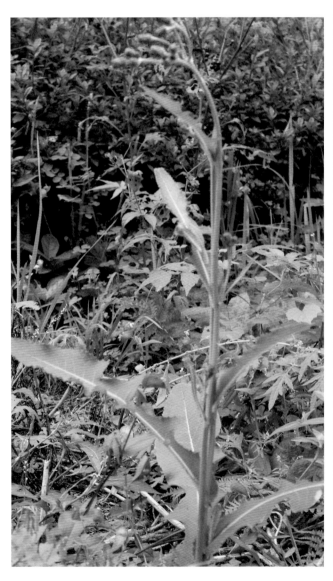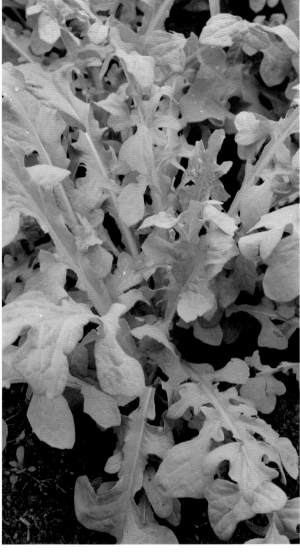

Vob ghes ib vud 毛脉翅果菊

【Bit hsenb 俗名】山苦菜、老蛇药、野洋烟、野苦烟、高大翅果菊。

【Dios kob deis 基源】为菊科植物毛脉翅果菊 *Lactuca raddeana* Maximowicz 的全草或根。

【Niangb bet deis 生长环境】生于荒野草地、农地边、路边。分布于各地苗乡。

【Jox hsub 性味属经】性冷，味苦，属冷药，入热经。

【Qet diel xid 功能主治】功能：hxub kib tat jab 清热解毒，hxub jent hxenk net 祛风除湿，dangf mongb 止痛。主治：yens jent mongb ghut hsongd 风湿性关节炎，fal sab mongb qub 痧证腹痛，kib jid 发热，yens nangb gik 毒蛇咬伤。

【Ed not xus 用法用量】内服，水煎，15 ～ 25 g。

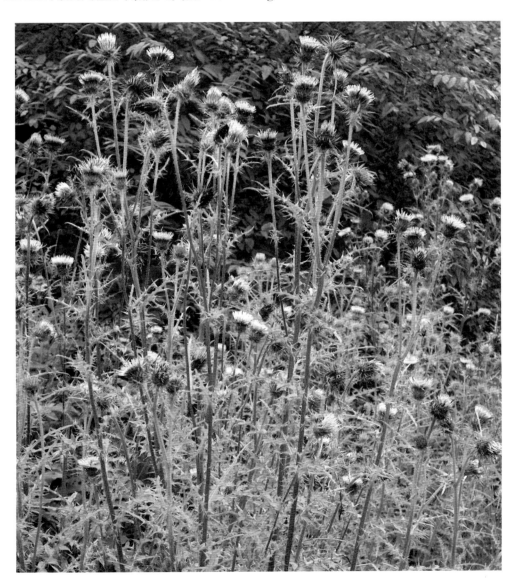

269

Vob ghes jangd hfud 卷心莴苣

【Bit hsenb 俗名】千层剥、莴苣菜、包心莴苣。

【Dios kob deis 基源】为菊科植物卷心莴苣 *Lactuca sativa* Linnaeus var. *capitata* Candolle 的茎、叶。

【Niangb bet deis 生长环境】属蔬菜作物，有栽培。分布于各地苗乡。

【Jox hsub 性味属经】性冷，味甘苦，属冷药，入热经。

【Qet diel xid 功能主治】功能：bongx eb wel 下乳，tongb eb wal 通小便。主治：gangb bus khangd naix 百虫入耳，xit daib xus wel 产后缺乳，bid daif got pob mongb 阴囊肿痛，xud wal hxangd 尿血，ax lol wal 尿闭。

【Ed not xus 用法用量】内服，水煎，15 ～ 25 g。外用，捣烂敷。

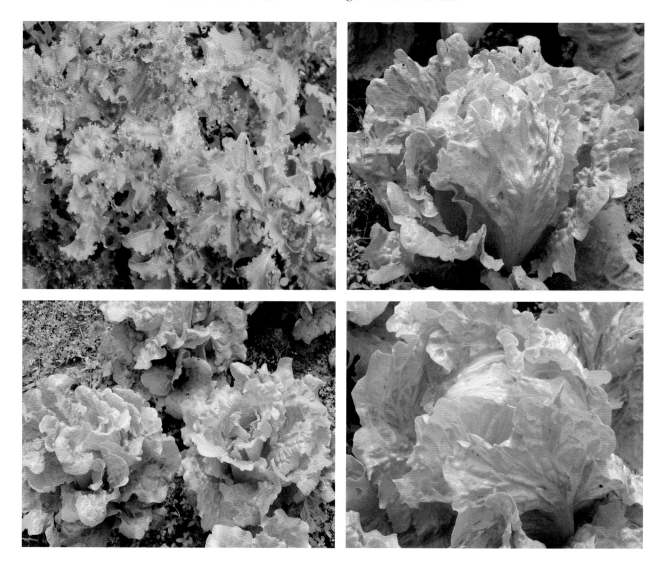

Vob ghes bil 山莴苣

【Bit hsenb 俗名】苦菜、土莴苣、苦马菜、苦芥菜、鸭子食、野大烟。

【Dios kob deis 基源】为菊科植物山莴苣 *Lactuca sibirica* (Linnaeus) Bentham ex Maximowicz 的全草。

【Niangb bet deis 生长环境】生于路旁草丛、荒野荒地。分布于各地苗乡。

【Jox hsub 性味属经】性冷，味苦，属冷药，入热经。

【Qet diel xid 功能主治】功能：hxub kib tat jab 清热解毒，vuk gangb hxenk dix bus 敛疮消痈。主治：kib jid 发热，dix bus angt 痈肿。

【Ed not xus 用法用量】内服，水煎，15 ～ 25 g。

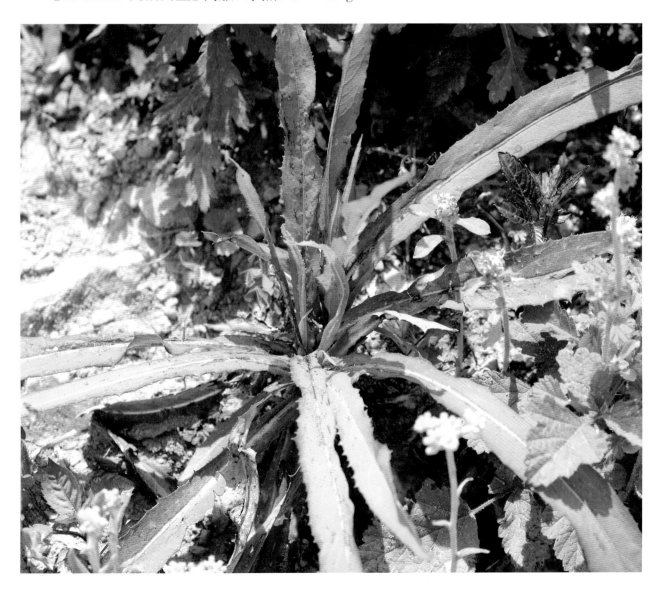

Vob yongx vud 中华苦荬菜

【Bit hsenb 俗名】七托莲、小苦荬、活血草、隐血丹、野苦荬、中华小苦荬。

【Dios kob deis 基源】为菊科植物中华苦荬菜 *Ixeris chinense* (Thunberg) Kitagawa 的全草。

【Niangb bet deis 生长环境】生于农田间、园地边、山坳荒地。分布于各地苗乡。

【Jox hsub 性味属经】性冷，味苦，属冷药，入热经。

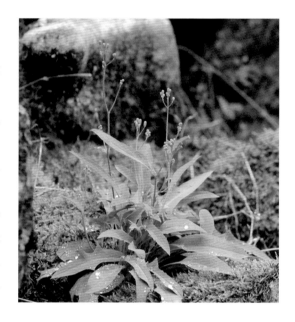

【Qet diel xid 功能主治】功能：hxub kib tat jab 清热解毒，hxub nais pob kib 清肺火。主治：nais pot od nul 肺炎，dliangd bil dib sangb 跌打损伤，bid daif got jangx gangb daid eb 阴囊湿疹，yens nangb gik 毒蛇咬伤，niangb hsab pob mongb 无名肿毒。

【Ed not xus 用法用量】内服，水煎，10 ～ 15 g。外用，捣烂敷；或水煎洗。

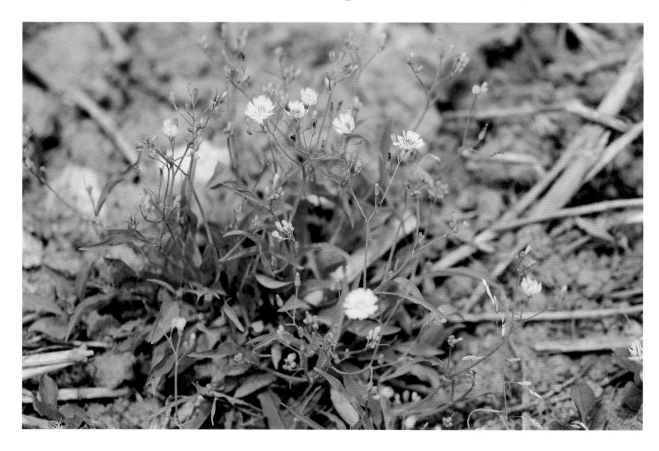

Vob yongx 苦荬菜

【Bit hsenb 俗名】苦菜、活血草、多头苦荬菜、盘儿草。

【Dios kob deis 基源】为菊科植物苦荬菜 *Ixeris polycephala* Cassini 的全草。

【Niangb bet deis 生长环境】生于田间、园圃、果园，有栽培。分布于各地苗乡。

【Jox hsub 性味属经】性冷，味苦，属冷药，入热经。

【Qet diel xid 功能主治】功能：hxub kib tat jab 清热解毒，hxenk dix bus zangl ghab pob 消痈散结。主治：niangb hsab pob mongb 无名肿毒，nais pot lax bus 肺痈，zaid wel jangx dix bus 乳痈。

【Ed not xus 用法用量】内服，水煎，10 ～ 15 g。外用，捣烂敷；或水煎洗。

Vob hsat vud 狗头七

【Bit hsenb 俗名】岩七、见肿消、牛舌三七、鹿衔草。

【Dios kob deis 基源】为菊科植物狗头七 *Gynura pseudochina* (Linnaeus) Candolle 的根。

【Niangb bet deis 生长环境】生于坡塝草丛、路旁荒地、山坳。分布于部分苗乡。

【Jox hsub 性味属经】性冷，味苦涩，属冷药，入热经。

【Qet diel xid 功能主治】功能：ves hxangd dangf hxangd 活血止血，tat jab hxenk angt 解毒消肿。主治：dliangd bil dib sangb 跌打损伤，yens jent mongb 风湿痛，jil wel od nul 乳腺炎，od hxangd 吐血，lol hxangd nais 鼻衄，ax hsot ud 闭经，xit daib jit hxangd mongb 产后瘀血疼痛。

【Ed not xus 用法用量】内服，水煎，15 ～ 25 g。外用，捣烂敷；或取汁搽。

Jab songb liol 菊三七

【Bit hsenb 俗名】土三七、大伤药、叶下红、菊叶三七、破血丹、天青地红。

【Dios kob deis 基源】为菊科植物菊三七 *Gynura japonica* (Thunberg) Juel 的根、叶或全草。

【Niangb bet deis 生长环境】生于山野沟谷、荒地草丛、疏林。分布于部分苗乡。

【Jox hsub 性味属经】性平，味淡，属冷热两经药，入两经。

【Qet diel xid 功能主治】功能：seil hxangd dangf hxangd 凉血止血，vuk gangb hxenk dix bus 敛疮消痈。主治：ait gheb bal jid mongb diub 劳伤腰痛，jib daib hxib jent 小儿惊风，zaid wel jangx dix bus 乳痈，ax hsot ud 闭经，xit daib jit hxangd mongb 产后瘀血疼痛，niangb hsab pob mongb 无名肿毒，yens nangb gik 毒蛇咬伤。

【Ed not xus 用法用量】内服，水煎，15 ～ 25 g。外用，捣烂敷；或水煎洗。

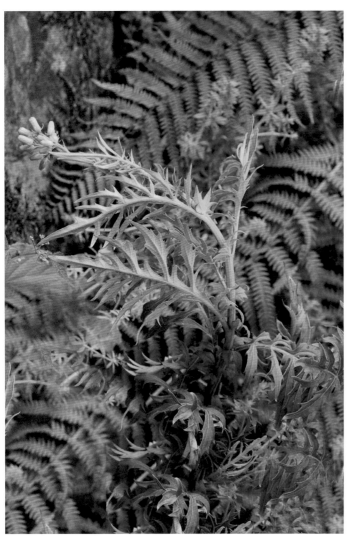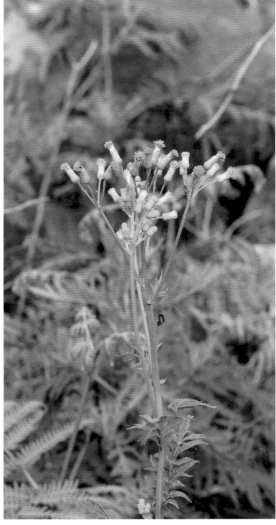

Vob wut sob vud 牛膝菊

【Bit hsenb 俗名】兔儿草、铜锤草、野辣子草。

【Dios kob deis 基源】为菊科植物牛膝菊 *Galinsoga parviflora* Cavanilles 的根。

【Niangb bet deis 生长环境】生于坡塝草丛、路旁荒地、山坳。分布于部分苗乡。

【Jox hsub 性味属经】性平，味淡，属冷热两经药，入两经。

【Qet diel xid 功能主治】功能：lal nais jongt xend mais 清肝明目，dangf hxangd 止血，hxenk ongd hsongd 消炎。主治：nais jongt od nul fangx jid 黄疸型肝炎，diux ghongd od nul 咽喉炎，diongb hmangt ait mais gheib 夜盲症，hniub mais ballial 视力减退，los link ghongd 悬雍垂发炎。

【Ed not xus 用法用量】内服，水煎，15 ～ 25 g。外用，捣烂敷；或取汁搽。

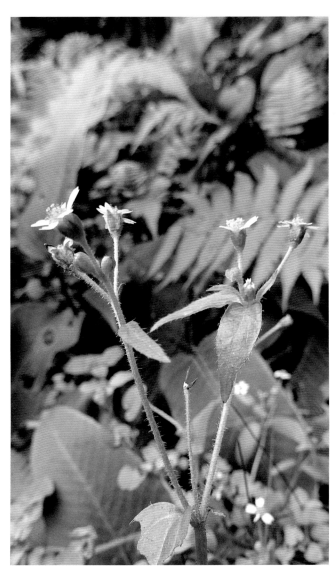
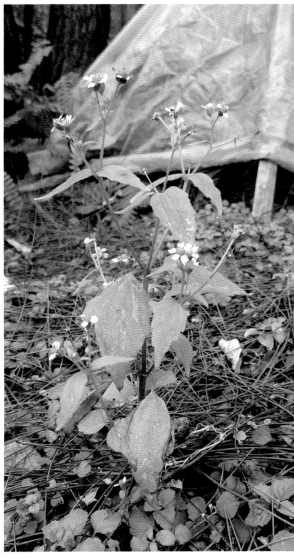

Vob nik leib 狗舌草

【Bit hsenb 俗名】铜交杯、朝阳花、糯米青、白火丹草、铜盘一枝香。

【Dios kob deis 基源】为菊科植物狗舌草 *Tephroseris kirilowii* (Turczaninow ex Candolle) Holub 的全草。

【Niangb bet deis 生长环境】生于水塘边、沟谷水边、路旁潮湿处。分布于部分苗乡。

【Jox hsub 性味属经】性冷，味苦，属冷药，入热经。有毒。

【Qet diel xid 功能主治】功能：hxub kib tat jab 清热解毒，ves hxangd hxenk angt 活血消肿。主治：dliangd bil dib sangb 跌打损伤，laib lot ongd hsongd 口腔炎，diuf od nul pob jid 肾炎水肿，hfud nais pot angt bus 肺脓肿，diongx eb wal ongd hsongd 尿路感染，dix eb bus 脓疱疮。

【Ed not xus 用法用量】内服，水煎，15 ～ 25 g。外用，研末撒敷；或捣烂敷。

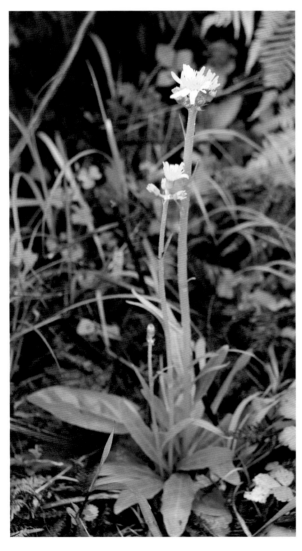 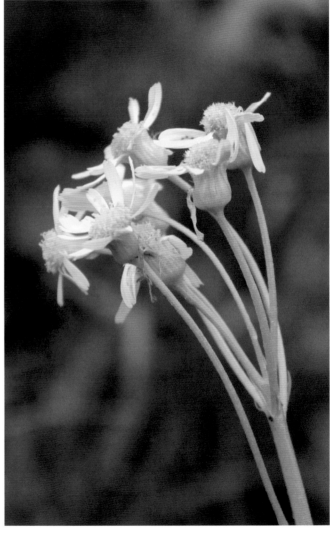

Vob nail liul 马兰

【Bit hsenb 俗名】马兰菊、田边菊、鸡儿肠、鱼鳅串、路边菊。

【Dios kob deis 基源】为菊科植物马兰 *Aster indicus* Linnaeus 的全草。

【Niangb bet deis 生长环境】生于田埂、土埂、路旁、荒地。分布于部分苗乡。

【Jox hsub 性味属经】性冷，味苦，属冷药，入热经。

【Qet diel xid 功能主治】功能：hxub kib tat jab 清热解毒，seil hxangd dangf hxangd 凉血止血。主治：nais pot yens jab 肺结核，nais jongt od nul duk naix 传染性肝炎，fal sab mongb qub 痧证腹痛，od hxangd 吐血，ghab nex naix ongd hsongb 外耳炎，jangx gangb nangb 带状疱疹。

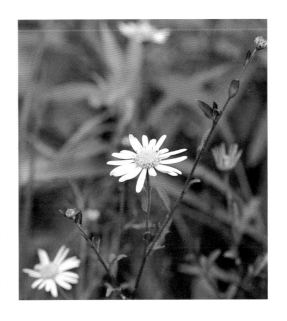

【Ed not xus 用法用量】内服，水煎，15～30 g；或捣汁服。外用，捣烂敷；或水煎洗。

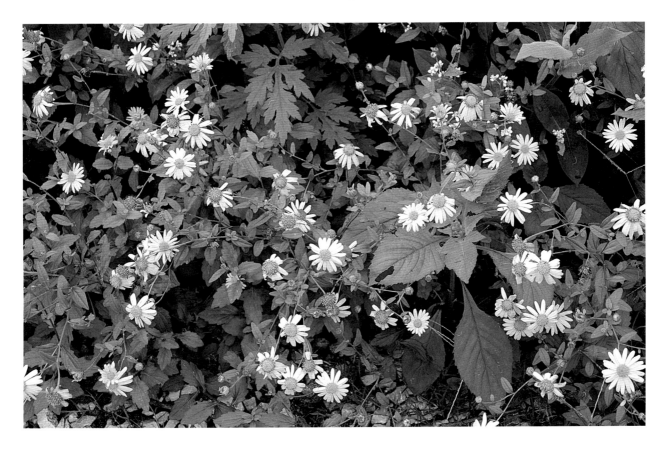

Vob dot 毛枝三脉紫菀

【Bit hsenb 俗名】马兰头、大柴胡、银柴胡、青箭杆草、毛茎马兰。

【Dios kob deis 基源】为菊科植物毛枝三脉紫菀 *Aster ageratoides* Turczaninow var. *lasiocladus* (Hayata) Handel-Mazzetti 的干燥全草。

【Niangb bet deis 生长环境】生于坡塝草地、刺蓬边、山谷沟边。分布于各地苗乡。

【Jox hsub 性味属经】性平，味辛甘，属冷热两经药，入两经。

【Qet diel xid 功能主治】功能：bongx hniangk tad dud 发汗解表，qet bongt dangf mongb 理气止痛。主治：yens jent kib mangb hfud 风热感冒，mongb diub mongb jid 周身疼痛，hfud gangb mongb bongt 胸口剧痛，ghab diux ghongd pob xok 咽喉红肿，yens nangb gik 毒蛇咬伤。

【Ed not xus 用法用量】内服，水煎，15 ～ 25 g。外用，捣烂敷。

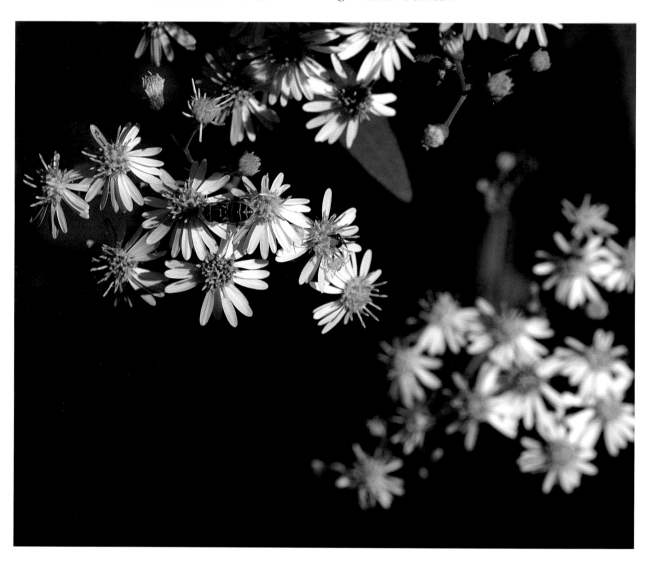

Vob khok hlieb 多须公

【Bit hsenb 俗名】石辣、广东土牛膝、飞机草、六月霜、华泽兰、白须公。

【Dios kob deis 基源】为菊科植物多须公 *Eupatorium chinense* Linnaeus 的根或全草。

【Niangb bet deis 生长环境】生于山野草丛、荒地。分布于部分苗乡。

【Jox hsub 性味属经】性冷，味辛苦，属冷药，入热经。

【Qet diel xid 功能主治】功能：hxub kib tat jab 清热解毒，hxenk od nul hxenk angt 消炎消肿。主治：mangb hfud kib jid 感冒发烧，mongb ghongd dlub 白喉，mongb ghongd niangs 咽喉痛，los link ghongd 悬雍垂发炎，dad bil jangx gangb nangb 手指长疱疹，yens nangb gik 毒蛇咬伤，kib eb kib dul 水火烫伤。

【Ed not xus 用法用量】内服，水煎，15 ～ 20 g。外用，水煎洗。

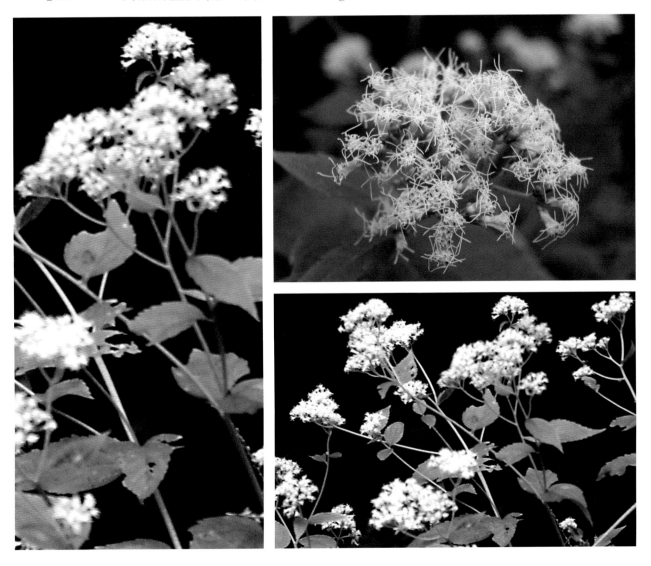

Vob khok yut 异叶泽兰

【Bit hsenb 俗名】红梗草、飞机草、红升麻、黄力花、接骨草。

【Dios kob deis 基源】为菊科植物异叶泽兰 *Eupatorium heterophyllum* Candolle 的根或全草。

【Niangb bet deis 生长环境】生于山野草丛中、农地边、山坳。分布于部分苗乡。

【Jox hsub 性味属经】性热，味甘，属热药，入冷经。

【Qet diel xid 功能主治】功能：git xuf dangf mongb 除湿止痛，ves hxangd tat jit hxangd 活血化瘀。主治：mangb hfud kib jid mongb khob 感冒发烧头痛，dliangd bil dib sangb 跌打损伤，lod hsongd 骨折，ax hsot ud 闭经，xit daib ghangb eb wat ax lol 产后恶露不行，git got ongd hsongd 睾丸炎。

【Ed not xus 用法用量】内服，水煎，15 ～ 20 g。外用，水煎洗。

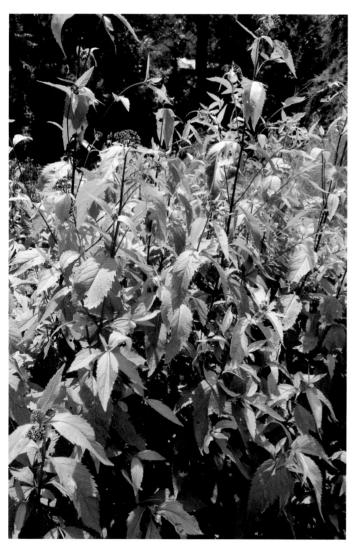 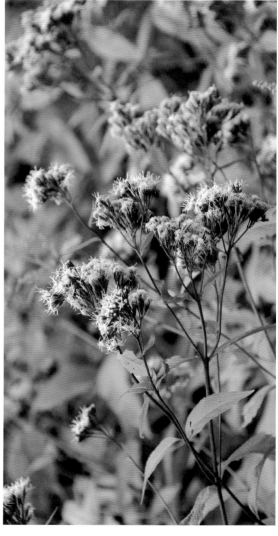

Vob dad lios hlieb 佩兰

【Bit hsenb 俗名】女兰、石瓣、香水草、香水兰、针尾凤、省头草、燕尾香。

【Dios kob deis 基源】为菊科植物佩兰 *Eupatorium fortunei* Turczaninow 的茎、叶。

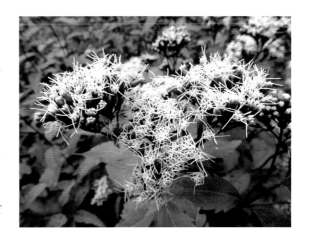

【Niangb bet deis 生长环境】生于山野阴湿处、山谷沟边，有栽培。分布于部分苗乡。

【Jox hsub 性味属经】性平，味辛，属冷热两经药，入两经。

【Qet diel xid 功能主治】功能：hxub kib los xuf 清热利湿，bail wat niat 辟秽，qet hsot ud 调经。
主治：kid jid lol hniangk not 发烧多汗，mongb khob 头痛，hsangd nais 鼻塞，xuf seil mongb qub 寒湿腹痛，mongb ghab dlad mongb diuf 腰肾痛，hsot ud ax jangx hxib 月经不调。

【Ed not xus 用法用量】内服，水煎，15 ～ 25 g；或鲜品捣汁服。

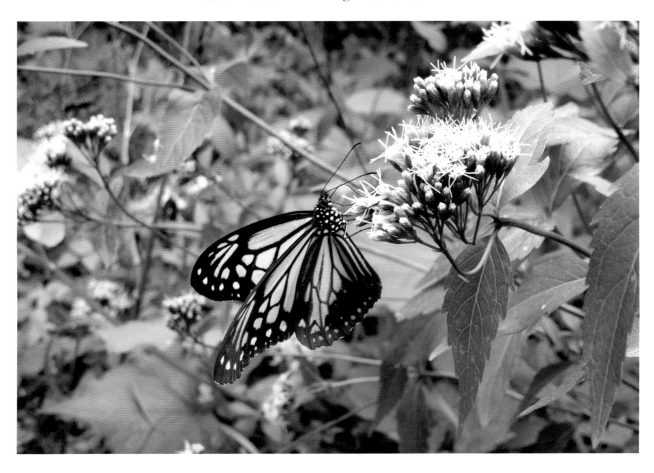

281

Vob khok bil 白头婆

【Bit hsenb 俗名】秤杆草、白升麻、秤杆升麻、麻秤杆、搬倒甑、野升麻。

【Dios kob deis 基源】为菊科植物白头婆 *Eupatorium japonicum* Thunberg 的全草或根。

【Niangb bet deis 生长环境】生于沟谷两边、坡塝草丛。分布于各地苗乡。

【Jox hsub 性味属经】性平，味苦辛，属冷热两经药，入两经。

【Qet diel xid 功能主治】功能：tad dud tat seil 解表散寒，bongx gheb def 透麻疹。主治：ait gheb ax bongx 麻疹不透，xuf seil mongb diub 寒湿腰痛，yens jent seil ait ngol 风寒咳嗽，dlif ghab neib ghangb 脱肛。

【Ed not xus 用法用量】内服，水煎，15 ～ 25 g；或研末，入散剂。外用，捣烂敷。

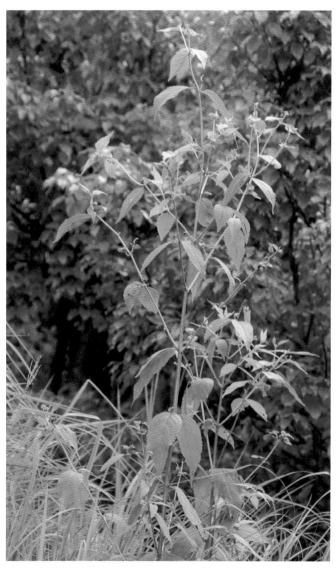
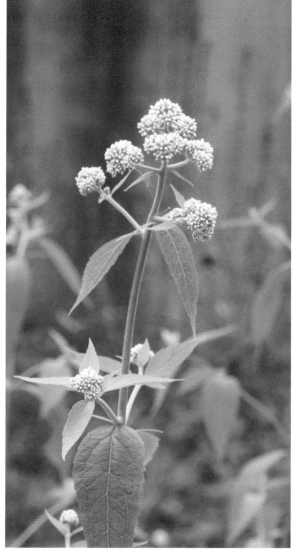

Vob lieb nil 林泽兰

【Bit hsenb 俗名】土升麻、白花根、尖佩兰、米点菜、搬倒甑、秤杆升麻。

【Dios kob deis 基源】为菊科植物林泽兰 *Eupatorium lindleyanum* Candolle 的根。

【Niangb bet deis 生长环境】生于山坡草地荫蔽处、沟谷潮湿处、溪沟边。分布于部分苗乡。

【Jox hsub 性味属经】性热，味苦，属热药，入冷经。

【Qet diel xid 功能主治】功能：tad dud tat kib 解表退热，dib gangb 杀虫。主治：kib seil 疟疾，mangb hfud seil 风寒感冒，yens jent kib mangb hfud 风热感冒，mongb khob 头痛，niangb gangb hsob 蛲虫病，gangb jongb jangx 蛔虫病。

【Ed not xus 用法用量】内服，水煎，15 ～ 25 g。

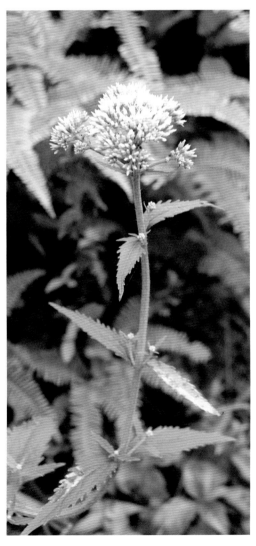 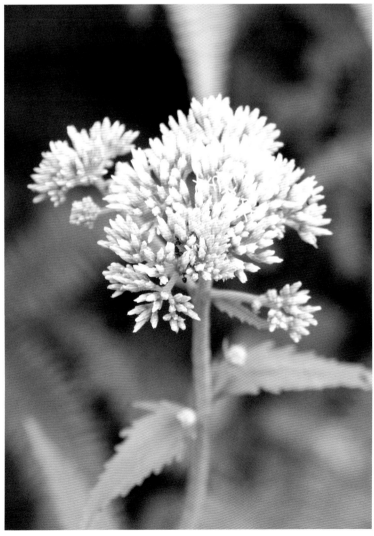

Vob at mongb 黄鹌菜

【Bit hsenb 俗名】山芥菜、三枝香、苦菜药、野青菜、黄花菜。

【Dios kob deis 基源】为菊科植物黄鹌菜 *Youngia japonica* (Linnaeus) Candolle 的全草。

【Niangb bet deis 生长环境】生于田边土坎、荒地草丛。分布于各地苗乡。

【Jox hsub 性味属经】性热，味苦，属热药，入冷经。

【Qet diel xid 功能主治】功能：hxub kib tat jab 清热解毒，langl gangb hxenk ongd hsongb 抗菌消炎。主治：mos dliangb vongx 肝硬化腹水，mangb hfud seil 风寒感冒，diux ghongd od nul 咽喉炎，jil wel od nul 乳腺炎，diongx eb wal ongd hsongd 尿路感染，yens dlad zeb nex gik 狂犬咬伤。

【Ed not xus 用法用量】外用，捣烂敷、搽均可，30 g。

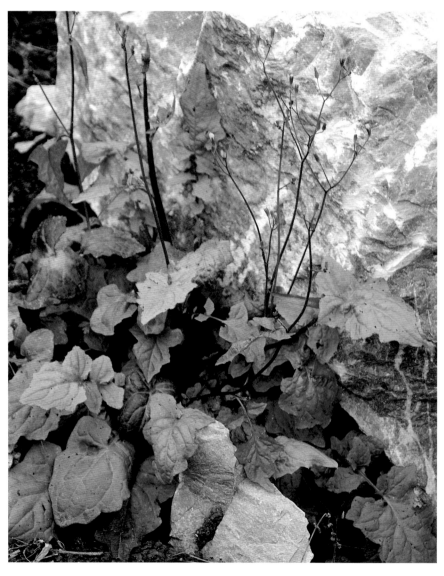 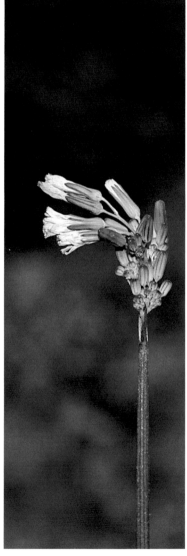

Vob at mongb yut 异叶黄鹌菜

【Bit hsenb 俗名】三枝香、土芥菜、苦菜药、野青菜、黄花菜、黄狗头。

【Dios kob deis 基源】为菊科植物异叶黄鹌菜 *Youngia heterophylla*（Hemsley）Babcock & Stebbins 的全草。

【Niangb bet deis 生长环境】生于荒地草丛、田土坎边。分布于各地苗乡。

【Jox hsub 性味属经】性热，味苦，属热药，入冷经。

【Qet diel xid 功能主治】功能：hxub kib tat jab 清热解毒，langl gangb hxenk ongd hsongb 抗菌消炎。主治：mangb hfud seil 风寒感冒，diux ghongd od nul 咽喉炎，mongb ghad nial mais 风火眼，jil wel od nul 乳腺炎，ghad eb dlub lol not 白带过多，diongx eb wal ongd hsongd 尿路感染，yens dlad zeb nex gik 狂犬咬伤。

【Ed not xus 用法用量】外用，捣烂敷、搽均可，30 g。

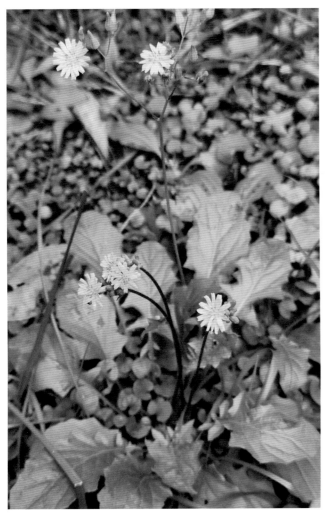
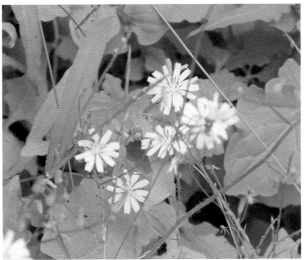
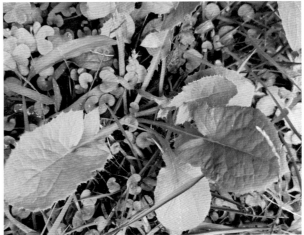

Vob gheik 拟鼠麹草

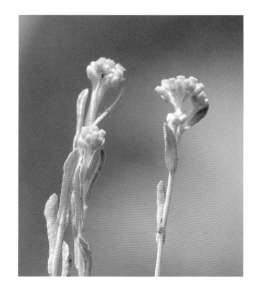

【Bit hsenb 俗名】粑菜、追骨风、棉花菜、清明菜、黄花曲草。

【Dios kob deis 基源】为菊科植物拟鼠麹草 *Pseudognaphalium affine* (D. Don) Anderberg 的全草。

【Niangb bet deis 生长环境】生于荒田荒土、果园、农地边。分布于各地苗乡。

【Jox hsub 性味属经】性平，味甘，属冷热两经药，入两经。

【Qet diel xid 功能主治】功能：hxub jent zangl seil 祛风散寒，yangx ghad ngol dangf khangx 化痰止咳。主治：mongb hsongd hxend 筋骨疼痛，mangb hfud seil 风寒感冒，ait ngol ghad ngol not 咳嗽痰多，ghab jed diongx hfud nais pob od nul 支气管炎，niangb hsab pob mongb 无名肿毒，ghad eb dlub lol not 白带过多。

【Ed not xus 用法用量】内服，水煎，10～30 g。

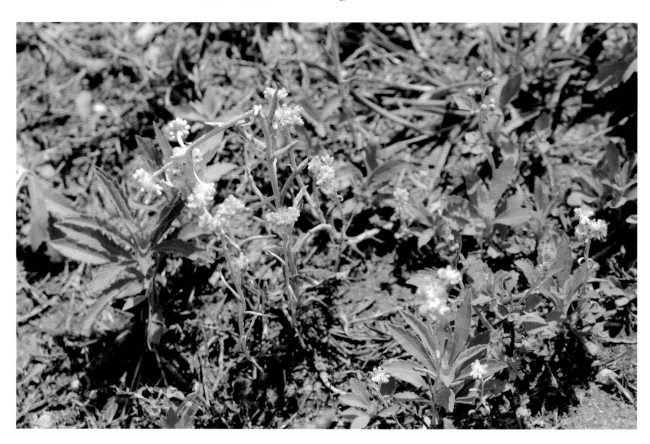

Vob gheik dul 秋拟鼠麴草

【Bit hsenb 俗名】火草、大白艾、雷公青、野火草、黄花艾、下白鼠麴草。

【Dios kob deis 基源】为菊科植物秋拟鼠麴草 *Pseudogna-phalium hypoleucum* (Candolle) Hilliard & B. L. Burtt 的全草。

【Niangb bet deis 生长环境】生于山坡荒地、疏林、灌木丛边。分布于各地苗乡。

【Jox hsub 性味属经】性平，味甘苦，属冷热两经药，入两经。

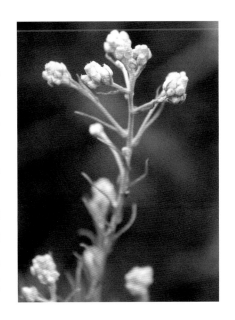

【Qet diel xid 功能主治】功能：net nais pob yangx ghad ngol 润肺化痰，hxenk jab xuf 解湿毒。主治：mangb hfud seil 风寒感冒，yens jent seil ait ngol 风寒咳嗽，yens jent mongb hsongd hxend 风湿筋骨疼痛，jib daib hxib jent yut 小儿急惊风，gangb daid eb 湿疹，ghab liut dud lax 皮肤溃烂。

【Ed not xus 用法用量】内服，水煎，15～25 g。外用，捣烂敷；或水煎洗。

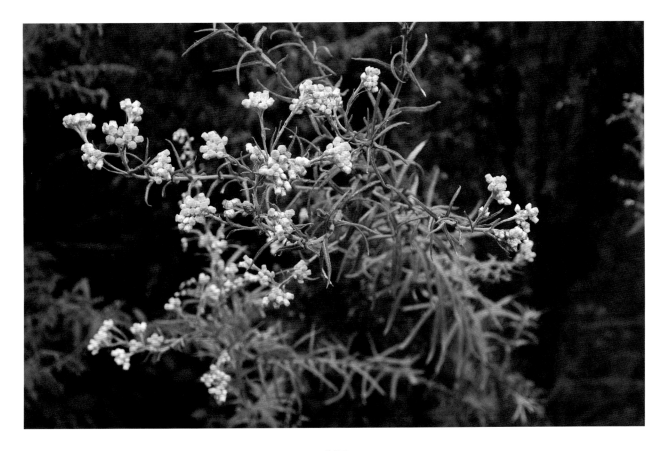

Vob gheik dul mongl 细叶鼠麴草

【Bit hsenb 俗名】小火草、叶下白、棉花草、野火草、毛女儿菜。

【Dios kob deis 基源】为菊科植物细叶鼠麴草 *Gnaphalium japonicum* Thunberg 的全草。

【Niangb bet deis 生长环境】生于山坡荒地、农地边、路边。分布于部分苗乡。

【Jox hsub 性味属经】性平，味甘，属冷热两经药，入两经。

【Qet diel xid 功能主治】功能：hxub kib tad dud kib 清热解表，yis nais jongt xend hniub mais 益肝明目。主治：mangb hfud seil 风寒

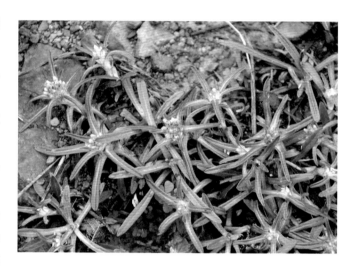

感冒，yens jent seil ait ngol 风寒咳嗽，nais pot yens jab ngol lax 肺痨久咳，jent dul xok hniub mais 风火赤眼，hxud hxangd hvib bit ax dangf 烦躁失眠。

【Ed not xus 用法用量】内服，水煎，15～25 g。外用，捣烂敷；或水煎洗。

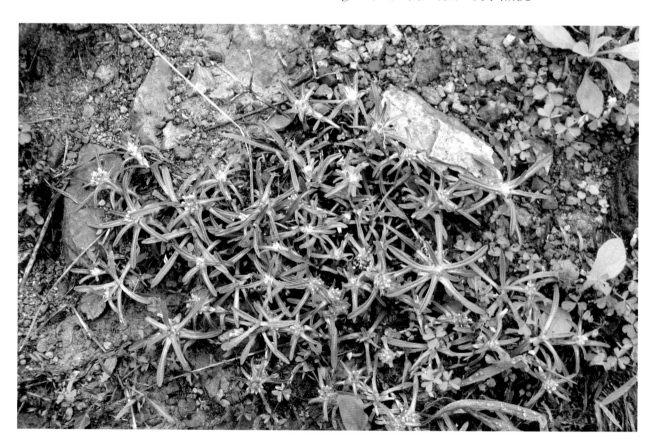

Vob gheik dul mongb 宽叶拟鼠麹草

【Bit hsenb 俗名】兔耳风、地膏药、雾水草、贴生香青。

【Dios kob deis 基源】为菊科植物宽叶拟鼠麹草 *Gnaphalium adnatum* (Candolle) Y. S. Chen 的全草。

【Niangb bet deis 生长环境】生于山坡荒地、路边草丛。分布于部分苗乡。

【Jox hsub 性味属经】性冷，味苦，属冷药，入热经。

【Qet diel xid 功能主治】功能：hxub kib tat jab 清热解毒，dangf hxangd hxenk ongd hsongd 止血消炎。主治：jib daib hxib jent 小儿惊风，jib daib jangx gangb lot 小儿口疮，yens xit lol hxangd 刀伤出血，yens jent mongb 风湿痛，zal ghad dongk xok 细菌性痢疾。

【Ed not xus 用法用量】内服，水煎，15 ～ 25 g。外用，捣烂敷；或水煎洗。

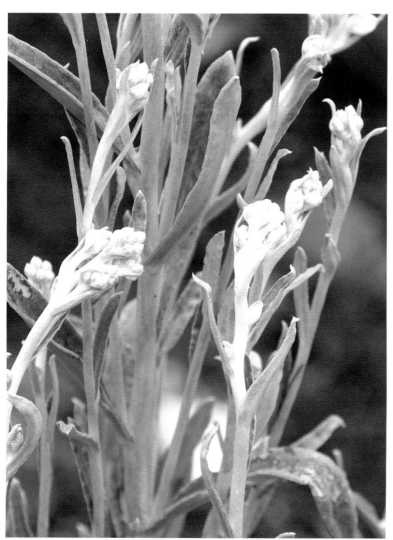
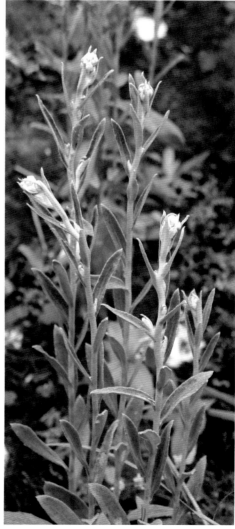

Vob gheik dul hlieb 华火绒草

【Bit hsenb 俗名】火把草、蛾药、花叶火草。

【Dios kob deis 基源】为菊科植物华火绒草 *Leontopodium sinense* Hemsley 的叶或全草。

【Niangb bet deis 生长环境】生于荒山荒地、路旁草丛。分布于各地苗乡。

【Jox hsub 性味属经】性冷，味苦，属冷药，入热经。

【Qet diel xid 功能主治】功能：hxub kib tat jab 清热解毒。主治：zal ghad dongk xok 细菌性痢疾，hek bongt ngol 哮喘，jib daib hxib jent 小儿惊风。

【Ed not xus 用法用量】内服，水煎，15 ～ 25 g。外用，捣烂敷。

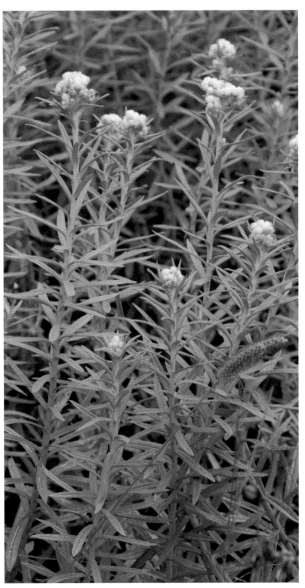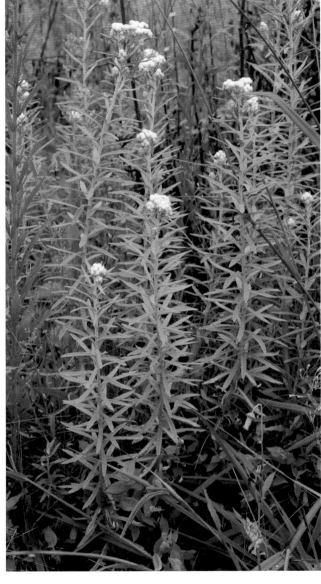

Vob bangx vit ud 毛梗豨莶

【Bit hsenb 俗名】虎莶、风湿草、亚婆针、四棱麻、母猪油、虾钳草、粘糊菜。

【Dios kob deis 基源】为菊科植物毛梗豨莶 *Sigesbeckia glabrescens* (Makino) Makino 的全草。

【Niangb bet deis 生长环境】生于荒地杂草丛、山野路旁、农地边。分布于各地苗乡。

【Jox hsub 性味属经】性冷，味苦，属冷药，入热经。

【Qet diel xid 功能主治】功能：hxub jent hxenk net 祛风除湿，yis hxangd bud nais jongt 养血补肝。主治：nais jongt od nul fangx jid 黄疸型肝炎，yens jent mongb ghut hsongd 风湿性关节炎，ghab dlad hfud jus ax maix ves 腰膝无力，dlad jus hxub mongb 腰膝酸痛，dlad zongb dongb gik 狗咬伤，yens gangb vas bal gik 蜘蛛咬伤。

【Ed not xus 用法用量】内服，水煎，15～25 g；或捣汁服。外用，捣烂敷；或水煎熏洗。

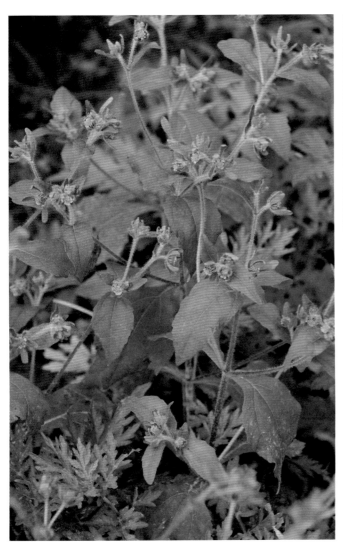 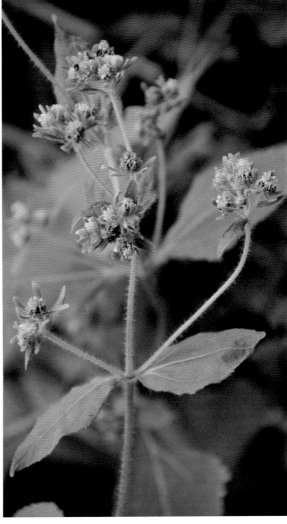

Vob bangx vit ud hlieb 腺梗豨莶

【Bit hsenb 俗名】虎莶、亚婆针、粘糊菜、四棱麻、肥猪苗、绿莶草。

【Dios kob deis 基源】为菊科植物腺梗豨莶 *Sigesbeckia pubescens* (Makino) Makino 的全草。

【Niangb bet deis 生长环境】生于荒地杂草丛、山野路旁、农地边。分布于各地苗乡。

【Jox hsub 性味属经】性冷，味苦，属冷药，入热经。

【Qet diel xid 功能主治】功能：hxub jent hxenk net 祛风除湿，yis hxangd bud nais jongt 养血补肝。主治：nais jongt od nul fangx jid 黄疸型肝炎，niel khob was mais 头晕目眩，zeib lob zeib bil 手脚不遂，dlad jus hxub mongb 腰膝酸痛，dlad zongb dongb gik 狗咬伤，yens gangb gik 毒虫咬伤。

【Ed not xus 用法用量】内服，水煎，15 ～ 25 g；或捣汁服。外用，捣烂敷；或水煎熏洗。

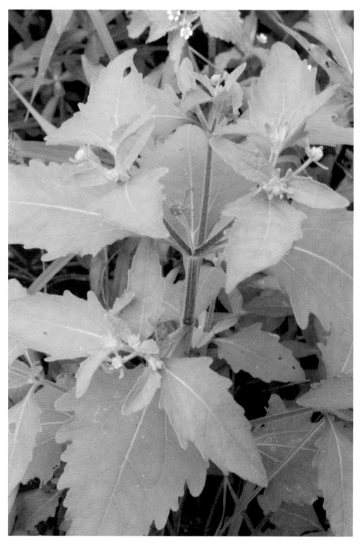 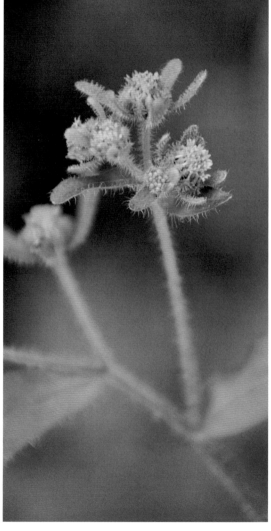

Vob dlaib eb 鳢肠

【Bit hsenb 俗名】水旱莲、水葵花、墨汁草、墨旱莲、野水凤仙。

【Dios kob deis 基源】为菊科植物鳢肠 *Eclipta prostrata* (Linnaeus) Linnaeus 的全草。

【Niangb bet deis 生长环境】生于农地边、路旁、溪边阴湿地。分布于各地苗乡。

【Jox hsub 性味属经】性冷，味甘酸，属冷药，入热经。

【Qet diel xid 功能主治】功能：yis jid niangs bud diuf 养阴补肾，seil hxangd dangf hxangd 凉血止血。主治：mongb khob 头痛，od hxangd bongt 大吐血，lol hxangd nais 鼻衄，ngol hvuk ngol hxangd 咳嗽咯血，yens xit lol hxangd 刀伤出血，khangd hfak qut qat 阴道瘙痒，ghad eb xok 赤带。

【Ed not xus 用法用量】内服，水煎，15 ～ 50 g；或熬膏；或捣汁服；或入丸、散。

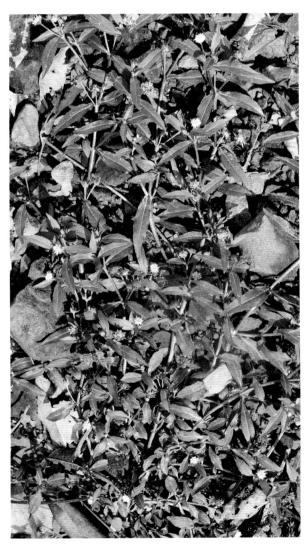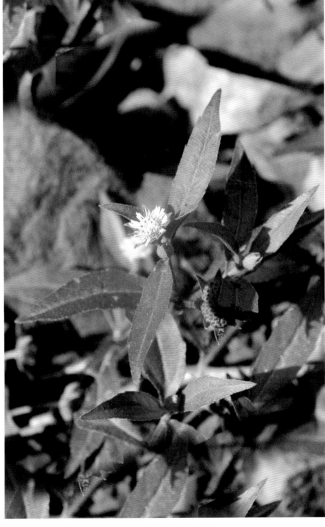

Vob fangb fux 蜂斗菜

【Bit hsenb 俗名】蛇头草、黑南瓜、野饭瓜、野南瓜、南瓜三七。

【Dios kob deis 基源】为菊科植物蜂斗菜 *Petasites japonicus* (Siebold & Zuccarini) Maximowicz 的根、茎或全草。

【Niangb bet deis 生长环境】生于田边、土坎、荒地、路边。分布于各地苗乡。

【Jox hsub 性味属经】性冷，味苦辛，属冷药，入热经。

【Qet diel xid 功能主治】功能：tat jab tat jit hxangd 解毒祛瘀，hxenk angt dangf mongb 消肿止痛。主治：dliangd bil dib sangb 跌打损伤，mangb hfud kib jid 感冒发烧，los link ghongd 悬雍垂发炎，gangb lax bus pob mongb 疮痈肿毒，yens nangb gik 毒蛇咬伤。

【Ed not xus 用法用量】内服，水煎，15 ～ 25 g；或捣烂取汁饮。外用，捣烂敷；或水煎洗。

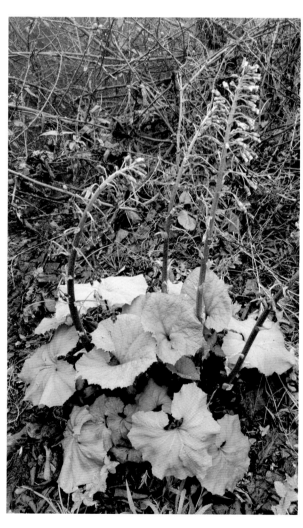 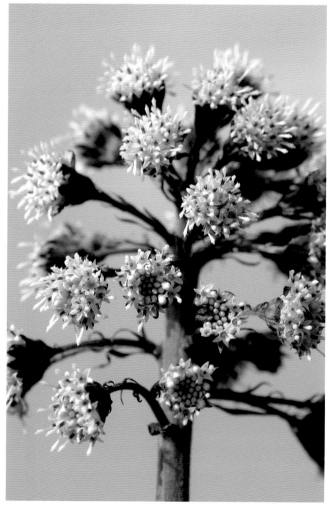

白花丹科

Vob bangx dlub bil 白花丹

【Bit hsenb 俗名】一见消、千里急、千槟榔、白皂药、假茉莉、隔布草。

【Dios kob deis 基源】为白花丹科植物白花丹 *Plumbago zeylanica* Linnaeus 的根或全草。

【Niangb bet deis 生长环境】生于山谷洼地、林缘，有栽培。分布于部分苗乡。

【Jox hsub 性味属经】性热，味苦辛，属热药，入冷经。

【Qet diel xid 功能主治】功能：hxub jent 祛风，tat jit hxangd hxenk angt 散瘀消肿。主治：dliangd bil neit mongb 跌打扭伤，hseik ghab dlad ghab bab 腰腿扭伤，yens jent mongb ghut hsongd 风湿性关节炎，nat pob angt 脾脏肿大，gangb vas ghed dlot 牛皮癣。

【Ed not xus 用法用量】内服，水煎，15 ~ 25 g。外用，捣烂敷；或水煎洗。

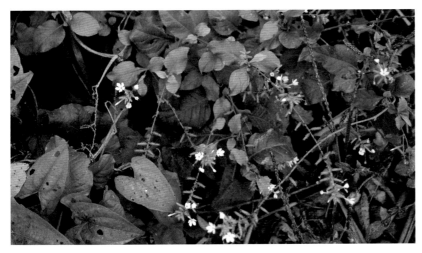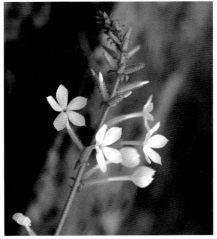

白花菜科

Vob gib lid 羊角菜

【Bit hsenb 俗名】白花菜、屡折草、臭菜。

【Dios kob deis 基源】为白花菜科植物羊角菜 *Gynandropsis gynandra* Linnaeus Briquet 的根、籽实或全草。

【Niangb bet deis 生长环境】生于旷野荒地、山坳、林缘。分布于部分苗乡。

【Jox hsub 性味属经】性热，味甘辛，属热药，入冷经。

【Qet diel xid 功能主治】功能：hxub jent hxenk net 祛风除湿，tat jit hxangd dangf mongb 散

瘀止痛。主治：kib seil 疟疾，dliangd bil dib sangb 跌打损伤，yens jent mongb 风湿痛，dlad jus seil mongb 腰膝冷痛，ghad eb dlub lol not 白带过多，dix khangd ghad 痔疮。

【Ed not xus 用法用量】内服，水煎，15～25 g；或研末冲服。外用，捣烂敷；或水煎洗。

山柑科

Zend bel kongb dies 马槟榔

【Bit hsenb 俗名】太极子、水槟榔、马金囊、马金南、紫槟榔。

【Dios kob deis 基源】为山柑科植物马槟榔 *Capparis masaikai* Léveillé 的根、种子。

【Niangb bet deis 生长环境】生于深山密林中、山谷两侧。分布于部分苗乡。

【Jox hsub 性味属经】性冷，味甘涩，属冷药，入热经。

【Qet diel xid 功能主治】功能：vut eb niangs dangf khak 生津止渴，hxid nais pob 清肺。主治：ait ghcb ax bongx 麻疹不透，diux ghongd od nul 咽喉炎，mongb ghongd niangs 咽喉痛，mongb daif gad 胃痛（胸口痛），dinx gad xangd dit 食积饱胀，niangb hsab pob mongb 无名肿毒。

【Ed not xus 用法用量】内服，水煎，15～25 g。外用，捣烂敷。

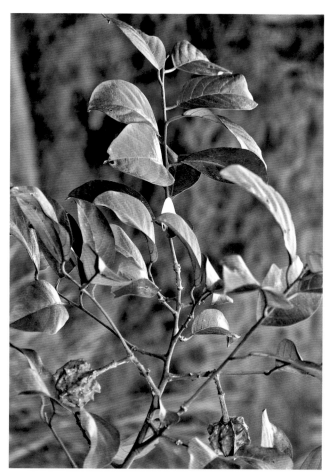
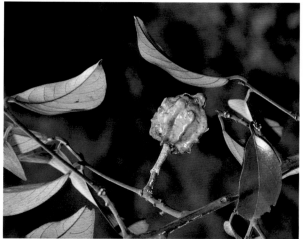
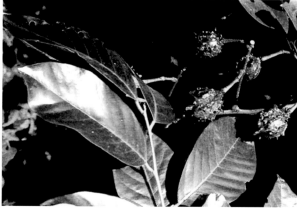

香蒲科

Nangx hxend leib eb 水烛

【Bit hsenb 俗名】蒲花、蒲黄、小香蒲、水蜡烛、长苞香蒲、蒲黄草、蒲厘花粉。

【Dios kob deis 基源】为香蒲科植物水烛 *Typha angustifolia* Linnaeus 的花粉。

【Niangb bet deis 生长环境】生于浅水塘池边湿地、沟渠湿地。分布于部分苗乡。

【Jox hsub 性味属经】性冷，味苦涩，属冷药，入热经。

【Qet diel xid 功能主治】功能：seil hxangd dangf hxangd 凉血止血，tat jit hxangd hxenk angt 散瘀消肿。主治：dib yens jit hxangd 跌打瘀血，yens xit lol hxangd 刀伤出血，xud ghad hxangd 便血，xud wal hxangd 尿血。

【Ed not xus 用法用量】内服，水煎，15 ～ 25 g；或入丸、散。外用，研末撒敷。

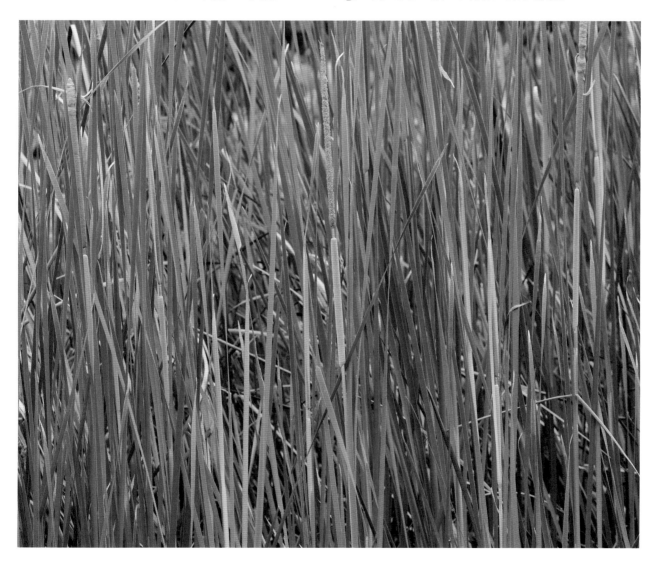

Nangx hxend leib fangx 香蒲

【Bit hsenb 俗名】甘蒲、芦烛、蒲黄、毛蜡烛、金簪草、鬼蜡烛、蒲包草。

【Dios kob deis 基源】为香蒲科植物香蒲 *Typha orientalis* C. Presl 的花粉。

【Niangb bet deis 生长环境】生于浅水塘池边湿地、山洼湿地。分布于部分苗乡。

【Jox hsub 性味属经】性平，味甘，属冷热两经药，入两经。

【Qet diel xid 功能主治】功能：seil hxangd 凉血，net ngas gangt 润燥。主治：zaid wel jangx dix bus 乳痈，wal lol ax jingx liex 小便不畅，xud wal hxangd 尿血，dix gangb 疔疮。

【Ed not xus 用法用量】内服，水煎，15 ～ 25 g；或入丸、散。外用，研末撒敷；或调敷。

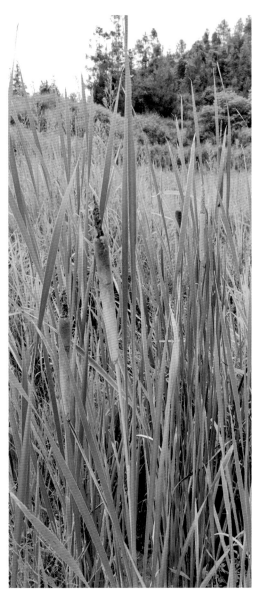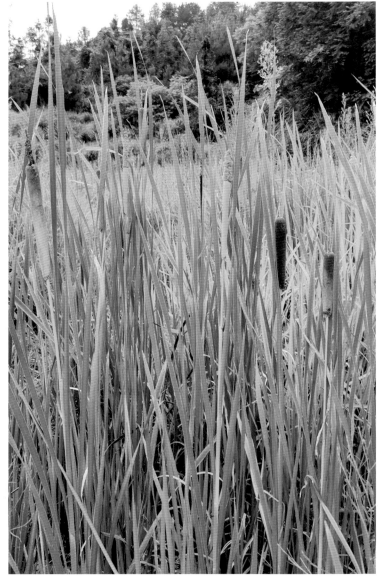

眼子菜科

Vob nif gas 眼子菜

【Bit hsenb 俗名】水板凳、水案板、水黄连、牙齿草、鸭子草、檀木叶。

【Dios kob deis 基源】为眼子菜科植物眼子菜 *Potamogeton distinctus* A. Bennett 的全草。

【Niangb bet deis 生长环境】生于水田、静水塘池。分布于各地苗乡。

【Jox hsub 性味属经】性冷，味苦，属冷药，入热经。

【Qet diel xid 功能主治】功能：hxub kib xend mais 清热明目，los xuf vut eb 渗湿利水。主治：fangx mais fangx jid 黄疸，mongb ghad nial mais 风火眼，lol hxangd nais 鼻衄，hsot ud ax jangx hxib 月经不调，gangb jongb jangx 蛔虫病，zal ghad dongk 痢疾。

【Ed not xus 用法用量】内服，水煎，15 ～ 25 g。外用，捣烂敷；取叶贴眼皮，治风火眼。

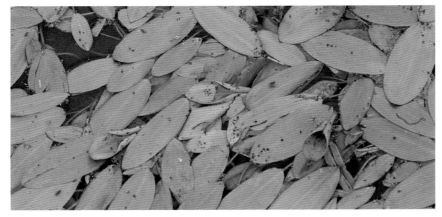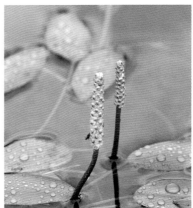

Vob gangb dlek yut 鸡冠眼子菜

【Bit hsenb 俗名】水黄连、水案板、鸭子草、水竹叶、小叶腿子菜。

【Dios kob deis 基源】为眼子菜科植物鸡冠眼子菜 *Potamogeton cristatus* Regel ＆ Maack 的全草。

【Niangb bet deis 生长环境】生于水田、浅水塘。分布于部分苗乡。

【Jox hsub 性味属经】性冷，味苦，属冷药，入热经。

【Qet diel xid 功能主治】功能：hxub kib xend mais 清热明目，los xuf vut eb 渗湿利水。主治：mongb hmid 牙痛，fangx mais fangx jid 黄疸，mongb ghad nial mais 风火眼，lol hxangd nais 鼻衄，hxongb nangl 瘰疬，gangb jongb jangx 蛔虫病，zal ghad dongk xok 细菌性痢疾。

【Ed not xus 用法用量】内服，水煎，15 ～ 25 g。外用，捣烂敷；取叶贴眼皮，治风火眼。

泽泻科

Vob tomg eb 泽泻

【Bit hsenb 俗名】水泽、天秃、水泻、牛唇、泽芝、芒芋、天鹅蛋。

【Dios kob deis 基源】为泽泻科植物泽泻 *Alisma plantago-aquatica* Linnaeus 的块茎、叶。

【Niangb bet deis 生长环境】生于浅水塘边、冷烂田角。分布于各地苗乡。

【Jox hsub 性味属经】性冷，味甘，属冷药，入热经。

【Qet diel xid 功能主治】功能：tongb eb dlax xuf 利水渗湿，zal kib 泻热。主治：fangx mais fangx jid 黄疸，mongb diub 腰痛，od 呕吐，pob wux qub 水臌病，xit daib xus wel 产后缺乳，hniangb hniub bongx liongx 妊娠浮肿，hniangb hniub qib ghad 妊娠大便不通。

【Ed not xus 用法用量】内服，水煎，15～25 g；或入丸、散。

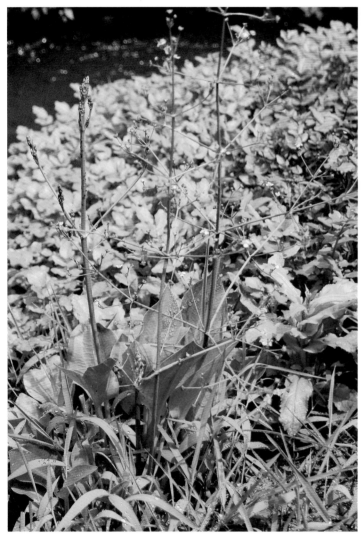
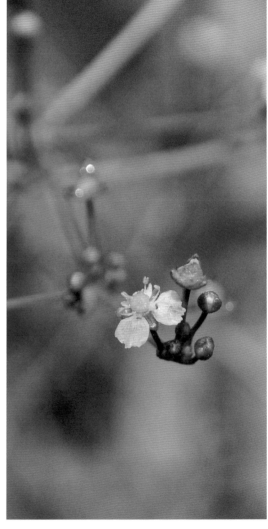

Vob gif lix yut 窄叶泽泻

【Bit hsenb 俗名】大箭、水箭、天秃、水泻、水泽泻。

【Dios kob deis 基源】为泽泻科植物窄叶泽泻 *Alisma canaliculatum* A. Braun & C. D. Bouché 的全草。

【Niangb bet deis 生长环境】生于浅水塘池、水稻田。分布于各地苗乡。

【Jox hsub 性味属经】性平，味淡辛，属冷热两经药，入两经。

【Qet diel xid 功能主治】功能：hxub kib tat jab 清热解毒，dex jab hxenk angt 拔毒消肿。主治：pob lob pob bil 手脚水肿，xud wal ax lol 小便不通，gangb eb fangx 黄水疮，yens nangb gik 毒蛇咬伤。

【Ed not xus 用法用量】内服，水煎，15 ～ 25 g。外用，捣烂敷。

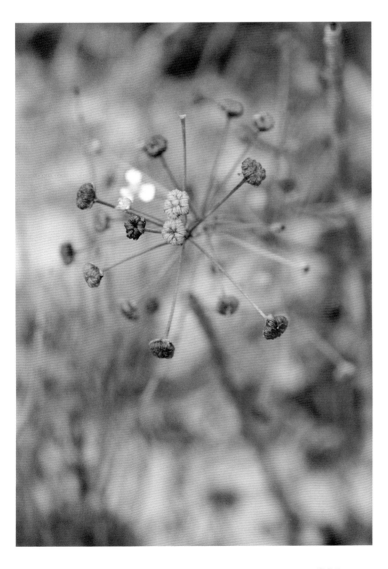
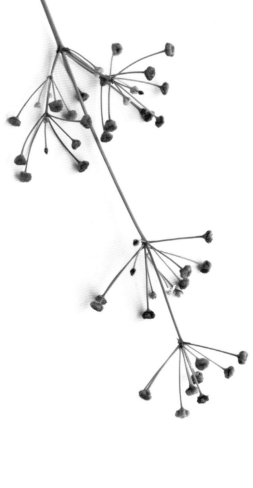

Khok gib 华夏慈姑

【Bit hsenb 俗名】茨菇、水慈菰、白地栗、剪刀草、燕尾草。

【Dios kob deis 基源】为泽泻科植物华夏慈姑 *Sagittaria trifolia* Linnaeus subsp. *leucopetala* (Miquel) Q. F. Wang 的球茎、叶、花。

【Niangb bet deis 生长环境】生于水稻田、浅水塘池，有栽培。分布于各地苗乡。

【Jox hsub 性味属经】性冷，味甘苦，属冷药，入热经。

【Qet diel xid 功能主治】功能：hxenk angt tad jab 消肿解毒，hangb hxangd tongb eb

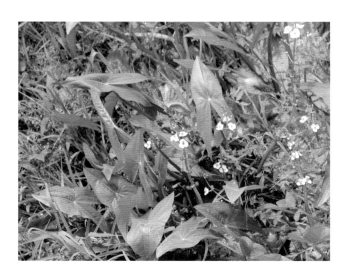

lal linf 行血通淋。主治：ait ngol ghad ngol hxangd 咳嗽痰血，ud niak ax lol 胎衣不下，xud wal lol bus 淋病，dix gangb 疔疮，yens dlad zeb nex gik 狂犬咬伤。

【Ed not xus 用法用量】内服，水煎，10 ～ 15 g。外用，磨汁涂。

Khok gib yut 矮慈姑

【Bit hsenb 俗名】线慈姑、水充草、瓜皮草、鸭舌头、鸭舌子草、鸭舌条。

【Dios kob deis 基源】为泽泻科植物矮慈姑 *Sagittaria pygmaea* Miquel 的全草。

【Niangb bet deis 生长环境】生于水稻田、浅水塘池。分布于部分苗乡。

【Jox hsub 性味属经】性冷，味甘苦，属冷药，入热经。

【Qet diel xid 功能主治】功能：hxub kib tat jab 清热解毒，hxenk angt dangf mongb 消肿止痛。主治：mongb ghongd niangs 咽喉痛，gangb daid eb 湿疹，niangb hsab pob mongb 无名肿毒。

【Ed not xus 用法用量】内服，水煎，25 ～ 30 g。外用，捣烂敷；或水煎洗。

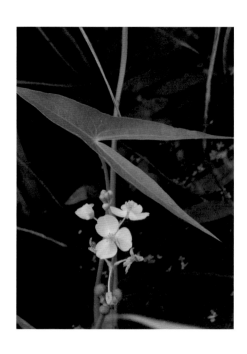

Vob genk lix 剪刀草

【Bit hsenb 俗名】狭叶慈姑、野薄荷、野慈姑、长瓣慈姑。

【Dios kob deis 基源】为泽泻科植物剪刀草 *Sagittaria trifolia* Linnaeus var. *trifolia* f. *longiloba* (Turczaninow) Makino 的球茎。

【Niangb bet deis 生长环境】生于水稻田、浅水塘池。分布于各地苗乡。

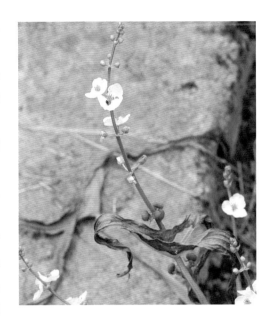

【Jox hsub 性味属经】性冷，味甘涩，属冷药，入热经。

【Qet diel xid 功能主治】功能：hxub kib tat jab 清热解毒，dex jab hxenk angt 拔毒消肿。主治：fangx mais fangx jid 黄疸，hxongb jangx ves 淋巴肿瘤，hxongb nangl 瘰疬，kib eb kib dul 水火烫伤，yens nangb gik 毒蛇咬伤。

【Ed not xus 用法用量】内服，水煎，15 ～ 30 g。外用，捣烂敷；或研末调敷。

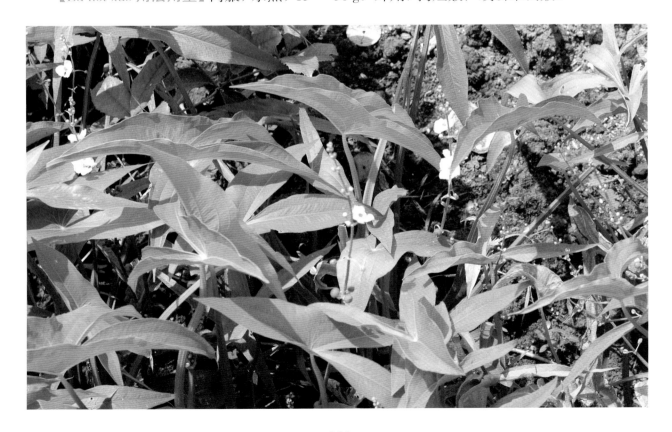

Vob zend gib eb 冠果草

【Bit hsenb 俗名】土紫菀、假菱角。

【Dios kob deis 基源】为泽泻科植物冠果草 *Sagittaria guayanensis* Kunth subsp. *lappula* (D. Don) Bojin 的全草。

【Niangb bet deis 生长环境】生于水稻田、浅水塘池。分布于各地苗乡。

【Jox hsub 性味属经】性冷，味苦，属冷药，入热经。

【Qet diel xid 功能主治】功能：hxub kib tat jab 清热解毒，hxub nais pot dangf ngol 清肺止咳。主治：nais pob od nul ngol 肺炎咳嗽，dix bus angt 痈肿，zal ghad dongk xok 细菌性痢疾。

【Ed not xus 用法用量】内服，水煎，15 ～ 30 g。外用，捣烂敷；或研末调敷。

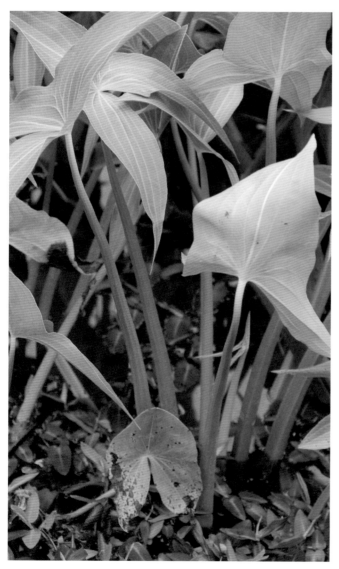
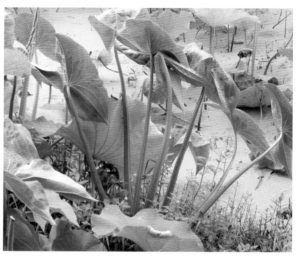
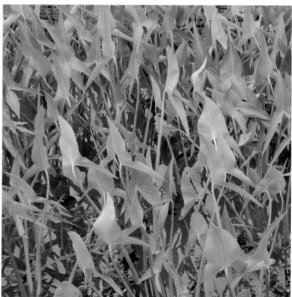

水鳖科

Vob diof gib eb 龙舌草

【Bit hsenb 俗名】海菜、山窝鸡、水白菜、水莴苣、水车前、瓢羹菜。

【Dios kob deis 基源】为水鳖科植物龙舌草 *Ottelia alismoides* (Linnaeus) Persoon 的全草。

【Niangb bet deis 生长环境】生于浅水塘池、大型水渠。分布于各地苗乡。

【Jox hsub 性味属经】性冷，味甘辛，属冷药，入热经。

【Qet diel xid 功能主治】功能：dangf ngol yangx ghad ngol 止咳化痰，hxub kib tongb eb 清热利水。主治：nais pot yens jab 肺结核，nais pot od nul 肺炎，hek bongt ngol 哮喘，ait ngol 咳嗽，pob lob pob bil 手脚水肿，dlif ghab jed vangl daib 子宫脱垂，jib ghad 便秘。

【Ed not xus 用法用量】内服，水煎，鲜品 25 ～ 35 g。外用，捣烂敷；或研末调敷。

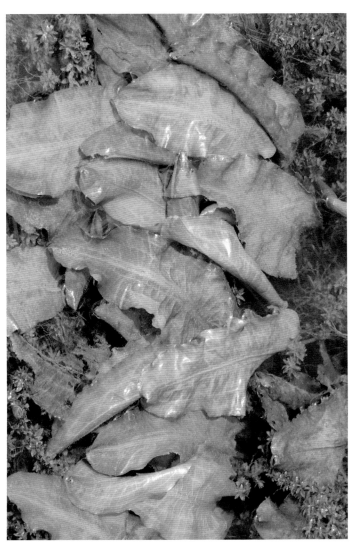 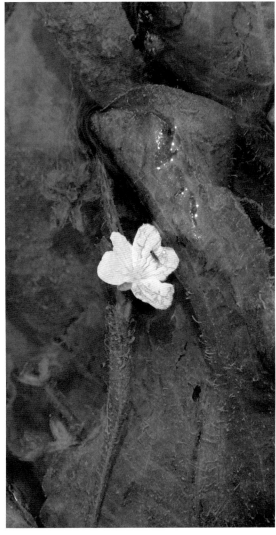

禾本科

Gad zux 籼稻

【Bit hsenb 俗名】禾、大米、水稻、禾秆、粳米、稻草、稻穰、稻根。

【Dios kob deis 基源】为禾本科植物籼稻 *Oryza sativa* Linnaeus subsp. *indica* Kato 的茎、叶及米泔水。

【Niangb bet deis 生长环境】属粮食作物，有栽培。分布于各地苗乡。

【Jox hsub 性味属经】性平，味甘，属冷热两经药，入两经。

【Qet diel xid 功能主治】功能：bud diongb jid vut bongt 补中益气，tiod nat mangs buk dux 健脾和胃，yangx gad los gangd 消食化积。主治：hxud hxangd od 恶心呕吐，langk ghangk 噎嗝，lol hxangd nais 鼻衄，fangx mais fangx jid 黄疸，mongb qub 腹痛，jib daib bal nat zal ghad 小儿伤脾久泻，xud wal dlub 尿白浊。

【Ed not xus 用法用量】内服，水煎，20 ～ 35 g；或稻秆烧灰淋汁，澄清服。外用，米泔水洗。

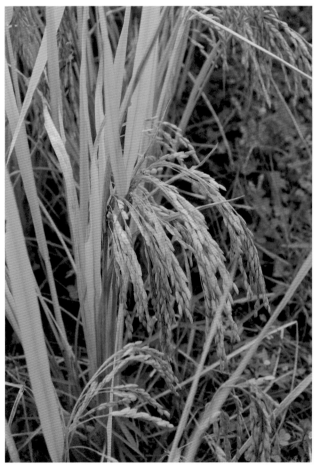
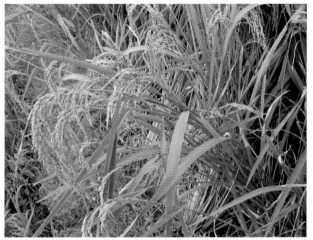
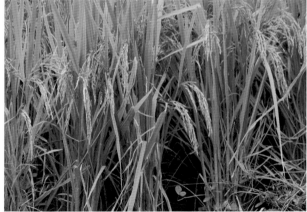

Ghab hasb 稻

【Bit hsenb 俗名】糯稻、黑米、糯谷根、稻根须、粳米、米糠。

【Dios kob deis 基源】为禾本科植物稻 *Oryza sativa* Linnaeus 的种仁、根须。

【Niangb bet deis 生长环境】属粮食作物，有栽培。分布于各地苗乡。

【Jox hsub 性味属经】性平，味甘，属冷热两经药，入两经。

【Qet diel xid 功能主治】功能：bud diongb jid vut bongt 补中益气，vet buk dux maix eb ngix jid 益胃生津，dangf bit dangf lol hniangk 止盗汗。主治：mongb diub 腰痛，niak qub ax dangf ves mongb qub 胎动腹痛，hsab lol eb hniangk 自汗，bit dangx lol hniangk 体虚盗汗，nongf lol hniangk 虚汗。

【Ed not xus 用法用量】内服，水煎，15 ～ 25 g；或稻秆烧灰淋汁，澄清服。

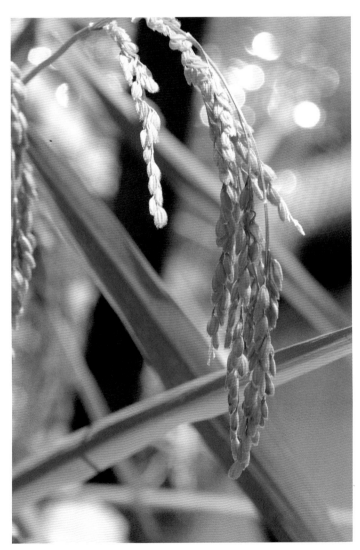 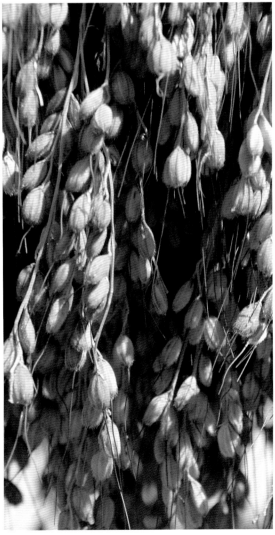

Gad mangl lul 大麦

【Bit hsenb 俗名】老麦、冬谷、牟麦、饭麦、灾年麦、赤膊麦。

【Dios kob deis 基源】为禾本科植物大麦 *Hordeum vulgare* Linnaeus 的果实、秸秆、麦粒芽。

【Niangb bet deis 生长环境】属粮食作物，有栽培。分布于部分苗乡。

【Jox hsub 性味属经】性热，味甘，属热药，入冷经。

【Qet diel xid 功能主治】功能：mangs ghab qub yangx vob gad 和胃消食，tongb eb vut wal 利水利尿。主治：ax ghangb lot gad 食欲不振，dinx gad xangd dit 食积饱胀，xit daib ghangb kib jid 产后发烧，xit daib ghangb dit qub 产后腹部臌胀，kib eb kib dul 水火烫伤，xud wal ax lol 小便不通。

【Ed not xus 用法用量】内服，水煎，50～60 g；或研末服。外用，研末调敷；或水煎洗。

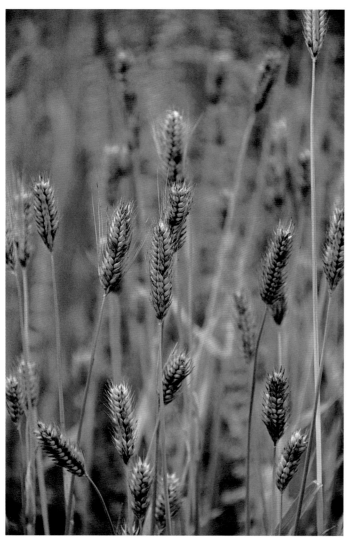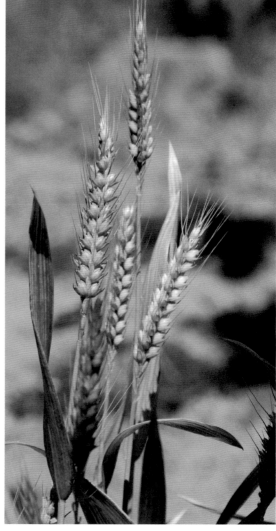

Gad mangl jangt 普通小麦

【Bit hsenb 俗名】冬小麦、麦米、麦来、酱麦、面粉麦。

【Dios kob deis 基源】为禾本科植物普通小麦 *Triticum aestivum* Linnaeus 的种子、面粉。

【Niangb bet deis 生长环境】属粮食作物，有栽培。分布于各地苗乡。

【Jox hsub 性味属经】性冷，味甘淡，属冷药，入热经。

【Qet diel xid 功能主治】功能：hxub kib dangf ngas ghongd 清热止渴，yis hmongb dangf hnind 养心安神。主治：yens xit lol hxangd 刀伤出血，mongb niangs od hxangd 内伤吐血，lol hxangd nais 鼻衄，kib eb kib dul 水火烫伤，zaid wel jangx dix bus pob xok 乳痈红肿，zal ghad dongk xok 细菌性痢疾。

【Ed not xus 用法用量】内服，水煎，50 ～ 100 g；或煮粥服；或小麦面冷水调服；或小麦面炒黄温，调服。外用，炒黑，研末调敷。

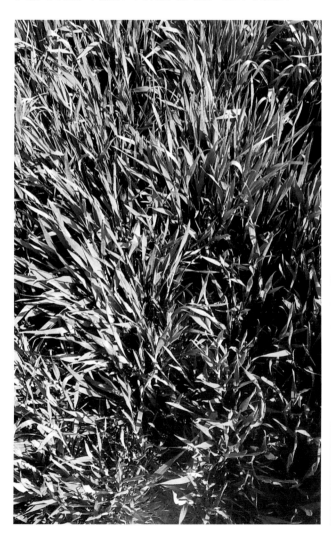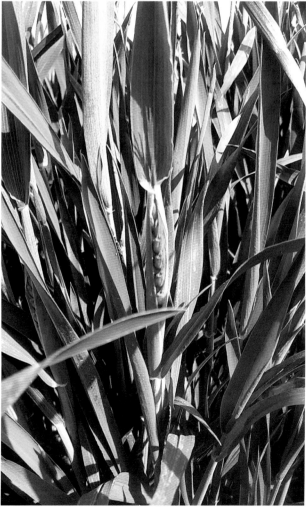

Mangl mangx 野燕麦

【Bit hsenb 俗名】乌麦、摇铃麦、燕麦草、野麦子、野麦草。

【Dios kob deis 基源】为禾本科植物野燕麦 *Avena fatua* Linnaeus 的种仁、茎、叶。

【Niangb bet deis 生长环境】多杂生于麦田土、荒芜土地、果园。分布于各地苗乡。

【Jox hsub 性味属经】性热，味甘，属热药，入冷经。

【Qet diel xid 功能主治】功能：yis dliangl yis ves 补虚损，dangf hxangd 止血。主治：od hxangd bal ves 吐血后体弱，hniangk senb lol ax dait 虚汗不止，hfak bangb hxangd 血崩。

【Ed not xus 用法用量】内服，水煎，25 ～ 30 g。

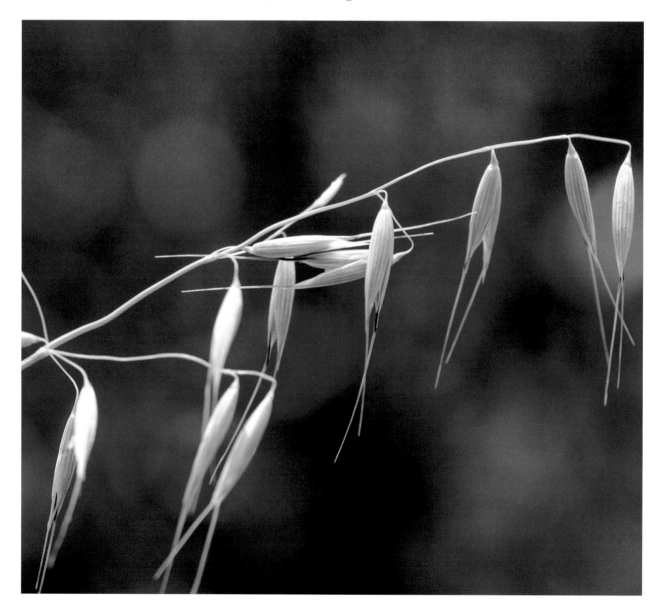

Mangl nangx vud 雀麦

【Bit hsenb 俗名】爵麦、牛星草、杜姥草、野麦、野大麦、野小麦。

【Dios kob deis 基源】为禾本科植物雀麦 *Bromus japonicus* Thunberg ex Murray 的种仁、茎、叶。

【Niangb bet deis 生长环境】杂生于麦田土、荒芜田土、荒山草地。分布于各地苗乡。

【Jox hsub 性味属经】性平，味甘，属冷热两经药，入两经。

【Qet diel xid 功能主治】功能：bud diongb jid vut bongt 补中益气，yaf xit 催产，dias gangb 驱虫。主治：deik ghongd daib 难产，eb hniangk lol bongt ax dait 大汗不止，niangb gangb hsob 蛲虫病，gangb jongb jangx 蛔虫病。

【Ed not xus 用法用量】内服，水煎，25 ～ 30 g。

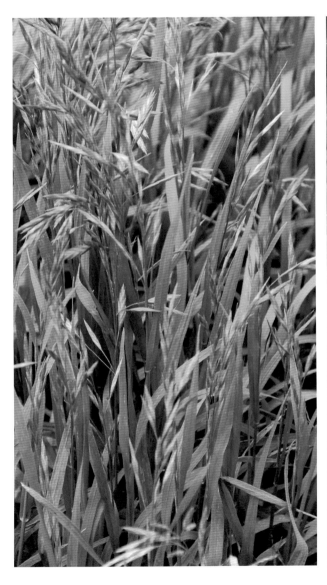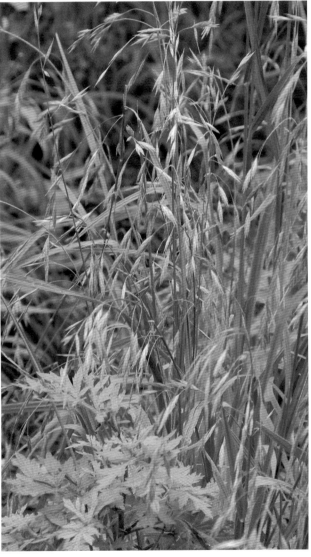

Nangx nenk eb 假稻

【Bit hsenb 俗名】水游草、关门草、秕壳草、田中游草。

【Dios kob deis 基源】为禾本科植物假稻 *Leersia japonica* (Makino ex Honda) Honda 的全草。

【Niangb bet deis 生长环境】生于浅水塘库边、静水溪涧、深水田。分布于各地苗乡。

【Jox hsub 性味属经】性热，味辛，属热药，入冷经。

【Qet diel xid 功能主治】功能：hxub jent hxenk net 祛风除湿，los eb 利水。主治：yens jent mongb 风湿痛，lob pob wox 脚浮肿。

【Ed not xus 用法用量】内服，水煎，50～60 g。

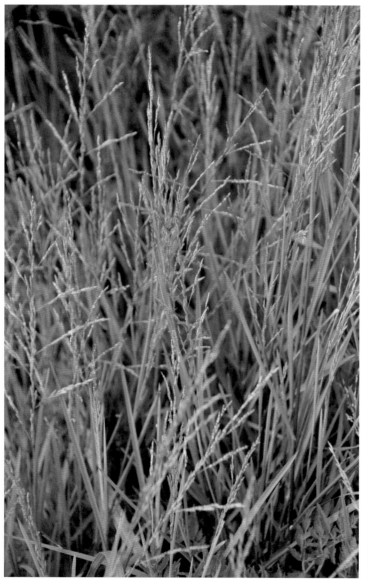
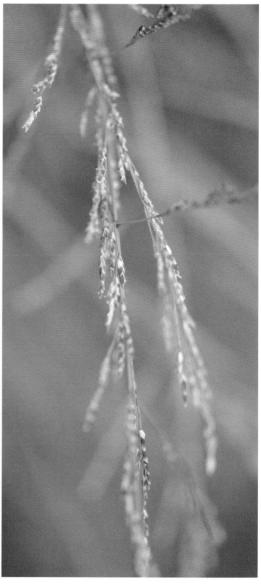

Nangx nenk eb dad 李氏禾

【Bit hsenb 俗名】游丝草、蓉草、水游草、六蕊稻草。

【Dios kob deis 基源】为禾木科植物李氏禾 *Leersia hexandra* Swartz 的全草。

【Niangb bet deis 生长环境】生于水稻田边、山塘池边、静水溪涧。分布于各地苗乡。

【Jox hsub 性味属经】性平，味涩，属冷药，入热经。

【Qet diel xid 功能主治】功能：tad dud tat seil 解表散寒，tongb hxend dlongs lis 通经活络。主治：kib seil 疟疾，mangb hfud seil 风寒感冒，yens seil kib jid mongb jid 凉寒发烧身痛，mongb khob mongb jid 头痛身痛，lob bil juk jik 手脚麻木，ghad eb dlub lol not 白带过多。

【Ed not xus 用法用量】内服，水煎，25 ～ 30 g。

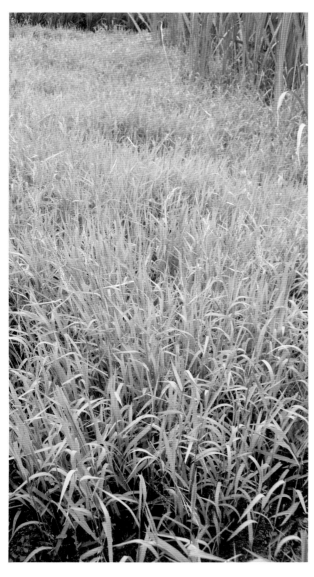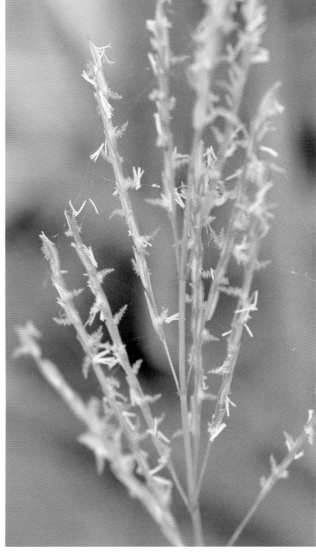

Nangx liod 荩草

【Bit hsenb 俗名】绿竹、马耳草、大耳朵毛、细叶荩竹。

【Dios kob deis 基源】为禾木科植物荩草 *Arthraxon hispidus* (Thunberg) Makino 的全草。

【Niangb bet deis 生长环境】生于坡塝草地、灌木丛边。分布于各地苗乡。

【Jox hsub 性味属经】性平，味苦，属冷热两经药，入两经。

【Qet diel xid 功能主治】功能：dangf ngol vut bongt 止咳平喘，dib gangb 杀虫。主治：hek vuk bongt 气喘，dix yangf 恶疮，gangb xent 疥疮，gangb vas 癣，gangb dud 皮肤寄生虫。

【Ed not xus 用法用量】内服，水煎，25 ～ 30 g。外用，水煎泡洗。

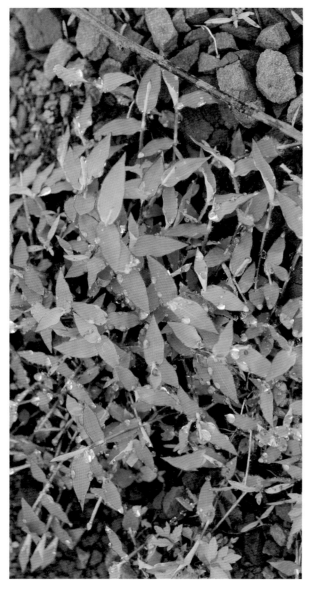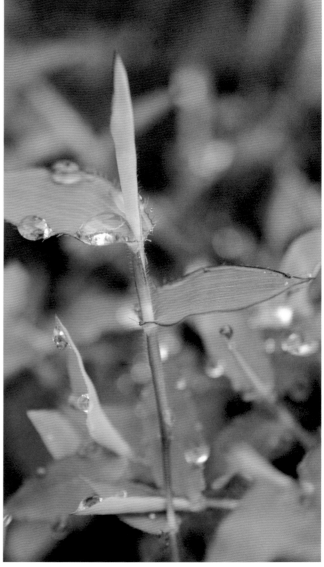

Nangx ghaib 白茅

【Bit hsenb 俗名】白茅花、茅根、甜草、寒草。

【Dios kob deis 基源】为禾本科植物白茅 *Imperata cylindrica* (Linnaeus) Raeuschel 的根、花序。

【Niangb bet deis 生长环境】生于坡塝草地、荒山草丛、农地边、路旁。分布于各地苗乡。

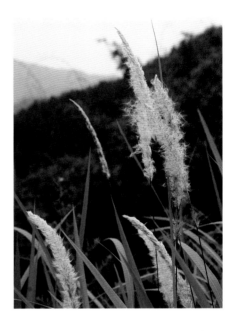

【Jox hsub 性味属经】性冷，味甘，属冷药，入热经。

【Qet diel xid 功能主治】功能：seil hxangd dangf hxangd 凉血止血，hxub kib tongb eb wal 清热利尿。主治：fangx mais fangx jid 黄疸，hxud hxangd od 恶心呕吐，diuf od nul 肾炎，od hxangd ax dangf 吐血不止，hxangd nais lol ax dangf 衄血不止，pob wux qub 水臌病，xud wal hxangd 尿血。

【Ed not xus 用法用量】内服，水煎，25～35 g；或鲜品捣汁服。

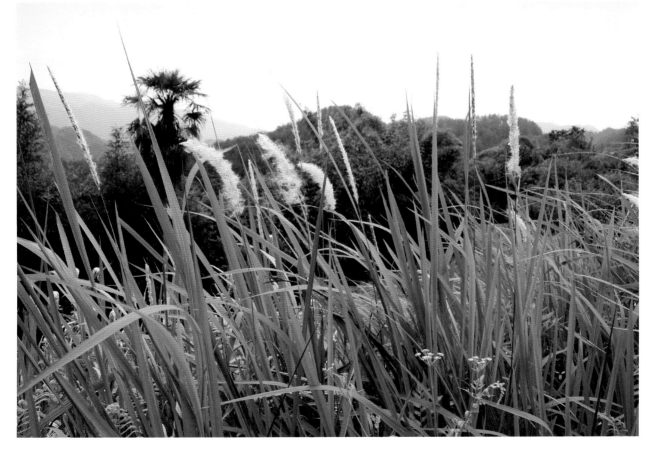

Nangx ghaib lieb 柠檬草

【Bit hsenb 俗名】风茅、姜巴草、姜巴茅、香茅草、回头草、青茅。

【Dios kob deis 基源】为禾本科植物柠檬草 *Cymbopogon citratus* (Candolle) Stapf的全草或根。

【Niangb bet deis 生长环境】属香料植物。部分苗乡有栽培。

【Jox hsub 性味属经】性热，味辛，属热药，入冷经。

【Qet diel xid 功能主治】功能：hxub jent tad dud 疏风解表，tongb hxud dangf mongb 通络止痛。主治：mangb hfud mongb khob 感冒头痛，seil xuf mongb jid 寒湿全身疼痛，mongb ghut hsongd 关节痛，mongb daif gad 胃痛（胸口痛），nais pot yens jab 肺结核，bal ves ait ngol 虚弱咳嗽。

【Ed not xus 用法用量】内服，水煎，15 ～ 25 g。外用，捣烂敷。

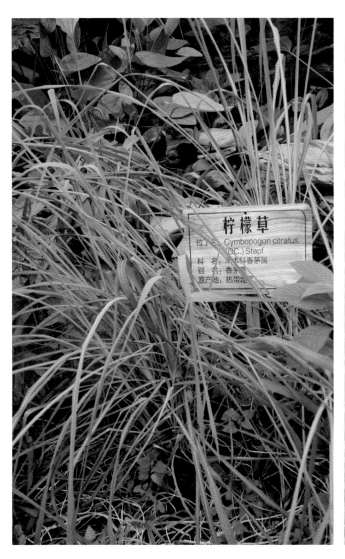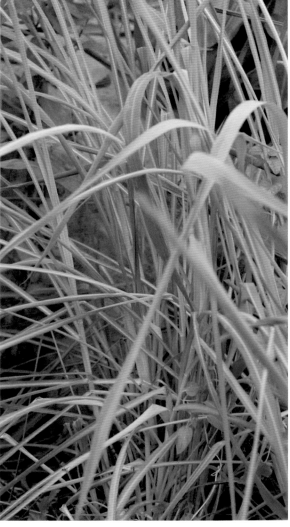

Ghaib hveb niongx 鸭茅

【Bit hsenb 俗名】鸡脚草、果园草。

【Dios kob deis 基源】为禾本科植物鸭茅 *Dactylis glomerata* Linnaeus 的嫩根、茎。

【Niangb bet deis 生长环境】生于坡塝草地、荒山草丛。分布于部分苗乡。

【Jox hsub 性味属经】性冷，味苦涩，属冷药，入热经。

【Qet diel xid 功能主治】功能：hxub jent tad dud 疏风解表，hangb bongt ves hxangd 行气活血。主治：mangb hfud 感冒，dliangb sot 瘆病，ax hsot ud 闭经。

【Ed not xus 用法用量】内服，水煎，25 ～ 40 g。

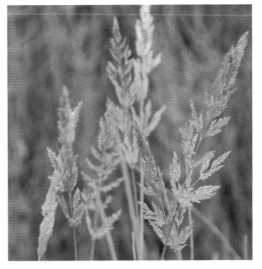

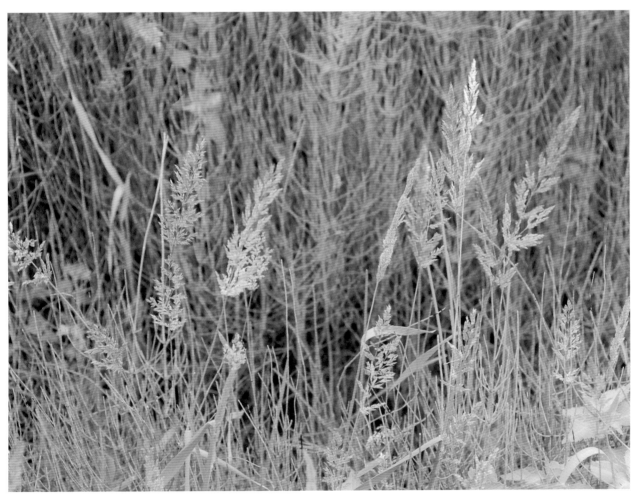

Nangx ghaib niux 拟金茅

【Bit hsenb 俗名】羊毛草、蓑草、龙须草、蓑衣草、捆烟草。

【Dios kob deis 基源】为禾本科植物拟金茅 *Eulaliopsis binata* (Retzius) C. E. Hubbard 的嫩根、茎。

【Niangb bet deis 生长环境】生于坡塝草地、荒山草丛。分布于部分苗乡。

【Jox hsub 性味属经】性冷，味苦涩，属冷药，入热经。

【Qet diel xid 功能主治】功能：hangb bongt dus hxangd 行气破血。主治：ax hsot ud 闭经。

【Ed not xus 用法用量】内服，水煎，25 ～ 40 g；或炖肉食。

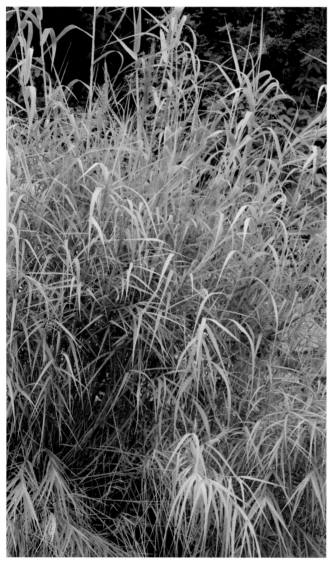 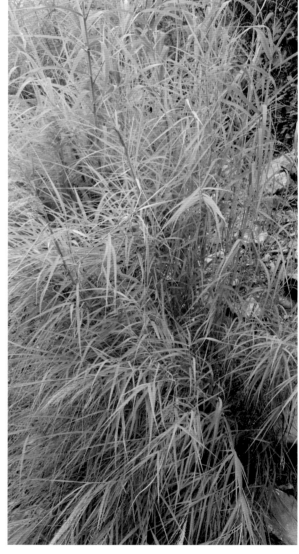

Zend ded gad 薏苡

【Bit hsenb 俗名】苡米、薏仁米、薏黍、六谷米、铁玉蜀黍、薏珠子、催生子。

【Dios kob deis 基源】为禾本科植物薏苡 *Coix lacryma-jobi* Linnaeus 的根、种仁。

【Niangb bet deis 生长环境】生于屋边、农地边，有栽培。分布于部分苗乡。

【Jox hsub 性味属经】性平，味淡，属冷热两经药，入两经。

【Qet diel xid 功能主治】功能：hxub kib zangl xuf 清热除湿，tiod nat mangs buk dux 健脾和胃。主治：fangx mais fangx jid 黄疸，hot ax yangx gad 消化不良，yens jent mongb ghut hsongd 风湿性关节炎，nais pob lax bus khangk hxangd 肺痈咯血，diongb hmangt ait mais gheib 夜盲症，jib daib nais pot od nul 小儿肺炎，diuf od nul mongb diub 肾炎腰痛。

【Ed not xus 用法用量】内服，水煎，15 ～ 50 g；或入散剂。

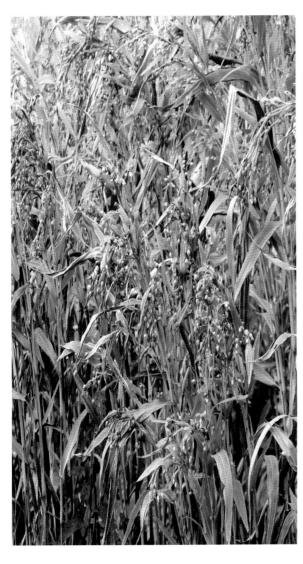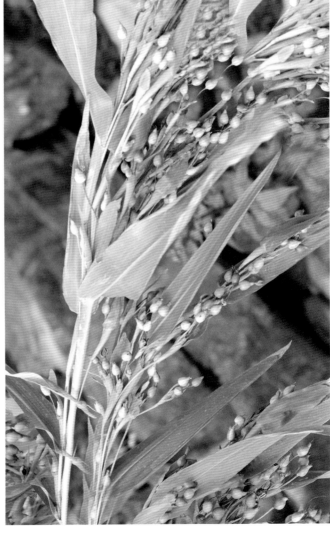

Zend ded vud 薏米

【Bit hsenb 俗名】薏仁、草珠子、川谷子、六谷子、老鸦米、菩提子。

【Dios kob deis 基源】为禾本科植物薏米 *Coix lacryma-jobi* Linnaeus var. *ma-yuen* (Romanet du Caillaud) Stapf 的根茎、种子。

【Niangb bet deis 生长环境】生于山谷潮湿处、溪沟边、河边。分布于各地苗乡。

【Jox hsub 性味属经】性平，味淡，属冷热两经药，入两经。

【Qet diel xid 功能主治】功能：hxub kib zangl xuf 清热除湿，tiod nat mangs buk dux 健脾和胃。主治：yens jent mongb ghut hsongd 风湿性关节炎，diuf od nul mongb diub 肾炎腰痛，fangx mais fangx jid 黄疸，jib daib nais pot od nul 小儿肺炎，diongb hmangt ait mais gheib 夜盲症。

【Ed not xus 用法用量】内服，水煎，15 ～ 50 g；或入散剂。

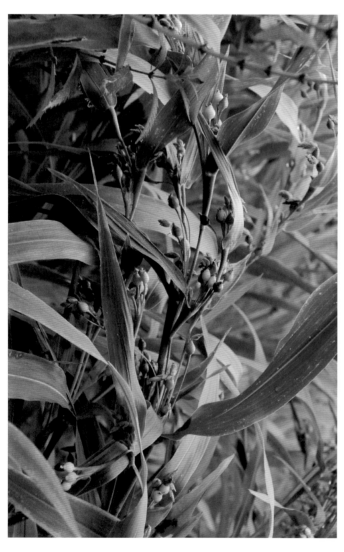
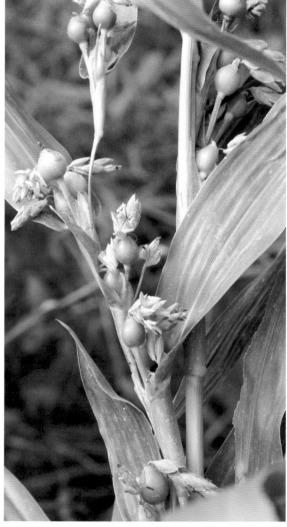

Nangx dongb 芒

【Bit hsenb 俗名】芭芒、芭茅、大芒草、白尖草。

【Dios kob deis 基源】为禾本科植物芒 *Miscanthus sinensis* Andersson 的茎、根。

【Niangb bet deis 生长环境】生于山谷冲沟、灌木丛、疏林。分布于各地苗乡。

【Jox hsub 性味属经】性平，味甘，属冷热两经药，入两经。

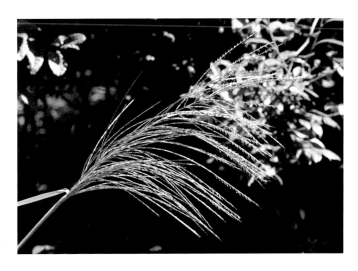

【Qet diel xid 功能主治】功能：hxub kib tat jab 清热解毒，dangf ngol 止咳。主治：ait ngol 咳嗽，wal lol ax jingx liex 小便不畅，ghad eb dlub lol not 白带过多，not hniut ax hsot ud 常年闭经。

【Ed not xus 用法用量】内服，水煎，10 ～ 25 g；或入丸、散。

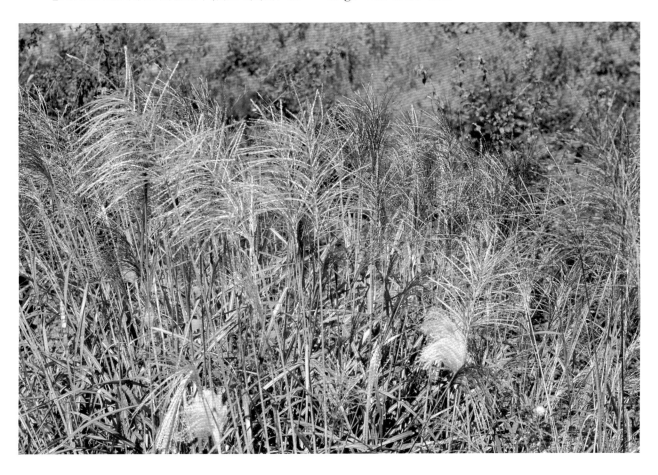

Nangx dongb niel 五节芒

【Bit hsenb 俗名】小芭茅、马儿杆、牛草果、野苞茅。

【Dios kob deis 基源】为禾本科植物五节芒 *Miscanthus floridulus* (Labillardière) Warburg ex K. Schumann & Lauterbach 的根茎及茎秆内的虫瘿。

【Niangb bet deis 生长环境】生于灌木丛、山谷冲沟两侧、疏林。分布于各地苗乡。

【Jox hsub 性味属经】性热，味辛，属热药，入冷经。

【Qet diel xid 功能主治】功能：bongx gheb def 透麻疹，qet hsot ud 调经，vut eb wal 利尿。主治：dib yens jit hxangd 跌打瘀血，jib daib ait gheb ax bongx 小儿出疹不透，hsot ud ax jangx hxib 月经不调，jib daib los ghab ghof 小儿疝气，ax lol wal 尿闭。

【Ed not xus 用法用量】内服，水煎，25 ～ 50 g；或浸酒饮。

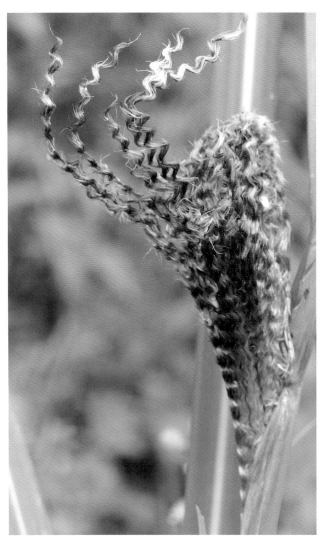 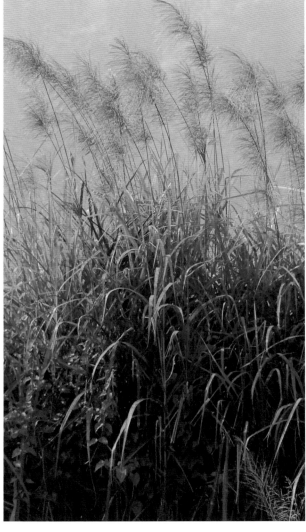

Ghab det dangf 甘蔗

【Bit hsenb 俗名】秀贵甘蔗、红甘蔗、竿蔗、糖梗。

【Dios kob deis 基源】为禾本科植物甘蔗 *Saccharum officinarum* Linnaeus 的茎秆、茎皮及根。

【Niangb bet deis 生长环境】生于田土中，多地有栽培。分布于部分苗乡。

【Jox hsub 性味属经】性冷，味甘，属冷药，入热经。

【Qet diel xid 功能主治】功能：hxub kib seil hxangd 清热凉血，vut eb ngix jid net ngas gangt 生津润燥。主治：kib jid ait ngol 虚热咳嗽，ait gheb nais pob kib ngol 出麻疹肺热咳嗽，hxud hxangd od 恶心呕吐，mongb ghongd dlub 白喉，los link ghongd 悬雍垂发炎，jib ghad 便秘。

【Ed not xus 用法用量】内服，水煎，25 ～ 35 g。外用，烧存性，研末调敷。

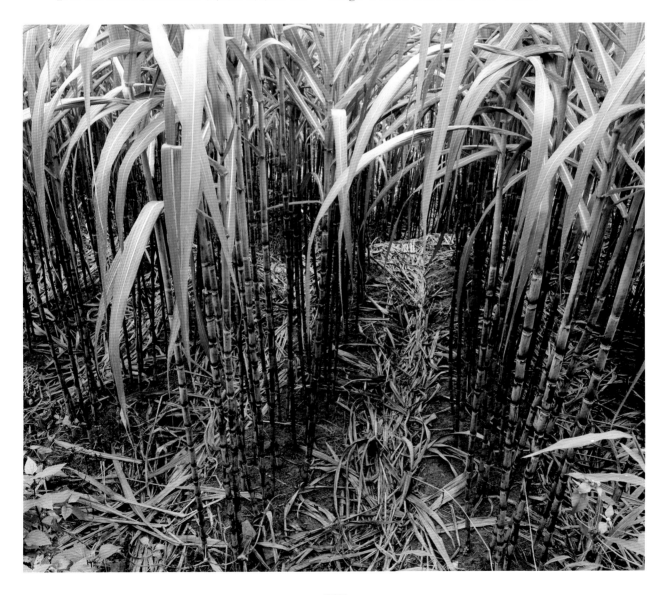

Jab ngend jek 芦苇

【Bit hsenb 俗名】芦根、芦通、芦柴、芦芽、苇子、甜梗子。

【Dios kob deis 基源】为禾本科植物芦苇 *Phragmites australis* (Cavanilles) Trinius ex Steudel 的根、茎秆、叶、花。

【Niangb bet deis 生长环境】生于溪河岸细沙堆上、水塘边近水区。分布于部分苗乡。

【Jox hsub 性味属经】性冷，味甘，属冷药，入热经。

【Qet diel xid 功能主治】功能：hxub kib hxud hxid 清热除烦，vut eb niangs dangf khak 生津止渴。主治：zangs od zal 霍乱，od 呕吐，hxud hxangd od 恶心呕吐，ghab nangx hmid lol hxangd 牙龈出血，nais pob hxangd bus ngol hvuk 肺痈咳喘，diuf od nul 肾炎，nongx nail yens jab 吃鱼中毒。

【Ed not xus 用法用量】内服，水煎，25 ～ 50 g；或鲜品捣汁服。

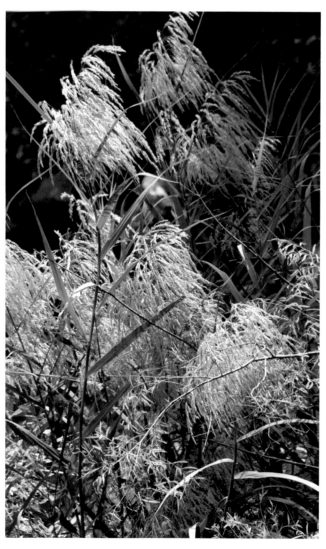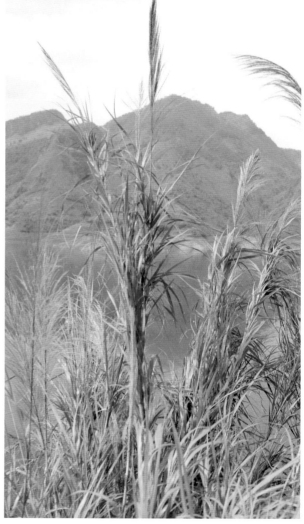

Jab ngend jek yut 卡开芦

【Bit hsenb 俗名】水竹、过江龙、水芦荻、过江芦荻。

【Dios kob deis 基源】为禾本科植物卡开芦 *Phragmites karka* (Retzius) Trinius ex Steudel 的根或全草。

【Niangb bet deis 生长环境】生于老水塘边、山谷沟边、溪涧边。分布于部分苗乡。

【Jox hsub 性味属经】性冷，味苦甘，属冷药，入热经。

【Qet diel xid 功能主治】功能：hxub kib 清热，vut eb wal 利尿。主治：kib jid zenb dongb 高烧发狂，hniub mais pob xok mongb 目赤肿痛，kin not ngol hvuk 热咳，kib bongt zal ghad 热泻，wal lol ax jingx liex 小便不畅。

【Ed not xus 用法用量】内服，水煎，15 ～ 25 g。

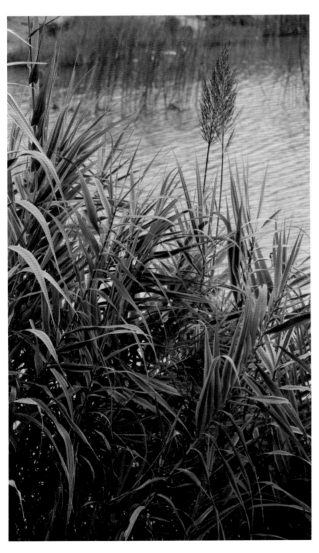 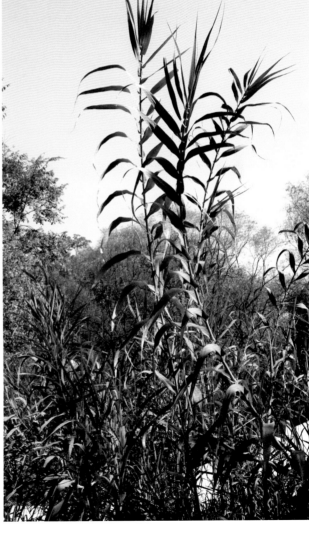

Det hlod dint 芦竹

【Bit hsenb 俗名】天竹、芦竹根、芦荻竹、芦荻头、楼梯杆。

【Dios kob deis 基源】为禾本科植物芦竹 *Arundo donax* Linnaeus 的笋子、根、茎秆汁液。

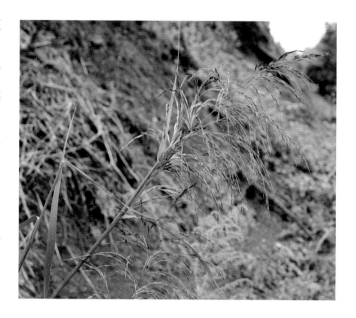

【Niangb bet deis 生长环境】生于山谷溪边、屋旁阴湿地。分布于部分苗乡。

【Jox hsub 性味属经】性冷，味苦，属冷药，入热经。

【Qet diel xid 功能主治】功能：hxub kib zal kib 清热泻火，los eb 利水。主治：jib daib kib jid hvuk hxud 小儿高烧抽搐，kib jid zenb dongb 高烧发狂，mongb hmid 牙痛，khangd naix ongd hsongd 中耳炎，nais pot kib ngol hxangd 肺热咳血，wal lol ax jingx liex 小便不畅。

【Ed not xus 用法用量】内服，水煎，25 ～ 30 g；或鲜品捣汁服。

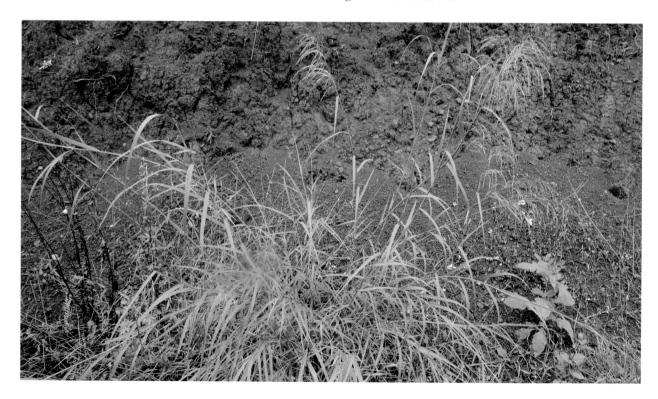

Det hniub 车筒竹

【Bit hsenb 俗名】车角竹，水籣竹，刺竹，刺楠竹。

【Dios kob deis 基源】为禾本科植物车筒竹 *Bambusa sinospinosa* McClure 的笋苗。

【Niangb bet deis 生长环境】生于深山坡塝杂木林、峡谷两侧。分布于部分苗乡。

【Jox hsub 性味属经】性冷，味苦，属冷药，入热经。有小毒。

【Qet diel xid 功能主治】功能：dex det hlod qangb ngix 拔竹木肉刺。主治：det hlod qangb ngix 竹木刺入肉。

【Ed not xus 用法用量】外用，捣烂敷。

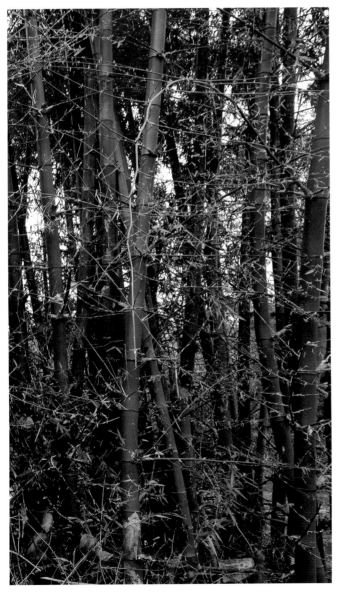 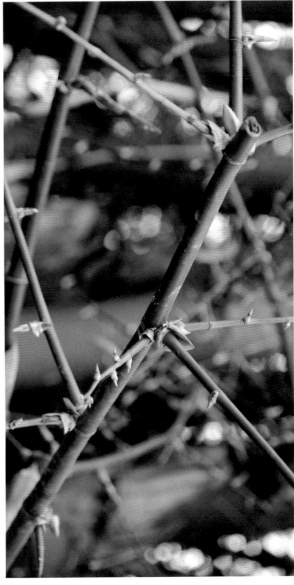

Det hlod nail 金竹

【Bit hsenb 俗名】黄竹、黄皮刚竹、黄金竹。

【Dios kob deis 基源】为禾本科植物金竹 *Phyllostachys sulphurea* (Carrière) Rivière & C. Rivière 的茎秆内衣膜。

【Niangb bet deis 生长环境】生于坡塝疏林地、灌木丛，有栽培。分布于各地苗乡。

【Jox hsub 性味属经】性平，味淡，属冷热两经药，入两经。

【Qet diel xid 功能主治】功能：dangf ngol dangf hek bongt 镇咳平喘。主治：hsangd ghongd 喉咙嘶哑，nais pot yens jab ngol lax 肺痨久咳，ait ngol heik bongt 咳嗽痰喘。

【Ed not xus 用法用量】内服，水煎，2～10 g；或入丸、散。

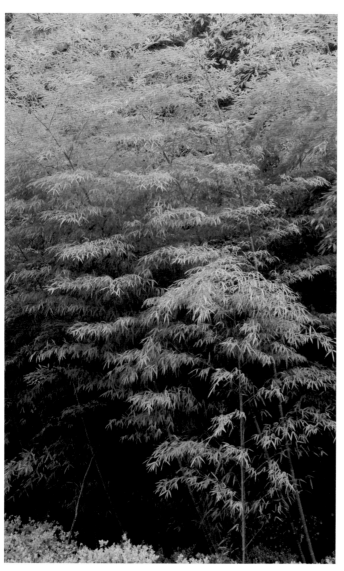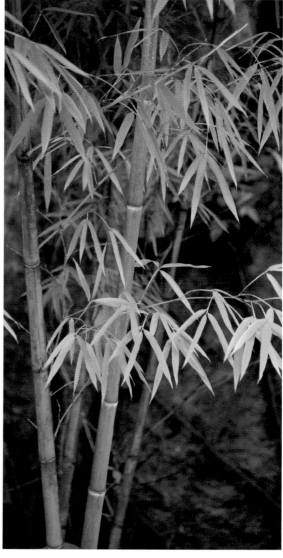

Det hlod gheib 刚竹

【Bit hsenb 俗名】台竹、桂竹、斑竹、箭竹、瘦竹、花壳竹、鬼角竹、钢铁头竹。

【Dios kob deis 基源】为禾本科植物刚竹 *Phyllostachys sulphurea* (Carrière) Rivière & C. Rivière var. *viridis* R. A. Young 的根茎、竹壳。

【Niangb bet deis 生长环境】生于山谷两侧，人工栽培于村寨边。分布于各地苗乡。

【Jox hsub 性味属经】性冷，味淡，属冷药，入热经。

【Qet diel xid 功能主治】功能：hxub kib dangf ngol 清热止咳，bongx gheb def 透麻疹。主治：ait ngol hek vuk bongt 咳嗽气喘，mongb hsongd hxend 筋骨疼痛，ait gheb ax bongx 麻疹不透。

【Ed not xus 用法用量】内服，水煎，25 ～ 50 g；或烧灰服。

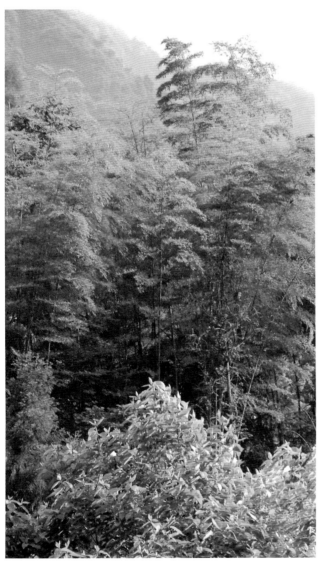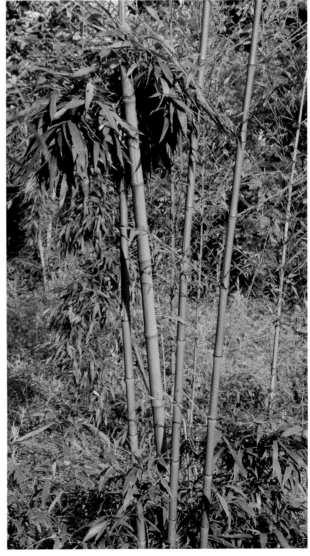

Det hlod dlaib 紫竹

【Bit hsenb 俗名】乌竹、黑竹、水竹子、黑乌竹、紫乌竹、紫竹根。

【Dios kob deis 基源】为禾本科植物紫竹 *Phyllostachys nigra* (Loddiges ex Lindley) Munro 的根茎。

【Niangb bet deis 生长环境】生于山地林缘、寨边屋旁，有栽培。分布于各地苗乡。

【Jox hsub 性味属经】性平，味辛淡，属冷热两经药，入两经。

【Qet diel xid 功能主治】功能：hxub jent hxenk net 祛风除湿，tat jit hxangd 散瘀，tat jab 解毒。主治：yens jent mongb 风湿痛，dib yens jit hxangd 跌打瘀血，ax hsot ud 闭经，yens dlad zeb nex gik 狂犬咬伤。

【Ed not xus 用法用量】内服，水煎，25 ～ 50 g。

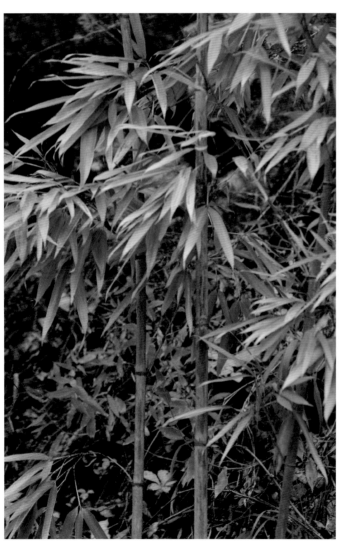 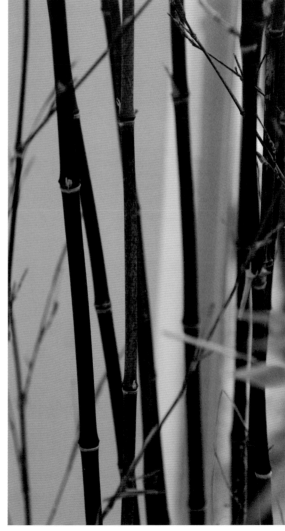

Det diuk 毛竹

【Bit hsenb 俗名】茅竹、江南竹、孟宗竹、茅竹笋、猫头竹、狸头竹。

【Dios kob deis 基源】为禾本科植物毛竹 *Phyllostachys edulis* (Carrière) J. Houzeau 的笋子、根。

【Niangb bet deis 生长环境】喜生于坡塝杂木林、山坳灌木丛，有栽培。分布于各地苗乡。

【Jox hsub 性味属经】性冷，味甘，属冷药，入热经。

【Qet diel xid 功能主治】功能：hxub kib bongx gheb def 清热透疹，tat jab 解毒。主治：gheb dud ax bongx 痘疹不出，ghad ngol kib ngol 痰热咳嗽，dinx vob gad 食积，ghad gek ngas 大便干结。

【Ed not xus 用法用量】内服，取嫩笋与肉煮食；或取叶，水煎服，50 ～ 100 g。

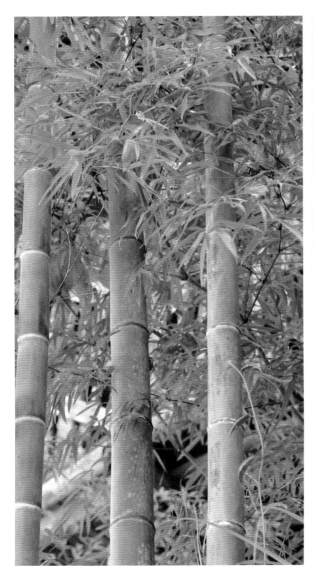 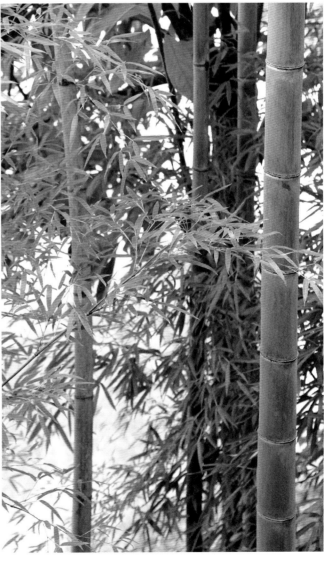

Det hlod eb 淡竹

【Bit hsenb 俗名】水竹、甘竹、荆竹、光苦竹、钓鱼竹、杜圆竹。

【Dios kob deis 基源】为禾本科植物淡竹 *Phyllostachys glauca* McClure 的茎秆除去外层皮后刮下的中间层、竹沥。

【Niangb bet deis 生长环境】生于河岸灌木丛，有栽培。分布于各地苗乡。

【Jox hsub 性味属经】性冷，味甘，属冷药，入热经。

【Qet diel xid 功能主治】功能：hxub kib seil hxangd 清热凉血，yangx ghad ngol 化痰，dangf od 止呕。主治：hlaib khob od nul kib jid 脑炎发烧，jib daib xok hniub mais 小儿目赤，nais pot kib ait ngol 肺热咳嗽，ghab naix hmid lol hxangd ax dait 牙出血不止，niangb hniub od gad 妊娠呕吐，niak qub ax dangf ves 胎动。

【Ed not xus 用法用量】内服，水煎，25 ~ 35 g。外用，熬膏贴。

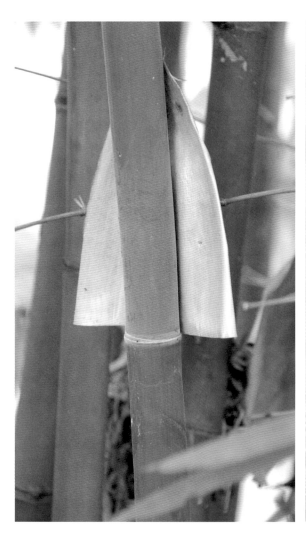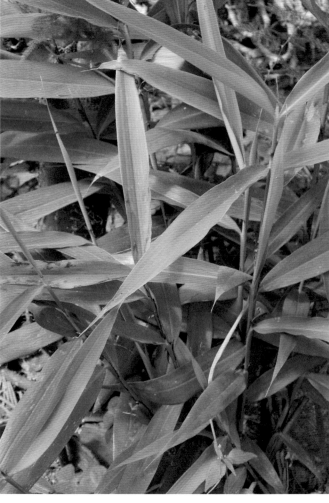

Det gix ib 苦竹

【Bit hsenb 俗名】胖苦竹、伞柄竹、苦竹沥、苦竹根。

【Dios kob deis 基源】为禾本科植物苦竹 *Pleioblastus amarus* (Keng) P. C. Keng 的嫩叶、竹沥、竹根、竹笋。

【Niangb bet deis 生长环境】生于坡塝山湾、灌木丛、村寨边，有栽培。分布于各地苗乡。

【Jox hsub 性味属经】性冷，味苦，属冷药，入热经。

【Qet diel xid 功能主治】功能：hxub kib tat jab 清热解毒，xend hniub mais 明目，dib gangb 杀虫。主治：hniub mais pob xok mongb 目赤肿痛，mongb diux ghongd hsangd ghongd 喉痹失音，jangx gangb lot 口疮，mongb hmid 牙痛，kib eb kib dul 水火烫伤，xud wal hxangd 尿血。

【Ed not xus 用法用量】内服，水煎，10 ～ 20 g。外用，烧存性，研末涂敷。

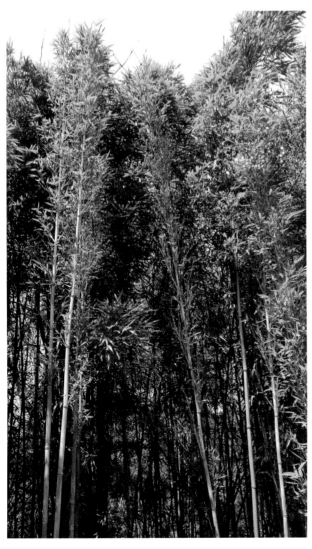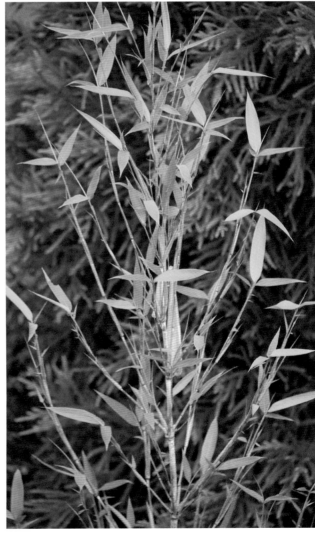

Det zeb 慈竹

【Bit hsenb 俗名】孝竹、绵竹、丛竹、甜慈、酒米慈。

【Dios kob deis 基源】为禾本科植物慈竹 *Bambusa emeiensis* L. C. Chia & H. L. Fung 的根、笋、花或笋壳、卷而未放的嫩叶。

【Niangb bet deis 生长环境】生于坡塝、洼地，有栽培。分布于各地苗乡。

【Jox hsub 性味属经】性冷，味苦，属冷药，入热经。

【Qet diel xid 功能主治】功能：hxub kib seil hxangd 清热凉血，vas wal tongb eb niuk 利水通淋。主治：od hxangd 吐血，lol hxangd nais 鼻衄，niak qub niangb ax dangf 胎动不安，xit daib xus wel 产后缺乳，xud wal lol bus 淋病，los ghad ghof 疝气，dlif ghab neib ghangb 脱肛。

【Ed not xus 用法用量】内服，水煎，15 ～ 35 g；或烧灰冲服。

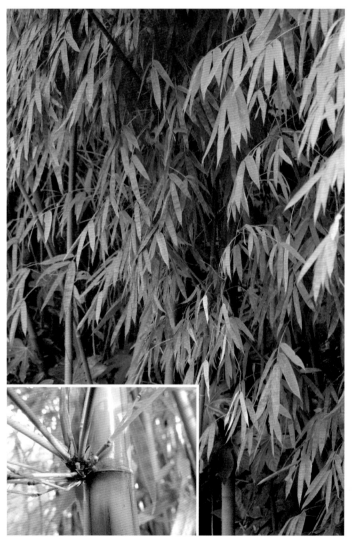

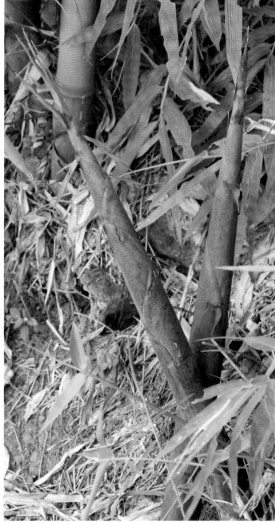

Nex sok 鄂西箬竹

【Bit hsenb 俗名】粽粑叶、粑叶竹、簑叶竹、簑叶根、金佛山赤竹。

【Dios kob deis 基源】为禾本科植物鄂西箬竹 *Indocalamus wilsonii* (Rendle) C. S. Chao & C. D. Chu 的根。

【Niangb bet deis 生长环境】生于村寨边、灌木丛、房屋周围，有栽培。分布于各地苗乡。

【Jox hsub 性味属经】性冷，味甘淡，属冷药，入热经。

【Qet diel xid 功能主治】功能：yangx ghad ngol dangf khangx 化痰止咳，seil hxangd dangf hxangd 凉血止血。主治：ait ngol heik bongt 咳嗽痰喘，mongb hmid 牙痛，ait gheb bal jid od hxangd 劳伤吐血，hfak bangb hxangd 血崩。

【Ed not xus 用法用量】内服，水煎，50 ~ 100 g。

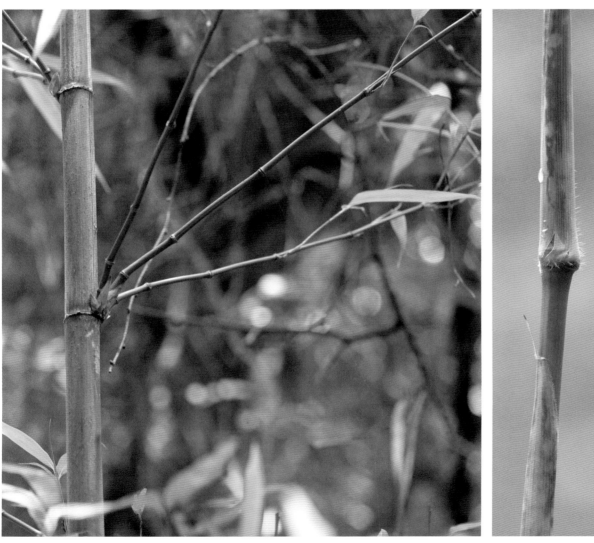
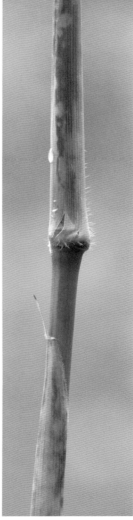

Det hseid 箬竹

【Bit hsenb 俗名】箽竹、箬叶竹、辽竹。

【Dios kob deis 基源】为禾本科植物箬竹 *Indocalamus tessellatus* (Munro) P. C. Keng 的叶、根。

【Niangb bet deis 生长环境】生于坡塝杂木林、溪涧两岸。分布于各地苗乡。

【Jox hsub 性味属经】性冷，味甘，属冷药，入热经。

【Qet diel xid 功能主治】功能：hxub kib tat jab 清热解毒，seil hxangd dangf hxangd 凉血止血。主治：mongb ghongd niangs 咽喉痛，od hxangd 吐血，lol hxangd nais 鼻衄，hsot ud lol ax dangf 经血不止，kib eb kib dul 水火烫伤，wal lol ax jingx liex 小便不畅。

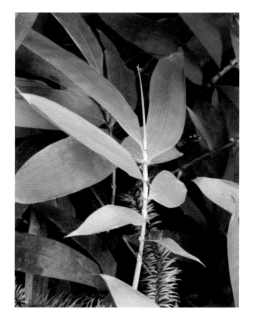

【Ed not xus 用法用量】内服，水煎，10 ～ 15 g。外用，捣烂敷；或用叶烧灰，调敷烫伤处。

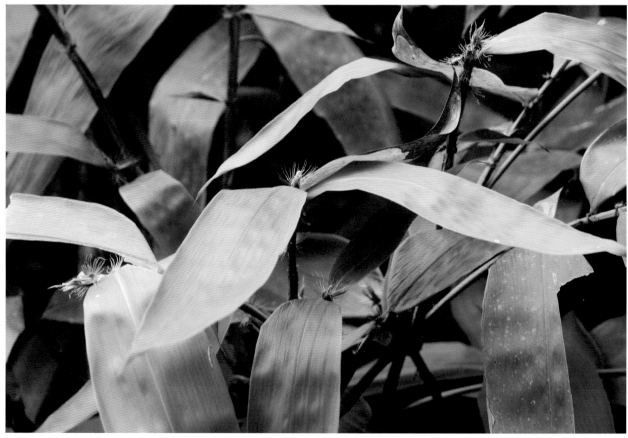

Nangx ghab nex gix 淡竹叶

【Bit hsenb 俗名】地竹、山鸡米、长竹叶、林下竹、金竹叶、迷身草。

【Dios kob deis 基源】为禾本科植物淡竹叶 *Lophatherum gracile* Brongniart 的全草。

【Niangb bet deis 生长环境】生于坡塝疏林、荒山草地。分布于各地苗乡。

【Jox hsub 性味属经】性冷，味甘淡，属冷药，入热经。

【Qet diel xid 功能主治】功能：hxub kib 清热，vut eb wal 利尿，hxenk ongd hsongd 消炎。主治：laib lot ongd hsongd 口腔炎，ghab naix hmid pob mongb 牙龈肿痛，od hxangd 吐血，lol hxangd nais 鼻衄，xud wal lol bus 淋病，wal lol ax jingx liex 小便不畅。

【Ed not xus 用法用量】内服，水煎，15 ～ 25 g。

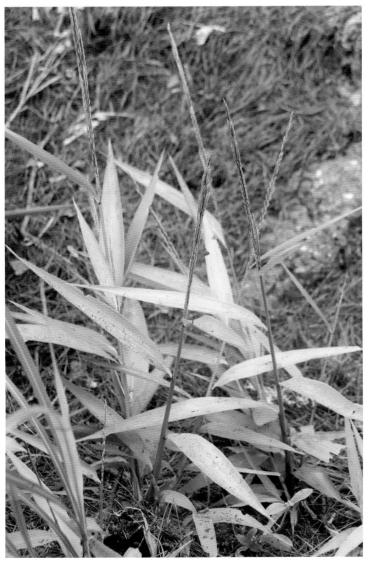
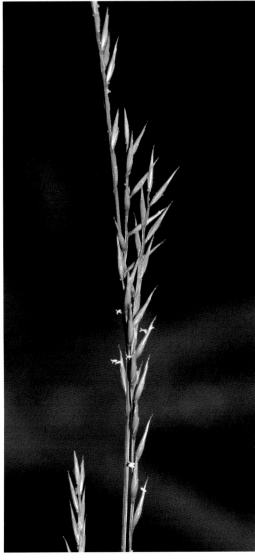

Nangx meix vaof 显子草

【Bit hsenb 俗名】岩高粱、乌珠茅。

【Dios kob deis 基源】为禾本科植物显子草 *Phaenosperma globosa* Munro ex Bentham 的全草。

【Niangb bet deis 生长环境】生于坡塝疏林、山湾草丛。分布于各地苗乡。

【Jox hsub 性味属经】性平，味甘涩，属冷药，入热经。

【Qet diel xid 功能主治】功能：bud lal ves vut nat 补虚健脾，ves hxangd hsot ud vut 活血调经。主治：mongb dangf heb ves 病后体虚，nais pob kib ngol hvuk 肺热咳喘，ax hsot ud 闭经。

【Ed not xus 用法用量】内服，水煎，50 g；或炖肉食。

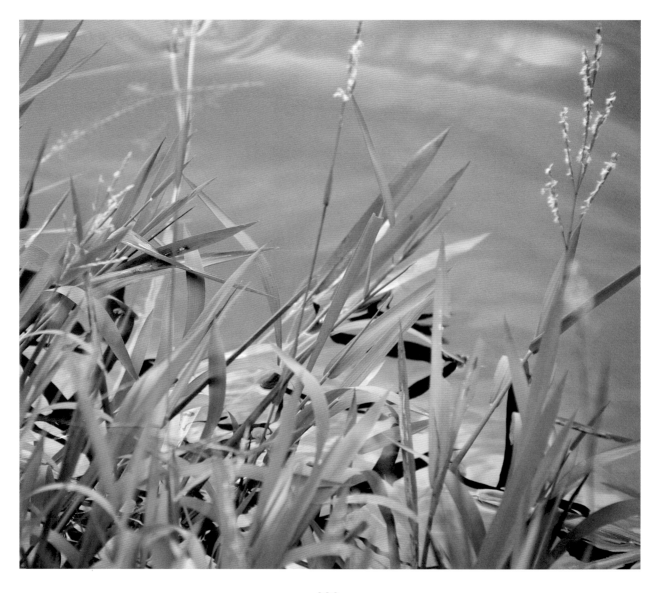

Nangx ghab det gix 柯孟披碱草

【Bit hsenb 俗名】鹅观草、茅灵芝、茅草箭。

【Dios kob deis 基源】为禾本科植物柯孟披碱草 *Elymus kamoji* (Ohwi) S. L. Chen 的全草。

【Niangb bet deis 生长环境】生于荒山草地。分布于各地苗乡。

【Jox hsub 性味属经】性冷，味甘涩，属冷药，入热经。

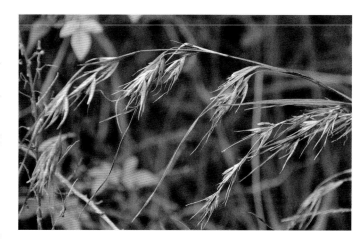

【Qet diel xid 功能主治】功能：hxub kib seil hxangd 清热凉血，dangf mongb 止痛。主治：ait gheb bal jid mongb 劳伤疼痛，ait ngol ghad ngol hxangd 咳嗽痰血，yens jent fal def 风丹。

【Ed not xus 用法用量】内服，水煎，25 ～ 35 g；或泡酒饮。

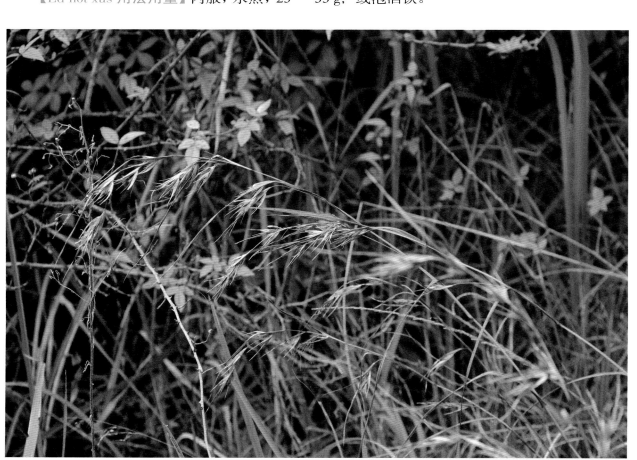

Nangx ghaib fangx 金丝草

【Bit hsenb 俗名】竹蒿草、牛母草、金丝茅、金发毛、笔须草、猫毛草。

【Dios kob deis 基源】为禾本科植物金丝草 *Pogonatherum crinitum* (Thunberg) Kunth 的全草。

【Niangb bet deis 生长环境】生于山野潮湿处、河岸边、荒山坡。分布于各地苗乡。

【Jox hsub 性味属经】性冷，味甘，属冷药，入热经。

【Qet diel xid 功能主治】功能：hxub kib tongb eb 清热利水，seil hxangd 凉血。主治：mongb hfud kib jid 感冒高烧，nais jongt od nul fangx jid 黄疸型肝炎，khak eb bus jid 糖尿病，jib daib kib xab niangb 小儿烦热，ghad eb dlub lol not 白带过多，dal ghad got 遗精症。

【Ed not xus 用法用量】内服，水煎，15 ～ 25 g；或鲜品捣汁服。

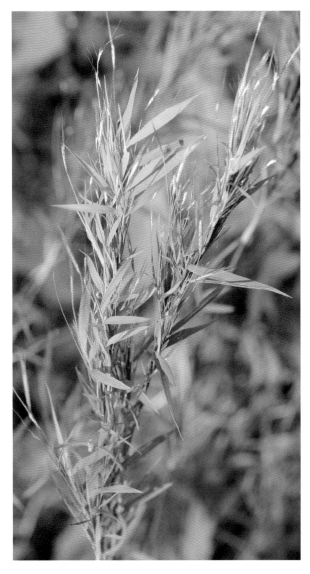 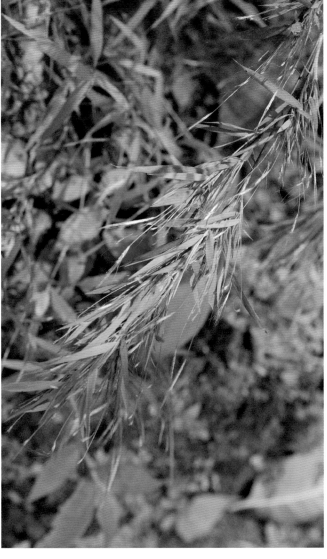

Nangx bub jent 知风草

【Bit hsenb 俗名】程咬金、露水草。

【Dios kob deis 基源】为禾本科植物知风草 *Eragrostis ferruginea* (Thunberg) P. Beauvois 的根。

【Niangb bet deis 生长环境】生于荒芜农地、田土坎、路边。分布于各地苗乡。

【Jox hsub 性味属经】性冷，味苦，属冷药，入热经。

【Qet diel xid 功能主治】功能：tad hxid dlongs lis 舒筋活络，tat jit hxangd hxenk angt 散瘀消肿。主治：dliangd bil dib sangb 跌打损伤，dib yens jit hxangd 跌打瘀血，mongb hsongd hxend 筋骨疼痛。

【Ed not xus 用法用量】内服，水煎，25 ～ 50 g；或浸酒饮。外用，捣烂敷。

Nangx gangb qangk 牛筋草

【Bit hsenb 俗名】扁草、水牯草、牛板筋、稗子草、蟋蟀草。

【Dios kob deis 基源】为禾本科植物牛筋草 *Eleusine indica* (Linnaeus) Gaertner 的带根全草。

【Niangb bet deis 生长环境】生于荒地、村边草地、路旁。分布于各地苗乡。

【Jox hsub 性味属经】性平，味甘，属冷热两经药，入两经。

【Qet diel xid 功能主治】功能：hxub kib los xuf 清热利湿，dlongs hxid lis dangf mongb 活络止痛。主治：kib jid hvuk hxid 高烧抽筋，gos kib kib jid 中暑发烧，net kib fangx jid 湿热黄疸，ait gheb bal jid 劳伤，hxud hxangd od 恶心呕吐，zaid wel jangx dix bus 乳痈，los ghad ghof 疝气。

【Ed not xus 用法用量】内服，水煎，15 ～ 25 g；或鲜品捣汁服。外用，捣烂敷。

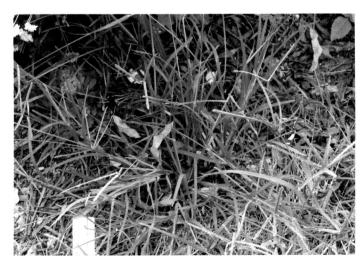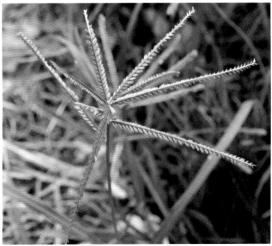

Nangx nings dab 狗牙根

【Bit hsenb 俗名】牛马根、行仪芝、铁线草、铺地草、堑头草、绊根草。

【Dios kob deis 基源】为禾本科植物狗牙根 *Cynodon dactylon* (Linnaeus) Persoon 的全草。

【Niangb bet deis 生长环境】生于荒地、园圃、路边。分布于各地苗乡。

【Jox hsub 性味属经】性平，味苦甘，属冷热两经药，入两经。

【Qet diel xid 功能主治】功能：tok dul hxub kib 退火解热，hxub jent dlongs hxud lis 祛风活络。主治：hvangb jid zeib ghangb 半身不遂，hsongd hxid hxub mongb 筋骨酸痛，ait gheb bal jid od hxangd 劳伤吐血，khak eb bus jid 糖尿病，mongb hmid 牙痛，pob lob pob bil 手脚水肿，gangb jongb jangx 蛔虫病。

【Ed not xus 用法用量】内服，水煎，20 ～ 30 g。外用，捣烂敷。

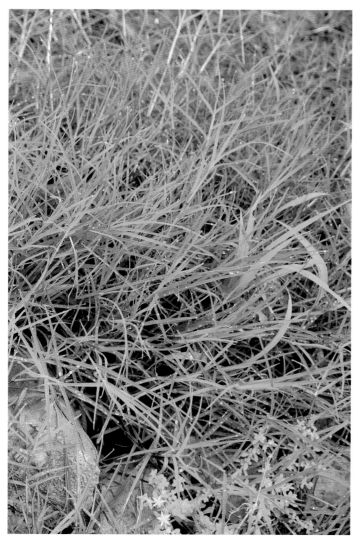 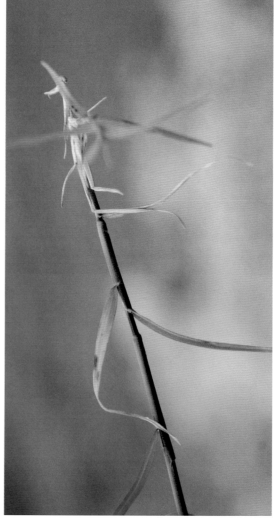

Nangx dlad wex hlieb 狼尾草

【Bit hsenb 俗名】狼茅、紫芒狼尾草、老鼠狼、大狗尾草、狗尾巴草。

【Dios kob deis 基源】为禾本科植物狼尾草 *Pennisetum alopecuroides* (Linnaeus) Sprengel 的根或全草。

【Niangb bet deis 生长环境】生于山野荒地、农田边、路旁。分布于各地苗乡。

【Jox hsub 性味属经】性冷，味苦涩，属冷药，入热经。

【Qet diel xid 功能主治】功能：net nais pot dangf ngol 润肺止咳，xend hniub mais 明目。主治：hniub mais pob xok mongb 目赤肿痛，nais pob kib ngol hvuk 肺热咳喘，kib not ngol hvuk 热咳，ngol hvuk ngol hxangd 咳嗽咯血。

【Ed not xus 用法用量】内服，水煎，15 ～ 25 g。

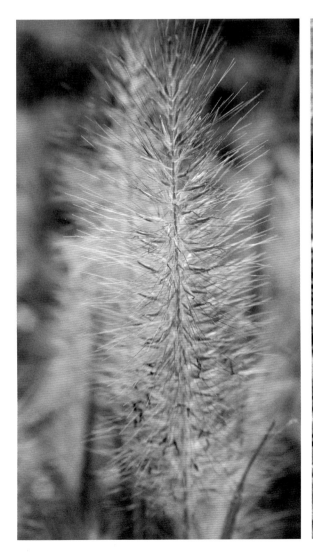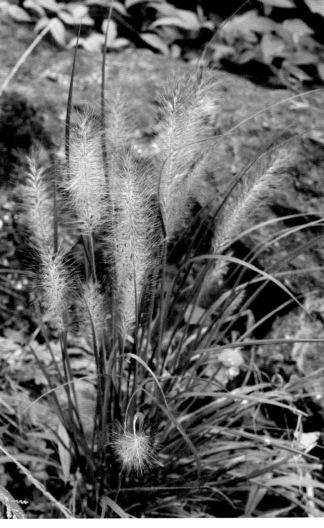

Nangx dlad wex 狗尾草

【Bit hsenb 俗名】洗草、犬尾草、谷莠子、光明草、狗尾仔。

【Dios kob deis 基源】为禾本科植物狗尾草 *Setaria viridis* (Linnaeus) P. Beauvois 的全草。

【Niangb bet deis 生长环境】生于山野荒地、农地边、路旁。分布于各地苗乡。

【Jox hsub 性味属经】性冷，味淡，属冷药，入热经。

【Qet diel xid 功能主治】功能：hxub kid zangl xuf 祛热除湿，hxenk angt 消肿。主治：naix lul hniub mais ballial 老年人眼目不明，mongb ghad nial mais 风火眼，gangb eb fangx 黄水疮，dix bus angt 痈肿。

【Ed not xus 用法用量】内服，水煎，15 ～ 25 g。外用，捣烂敷。

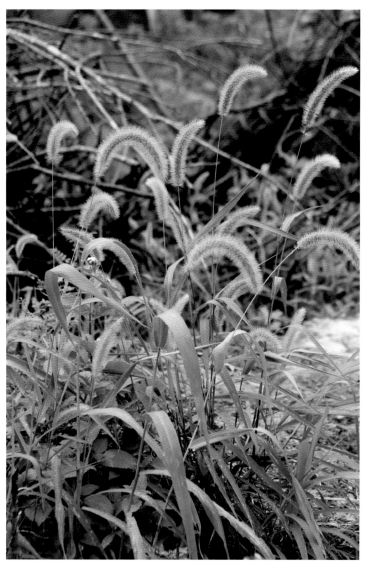
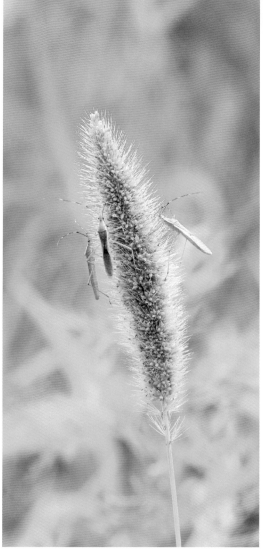

Nangx dlad wex yut 莠狗尾草

【Bit hsenb 俗名】犬尾草、谷莠子、狗尾草、狼尾草、幽狗尾草。

【Dios kob deis 基源】为禾本科植物莠狗尾草 *Setaria geniculata* (Lamarck) Beauvois 的全草或根。

【Niangb bet deis 生长环境】生于山野荒地、农地边、路旁。分布于各地苗乡。

【Jox hsub 性味属经】性冷，味淡，属冷药，入热经。

【Qet diel xid 功能主治】功能：hxub kib tat jab 清热解毒。主治：mongb ghad nial mais 风火眼，got ax gek 阳痿，dix bus angt 痈肿，dix gangb 疔疮。

【Ed not xus 用法用量】内服，水煎，15 ～ 25 g。外用，捣烂敷。

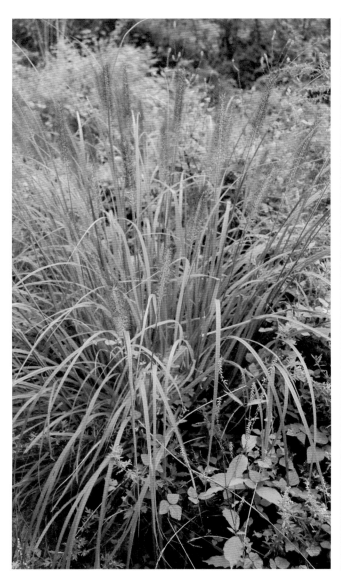
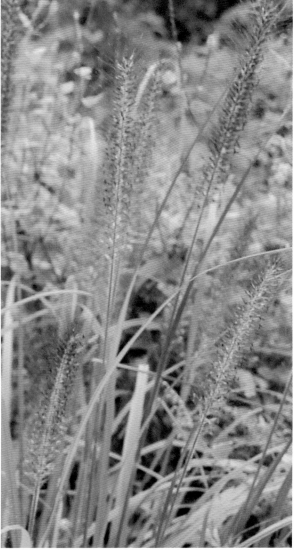

Wex ghab nex hsob 棕叶狗尾草

【Bit hsenb 俗名】棕叶草、雏茅、樱叶草、箬叶莘。

【Dios kob deis 基源】为禾本科植物棕叶狗尾草 *Setaria palmifolia* (J. König) Stapf的根。

【Niangb bet deis 生长环境】生于疏林下阴湿处、山湾荒谷。分布于部分苗乡。

【Jox hsub 性味属经】性平，味淡，属冷热两经药，入两经。

【Qet diel xid 功能主治】功能：hxub kib tat jab 清热解毒，dib gangb 杀虫。主治：dlif ghab neib ghangb 脱肛，gangb jongb jangx 蛔虫病。

【Ed not xus 用法用量】内服，水煎，15～25 g。外用，水煎洗。

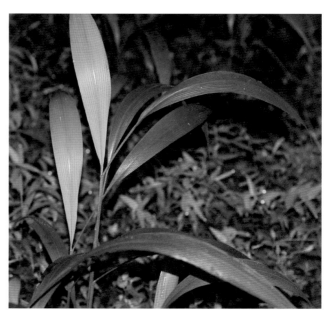

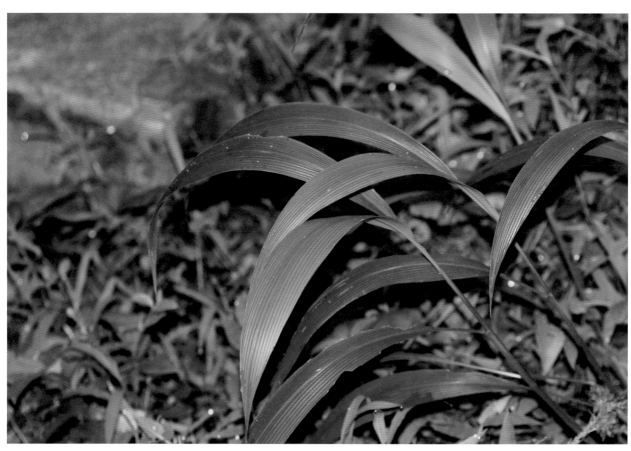

Gad diel 玉蜀黍

【Bit hsenb 俗名】玉米、包谷、珍珠米、棒子、玉米须、苞芦、蜀黍麦。

【Dios kob deis 基源】为禾本科植物玉蜀黍 *Zea mays* Linnaeus 的花柱须、根茎、叶、蕊轴。

【Niangb bet deis 生长环境】属粮食作物，有栽培。分布于各地苗乡。

【Jox hsub 性味属经】性平，味甘淡，属冷热两经药，入两经。

【Qet diel xid 功能主治】功能：mangs nais jongt vut xenb 平肝利胆，tiod nat los net 健脾利湿，vut eb wal 利尿。主治：nais jongt od nul fangx jid 黄疸型肝炎，nit diongx hxangd 高血压，od hxangd 吐血，ait gheb bal jid od hxangd 劳伤吐血，diuf od nul 肾炎，pob lob pob bil 手脚水肿，khak eb bus jid 糖尿病。

【Ed not xus 用法用量】内服，水煎，35 ～ 50 g；或捣汁和酒服。外用，捣烂敷。

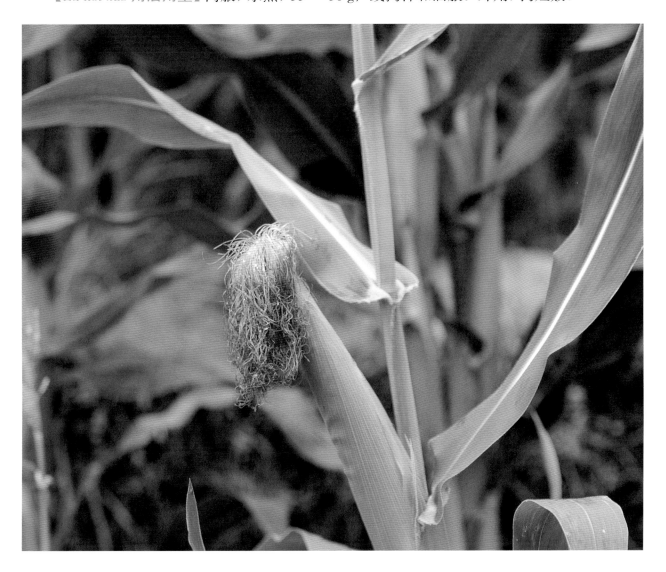

Jub maix 高粱

【Bit hsenb 俗名】秫秫、芦粟、甜高粱、扫帚高粱、蜀黍。

【Dios kob deis 基源】为禾本科植物高粱 *Sorghum bicolor* (Linnaeus) Moench 的种仁、根。

【Niangb bet deis 生长环境】属粮食作物，有栽培。分布于部分苗乡。

【Jox hsub 性味属经】性冷，味苦涩，属冷药，入热经。

【Qet diel xid 功能主治】功能：dangf hxangd 止血，dangf heik 平喘，vut eb wal 利尿。主治：zangs od zal 霍乱，zenb dongb 精神病，jib daib gad ax los 小儿食积，ngol hvuk 喘咳，deik ghongd daib 难产，vongl dail lol hxangd 子宫出血，xit dail ghangb lol hxangd 产后出血。

【Ed not xus 用法用量】内服，水煎，50 ～ 60 g。

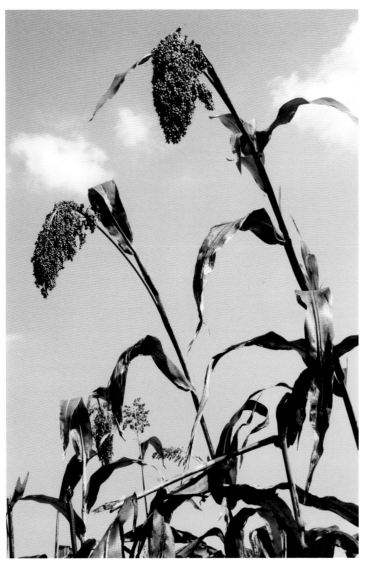
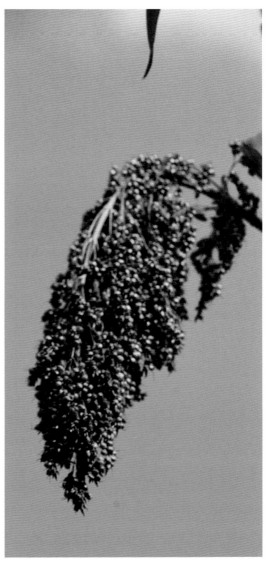

Gad bat 穄

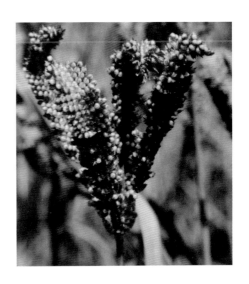

【Bit hsenb 俗名】龙爪粟、龙爪稷、鸭爪粟、鸭距粟、鸡爪粟、雁爪稗、穄子。

【Dios kob deis 基源】为禾本科植物穄 *Eleusine coracana* (Linnaeus) Gaertner 的种仁、茎秆。

【Niangb bet deis 生长环境】属粮食作物，有栽培。分布于部分苗乡。

【Jox hsub 性味属经】性热，味甘，属热药，入冷经。

【Qet diel xid 功能主治】功能：bud diongb jid vut bongt 补中益气。主治：hvuk jangb 虚弱，heb ves pob wox 虚弱浮肿，xus bongt xus hxangd 气血两虚，hot ax yangx gad 消化不良。

【Ed not xus 用法用量】内服，炒糊，水煎；或取秆烧灰，冲冷开水服。

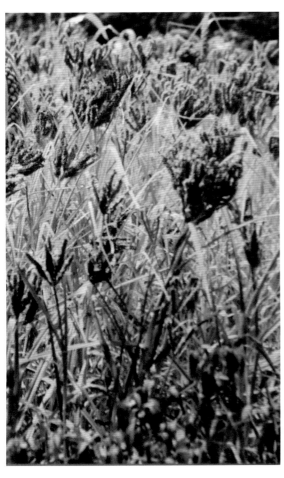

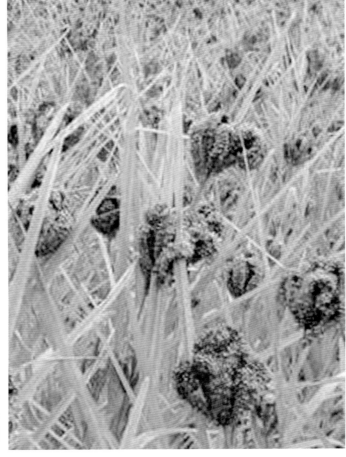

Pangb 稗

【Bit hsenb 俗名】扁扁草、野稗子。

【Dios kob deis 基源】为禾本科植物稗 *Echinochloa crusgalli* (Linnaeus) Beauvois 的种仁、根。

【Niangb bet deis 生长环境】杂生于稻田、山塘近水处。分布于各地苗乡。

【Jox hsub 性味属经】性冷，味甘，属冷药，入热经。

【Qet diel xid 功能主治】功能：seil hxangd dangf hxangd 凉血止血。主治：yens xit lol hxangd 刀伤出血，dix bus lol hxangd 脓疮疱出血。

【Ed not xus 用法用量】内服，水煎，20 ～ 25 g。外用，捣烂敷。

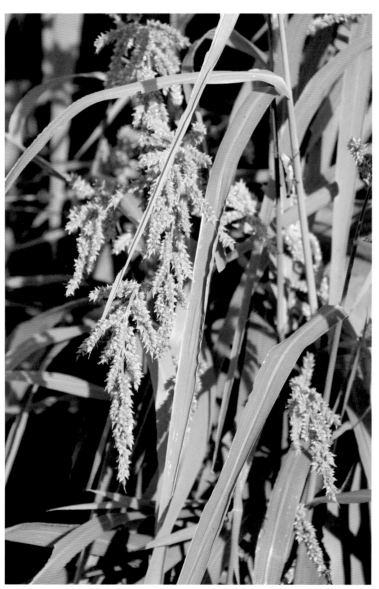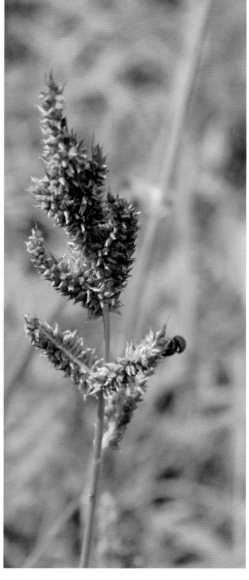

Nangx deb nangl 鼠尾粟

【Bit hsenb 俗名】鼠尾草、老鼠尾、线香草、狗屎草、鼠尾牛顿草。

【Dios kob deis 基源】为禾本科植物鼠尾粟 *Sporobolus fertilis* (Steudel) Clayton 的全草。

【Niangb bet deis 生长环境】生于草坪、农地边、路旁。分布于各地苗乡。

【Jox hsub 性味属经】性平，味甘淡，属冷热两经药，入两经。

【Qet diel xid 功能主治】功能：hxub kib tat jab 清热解毒，seil hxangd 凉血，vut eb wal 利尿。主治：mongb khob mangs 乙型脑炎，kib jid hvuk hxid 高烧抽筋，nais jongt od nul duk naix 传染性肝炎，wal lol ax jingx liex 小便不畅，zal ghad dongk xok 细菌性痢疾，zal ghad dongk dlub 白痢。

【Ed not xus 用法用量】内服，水煎，50～60 g；或鲜品捣汁服。

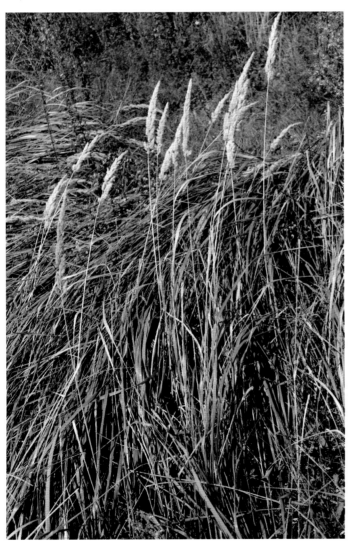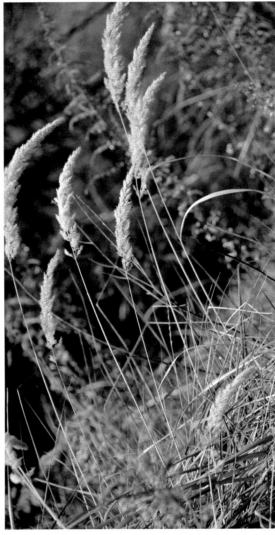

Nangx ghab but 大画眉草

【Bit hsenb 俗名】星星草、西连画眉草。

【Dios kob deis 基源】为禾本科植物大画眉草 *Eragrostis cilianensis* (Allioni) Vignolo-Lutati ex Janchen 的全草。

【Niangb bet deis 生长环境】生于山野草地、农地边、路边。分布于各地苗乡。

【Jox hsub 性味属经】性平，味甘涩，属冷热两经药，入两经。

【Qet diel xid 功能主治】功能：hxub kib dangf ngol 清热止咳，dangf mongb 止痛。主治：fal sab mongb qub 痧证腹痛，ngol yenx hnaib 百日咳，mongb qub 腹痛，dix eb bus 脓疱疮，gangb eb fangx 黄水疮。

【Ed not xus 用法用量】内服，水煎，15 ～ 25 g。

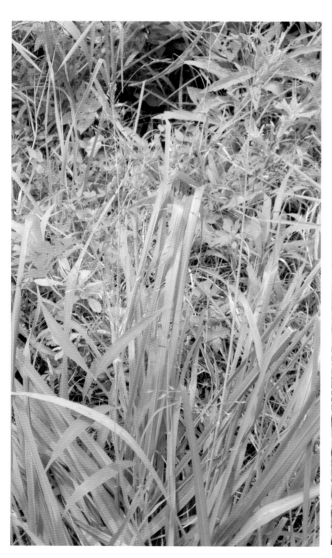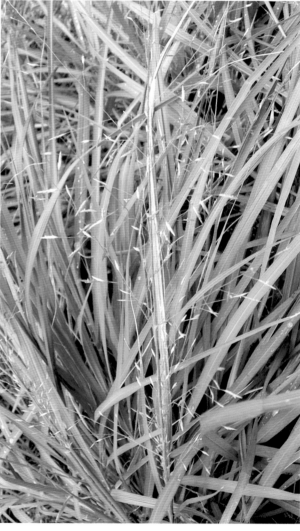

Nangx ghab but dlaib 黑穗画眉草

【Bit hsenb 俗名】蚊子草、万人羞、画眉草、露水草。

【Dios kob deis 基源】为禾本科植物黑穗画眉草 *Eragrostis nigra* Nees ex Steudel 的带根全草。

【Niangb bet deis 生长环境】生于山野草地、农地边、路边。分布于各地苗乡。

【Jox hsub 性味属经】性平，味甘涩，属冷热两经药，入两经。

【Qet diel xid 功能主治】功能：hxub kib dangf ngol 清热止咳，dangf mongb 止痛。主治：fal sab mongb qub 痧证腹痛，mongb qub 腹痛，ngol yenx hnaib 百日咳，dix eb bus 脓疱疮，gangb eb fangx 黄水疮。

【Ed not xus 用法用量】内服，水煎，15 ～ 25 g。

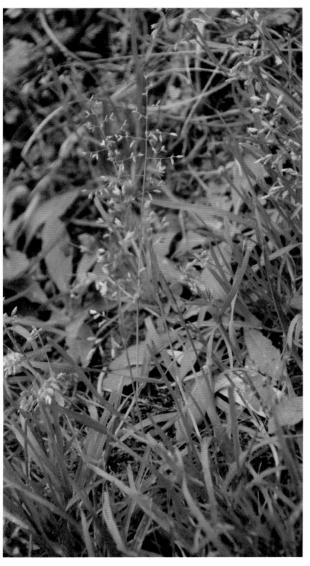
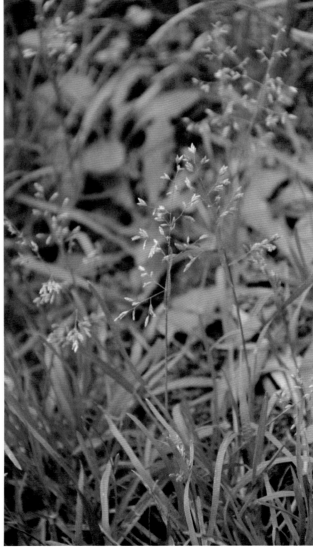

Nangx hseib nail 鲫鱼草

【Bit hsenb 俗名】南部知风草、香榧草、柔弱画眉草、牛虱草。

【Dios kob deis 基源】为禾本科植物鲫鱼草 *Eragrostis tenella* (Linnaeus) P. Beauvois ex Roemer & Schultes 的带根全草。

【Niangb bet deis 生长环境】生于河边湿地、山谷湿地、路边阴湿处。分布于各地苗乡。

【Jox hsub 性味属经】性平，味咸，属冷热两经药，入两经。

【Qet diel xid 功能主治】功能：hxub kib seil hxangd 清热凉血。主治：ngol lol hxangd 咳血，od hxangd 吐血，lol hxangd nais 鼻衄，fal sab mongb qub 痧证腹痛。

【Ed not xus 用法用量】内服，水煎，15 ～ 25 g。

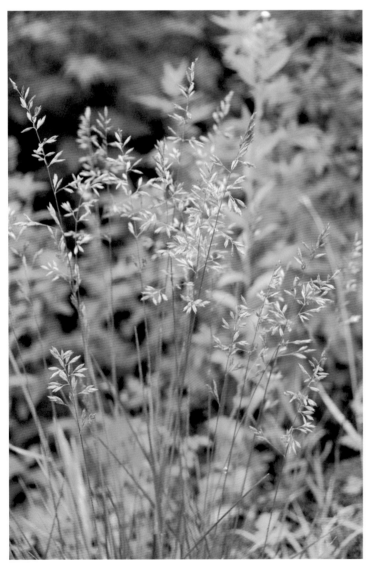
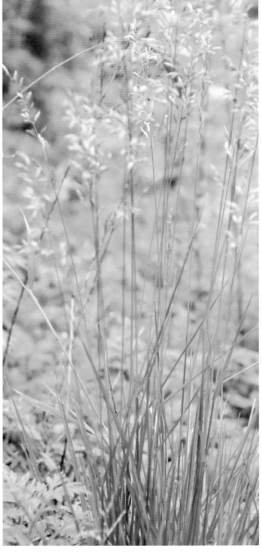

Nas ongd 菰

【Bit hsenb 俗名】菰菱白、菱白、菰实、菰米、菱儿茶、菱耳菜、菰蒋草。

【Dios kob deis 基源】为禾本科植物菰 *Zizania latifolia* (Grisebach) Turczaninow ex Stapf 的果实、根、茎秆内的虫瘿。

【Niangb bet deis 生长环境】属蔬菜作物，栽培于烂塘水库、沼池。分布于部分苗乡。

【Jox hsub 性味属经】性冷，味甘淡，属冷药，入热经。

【Qet diel xid 功能主治】功能：hxenk hvib hxub hxid zangl kib 解烦除热，net ghad ghof tongb ghad wal 润肠通二便。主治：dliud dik ax zangx yangx 心律不齐，fangx mais fangx jid 黄疸，angt kib 烦热，waix kib mongb qub 暑热腹痛，xus eb wel 少乳，wal lol ax jingx liex 小便不畅。

【Ed not xus 用法用量】内服，水煎，50 ～ 60 g。

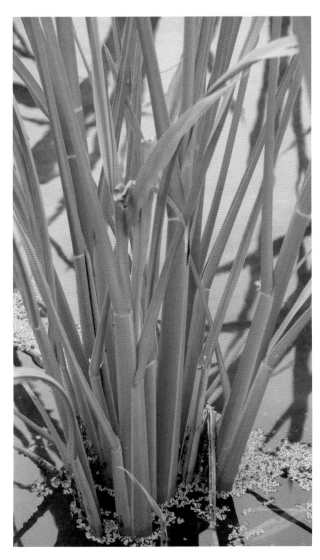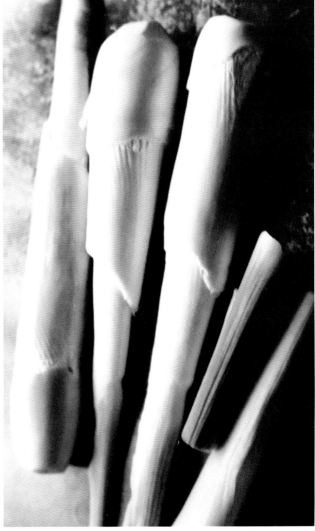

莎草科

Nangx ghab hfangb 香附子

【Bit hsenb 俗名】三棱草、土香草、莎草根、隔夜抽、雷公头、野韭菜。

【Dios kob deis 基源】为莎草科植物香附子 *Cyperus rotundus* Linnaeus 的茎、叶、块根。

【Niangb bet deis 生长环境】生于水田、荒滩、溪沟边。分布于各地苗乡。

【Jox hsub 性味属经】性平，味辛甘，属冷热两经药，入两经。

【Qet diel xid 功能主治】功能：hsot ud vut dangf mongb 调经止痛，qet bongt hxed tongb 理气温通。主治：dliangd bil dib sangb 跌打损伤，mongb pit khob 偏头痛，zaid wel jangx dix bus 乳痈，niak qub niangb ax dangf 胎动不安，hsot ud mongb qub 痛经，dlif ghab neib ghangb 脱肛。

【Ed not xus 用法用量】内服，水煎，8 ～ 15 g；或入丸、散。外用，研末调敷；或做饼热熨。

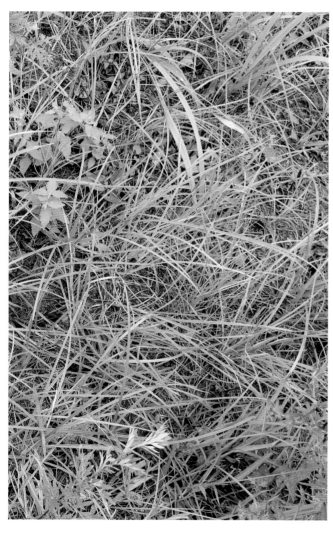
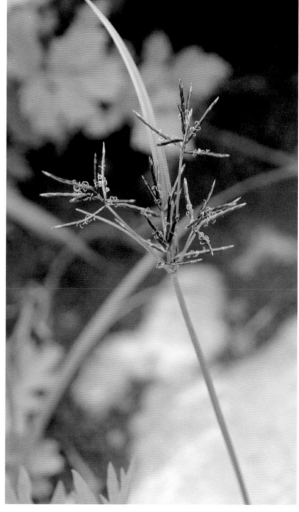

Nangx bib hfangb 碎米莎草

【Bit hsenb 俗名】三楞草、三棱草、四方草、见骨草。

【Dios kob deis 基源】为莎草科植物碎米莎草 *Cyperus iria* Linnaeus 的带块根全草。

【Niangb bet deis 生长环境】生于田间、山野低湿处、路旁荫蔽处。分布于部分苗乡。

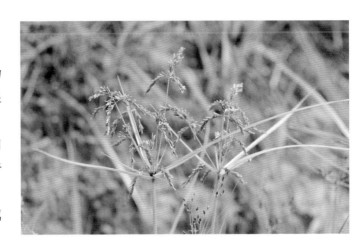

【Jox hsub 性味属经】性平，味辛，属冷热两经药，入两经。

【Qet diel xid 功能主治】功能：yis hsongd tiod hxend 补骨强筋，tad hxid dlongs lis 舒筋活络。主治：yens jent mongb hsongd hxend 风湿筋骨疼痛，yens jent mongb 风湿痛，zeib ghangb 瘫痪。

【Ed not xus 用法用量】内服，水煎，25 ～ 50 g；或浸酒饮。

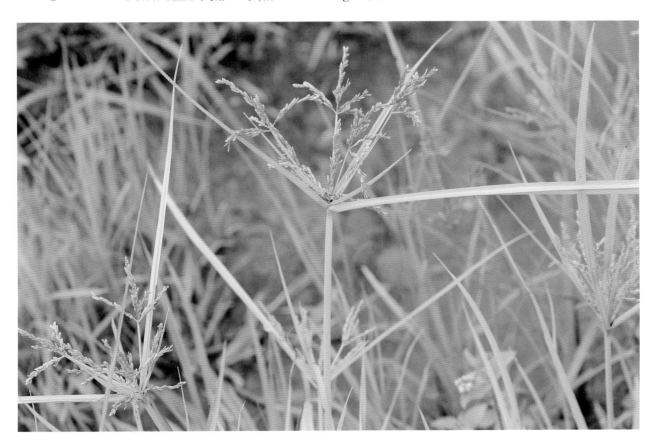

Nangx liangx xok 浆果薹草

【Bit hsenb 俗名】红稗子、红米、旱稗、野鸡稗、山高粱、红果莎、野红米草。

【Dios kob deis 基源】为莎草科植物浆果薹草 *Carex baccans* Nees 的果实或全草。

【Niangb bet deis 生长环境】生于较湿润的草地、疏林、林缘。分布于部分苗乡。

【Jox hsub 性味属经】性冷，味苦涩，属冷药，入热经。

【Qet diel xid 功能主治】功能：seil hxangd dangf hxangd 凉血止血，bongx gheb def 透麻疹。主治：ait gheb 麻疹，gangb def eb 水痘，lol hxangd nais 鼻衄，ngol yenx hnaib 百日咳，xit dail lol hxangd ax dait 产后出血不止，hsot ud ax jangx hxib 月经不调，dlif ghab neib ghangb 脱肛。

【Ed not xus 用法用量】内服，水煎，25 ～ 50 g；或鲜品捣汁服。

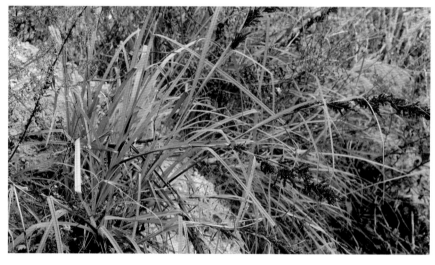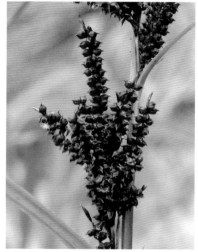

Nangx bib hfongb hlieb 镜子薹草

【Bit hsenb 俗名】七星斑囊果薹。

【Dios kob deis 基源】为莎草科植物镜子薹草 *Carex phacota* Sprengel 的带根全草。

【Niangb bet deis 生长环境】生于荒山草丛、山沟潮湿处。分布于部分苗乡。

【Jox hsub 性味属经】性平，味辛，属冷热两经药，入两经。

【Qet diel xid 功能主治】功能：tad dud zangl kib 解表散热，yaf xit 催产。主治：jib daib ait gheb ax bongx 小儿麻疹不透，hfud qub dit mongb 胃脘胀痛，deik ghongd daib 难产，hsot ud lol mongb khob 经水来潮头痛。

【Ed not xus 用法用量】内服，水煎，15 ～ 25 g；或鲜品捣汁服。

Nangx khok vud 萤蔺

【Bit hsenb 俗名】野荸荠、野马蹄草。

【Dios kob deis 基源】为莎草科植物萤蔺 *Schoenoplectus juncoides* (Roxburgh) Palla 的全草。

【Niangb bet deis 生长环境】生于水田边、荒地草丛、溪边潮湿处。分布于各地苗乡。

【Jox hsub 性味属经】性冷，味甘淡，属冷药，入热经。

【Qet diel xid 功能主治】功能：hxub kib tat jab 清热解毒，seil hxangd ves hxangd 凉血活血。主治：nais pot yens jab 肺结核，ngol lol hxangd 咳血，ghab diux ghongd angt mongb 咽喉肿痛，xok hniub mais 目赤。

【Ed not xus 用法用量】内服，水煎，100 ～ 200 g，当茶饮。

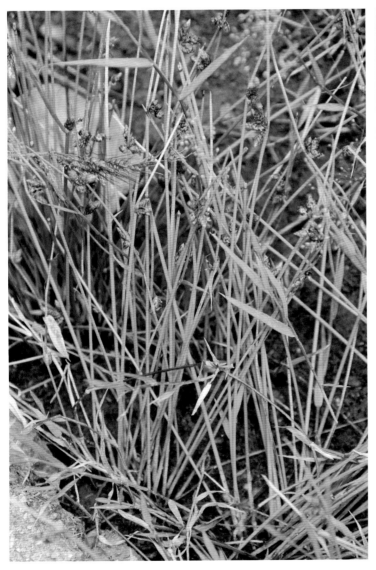
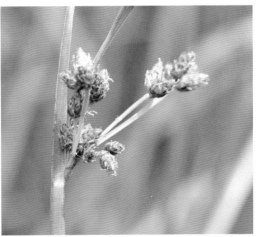
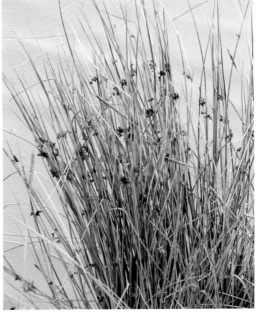

Nangx lis kub 水毛花

【Bit hsenb 俗名】席草、茫草、丝毛草。

【Dios kob deis 基源】为莎草科植物水毛花 *Schoenoplectus mucronatus* (Linnaeus) Palla subsp. *robustus* (Miquel) T. Koyama 的全草。

【Niangb bet deis 生长环境】生于水田边、溪沟边、山谷潮湿处。分布于部分苗乡。

【Jox hsub 性味属经】性冷，味淡苦，属冷药，入热经。

【Qet diel xid 功能主治】功能：hxub kib 清热，vut eb wal 利尿。主治：mongb hmid 牙痛，deik ghongd daib 难产，xud wal lol bus 淋病，ghad eb dlub lol not 白带过多，ax lol wal 尿闭。

【Ed not xus 用法用量】内服，水煎，15 ～ 25 g。

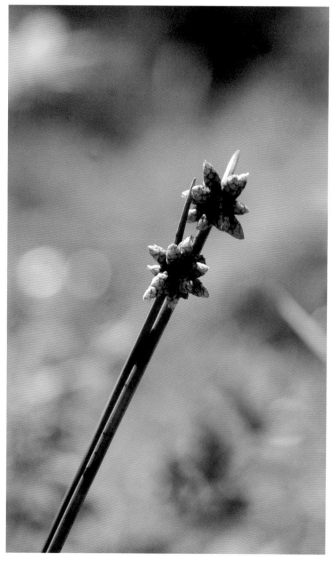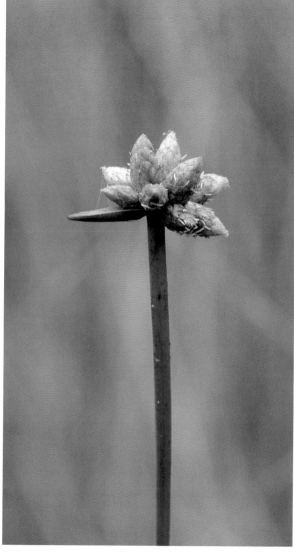

Nangx cot lix 短叶水蜈蚣

【Bit hsenb 俗名】发汗草、球头草、耙齿草、散寒草、露水草、蜜蜂草。

【Dios kob deis 基源】为莎草科植物短叶水蜈蚣 *Kyllinga brevifolia* Rottbll 的全草或根。

【Niangb bet deis 生长环境】生于旷野湿地、塘堰水边、水田、路旁。分布于各地苗乡。

【Jox hsub 性味属经】性冷，味苦涩，属冷药，入热经。

【Qet diel xid 功能主治】功能：hxub kib dias jent 清热祛风，yangx ngol dangf khangk 镇咳祛痰。主治：mangb hfud seil 风寒感冒，yens jent mongb hsongd 风湿骨痛，lod hsongd 骨折，yens xit mongb 外伤疼痛，nais jongt od nul duk naix 传染性肝炎，jib daib lot ongd hsongd 小儿口腔炎。

【Ed not xus 用法用量】内服，水煎，鲜品 50 ～ 100 g；或捣汁服。外用，捣烂敷。

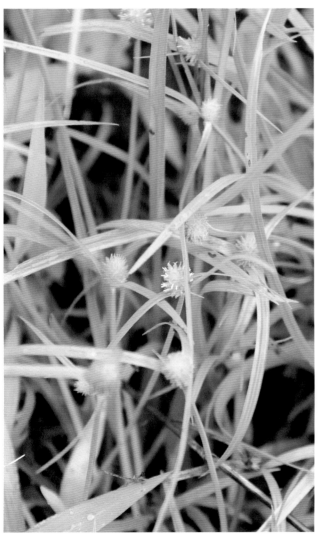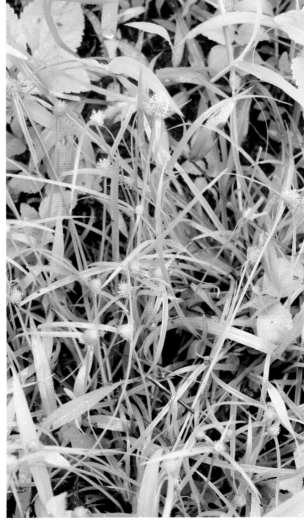

Nangx cot lix yut 单穗水蜈蚣

【Bit hsenb 俗名】一箭球、三叶珠、三角草、水百足、水香附、姜牙草、散寒草。

【Dios kob deis 基源】为莎草科植物单穗水蜈蚣 *Kyllinga nemoralis* (J. R. Forster & G. Forster) Dandy ex Hutchinson & Dalziel 的全草。

【Niangb bet deis 生长环境】生于山野洼地、溪涧沟边、水塘边。分布于各地苗乡。

【Jox hsub 性味属经】性平，味甘辛，属冷热两经药，入两经。

【Qet diel xid 功能主治】功能：hxub kib dangf ngol 清热止咳，tat jit hxangd hxenk angt 散瘀消肿。主治：kib seil 疟疾，dliangd bil dib sangb 跌打损伤，yens xit lol hxangd 刀伤出血，ngol yenx hnaib 百日咳，ghab diux ghongd angt mongb 咽喉肿痛，ghab liut dud qut qat 皮肤瘙痒，zal ghad dongk 痢疾。

【Ed not xus 用法用量】内服，水煎，25 ～ 30 g。外用，捣烂敷。

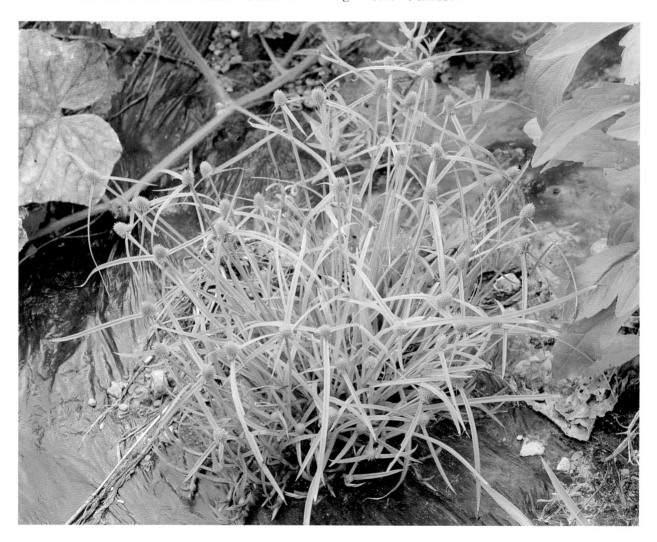

Nangx ghab dliub leib hlidb 结壮飘拂草

【Bit hsenb 俗名】牛毛毡。

【Dios kob deis 基源】为莎草科植物结壮飘拂草 *Fimbristylis rigidula* Nees 的全草。

【Niangb bet deis 生长环境】生于坡塝疏林、荒山草地、闲荒农地、灌木丛边。分布于部分苗乡。

【Jox hsub 性味属经】性冷，味甘，属冷药，入热经。

【Qet diel xid 功能主治】功能：yis dliangl net ngas gangt 滋阴润燥，yis dliangl yis ves 补虚损。主治：heb ves was wus 虚弱头晕，bal jid bit dangx lol hniangk 劳伤盗汗，ngol lax ax dangf 久咳不止，kib jid ait ngol 发烧咳嗽，senb lob senb bil 手足厥冷。

【Ed not xus 用法用量】内服，水煎，15 ～ 25 g。

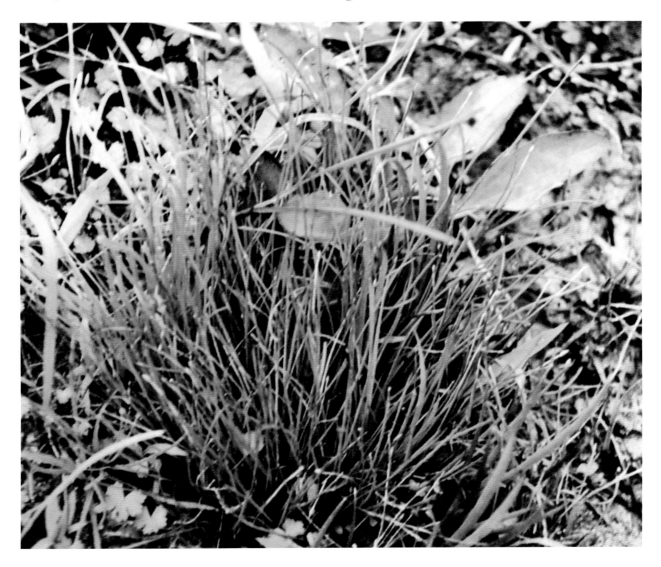

Nangx ghab dliub leib 暗褐飘拂草

【Bit hsenb 俗名】片角草、牛毛草、田高粱、狗毛草、山牛毛毡。

【Dios kob deis 基源】为莎草科植物暗褐飘拂草 *Fimbristylis fusca* (Nees) C. B. Clarke 的全草。

【Niangb bet deis 生长环境】生于坡塝草地、水田边、山沟。分布于部分苗乡。

【Jox hsub 性味属经】性平，味甘辛，属冷热两经药，入两经。

【Qet diel xid 功能主治】功能：tat seil tad dub 散寒解表，zal kib 泻热。主治：kib seil fal def 斑疹伤寒，kib jid ait ngol 发烧咳嗽。

【Ed not xus 用法用量】内服，水煎，15 ～ 25 g。

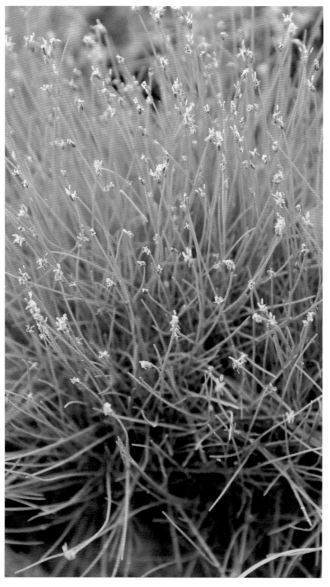
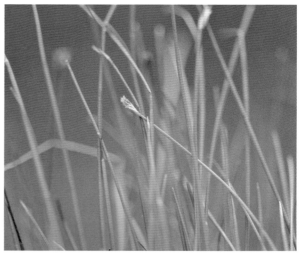
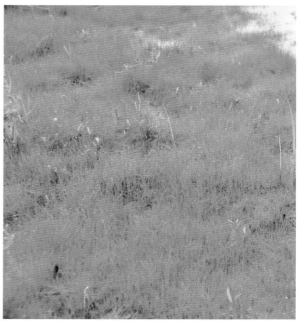

Kod lix 荸荠

【Bit hsenb 俗名】马蹄、马薯、乌茨、地栗、红慈姑、铁菊脐、黑山棱。

【Dios kob deis 基源】为莎草科植物荸荠 *Eleocharis dulcis* (N. L. Burman) Trinius ex Henschel 的球茎或茎秆。

【Niangb bet deis 生长环境】属水果作物、蔬菜作物，生于水田、塘池，有栽培。分布于部分苗乡。

【Jox hsub 性味属经】性冷，味甘，属冷药，入热经。

【Qet diel xid 功能主治】功能：hxub kib yangx ngol 清热化痰，seil hxangd dangf hxangd 凉血止血。主治：net kib fangx jid 湿热黄疸，jib daib jangx gangb lot 小儿口疮，ghab diux ghongd angt mongb 咽喉肿痛，dit qub 腹胀，xud ghad hxangd 便血，zal ghad dongk dlub 白痢，ax lol wal 尿闭。

【Ed not xus 用法用量】内服，水煎，20 ～ 30 g；或捣汁服；或煅存性，研末服。外用，取汁涂。

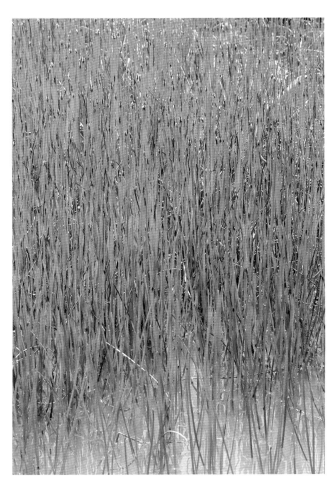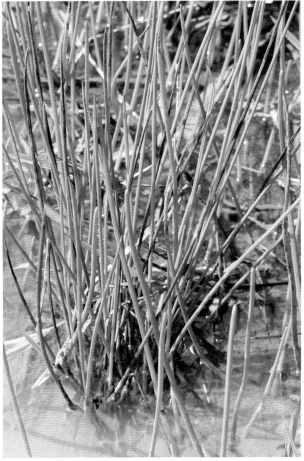

Nangx ghab daid mil 牛毛毡

【Bit hsenb 俗名】野乌茨、野荸荠、松毛蔺。

【Dios kob deis 基源】为莎草科植物牛毛毡 *Eleocharis yokoscensis* (Franchet & Savatier) Tang & F. T. Wang 的全草。

【Niangb bet deis 生长环境】生于水田、塘池、静水溪流。分布于部分苗乡。

【Jox hsub 性味属经】性热，味辛，属热药，入冷经。

【Qet diel xid 功能主治】功能：tad dud tat seil 解表散寒，dangf ngol yangx ghad ngol 止咳化痰。主治：yens seil mongb jid 风寒身痛，mangb hfud seil 风寒感冒，mangb hfud ait ngol 感冒咳嗽，ait ngol 咳嗽，ait ngol heik bongt 咳嗽痰喘，hot ax yangx gad 消化不良。

【Ed not xus 用法用量】内服，水煎，25 ～ 50 g。

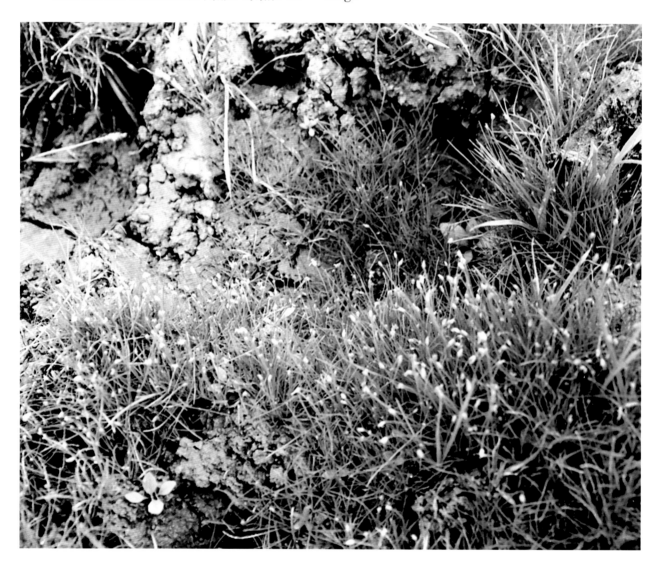

Nangx bib fhangb bil 砖子苗

【Bit hsenb 俗名】三棱草、关子苗、三角草、大香附子。

【Dios kob deis 基源】为莎草科植物砖子苗 *Cyperus cyperoides* (Linnaeus) Kuntze 的全草。

【Niangb bet deis 生长环境】生于山野低洼潮湿处、树荫下、路边草地。分布于各地苗乡。

【Jox hsub 性味属经】性平，味辛苦，属冷热两经药，入两经。

【Qet diel xid 功能主治】功能：hxub jent dangf qut qat 祛风止痒，ves hxangd hsot ud vut 活血调经。主治：jib daib ait gheb 小儿麻疹，ghab liut dud qut qat 皮肤瘙痒，hsot ud ax jangx hxib 月经不调，hfak bangb hxangd 血崩。

【Ed not xus 用法用量】内服，水煎，15～25 g。

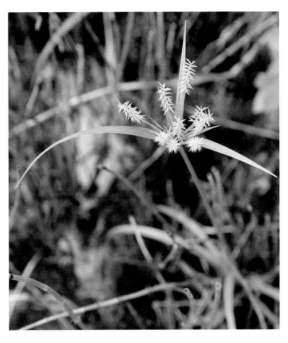

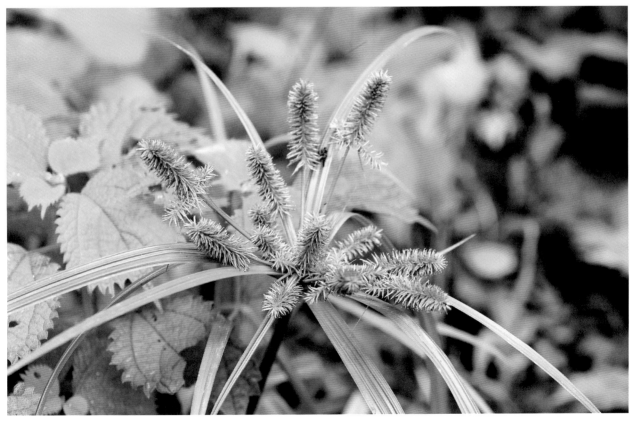

棕榈科

Det hsob 棕榈

【Bit hsenb 俗名】山棕、棕树、棕衣树、定海针、百页草。

【Dios kob deis 基源】为棕榈科植物棕榈 *Trachycarpus fortunei* (Hooker) H. Wendland 的根、叶、花、种子、叶梢纤维。

【Niangb bet deis 生长环境】生于村寨边、农地边，有栽培。分布于各地苗乡。

【Jox hsub 性味属经】性平，味苦涩，属冷热两经药，入两经。

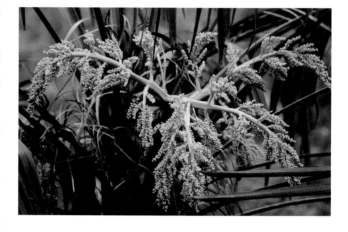

【Qet diel xid 功能主治】功能：hxub liax dangf hxangd 收敛止血。主治：nit diongx hxangd 高血压，od hxangd 吐血，lol hxangd nais ax dangf 鼻衄不止，niak qub niangb ax dangf 胎动不安，hfak bangb hxangd 血崩，hsot ud lol ax dangf 经血不止，dal ghad got 遗精症。

【Ed not xus 用法用量】内服，水煎，15～25 g；或研末服，5～10 g。外用，研末撒敷。

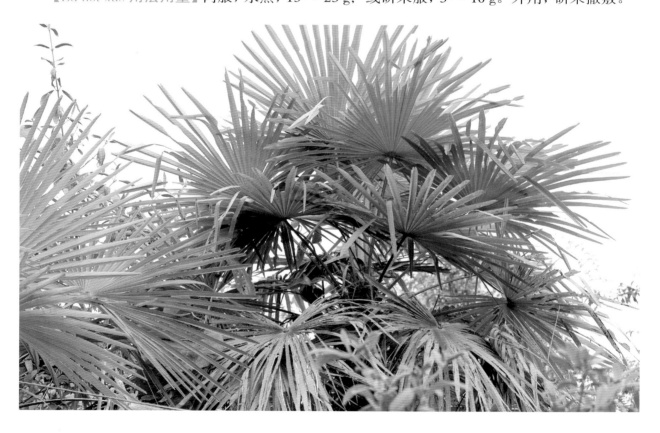

天南星科

Jab nangb xed 天南星

【Bit hsenb 俗名】大半夏、蛇头蒜、蛇六谷、麻芋子、虎掌半夏、蛇草头。

【Dios kob deis 基源】为天南星科植物天南星 *Arisaema heterophyllum* Blume 的块茎。

【Niangb bet deis 生长环境】生于山沟阴湿处、林下荫蔽处、农地边。分布于各地苗乡。

【Jox hsub 性味属经】性热，味苦辛，属热药，入冷经。有剧毒。

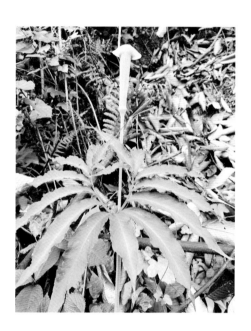

【Qet diel xid 功能主治】功能：hxub jent dins hxib 祛风定惊，hxenk angt zangl pob 消肿散结。主治：hvangb jid zeib ghangb 半身不遂，wix lot nenk mais 口眼㖞斜，lax lot nif 口舌糜烂，jib daib hxib jent 小儿惊风，liut dud jangx ghab pob 皮肤生瘤，ghab hsangb yens jent od nul 破伤风。

【Ed not xus 用法用量】内服，水煎，5～12 g；或入丸、散。外用，研末调敷；或捣烂敷。

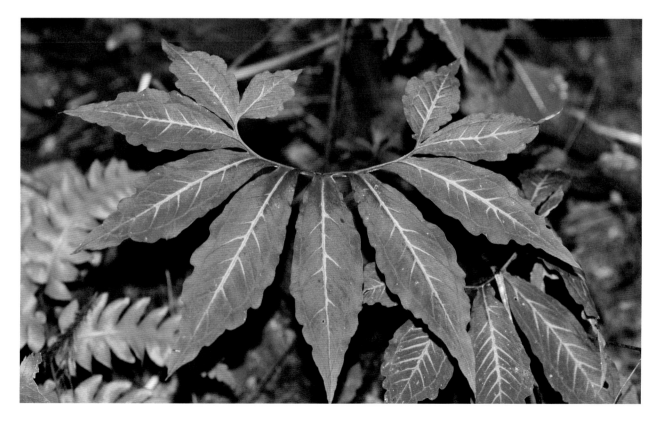

Kod niongx 一把伞南星

【Bit hsenb 俗名】加药、蛇包谷、闹狗药、野磨芋、天南星。

【Dios kob deis 基源】为天南星科植物一把伞南星 *Arisaema erubescens* (Wallich) Schott 的块茎。

【Niangb bet deis 生长环境】生于农地边、山沟潮湿处、林下阴湿处。分布于各地苗乡。

【Jox hsub 性味属经】性热，味苦辛，属热药，入冷经。有剧毒。

【Qet diel xid 功能主治】功能：hxub jent dins hxib 祛风定惊，hxenk angt zangl pob 消肿散结。主治：kib seil 疟疾，wix lot nenk mais 口眼㖞斜，yens nangb gik 毒蛇咬伤，niangb hsab pob mongb 无名肿毒，jangx ghab dliax gangb 毒疮。

【Ed not xus 用法用量】内服，水煎，5 ～ 10 g。外用，捣烂敷。

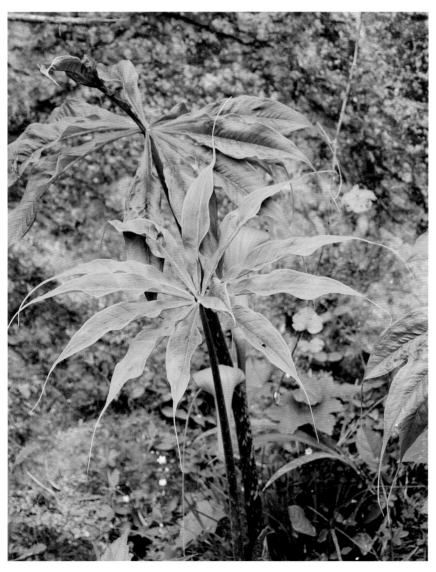
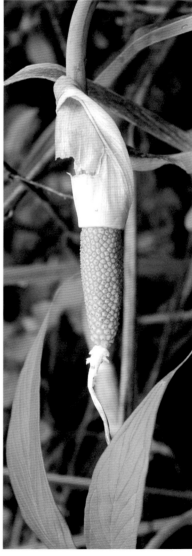

Jab nangb 花魔芋

【Bit hsenb 俗名】鬼芋、虎掌、花伞把、蒟蒻、花梗莲、野磨芋、磨芋、蛇头根草。

【Dios kob deis 基源】为天南星科植物花魔芋 *Amorphophallus konjac* K. Koch 的块茎。

【Niangb bet deis 生长环境】生于荒野、村边，有栽培。分布于各地苗乡。

【Jox hsub 性味属经】性热，味辛，属热药，入冷经。有剧毒。

【Qet diel xid 功能主治】功能：zangl ghab pob 散结，tat jit hxangd hxenk angt 散瘀消肿。主治：dliangd bil neit yens pob mongb 跌打扭伤肿痛，kib seil 疟疾，nais jangx ngaif 鼻癌，jif jangx ghab pob 淋巴瘤，kib eb kib dul 水火烫伤，yens nangb gik 毒蛇咬伤。

【Ed not xus 用法用量】内服，久煎 2 h，15 ～ 25 g；与七叶一枝花等同用，可治癌症。外用，磨醋涂搽；或煮熟捣烂敷。

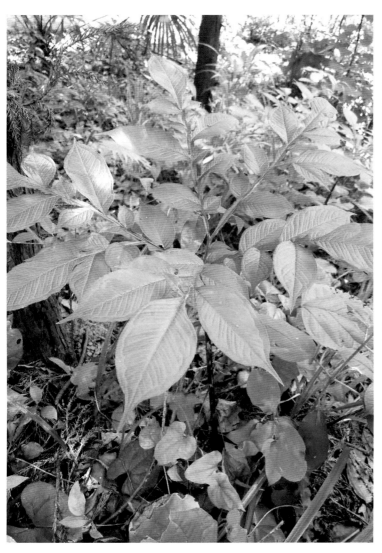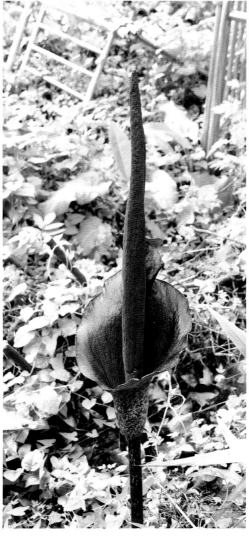

Jab nangb xed hlieb nex 象南星

【Bit hsenb 俗名】大麻芋子、银半夏、黑南星、
象鼻子、水包谷。

【Dios kob deis 基源】为天南星科植物象南星
Arisaema elephas Buchet 的块茎。

【Niangb bet deis 生长环境】生于林下阴凉处、山
沟阴湿处、农地边。分布于各地苗乡。

【Jox hsub 性味属经】性热，味苦辛，属热药，入
冷经。有剧毒。

【Qet diel xid 功能主治】功能：hxub jent dangf mongb
祛风止痛，hxenk angt zangl pob 消肿散结。主治：yens
jent mongb 风湿痛，yens jent mongb ghut hsongd 风湿性
关节炎，liut dud jangx ghab pob 皮肤生瘤，ghab hsangb
yens jent od nul 破伤风，niangb hsab pob mongb 无名肿毒。

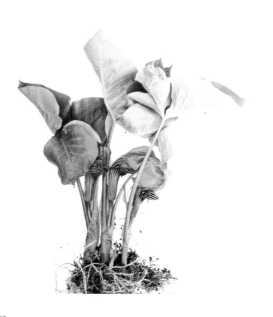

【Ed not xus 用法用量】内服，水煎，5～12 g；或入丸、散。外用，研末调敷；或捣烂敷。

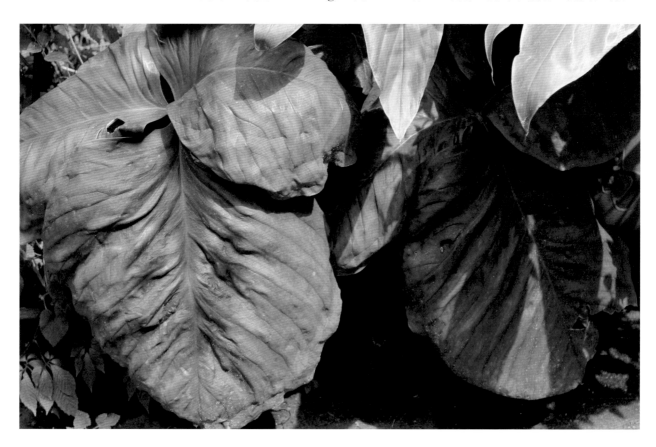

Jab nangb vud yut 花南星

【Bit hsenb 俗名】大麦冬、大半夏、绿南星、蛇磨芋、蛇芋头。

【Dios kob deis 基源】为天南星科植物花南星 *Arisaema lobatum* Engler 的块茎。

【Niangb bet deis 生长环境】生于农地边、山沟阴湿处、林下阴凉处。分布于各地苗乡。

【Jox hsub 性味属经】性热，味苦辛，属热药，入冷经。有剧毒。

【Qet diel xid 功能主治】功能：hxub jent dangf mongb 祛风止痛，hxenk angt zangl pob 消肿散结。主治：yens jent mongb ghut hsongd 风湿性关节炎，yens jent mongb 风湿痛，liut dud jangx ghab pob 皮肤生瘤，ghab hsangb yens jent od nul 破伤风，niangb hsab pob mongb 无名肿毒。

【Ed not xus 用法用量】内服，水煎，5～12 g；或入丸、散。外用，研末调敷；或捣烂敷。

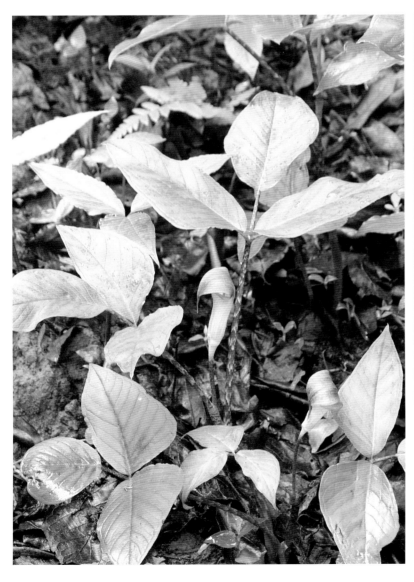
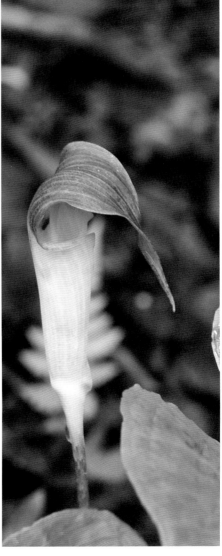

Kod las 半夏

【Bit hsenb 俗名】三步跳、地星、麻芋果、三叶半夏、老和尚扣、地珠半夏。

【Dios kob deis 基源】为天南星科植物半夏 *Pinellia ternata* (Thunberg) Tenore ex Breitenbach 的块茎。

【Niangb bet deis 生长环境】生于荒土、农地边、溪边、林下荫蔽处。分布于各地苗乡。

【Jox hsub 性味属经】性热，味辛，属热药，入冷经。有毒。

【Qet diel xid 功能主治】功能：dins hxud hxangd dangf od 降逆止呕，hxenk bod zangl ghab pob 消痞散结。主治：xit daib ghangb niad gos 产后昏厥，hxud hxangd od 恶心呕吐，niangb hniub od gad 妊娠呕吐，ghab diux ghongd angt mongb 咽喉肿痛，ghab nif gek pob 木舌肿大，ait ngol ghad ngol not 咳嗽痰多，jib daib hxib jent 小儿惊风。

【Ed not xus 用法用量】内服，水煎，8～15 g；或入丸、散。外用，研末调敷。

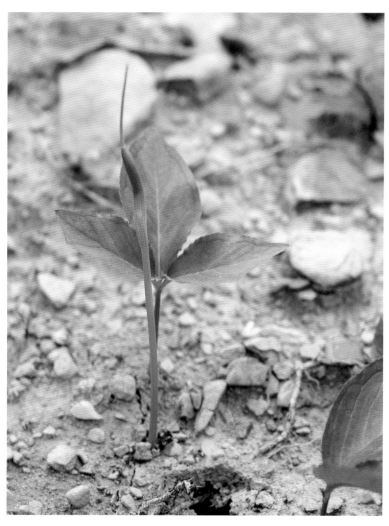
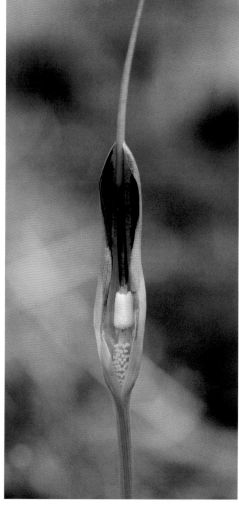

Kod las dlenx 滴水珠

【Bit hsenb 俗名】滴珠、天灵芋、石半夏、独龙珠、独叶一支花。

【Dios kob deis 基源】为天南星科植物滴水珠 *Pinellia cordata* N. E. Brown 的全草。

【Niangb bet deis 生长环境】生于阔叶林间、灌木丛。分布于各地苗乡。

【Jox hsub 性味属经】性热，味辛，属热药，入冷经。有毒。

【Qet diel xid 功能主治】功能：tat jab dangf mongb 解毒镇痛，tat jit hxangd hxenk angt 散瘀消肿。主治：yens xit mongb 外伤疼痛，neit yens pob mongb 扭伤肿痛，mongb diub 腰痛，mongb daif gad 胃痛（胸口痛），mongb khob 头痛，zaid wel jangx dix bus 乳痈，niangb hsab pob mongb 无名肿毒。

【Ed not xus 用法用量】内服，水煎，8 ～ 13 g。外用，捣烂敷。

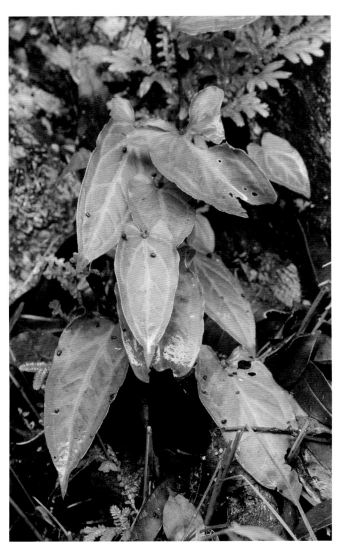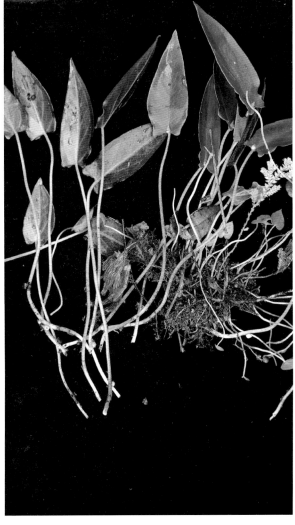

Pab bil xed 虎掌

【Bit hsenb 俗名】掌叶半夏、独败家子、大三步跳、麻芋果。

【Dios kob deis 基源】为天南星科植物虎掌 *Pinellia pedatisecta* Schott 的块茎。

【Niangb bet deis 生长环境】生于农地边、山沟、岩石缝阴湿处。分布于部分苗乡。

【Jox hsub 性味属经】性平，味辛，属冷热两经药，入两经。有毒。

【Qet diel xid 功能主治】功能：hxub kib tat jab 清热解毒，hxenk bod zangl ghab pob 消痞散结。主治：ait ngol ghad ngol not 咳嗽痰多，niangb hsab pob mongb 无名肿毒，yens nangb gik 毒蛇咬伤。

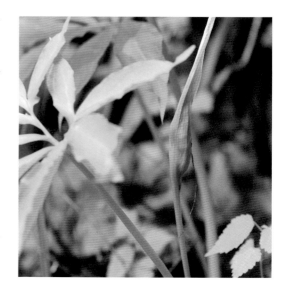

【Ed not xus 用法用量】内服，水煎，8～15 g。外用，捣烂敷；或研末调敷。

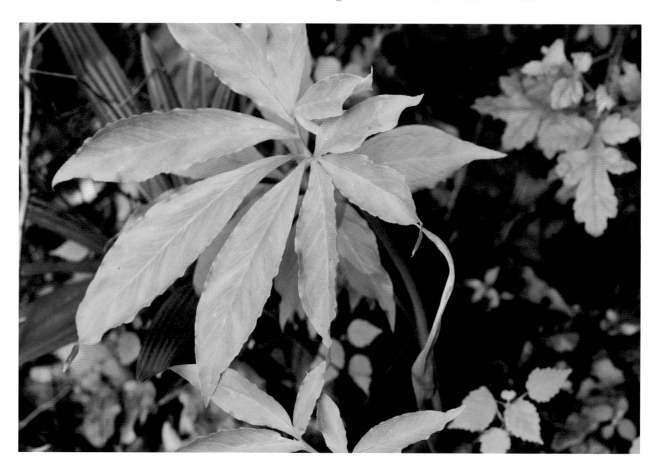

Kok niongx hlieb 犁头尖

【Bit hsenb 俗名】三角青、山半夏、土半夏、小野芋、野附子、地金莲。

【Dios kob deis 基源】为天南星科植物犁头尖 *Typhonium blumei* Nicolson & Sivadasan 的全草或块茎。

【Niangb bet deis 生长环境】生于荒野湿地、山坳、林下草丛。分布于各地苗乡。

【Jox hsub 性味属经】性热，味苦辛，属热药，入冷经。有毒。

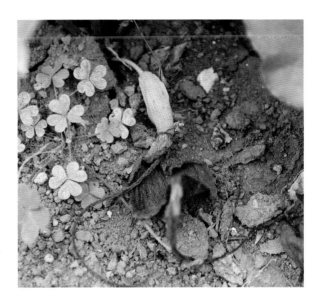

【Qet diel xid 功能主治】功能：tat jit hxangd hxenk angt 散瘀消肿，dangf hxangd 止血，tat jab 解毒。主治：dliangd bil dib sangb 跌打损伤，yens xit lol hxangd 刀伤出血，hxongb nangl 瘰疬，ghab mais jangx gangb vas 面部生癣，zaid wel jangx dix bus 乳痈，hxud hxangd jangx ghab pob 血管瘤，yens nangb gik 毒蛇咬伤。

【Ed not xus 用法用量】内服，加甘草水煎，6～15 g。外用，捣烂敷；或涂搽。

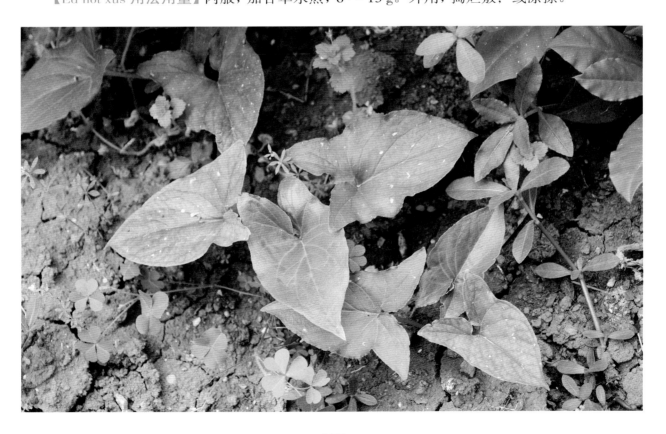

Nax hxangt vud 雷公连

【Bit hsenb 俗名】大匹药、野红苕、软筋藤、九龙上吊。

【Dios kob deis 基源】为天南星科植物雷公连 *Amydrium sinense* (Engler) H. Li 的全草。

【Niangb bet deis 生长环境】多寄生于深山森林中大树、阴湿岩壁上。分布于部分苗乡。

【Jox hsub 性味属经】性冷，味苦，属冷药，入热经。

【Qet diel xid 功能主治】功能：hxenk lax liangs ngix 去腐生新，dangf mongb 止痛。主治：lod hsongd 骨折，mongb dliud 心绞痛，yens xit lol hxangd 刀伤出血。

【Ed not xus 用法用量】内服，水煎，15 ～ 20 g。外用，捣烂敷。

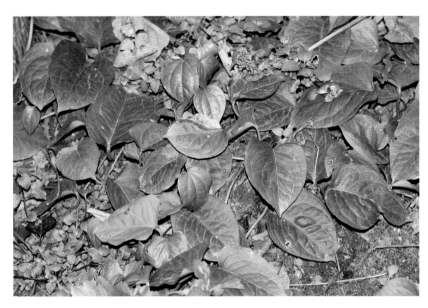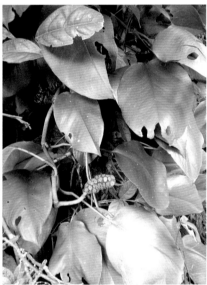

Hlat gif leix 狮子尾

【Bit hsenb 俗名】上木蜈蚣、过山龙、大青龙、大蛇翁、百足草。

【Dios kob deis 基源】为天南星科植物狮子尾 *Rhaphidophora hongkongensis* Schott 的全草。

【Niangb bet deis 生长环境】生于深山沟谷多岩石地区。分布于部分苗乡。

【Jox hsub 性味属经】性冷，味苦，属冷药，入热经。有毒。

【Qet diel xid 功能主治】功能：tat jit hxangd dangf mongb 散瘀止痛，net nais pot dangf ngol 润肺止咳。主治：dliangd bil dib sangb 跌打损伤，lod hsongd 骨折，yens jent juk jik 风湿麻木，ghab jed diongx hfud nais pob od nul 支气管炎，ngol yenx hnaib 百日咳。

【Ed not xus 用法用量】内服，水煎，10 ～ 15 g。外用，捣烂敷。

Vob wus 芋

【Bit hsenb 俗名】芋头、毛芋、水芋、毛芋、青皮叶、接骨草、独皮叶。

【Dios kob deis 基源】为天南星科植物芋 *Colocasia esculenta* (Linnaeus) Schott 的块茎、梗、叶。

【Niangb bet deis 生长环境】属蔬菜作物，有栽培。分布于各地苗乡。

【Jox hsub 性味属经】性平，味甘辛，属冷热两经药，入两经。

【Qet diel xid 功能主治】功能：hxub kib tat jab 清热解毒，hxenk bod zangl ghab pob 消痞散结。主治：mongb hsongd hxend 筋骨疼痛，hxongb nangl 瘰疬，niangb hsab pob mongb 无名肿毒，gangb vas ghed dlot 牛皮癣，yens gangb gik 毒虫咬伤，zal ghad 腹泻。

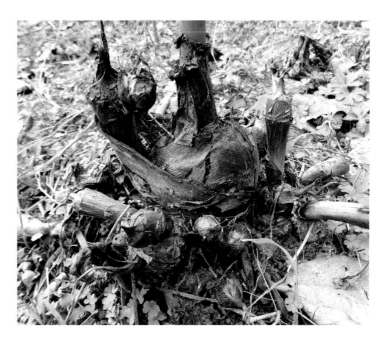

【Ed not xus 用法用量】内服，水煎，50～100 g；或入丸、散。外用，捣烂敷；或水煎洗。

Vob wus xok 五彩芋

【Bit hsenb 俗名】红水芋、红芋头、独角芋。

【Dios kob deis 基源】为天南星科植物五彩芋 *Caladium bicolor* (Aiton) Ventenat 的块茎。

【Niangb bet deis 生长环境】生于泉水边、水塘边、山谷阴湿处，有栽培。分布于部分苗乡。

【Jox hsub 性味属经】性热，味苦辛，属热药，入冷经。有毒。

【Qet diel xid 功能主治】功能：tat jab hxenk angt 解毒消肿，tat jit hxangd dangf mongb 散瘀止痛。主治：dliangd bil dib yens pot mongb 跌打肿痛，yens jent mongb 风湿痛，yens xit 外伤，yens pot bangd 枪伤，mongb hmid 牙痛，mongb git ghab naix 腮腺炎，jox jid qut qat 全身瘙痒，yens dlad zeb nex gik 狂犬咬伤。

【Ed not xus 用法用量】内服，水煎，5～15 g。外用，捣烂敷；或涂搽；或切颗粒塞牙。

Vob ot wus xok 滇南芋

【Bit hsenb 俗名】野山芋、红芋、红芋荷、野芋艿、野芋头、红广菜。

【Dios kob deis 基源】为天南星科植物滇南芋 *Colocasia antiquorum* Schott 的根茎。

【Niangb bet deis 生长环境】生于山谷沟边、山泉边、荒地。分布于部分苗乡。

【Jox hsub 性味属经】性冷，味辛，属冷药，入热经。有小毒。

【Qet diel xid 功能主治】功能：hxub kib tat jab 清热解毒，hxenk bod zangl ghab pob 消痞散结。主治：dliangd bil dib yens pot mongb 跌打肿痛，mongb hmid 牙痛，zaid wel jangx dix bus 乳痈，yens nangb gik 毒蛇咬伤，yens gangb gik 毒虫咬伤，yens gangb hniub bangd 蜂子蜇伤。

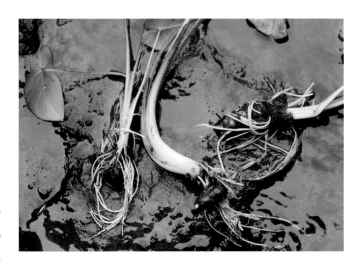

【Ed not xus 用法用量】内服，水煎，5～10 g。外用，捣烂敷；或涂搽；或切颗粒塞牙。

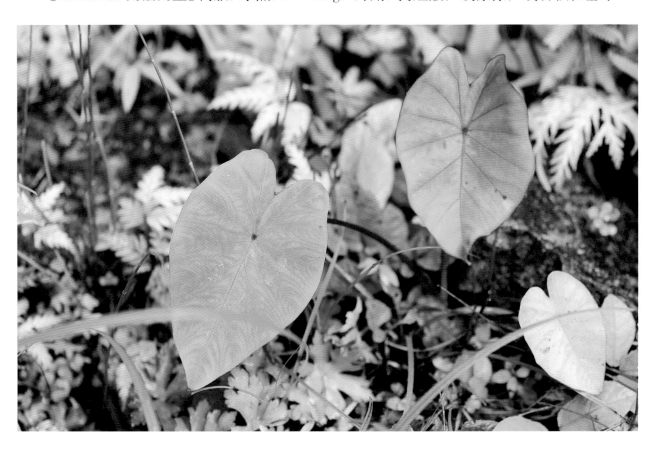

Job bex diongl 千年健

【Bit hsenb 俗名】团芋、一包针、假苏芋、香芋。

【Dios kob deis 基源】为天南星科植物千年健 *Homalomena occulta* (Loureiro) Schott 的块茎。

【Niangb bet deis 生长环境】生于低山地区阴湿山沟、林荫下。分布于各地苗乡。

【Jox hsub 性味属经】性热，味辛，属热药，入冷经。

【Qet diel xid 功能主治】功能：tat jit hxangd dangf mongb 散瘀止痛，hxub jent hxenk net 祛风除湿。主治：fal sab 痧证，yens jent pob ghut hsongd mongb 类风湿性关节炎，dliangd bil dib sangb 跌打损伤，lod hsongd 骨折，mongb daif gad 胃痛（胸口痛），mongb qub zal ghad 腹痛腹泻。

【Ed not xus 用法用量】内服，水煎，5 ～ 15 g。外用，研末撒敷；或捣汁涂搽。

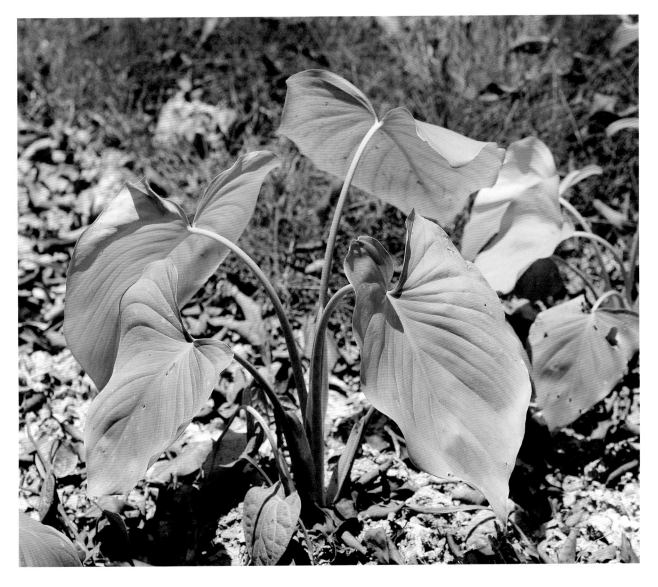

Vob wus xed 海芋

【Bit hsenb 俗名】天荷、野芋、麻芋头、老虎芋、狼毒、隔河仙。

【Dios kob deis 基源】为天南星科植物海芋 *Alocasia odora* (Roxburgh) K. Koch 的根茎。

【Niangb bet deis 生长环境】生于山野沟谷荒地、深山阔叶林间。分布于部分苗乡。

【Jox hsub 性味属经】性热，味辛，属热药，入冷经。有剧毒。

【Qet diel xid 功能主治】功能：hxub kib tat jab 清热解毒，hxub jent hxenk net 祛风除湿。主治：fal sab mongb gad ghof bongt 绞肠痧腹痛，mongb khob 头痛，yens jent mongb hsongd 风湿骨痛，dix guk 背痈，dix yangf 恶疮，yens gangb kuk gik 蜈蚣咬伤，yens dlad zeb nex gik 狂犬咬伤。

【Ed not xus 用法用量】内服，水煎，5 ～ 15 g；或切片与大米同炒至米焦后，加水煮烂同食。外用，焙热贴；或煨热涂搽；或捣烂敷。

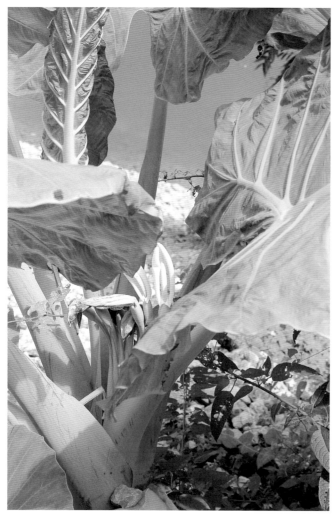
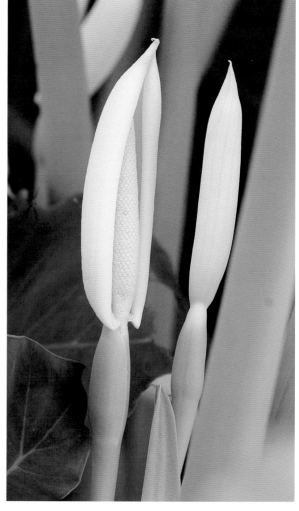

Vob wus xed yut 尖尾芋

【Bit hsenb 俗名】大麻芋、大附子、大电芋、猪不拱、老虎芋、老虎耳、观音莲。

【Dios kob deis 基源】为天南星科植物尖尾芋 *Alocasia cucullata* (Loureiro) G. Don 的块根。

【Niangb bet deis 生长环境】生于深山峡谷、溪涧边、村庄附近。分布于各地苗乡。

【Jox hsub 性味属经】性冷，味苦，属冷药，入热经。

【Qet diel xid 功能主治】功能：hxenk jab tak kib 解毒退热，hxenk angt dangf mongb 消肿止痛。主治：kib jid ax khad 高烧不退，mangb hfud 感冒，nais pot yens jab 肺结核，yens jent mongb hsongd 风湿骨痛，bus diangd 骨髓炎，niangb hsab pob mongb 无名肿毒，yens gangb hniub bangd 蜂子蜇伤。

【Ed not xus 用法用量】内服，水煎（久煎），5 ～ 15 g。外用，焙热贴；或煨热涂搽。

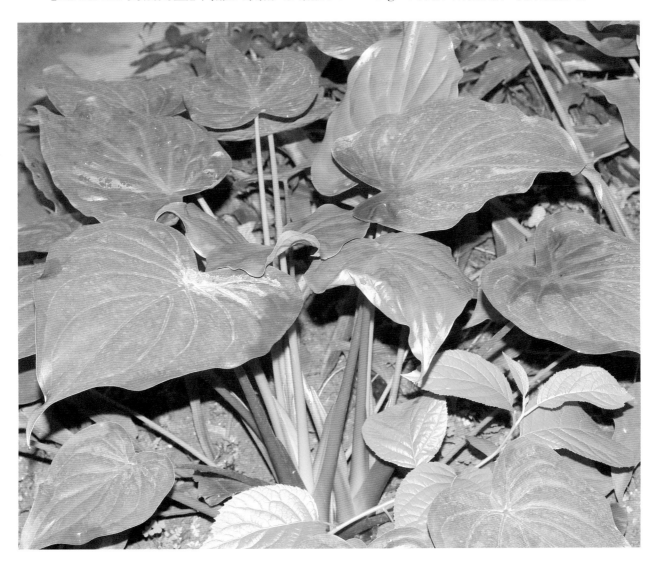

Vob lax jongx 雪里见

【Bit hsenb 俗名】花脸、大半夏、大麻药、半截烂、野包谷、躲雷草。

【Dios kob deis 基源】为天南星科植物雪里见 *Arisaema decipiens* Schott 的块茎。

【Niangb bet deis 生长环境】生于深山多岩石地区、岩洞口等处。分布于部分苗乡。

【Jox hsub 性味属经】性热，味辛，属热药，入冷经。有毒。

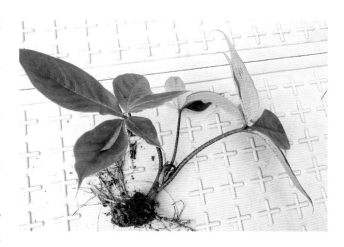

【Qet diel xid 功能主治】功能：tat jab dangf mongb 解毒镇痛，hxub jent hxenk net 祛风除湿。主治：yens xit mongb 外伤疼痛，ait gheb bal jid mongb 劳伤疼痛，yens jent juk jik 风湿麻木，mongb daif gad 胃痛（胸口痛），niangb hsab pob mongb 无名肿毒。

【Ed not xus 用法用量】内服，水煎，3～5 g；或入丸、散。外用，捣烂敷。

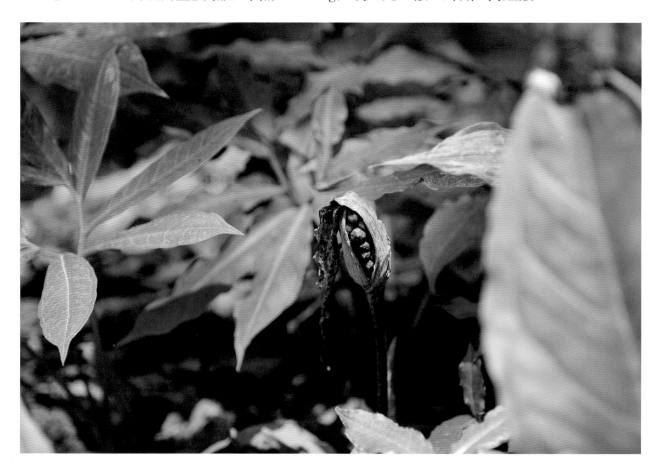

Vob wus bil 象头花

【Bit hsenb 俗名】岩芋、三不跳、独叶半夏、红半夏、狗爪南星、老母猪半夏。

【Dios kob deis 基源】为天南星科植物象头花 *Arisaema franchetianum* Engler 的块茎。

【Niangb bet deis 生长环境】生于低山地区多岩石处、溪边。分布于部分苗乡。

【Jox hsub 性味属经】性热，味辛辣，属热药，入冷经。有大毒。

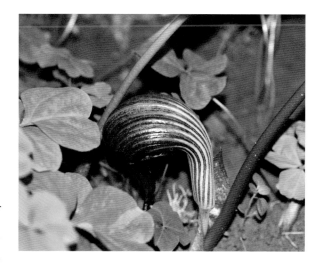

【Qet diel xid 功能主治】功能：tat jab dangf mongb 解毒镇痛，zangl ghab pob hxenk jit hxangd 散结消瘀。主治：jil wel od nul 乳腺炎，hxongb nangl 瘰疬，niangb hsab pob mongb 无名肿毒，yens nangb gik 毒蛇咬伤。

【Ed not xus 用法用量】内服，水煎，3～5 g；或入丸、散。外用，捣烂敷。

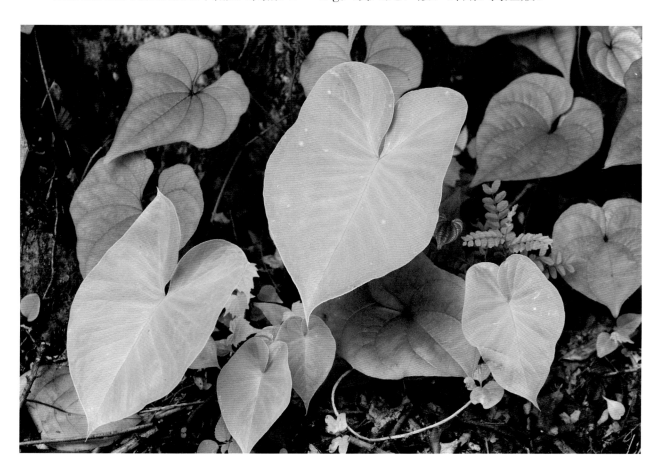

Jab box vib 石菖蒲[*]

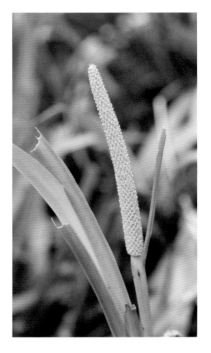

【Bit hsenb 俗名】薄菖蒲、臭菖、紫耳、水菖蒲、岩菖蒲、水蜈蚣、九节菖蒲。

【Dios kob deis 基源】为天南星科植物石菖蒲 *Acorus tatarinowii* Schott 的根茎或全草。

【Niangb bet deis 生长环境】生于溪涧、山泉等处岩石上。分布于各地苗乡。

【Jox hsub 性味属经】性热，味辛，属热药，入冷经。

【Qet diel xid 功能主治】功能：bail wat tongb khangd niangs 辟秽开窍，ves hxangd hxub jent 活血祛风，dangf mongb 止痛。主治：ycns xit mongb 外伤疼痛，yens seil mongb jid 风寒身痛，hnongb hfud hnongb ghangb 健忘，dlongx naix 耳聋，naix bet 耳鸣，gos dliangb bil 癫痫，diongb hmangt not eb wal 夜尿频多。

【Ed not xus 用法用量】内服，水煎，15～25 g；或研末服，5～10 g。外用，研末撒敷。

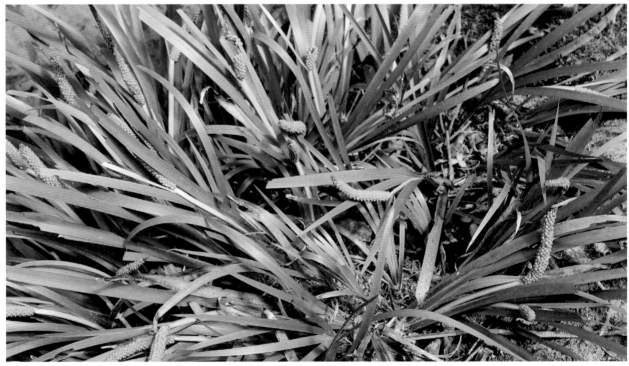

---

* *Flora of China*（FOC）将石菖蒲视为金钱蒲的异名之一，归入金钱蒲项下。

Jab box ed 金钱蒲

【Bit hsenb 俗名】石菖蒲、钱蒲、建菖蒲、九节菖蒲、小石菖蒲。

【Dios kob deis 基源】为天南星科植物金钱蒲 *Acorus gramineus* Solander ex Aiton 的全草。

【Niangb bet deis 生长环境】生于溪涧、山泉等处岩石上。分布于各地苗乡。

【Jox hsub 性味属经】性热，味辛，属热药，入冷经。

【Qet diel xid 功能主治】功能：bail wat tongb khangd niangs 辟秽开窍，ves hxangd hxub jent 活血祛风。主治：waix kib mongb qub 暑热腹痛，hnongb hfud hnongb ghangb 健忘，dlongx naix 耳聋，naix bet 耳鸣，hot ax yangx gad 消化不良，gos dliangb bil 癫痫，ghad eb dlub lol not 白带过多，diongb hmangt not eb wal 夜尿频多。

【Ed not xus 用法用量】内服，水煎，15 ～ 25 g；或研末服，5 ～ 10 g。外用，研末撒敷。

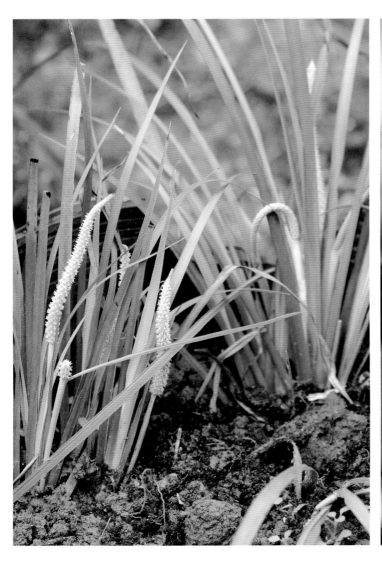
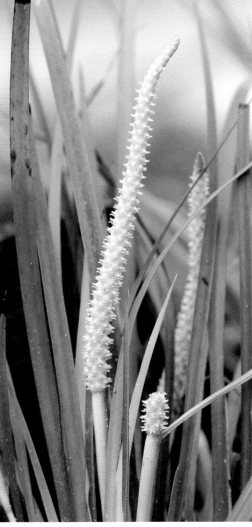

Jab box hlieb 菖蒲

【Bit hsenb 俗名】白菖蒲、土菖蒲、水菖蒲、泥菖蒲、家菖蒲、大叶菖蒲。

【Dios kob deis 基源】为天南星科植物菖蒲 *Acorus calamus* Linnaeus 的全草。

【Niangb bet deis 生长环境】生于水塘边、静水渠边的潮湿处。分布于各地苗乡。

【Jox hsub 性味属经】性热，味苦辛，属热药，入冷经。

【Qet diel xid 功能主治】功能：bail wat tongb khangd niangs 辟秽开窍，vut buk dux los xuf 健胃利湿。主治：niad mangs ded lex 神志不清，niad khob niel mais 头昏眼花，hnongb hfud hnongb ghangb 健忘，hot ax yangx gad 消化不良，ghab nangx hmid lol hxangd 牙龈出血，mongb hmid 牙痛，gangb daid eb 湿疹。

【Ed not xus 用法用量】内服，水煎，5 ~ 15 g；或研末服，4 ~ 10 g。外用，研末撒敷。

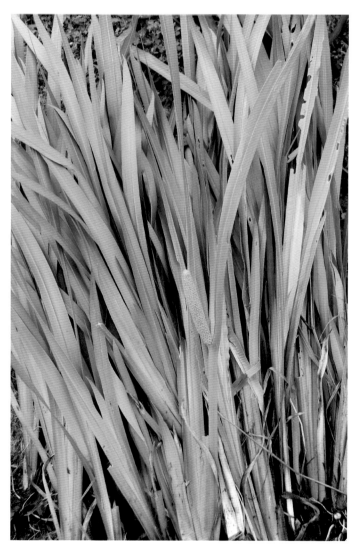 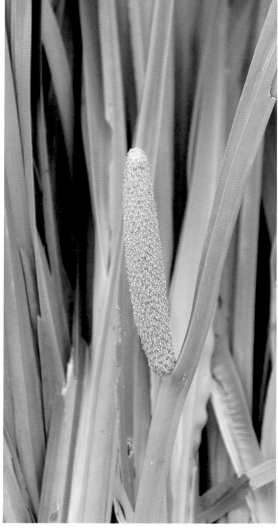

Hlat wus zat 石柑子

【Bit hsenb 俗名】石葫芦、石百足、岩石焦、巴岩姜、小毛铜钱菜。

【Dios kob deis 基源】为天南星科植物石柑子 *Pothos chinensis* (Rafinesqu) Merrill 的块茎。

【Niangb bet deis 生长环境】生于深山林间岩壁上，以气生根攀爬在岩石或其他树上。分布于部分苗乡。

【Jox hsub 性味属经】性热，味苦辛，属热药，入冷经。

【Qet diel xid 功能主治】功能：hxub kib tat jab 清热解毒，hxub jent hxenk net 祛风除湿。主治：yens jent juk jik 风湿麻木，yens jent mongb hsongd 风湿骨痛，buk dux qib bongt mongb 胃气痛，ait ngol 咳嗽。

【Ed not xus 用法用量】内服，水煎，15 ～ 25 g；或入丸、散。外用，捣烂敷。

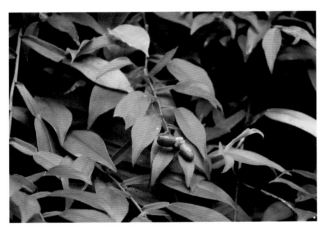 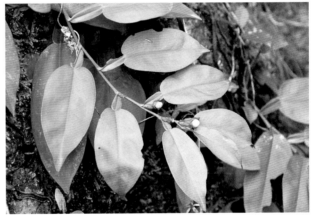

Hlat wus zat yut 百足藤

【Bit hsenb 俗名】细蜈蚣草、蜈蚣草、姜藤、石蜈蚣、鸭子草。

【Dios kob deis 基源】为天南星科植物百足藤 *Pothos repens* (Loureiro) Druce 的茎、叶。

【Niangb bet deis 生长环境】喜生于岩石山阴湿处、岩缝中。分布于部分苗乡

【Jox hsub 性味属经】性热，味辛，属热药，入冷经。

【Qet diel xid 功能主治】功能：hxenk angt dangf mongb 消肿止痛。主治：lod hsongd 骨折，ait gheb bal jid 劳伤，dliangd bil dib yens pot mongb 跌打肿痛，los ghab hlat mais dlub 眼翳，gangb lax bus pob mongb 疮痈肿毒。

【Ed not xus 用法用量】内服，水煎，15 ～ 30 g；或泡酒饮。外用，捣烂敷。

谷精草科

Nangx gaix ghes 谷精草

【Bit hsenb 俗名】满天星、佛顶珠、珍珠草、鱼眼草、连萼谷精草、戴星草。

【Dios kob deis 基源】为谷精草科植物谷精草 *Eriocaulon buergerianum* Körnicke 的茎、花序。

【Niangb bet deis 生长环境】生于水田、塘池边潮湿处。分布于各地苗乡。

【Jox hsub 性味属经】性冷，味辛甘，属冷药，入热经。

【Qet diel xid 功能主治】功能：xend hniub mais hxub hlat mais dlub 明目退翳，tat jent zangl kib 疏风散热。主治：mongb khob 头痛，mongb pit khob 偏头痛，los ghab hlat mais dlub 眼翳，diongb hmangt ait mais gheib 夜盲症，lol hxangd nais ax dangf 鼻衄不止。

【Ed not xus 用法用量】内服，水煎，15 ～ 20 g；或入丸、散。外用，烧存性，研末撒敷。

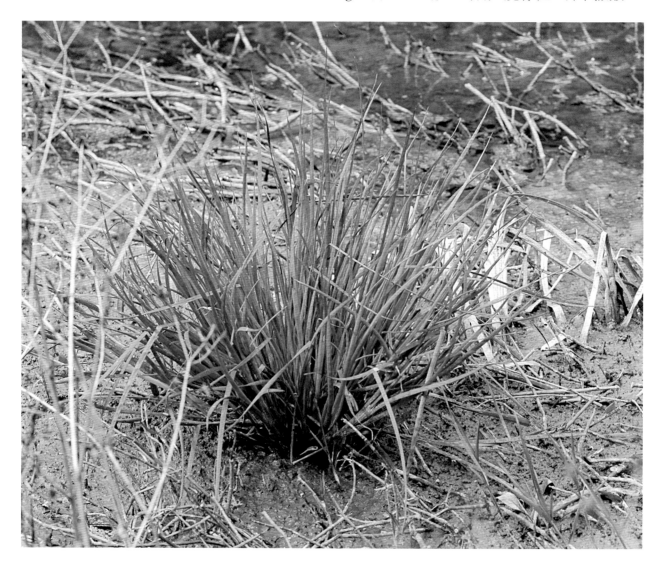

Nangx gaix ghes yut 白药谷精草

【Bit hsenb 俗名】谷精草、小谷精珠、赛谷精草。

【Dios kob deis 基源】为谷精草科植物白药谷精草 *Eriocaulon cinereum* R. Brown 的全草。

【Niangb bet deis 生长环境】生于水田、塘池边潮湿处。分布于各地苗乡。

【Jox hsub 性味属经】性冷，味辛甘，属冷药，入热经。

【Qet diel xid 功能主治】功能：tat jent zangl kib 疏风散热，xend hniub mais hxub hlat mais dlub 明目退翳。主治：los ghab hlat mais dlub 眼翳，ghad nial mais angt mongb 火眼肿痛，mongb khob 头痛，mongb pit khob 偏头痛，lol hxangd nais ax dangf 鼻衄不止，mongb hmid 牙痛，mongb ghongd niangs 咽喉痛。

【Ed not xus 用法用量】内服，水煎，15～20 g；或入丸、散。外用，烧存性，研末撒敷。

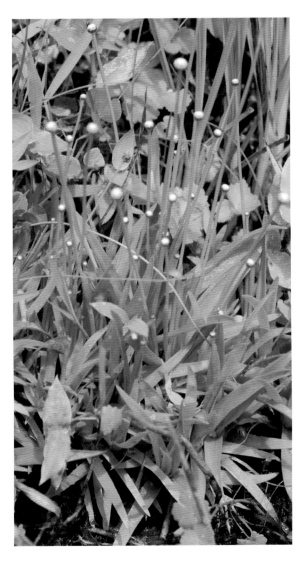 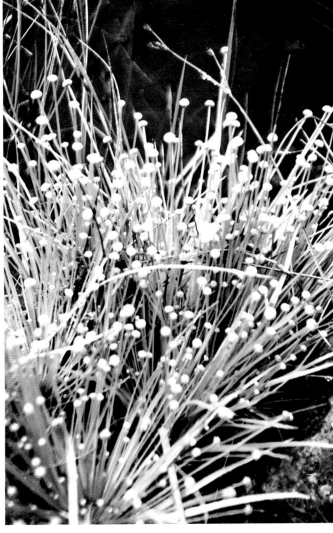

鸭跖草科

Vob nex gix 鸭跖草

【Bit hsenb 俗名】马儿草、竹叶兰、竹叶菜、竹叶七、鸭脚板草、桂竹草、鸭鹊草。

【Dios kob deis 基源】为鸭跖草科植物鸭跖草 *Commelina communis* Linnaeus 的全草。

【Niangb bet deis 生长环境】生于村寨边、园地边、石坎上。分布于各地苗乡。

【Jox hsub 性味属经】性冷，味甘，属冷药，入热经。

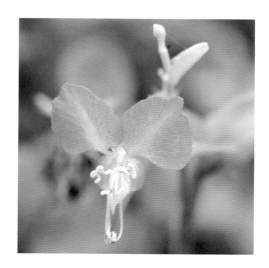

【Qet diel xid 功能主治】功能：hxub kib tat jab 清热解毒，tongb eb vut wal 利水利尿。主治：nit diongx hxangd 高血压，ghab diux ghongd angt mongb 咽喉肿痛，nais jongt od nul fangx jid 黄疸型肝炎，od hxangd 吐血，lol hxangd nais 鼻衄，pob wux qub 水臌病，pob lob pob bil 手脚水肿。

【Ed not xus 用法用量】内服，水煎，15～25 g；或捣汁服。外用，捣汁点喉；或捣烂敷。

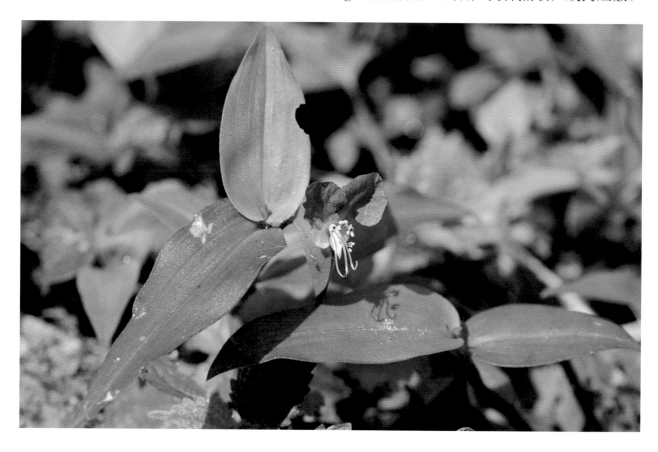

Vob nex gix dlenx 紫露草

【Bit hsenb 俗名】紫鸭跖草。

【Dios kob deis 基源】为鸭跖草科植物紫露草 *Tradescantia ohiensis* Rafinesque 的全草。

【Niangb bet deis 生长环境】生于山野沟谷、村寨边、屋边，有栽培。分布于各地苗乡。

【Jox hsub 性味属经】性冷，味甘淡，属冷药，入热经。有毒。

【Qet diel xid 功能主治】功能：tat hxend ves hxangd 舒筋活血，hxenk angt zangl pod 消肿散结。主治：dliangd bil dib sangb 跌打损伤，yens jent mongb 风湿痛，xud wal lol bus 淋病，jangx gangb nangb 带状疱疹，dix gangb lax bus 痈疽疮疡，gangb lax bus pob mongb 疮痈肿毒。

【Ed not xus 用法用量】内服，水煎，13 ～ 20 g；或捣汁服。外用，捣汁点喉；或捣烂敷。

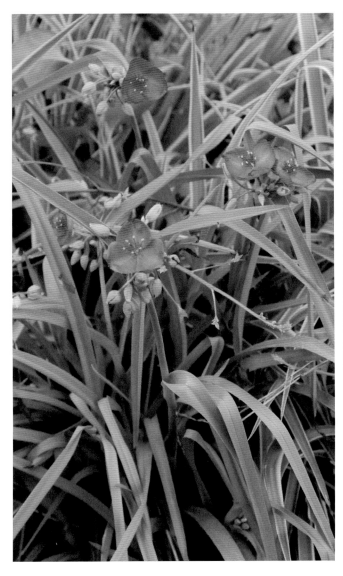
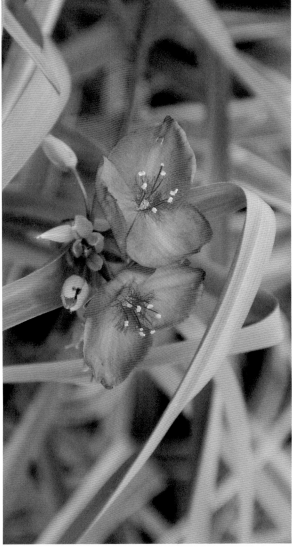

Vob ghut hlod vud 饭包草

【Bit hsenb 俗名】火柴头、千日菜、叶菜、卵叶鸭跖草、圆叶鸭跖草、假包草。

【Dios kob deis 基源】为鸭跖草科植物饭包草 *Commelina benghalensis* Linnaeus 的全草。

【Niangb bet deis 生长环境】生于疏林阴湿处、山沟阴湿地。分布于部分苗乡。

【Jox hsub 性味属经】性冷，味苦，属冷药，入热经。

【Qet diel xid 功能主治】功能：hxub kib tat jab 清热解毒，los eb hxenk angt 利水消肿。主治：diongx wal od nul 尿道炎，xud wal ax lol 小便不通，gangb dix angt mongb 疮疖肿痛，zal ghad dongk xok 细菌性痢疾，yens nangb gik 毒蛇咬伤。

【Ed not xus 用法用量】内服，水煎，15 ～ 30 g；或捣汁服。外用，捣烂敷。

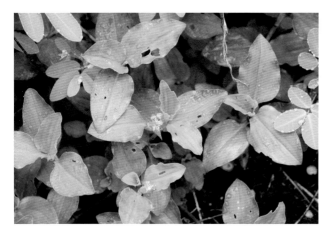 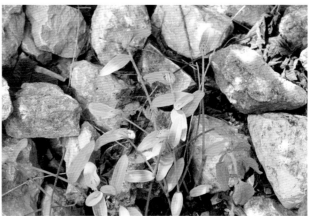

Vob jenb gud dles 紫背水竹叶

【Bit hsenb 俗名】竹叶兰、竹叶参、黄竹参、山竹叶草。

【Dios kob deis 基源】为鸭跖草科植物紫背水竹叶 *Murdannia divergens* (C. B. Clarke) Brückner 的全草。

【Niangb bet deis 生长环境】生于坡塝草丛、山坳阴湿地。分布于部分苗乡。

【Jox hsub 性味属经】性平，味甘苦，属冷热两经药，入两经。

【Qet diel xid 功能主治】功能：bud nais pob yis diuf 补肝益肾，hxub nais pot kib 清肺热。主治：lod hsongd 骨折，yens xit 外伤，bal ves ait ngol 虚弱咳嗽，niel khob wab naix 头晕耳鸣，od hxangd 吐血，mongb hfud ax ghangb lot gad 病后饮食不佳。

【Ed not xus 用法用量】内服，水煎，5 ～ 15 g；或浸酒饮。外用，捣烂敷。

Vob jenb gent 杜若

【Bit hsenb 俗名】白叶菜、地藕、竹叶莲、竹叶知母。

【Dios kob deis 基源】为鸭跖草科植物杜若 *Pollia japonica* Thunberg 的全草或根茎。

【Niangb bet deis 生长环境】生于山谷林缘、疏林阴湿地。分布于部分苗乡。

【Jox hsub 性味属经】性平，味甘淡，属冷热两经药，入两经。

【Qet diel xid 功能主治】功能：tad hxid dlongs lis 舒筋活络，hxed jid dangf mongb 温中止痛。主治：dliangd bil dib sangb 跌打损伤，mongb ghab dlad hfud jus 腰膝疼痛，mongb diub 腰痛，ghut hsongd qend mongb 急性关节炎，ait ngol 咳嗽，dix gangb 疔疮，yens gangb gik 毒虫咬伤。

【Ed not xus 用法用量】内服，水煎，5～15 g；或浸酒饮。外用，捣烂敷。

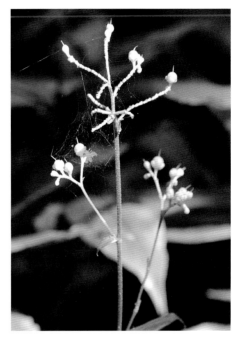

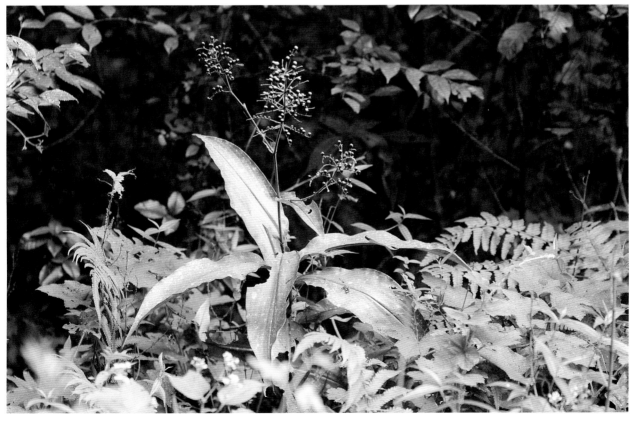

Vob ghob liangx 节节草

【Bit hsenb 俗名】竹节花、竹节菜、锁眉草、土木贼、笔杆草、毛筒草。

【Dios kob deis 基源】为鸭跖草科植物节节草 *Commelina diffusa* N. L. Burman 的全草。

【Niangb bet deis 生长环境】生于山野荒地、山谷湿地。分布于部分苗乡。

【Jox hsub 性味属经】性冷，味淡，属冷药，入热经。

【Qet diel xid 功能主治】功能：hxenk kib tat jab 消热散毒，tongb eb vut wal 利水利尿。主治：

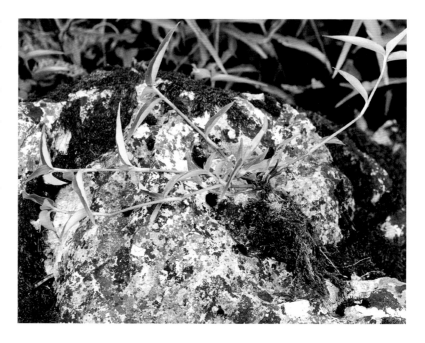

dliangd bil dib sangb 跌打损伤，wal lol ax jingx liex 小便不畅，xud wal dlub 尿白浊，gangb dix 疮疖。

【Ed not xus 用法用量】内服，水煎，15 ～ 25 g；或浸酒饮。外用，捣烂敷。

Vob ghut hlod eb 水竹叶

【Bit hsenb 俗名】肉草、鸭舌草、细叶竹高草。

【Dios kob deis 基源】为鸭跖草科植物水竹叶 *Murdannia triquetra* (Wallich ex C. B. Clarke) Brückner 的全草。

【Niangb bet deis 生长环境】喜生于潮湿水边、水稻田。分布于部分苗乡。

【Jox hsub 性味属经】性平，味甘淡，属冷热两经药，入两经。

【Qet diel xid 功能主治】功能：hxub kib tat jab 清热解毒，hxenk od nul hxenk angt 消炎消肿。主治：nais pob kib ngol hvuk 肺热咳喘，lax lot nif 口舌糜烂，wal lol ax jingx liex 小便不畅，jangx ngix mais gheib 鸡眼，gangb dix 疮疖，zal ghad dongk xok 细菌性痢疾。

【Ed not xus 用法用量】内服，水煎，25 ～ 50 g；或浸酒饮。

Bas ghab nex gix 竹叶吉祥草

【Bit hsenb 俗名】缠百合、珊瑚草、秦归。

【Dios kob deis 基源】为鸭跖草科植物竹叶吉祥草 *Spatholirion longifolium* (Gagnepain) Dunn 的全草。

【Niangb bet deis 生长环境】生于坡塝山坳阴湿处。分布于部分苗乡。

【Jox hsub 性味属经】性冷，味涩，属冷药，入热经。

【Qet diel xid 功能主治】功能：qet mangs bongt hxangd 调和气血，dangf mongb 止痛。主治：mongb khob hxud 神经性头痛，hsot ud ax jangx hxib 月经不调，mongb git ghab naix 腮腺炎。

【Ed not xus 用法用量】内服，水煎，25～30 g；或捣汁服。外用，捣烂敷。

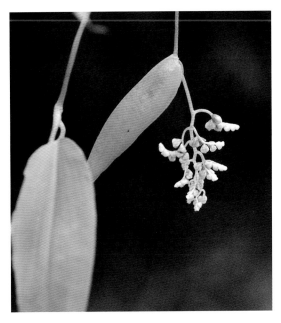

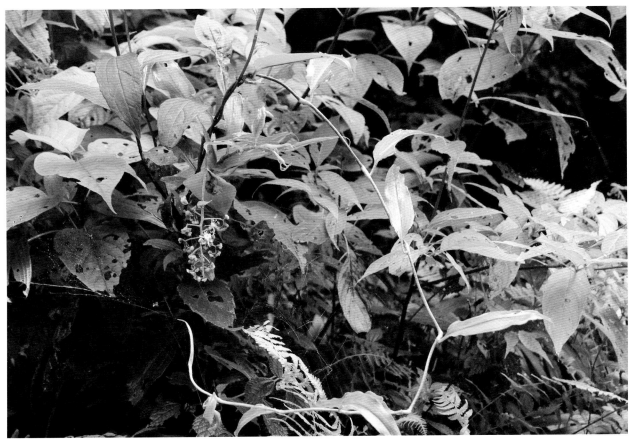

Vob jenb lub 蓝耳草

【Bit hsenb 俗名】土贝母、鸡冠参、露水草。

【Dios kob deis 基源】为鸭跖草科植物蓝耳草 *Cyanotis vaga* (Loureiro) Schultes & J. H. Schultes 的根或全草。

【Niangb bet deis 生长环境】生于荒地、山坡草地、林下。分布于部分苗乡。

【Jox hsub 性味属经】性冷，味甘苦，属冷药，入热经。

【Qet diel xid 功能主治】功能：hxub jent hxenk net 祛风除湿，tad hxid dlongs lis 舒筋活络。主治：yens xit ghab hsangb 外伤伤口，yens jent mongb ghut hsongd 风湿性关节炎，khangd naix ongd hsongd 中耳炎，diuf od nul pob jid 肾炎水肿，gangb daid eb 湿疹，lax gangb liax 脚湿气（脚癣）。

【Ed not xus 用法用量】内服，水煎，10～25 g。外用，捣烂敷；或水煎洗。

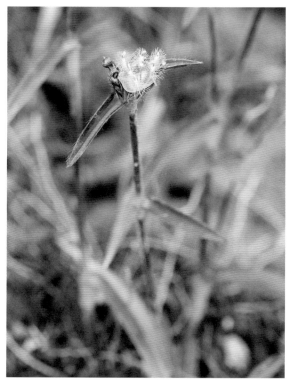

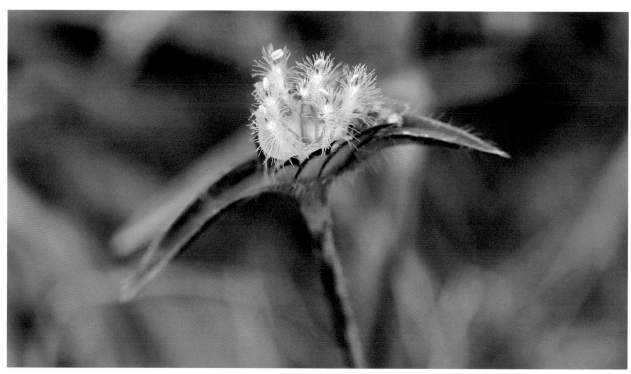

雨久花科

Vob lil ghob 鸭舌草

【Bit hsenb 俗名】水玉簪、水锦葵、鸭仔菜、猪耳菜、肥猪草、鸭嘴菜。

【Dios kob deis 基源】为雨久花科植物鸭舌草 *Monochoria vaginalis* (N. L. Burman) C. Presl ex Kunth 的全草。

【Niangb bet deis 生长环境】生于浅水塘池、水田、山谷湿地。分布于各地苗乡。

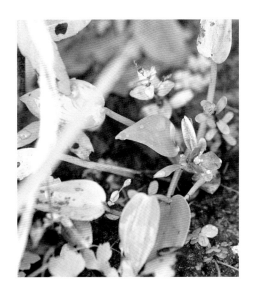

【Jox hsub 性味属经】性冷，味苦，属冷药，入热经。

【Qet dicl xid 功能主治】功能：hxub kib tat jab 清热解毒，dangf mongb 止痛。主治：mongb ghongd niangs 咽喉痛，los link ghongd 悬雍垂发炎，ghab naix hmid hxangd bus 牙龈脓肿，od hxangd 吐血，mongb qub zal ghad 腹痛腹泻，yens nangb gik 毒蛇咬伤，yens gangb gik 毒虫咬伤。

【Ed not xus 用法用量】内服，水煎，25 ～ 50 g。外用，捣烂敷。

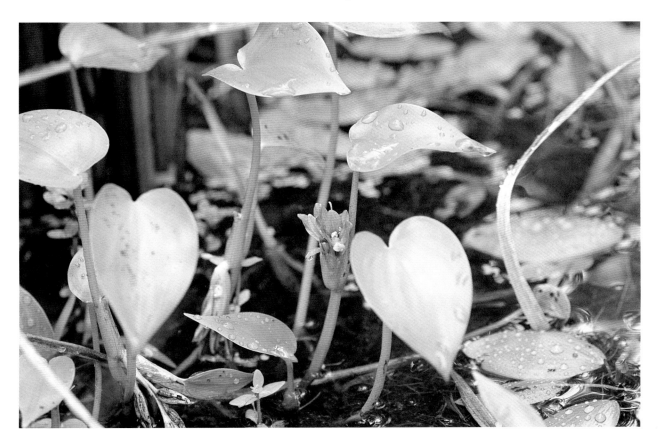

Vob pob ghongd 凤眼蓝

【Bit hsenb 俗名】大水萍、水浮莲、水葫芦、洋水仙。

【Dios kob deis 基源】为雨久花科植物凤眼蓝 *Eichhornia crassipes* (Martius) Solms 的全草。

【Niangb bet deis 生长环境】生于水塘、水库、稻田。分布于部分苗乡。

【Jox hsub 性味属经】性冷，味涩，属冷药，入热经。

【Qet diel xid 功能主治】功能：hxub kib tat jab 清热解毒，hxub jent hxenk net 祛风除湿。

主治：pob wox 浮肿，yens dul kib 烧伤，gangb kib 热疮，ghad eb dlub lol not 白带过多。

【Ed not xus 用法用量】内服，水煎，25 ～ 50 g；或捣汁服。外用，捣烂敷。

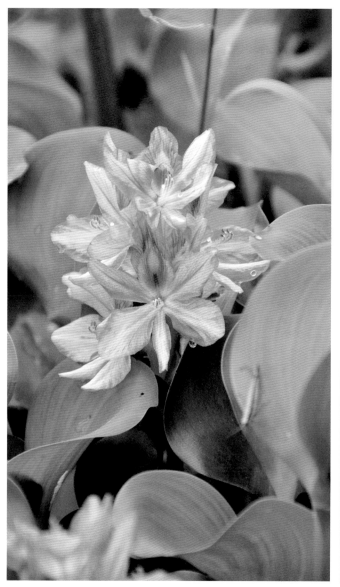
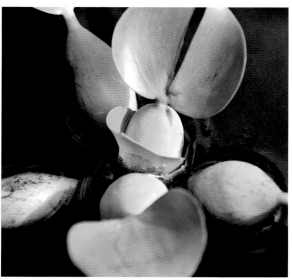
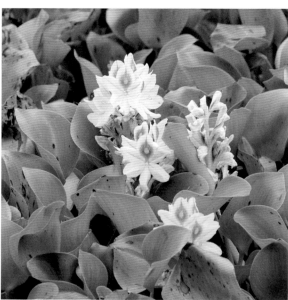

灯心草科

Nangx songb mil 灯心草

【Bit hsenb 俗名】灯心、水灯芯、虎须草、铁灯草、铁灯芯、碧玉草。

【Dios kob deis 基源】为灯心草科植物灯心草 *Juncus effusus* Linnaeus 的茎髓、根或全草。

【Niangb bet deis 生长环境】生于山野湿地、塘池、水田边缘。分布于各地苗乡。

【Jox hsub 性味属经】性冷，味甘淡，属冷药，入热经。

【Qet diel xid 功能主治】功能：hxub kib hxenk ongd hsongd 清热消炎，vas wal tongb eb niuk 利水通淋。主治：diux ghongd ongd hsongd 急性咽喉炎，jib daib genx diongb hmangt 小儿夜啼，diuf od nul pob jid 肾炎水肿，diuf od nul 肾炎，diongx wal od nul 尿道炎，cad wal od nul 膀胱炎，xud wal lol bus 淋病。

【Ed not xus 用法用量】内服，水煎，15～25 g；或入丸、散。外用，烧存性，研末撒敷；或吹喉。

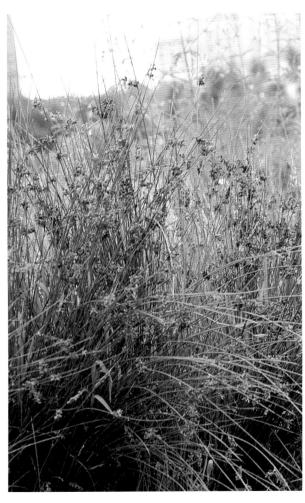 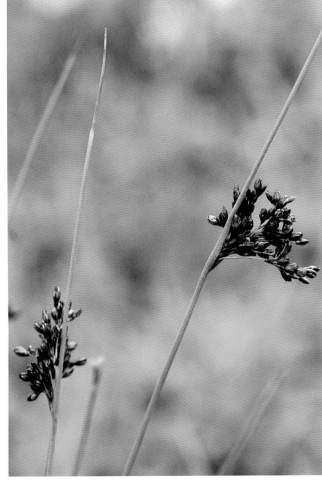

Nangx songb mil vud 野灯心草

【Bit hsenb 俗名】水通草、龙须草、树韭菜、野灯草、秧草、拟灯心草。

【Dios kob deis 基源】为灯心草科植物野灯心草 *Juncus setchuensis* Buchenau ex Diels 的茎髓或全草。

【Niangb bet deis 生长环境】生于山野湿地、塘池、水田边缘。分布于各地苗乡。

【Jox hsub 性味属经】性冷，味甘淡，属冷药，入热经。

【Qet diel xid 功能主治】功能：hxub kib zal kib 清热泻火，vas wal tongb eb niuk 利水通淋。主治：diux ghongd ongd hsongd 急性咽喉炎，fangx mais fangx jid 黄疸，jib daib genx diongb hmangt 小儿夜啼，diuf od nul pob jid 肾炎水肿，xud wal lol bus 淋病。

【Ed not xus 用法用量】内服，水煎，15～25 g；或入丸、散。外用，烧存性，研末撒敷；或吹喉。

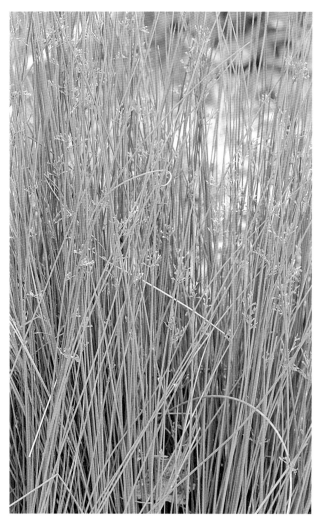 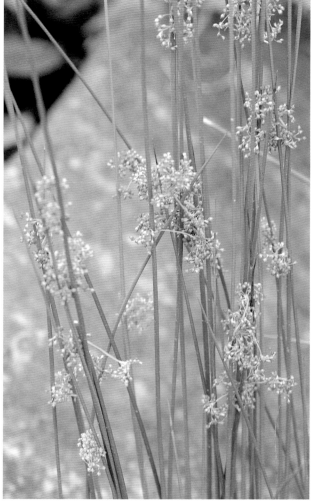

百部科

Vob ghab dail lix 大百部

【Bit hsenb 俗名】对叶百部、大春根药、山百部根、九重根。

【Dios kob deis 基源】为百部科植物大百部 *Stemona tuberosa* Loureiro 的块根。

【Niangb bet deis 生长环境】生于灌木林下、溪旁、路边。分布于各地苗乡。

【Jox hsub 性味属经】性热，味甘苦，属热药，入冷经。

【Qet diel xid 功能主治】功能：net nais pot dangf ngol 润肺止咳，dib gangb 杀虫。主治：ngol lax ax dangf 久咳不止，ngol lax hniut 陈年久咳，ait ngol 咳嗽，naix lul ngol hvuk 老年咳喘，ngol yenx hnaib 百日咳，gangb vas ghed dlot 牛皮癣。

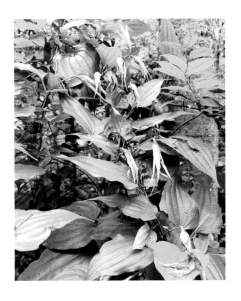

【Ed not xus 用法用量】内服，水煎，5～15 g；或入丸、散。外用，水煎洗；或研末调敷。

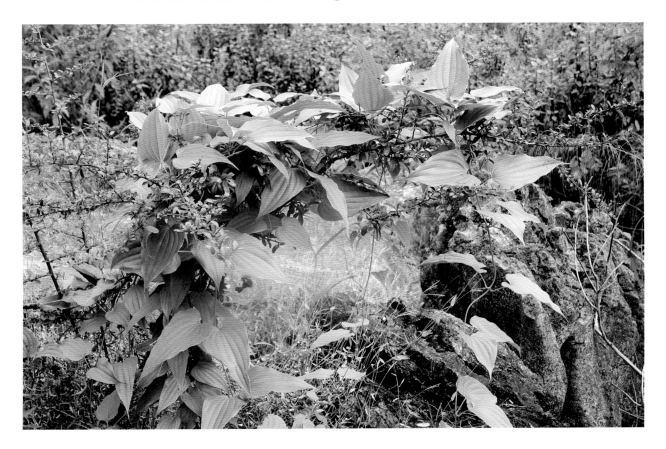

Bas ghab dail lix 百部

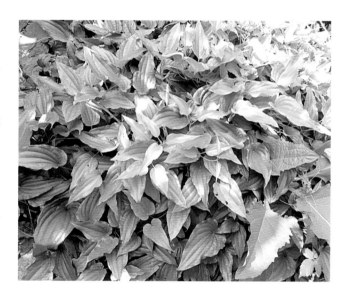

【Bit hsenb 俗名】蔓生百部、虱药、九十九条根、百部根、药虱药、婆妇草。

【Dios kob deis 基源】为百部科植物百部 *Stemona japonica* (Blume) Miquel 的块根。

【Niangb bet deis 生长环境】生于灌木林下、溪旁、路边。分布于各地苗乡。

【Jox hsub 性味属经】性热，味甘苦，属热药，入冷经。

【Qet diel xid 功能主治】功能：net nais pot dangf ngol 润肺止咳，dib gangb 杀虫。主治：ngol yenx hnaib 百日咳，ait ngol 咳嗽，ngol lax ax dangf 久咳不止，ngol lax hniut 陈年久咳，naix lul ngol hvuk 老年咳喘，gangb vas ghed dlot 牛皮癣。

【Ed not xus 用法用量】内服，水煎，5～15 g；或入丸、散。外用，水煎洗；或研末调敷。

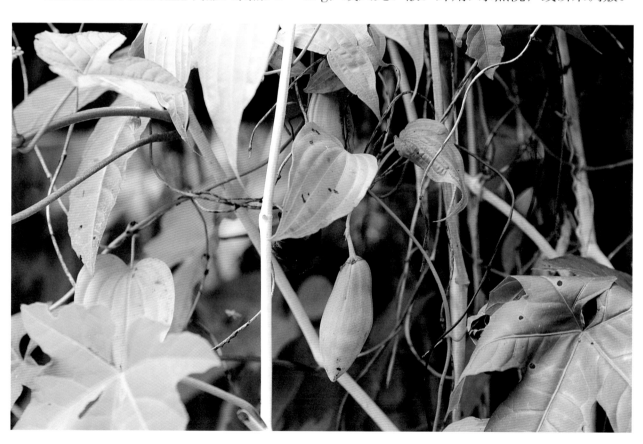

百合科

Vob ghab dail lix yut 石刁柏

【Bit hsenb 俗名】露笋、小百部、山文竹、门冬薯、细叶百部。

【Dios kob deis 基源】为百合科植物石刁柏 *Asparagus officinalis* Linnaeus 的块根。

【Niangb bet deis 生长环境】属药用植物、观赏植物，有栽培。分布于部分苗乡。

【Jox hsub 性味属经】性热，味苦甘，属热药，入冷经。

【Qet diel xid 功能主治】功能：yangx ghad ngol dangf khangk 化痰止咳，dib gangb 杀虫。

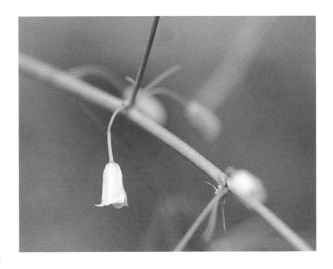

主治：nais pot kib ait ngol 肺热咳嗽，hxongb nangl 瘰疬，gangb xent 疥疮，gangb vas 癣，gangb jongb jangx 蛔虫病，niangb gangb hsob 蛲虫病。

【Ed not xus 用法用量】内服，水煎，5 ～ 15 g。外用，水煎熏洗；或捣汁涂。

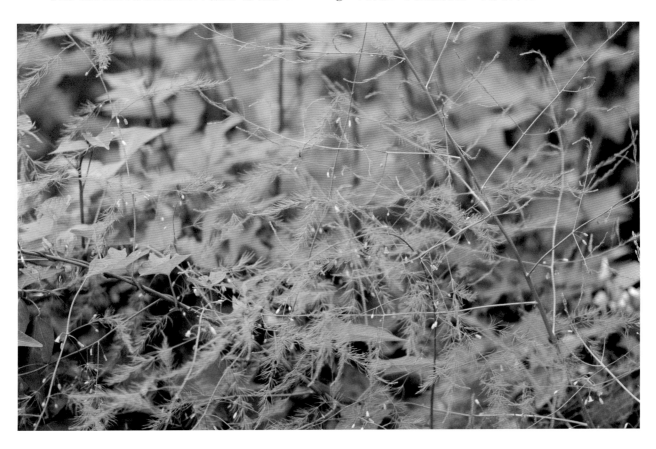

Bas jab ngol hvuk 天门冬

【Bit hsenb 俗名】天冬、三百棒、丝冬、老虎尾巴根、大当门根。

【Dios kob deis 基源】为百合科植物天门冬 *Asparagus cochinchinensis* (Loureiro) Merrill 的块根。

【Niangb bet deis 生长环境】生于深山灌木丛、疏林。分布于部分苗乡。

【Jox hsub 性味属经】性冷，味甘苦，属冷药，入热经。

【Qet diel xid 功能主治】功能：net ngas gangt yis dliangl 润燥滋阴，hxub nais pob tak dul 清肺降火。主治：od hxangd 吐血，ngol lol hxangd 咳血，kib not ngol hvuk 热咳，ait ngol 咳嗽，nais pot lax bus 肺痈，los link ghongd 悬雍垂发炎，ghab diux ghongd angt mongb 咽喉肿痛，los ghad ghof 疝气。

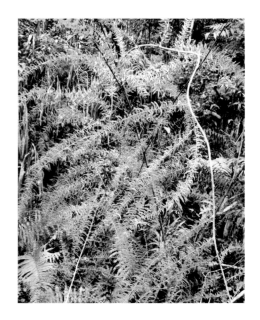

【Ed not xus 用法用量】内服，水煎，10～20 g；或熬膏入丸、散。

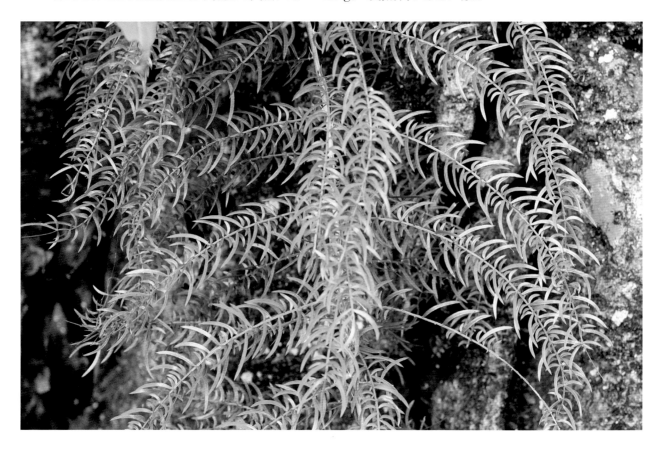

Bas jab ngol yut 羊齿天门冬

【Bit hsenb 俗名】土百部、千锤打、蒿儿多母苦、假天冬、滇百部。

【Dios kob deis 基源】为百合科植物羊齿天门冬 *Asparagus filicinus* D. Don 的块根。

【Niangb bet deis 生长环境】生于深山丛林、灌木丛、山谷。分布于部分苗乡。

【Jox hsub 性味属经】性热，味甘苦，属热药，入冷经。

【Qet diel xid 功能主治】功能：net nais pob ngas gangt 润肺燥，dib gangb daid 杀虫虱。主治：ait ngol 咳嗽，nais pot yens jab ngol lax 肺痨久咳，bal ves ait ngol 虚弱咳嗽，gangb xent 疥疮，gangb vas 癣。

【Ed not xus 用法用量】内服，水煎，10 ～ 15 g；或入丸剂。外用，水煎洗；或研末撒敷。

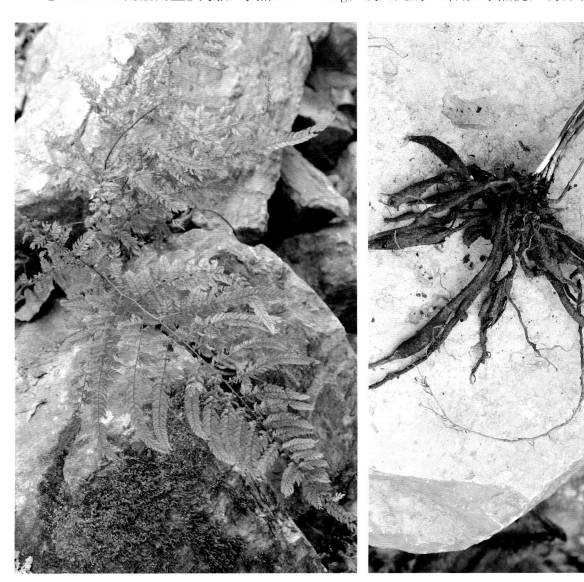

Gad tid gheib 百合

【Bit hsenb 俗名】山百合、摩罗、野百合、中庭、白花百合。

【Dios kob deis 基源】为百合科植物百合 *Lilium brownii* F. E. Brown ex Miellez var. *viridulum* Baker 的鳞茎、鳞叶。

【Niangb bet deis 生长环境】生于荒山草丛、林缘、农地旁。分布于各地苗乡。

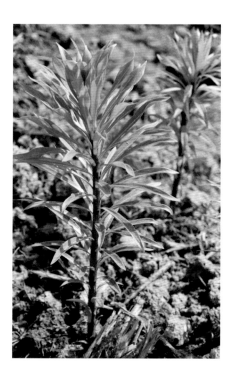

【Jox hsub 性味属经】性平，味甘苦，属冷热两经药，入两经。

【Qet diel xid 功能主治】功能：net nais pot dangf ngol 润肺止咳，dangf hvib dangf lnind 宁心安神。主治：ngol lax ax dangf 久咳不止，lal ghad bit ax dangx 神经衰弱，mongb ghab naix 耳痛，nais pot yens jab khangk hxangd 肺结核咯血，nais pot lax bus 肺痈，nais pob lax bus khangk hxangd 肺痈咯血。

【Ed not xus 用法用量】内服，水煎，15 ～ 50 g；或煮粥食。外用，捣烂敷。

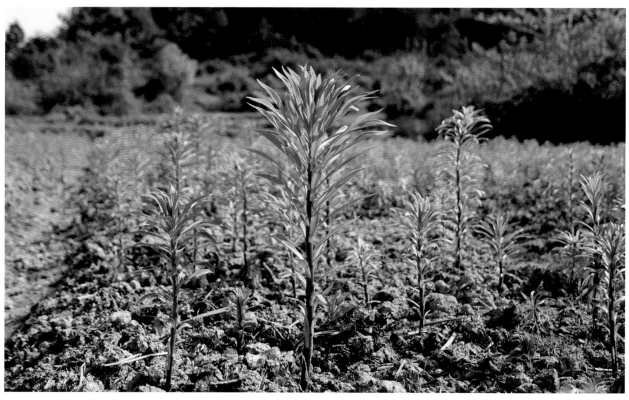

Bud dliud gheib 麝香百合

【Bit hsenb 俗名】喇叭百合、重迈、白百合、卷丹、红岩百合、岩百合。

【Dios kob deis 基源】为百合科植物麝香百合 *Lilium longiflorum* Thunberg 的鳞茎。

【Niangb bet deis 生长环境】生于坡塝荒山、林缘、草丛。分布于部分苗乡。

【Jox hsub 性味属经】性平，味甘苦，属冷热两经药，入两经。

【Qet diel xid 功能主治】功能：dangf hvib dangf hnind 宁心安神，net nais pot dangf ngol 润肺止咳。主治：nais pot yens jab khangk hxangd 肺结核咯血，nais pot lax bus 肺痈，nais pob lax bus khangk hxangd 肺痈咯血，ngol lax ax dangf 久咳不止，lal ghad bit ax dangx 神经衰弱，dlongx naix 耳聋，mongb ghab naix 耳痛。

【Ed not xus 用法用量】内服，水煎，15 ～ 50 g；或煮粥食。外用，捣烂敷。

Gad tid vud 川百合

【Bit hsenb 俗名】山丹、高原卷丹、西百合、山丹花、大卫百合、药百合。

【Dios kob deis 基源】为百合科植物川百合 *Lilium davidii* Duchartre ex Elwes 的鳞茎。

【Niangb bet deis 生长环境】生于坡塝林缘、荒山草丛、路旁。分布于部分苗乡。

【Jox hsub 性味属经】性平，味甘苦，属冷热两经药，入两经。

【Qet diel xid 功能主治】功能：dangf hvib dangf hnind 宁心安神，net nais pot dangf ngol 润肺止咳。主治：lal ghad bit ax dangx 神经衰弱，dlongx naix 耳聋，mongb ghab naix 耳痛，ngol lax ax dangf 久咳不止，nais pot lax bus 肺痈，nais pob lax bus khangk hxangd 肺痈咯血。

【Ed not xus 用法用量】内服，水煎，15 ～ 50 g；或煮粥食。外用，捣烂敷。

Bux dux gheib hlieb 大百合

【Bit hsenb 俗名】山芋头、白瓦、雷百合、叫果七。

【Dios kob deis 基源】为百合科植物大百合 *Cardiocrinum giganteum*（Wallich）Makino 的鳞茎、果实。

【Niangb bet deis 生长环境】生于坡塝疏林、山谷两侧。分布于部分苗乡。

【Jox hsub 性味属经】性平，味淡，属冷热两经药，入两经。

【Qet diel xid 功能主治】功能：dangf hvib dangf hnind 宁心安神，net nais pot dangf ngol 润肺止咳。主治：mongb fat xus dliangl ves hxib 病后虚弱惊悸，nais pot yens jab ngol lax 肺痨久咳，mongb ghongd gus 气管炎，ait ngol 咳嗽。

【Ed not xus 用法用量】内服，水煎，25 ～ 30 g。外用，捣烂敷；或水煎洗。

Bux dux gheib fangx 荞麦叶大百合

【Bit hsenb 俗名】号筒杆、荞麦叶贝母、百合七、海百合。

【Dios kob deis 基源】为百合科植物荞麦叶大百合 *Cardiocrinum cathayanum* (E. H. Wilson) Stearn 的鳞茎、块根。

【Niangb bet deis 生长环境】生于坡塝荒地、疏林。分布于各地苗乡。

【Jox hsub 性味属经】性平，味淡，属冷热两经药，入两经。

【Qet diel xid 功能主治】功能：net nais pot dangf ngol 润肺止咳，dangf mongb 止痛。主治：jib daib kib jid 小儿高烧，mongb ghongd gus 气管炎，ait ngol 咳嗽，mongb daif gad 胃痛（胸口痛），hxud hxangd od 恶心呕吐，nais pot yens jab khangk hxangd 肺结核咯血。

【Ed not xus 用法用量】内服，水煎，25 ～ 50 g。外用，捣烂敷；或水煎洗。

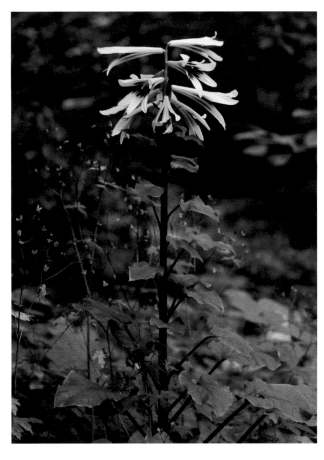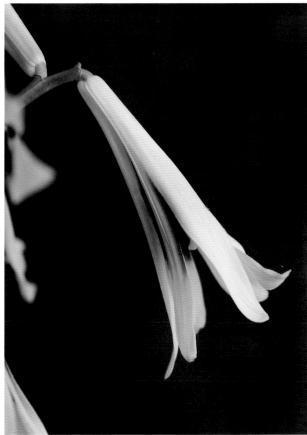

Gad tib xok 渥丹

【Bit hsenb 俗名】卷莲花、山百合、红百合、红花菜、山瓣子花、有斑百合。

【Dios kob deis 基源】为百合科植物渥丹 *Lilium concolor* Salisbury 的鳞茎、花。

【Niangb bet deis 生长环境】生于坡塝林缘、山坡草丛、路旁。分布于部分苗乡。

【Jox hsub 性味属经】性冷，味甘，属冷药，入热经。

【Qet diel xid 功能主治】功能：net nais pot dangf ngol 润肺止咳，ves hxangd dangf hxangd 活血止血。主治：qangt hvib bit ax dangx 心悸失眠，bal ves ait ngol 虚劳咳嗽，ngol lax ax dangf 久咳不止，od hxangd 吐血，ngol lol hxangd 咳血，lol hxangd nais 鼻衄。

【Ed not xus 用法用量】内服，水煎，15 ～ 50 g；或煮粥食。外用，捣烂敷。

Kid nos hvid 卷叶黄精

【Bit hsenb 俗名】野洋姜、大白及、老虎姜、算盘七、滇钩吻、大黄精、竹叶黄精。

【Dios kob deis 基源】为百合科植物卷叶黄精 *Polygonatum cirrhifolium* (Wallich) Royle 的根茎。

【Niangb bet deis 生长环境】生于中高山地区荒山荒地、林缘，有栽培。分布于部分苗乡。

【Jox hsub 性味属经】性热，味甘，属热药，入冷经。

【Qet diel xid 功能主治】功能：hxub nais pob yis dliangl 清肺养阴，yangx ghad ngol 化痰，dangf hxangd 止血。主治：bal ves ait ngol 虚劳咳嗽，hfud nais pot xus dliangl ves ngol 肺虚咳嗽，od hxangd 吐血，lol hxangd nais 鼻衄，bit dangx lol hniangk 体虚盗汗，dal ghad got 遗精症，ghad eb dlub lol not 白带过多。

【Ed not xus 用法用量】内服，水煎，25 ～ 35 g；或熬膏入丸、散。

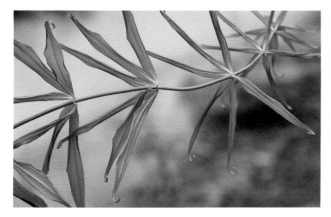 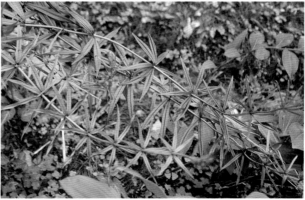

Kid vud 多花黄精

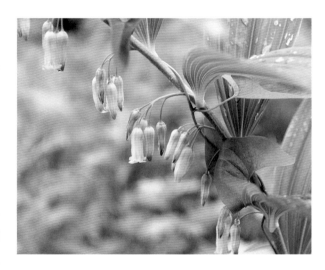

【Bit hsenb 俗名】山姜、土灵芝、野仙姜、鸡头黄精、玉竹、白及黄精。

【Dios kob deis 基源】为百合科植物多花黄精 *Polygonatum cyrtonema* Hua 的块根。

【Niangb bet deis 生长环境】生于山洼草丛、农地周围。分布于部分苗乡。

【Jox hsub 性味属经】性热，味甘，属热药，入冷经。

【Qet diel xid 功能主治】功能：hxub nais pob yis dliangl 清肺养阴，yangx ghad ngol dangf hxangd 祛痰止血。主治：hfud nais pot xus dliangl ves ngol 肺虚咳嗽，bal ves ait ngol 虚劳咳嗽，lol hxangd nais 鼻衄，bit dangx lol hniangk 体虚盗汗，dal ghad got 遗精症，ghad eb dlub lol not 白带过多。

【Ed not xus 用法用量】内服，水煎，25 ～ 35 g；或熬膏入丸、散。

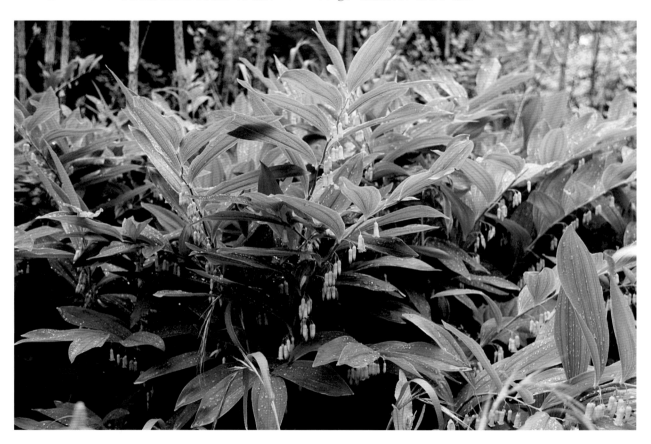

Kid nos hvid xok 滇黄精

【Bit hsenb 俗名】节节高、轮叶黄精、巴南黄精。

【Dios kob deis 基源】为百合科植物滇黄精 *Polygonatum kingianum* Collett & Hemsley 的根茎。

【Niangb bet deis 生长环境】生于坡塝杂木林林缘、灌木丛边。分布于部分苗乡。

【Jox hsub 性味属经】性热，味甘苦，属热药，入冷经。

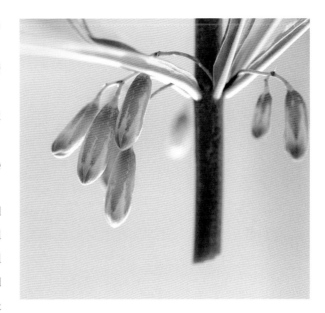

【Qet diel xid 功能主治】功能：yangx ghad ngol dangf hxangd 祛痰止血，hxub nais pob yis dliangl 清肺养阴。主治：hfud nais pot xus dliangl ves ngol 肺虚咳嗽，bit dangx lol hniangk 体虚盗汗，od hxangd 吐血，lol hxangd nais 鼻衄，dal ghad got 遗精症，ghad eb dlub lol not 白带过多。

【Ed not xus 用法用量】内服，水煎，25 ～ 35 g；或熬膏入丸、散。

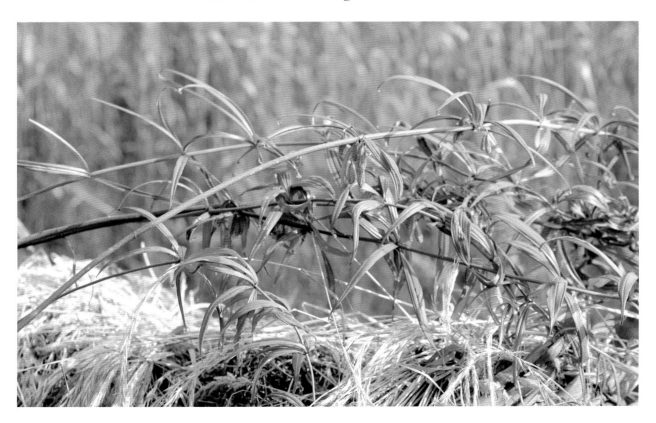

413

Kid nos hvid bil 点花黄精

【Bit hsenb 俗名】玉竹、竹节参、滇钩吻、老虎姜、小黄精、葳参、生扯拢。

【Dios kob deis 基源】为百合科植物点花黄精 *Polygonatum punctatum* Royle ex Kunth 的根茎。

【Niangb bet deis 生长环境】生于坡塝杂木林林缘、灌木丛边。分布于各地苗乡。

【Jox hsub 性味属经】性热，味甘，属热药，入冷经。

【Qet diel xid 功能主治】功能：zangl ghab pob hxenk dix bus 散结消痈，net nais pot dangf ngol 润肺止咳。主治：hfud nais pot xus dliangl ves ngol 肺虚咳嗽，lol hxangd nais 鼻衄，bit dangx lol hniangk 体虚盗汗，niangb hsab pob mongb 无名肿毒，dix bus angt 痈肿，dix gangb 疔疮，hxongb nangl 瘰疬。

【Ed not xus 用法用量】内服，水煎，15 -- 25 g；或熬膏入丸、散。

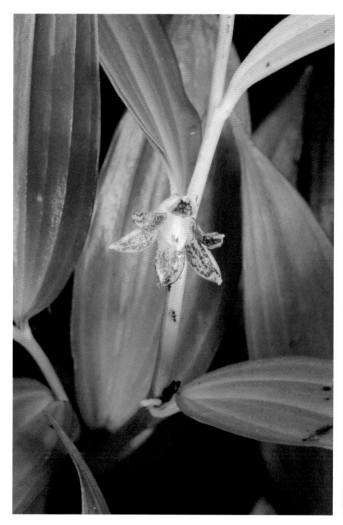
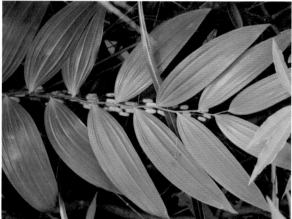
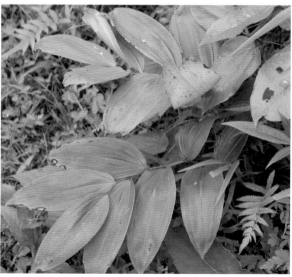

Jab ghab jongx ghet hlod 玉竹

【Bit hsenb 俗名】山地瓜、葳蕤、竹节黄、玉术、铃铛菜。

【Dios kob deis 基源】为百合科植物玉竹 *Polygonatum odoratum* (Miller) Druce 的根茎。

【Niangb bet deis 生长环境】生于深山林下、岩石山间阴湿处，有栽培。分布于部分苗乡。

【Jox hsub 性味属经】性平，味甘，属冷热两经药，入冷经。

【Qet diel xid 功能主治】功能：yis dlangl net ngas gangt 养阴润燥，niox angt hvib dangf ngas ghongd 除烦止渴。主治：kib gangt xad niangb 燥热心烦，xus dliangl ves ngol hsab 虚咳，mongb dangf heb ves 病后体虚，hniub mais ballial 视力减退，bit dangx lol hniangk 体虚盗汗，hsab lol eb hniangk 自汗。

【Ed not xus 用法用量】内服，水煎，15 ～ 25 g；或熬膏入丸、散。

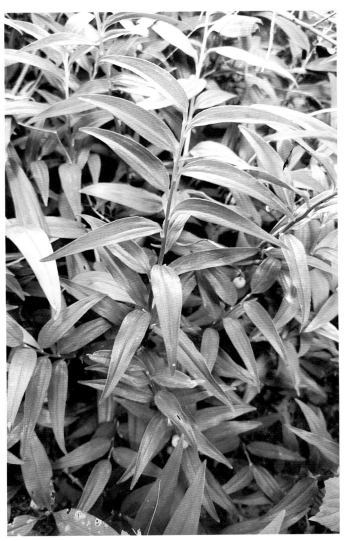 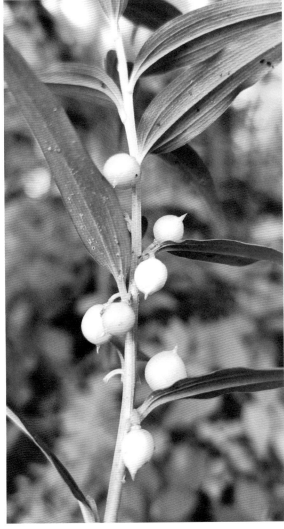

Vob nix zaid 延龄草

【Bit hsenb 俗名】芋儿七、佛手七、狮儿七、黄花三七、头顶一颗珠。

【Dios kob deis 基源】为百合科植物延龄草 *Trillium tschonoskii* Maximowicz 的根。

【Niangb bet deis 生长环境】生于山谷荒地、疏林下草丛。分布于部分苗乡。

【Jox hsub 性味属经】性热，味甘辛，属热药，入冷经。

【Qet diel xid 功能主治】功能：qet nais jongt qet bongt 疏肝理气，ves hxangd dangf hxangd 活血止血。主治：lod hsongd 骨折，ait gheb bal jid 劳伤，mongb diub 腰痛，nit diongx hxangd 高血压，mongb khob niel nangl 头痛头昏，yens xit lol hxangd 刀伤出血，niangb hsab pob mongb 无名肿毒。

【Ed not xus 用法用量】内服，水煎，15 ～ 25 g；或炖肉食。外用，捣烂敷。

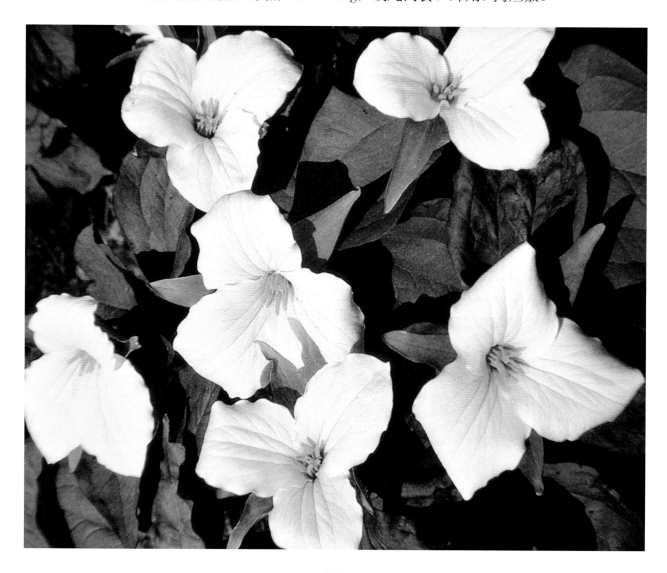

Vob bangx fangx xok 萱草

【Bit hsenb 俗名】川草花、金针花、忘萱草、鸡脚参、黄花菜、野苤菜。

【Dios kob deis 基源】为百合科植物萱草 *Hemerocallis fulva* (Linnaeus) Linnaeus 的根、花苞。

【Niangb bet deis 生长环境】生于山谷阴湿草地、农地周围，有栽培。分布于部分苗乡。

【Jox hsub 性味属经】性平，味淡，属冷热两经药，入两经。

【Qet diel xid 功能主治】功能：tongb eb vut wal 利水利尿，seil hxangd 凉血，tongb ghad hxangd 通经。主治：fangx mais fangx jid 黄疸，jib daib ait ngol 小儿咳嗽，pob lob pob bil 手脚水肿，mongb diub 腰痛，hsot ud ax jangx hxib 月经不调，jil wel jangx dix bus pob mongb 乳痈肿痛。

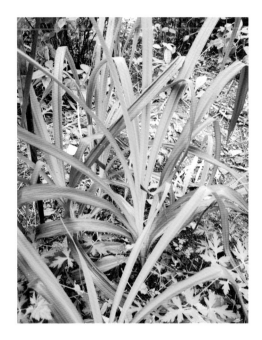

【Ed not xus 用法用量】内服，水煎，15 ～ 25 g；或炖肉食。外用，捣烂敷。

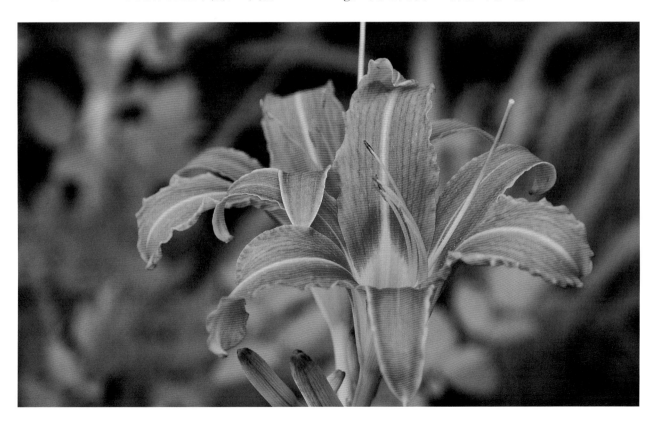

Vob bangx fangx yut 折叶萱草

【Bit hsenb 俗名】下奶药、黄花菜、金针菜。

【Dios kob deis 基源】为百合科植物折叶萱草 *Hemerocallis plicata* Stapf 的根。

【Niangb bet deis 生长环境】生于坡塝荒地、农地边、村寨周围。分布于部分苗乡。

【Jox hsub 性味属经】性平，味淡，属冷热两经药，入两经。

【Qet diel xid 功能主治】功能：yis hxangd mangs nais jongt 养血平肝，vut eb wal hxenk pob 利尿消肿。主治：xus hxangd 贫血，jib daib ngas naix mais 小儿疳积，niak qub niangb ax dangf 胎动不安，pob lob pob bil 手脚水肿，diongx wal od nul 尿道炎，wal lol ax jingx liex 小便不畅。

【Ed not xus 用法用量】内服，水煎，15～25 g。外用，捣烂敷。

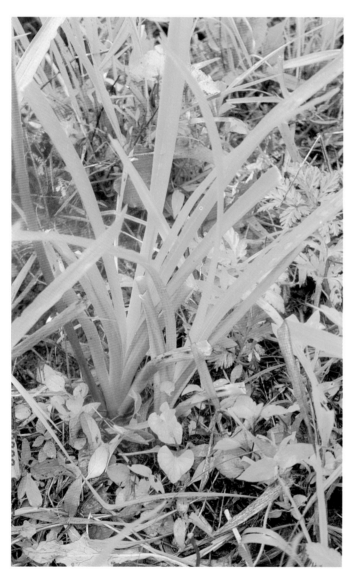 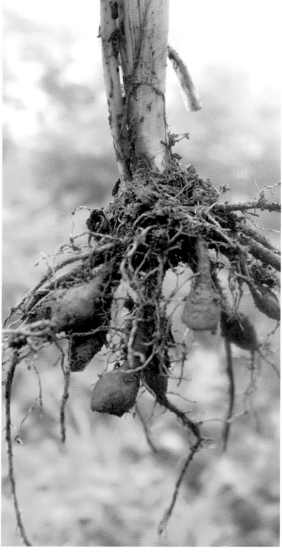

Vob bib feix 北黄花菜

【Bit hsenb 俗名】宜男、忘忧草、鹿葱、黄花萱草。

【Dios kob deis 基源】为百合科植物北黄花菜 *Hemerocallis lilioasphodelus* Linnaeus 的根。

【Niangb bet deis 生长环境】生于坡塝荒地、塘池边、林荫旁。分布于部分苗乡。

【Jox hsub 性味属经】性平，味淡，属冷热两经药，入两经。

【Qet diel xid 功能主治】功能：seil hxangd 凉血，tongb ghad hxangd 通经，tongb eb vut wal 利水利尿。主治：mongb diub 腰痛，fangx mais fangx jid 黄疸，pob lob pob bil 手脚水肿，xud ghad niangb hxangd 便后有血，hsot ud ax jangx hxib 月经不调，jil wel jangx dix bus pob mongb 乳痈肿痛。

【Ed not xus 用法用量】内服，水煎，15～25 g；或炖肉食。外用，捣烂敷。

Bangx wik zat 玉簪

【Bit hsenb 俗名】小芭蕉、内消花、白玉簪、玉钻、白鹤花、白仙鹤。

【Dios kob deis 基源】为百合科植物玉簪 *Hosta plantaginea* (Lamarck) Ascherson 的根、花、叶。

【Niangb bet deis 生长环境】生于坡塝杂木林下阴湿地区、山谷，有栽培。分布于各地苗乡。

【Jox hsub 性味属经】性冷，味甘微涩，属冷药，入热经。有毒。

【Qet diel xid 功能主治】功能：tat jab hxenk angt 解毒消肿，ves hxangd yis lal ves 活血补虚，hxenk ongd hsongd 消炎。主治：ghab diux ghongd angt mongb 咽喉肿痛，diongx ghongd fis hsongd nail 鱼骨鲠喉，khangd naix lol bus 耳朵流脓，jil wel od nul 乳腺炎，yens dul kib 烧伤，xud wal ax lol 小便不通。

【Ed not xus 用法用量】内服，水煎，4～6 g。外用，捣烂敷。

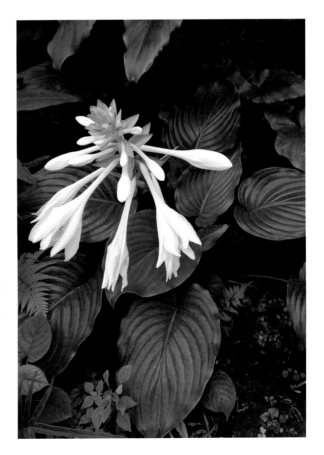

Vob wid zaib 紫萼

【Bit hsenb 俗名】紫玉簪、山玉簪、老虎耳朵、玉簪花、石玉簪、玉簪花、耳叶七。

【Dios kob deis 基源】为百合科植物紫萼 *Hosta ventricosa* (Salisbury) Stearnury 的花。

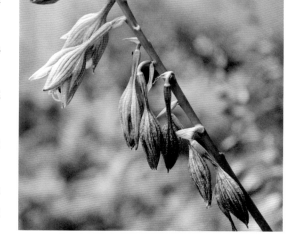

【Niangb bet deis 生长环境】生于坡塝杂木林下阴湿地区、山谷，有栽培。分布于部分苗乡。

【Jox hsub 性味属经】性平，味淡，属冷热两经药，入两经。

【Qet diel xid 功能主治】功能：ves hxangd tat jab 活血解毒，yis dliangl yis ves 补虚损。主治：od hxangd 吐血，ghab diux ghongd pob xok 咽喉红肿，hvuk jangb 虚弱，dal ghad got 遗精症，ghad eb dlub lol not 白带过多。

【Ed not xus 用法用量】内服，水煎，15 ～ 25 g。

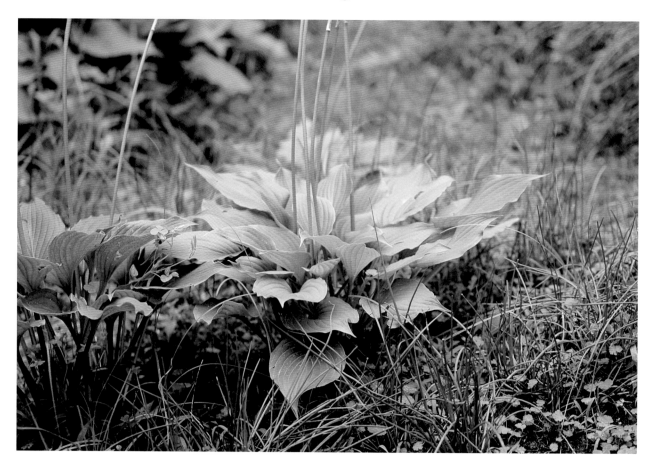

Nangx vob nix 吉祥草

【Bit hsenb 俗名】竹根七、蛇尾七、观音草、解晕草、软筋藤。

【Dios kob deis 基源】为百合科植物吉祥草 *Reineckea carnea* (Andrews) Kunth 的带根全草。

【Niangb bet deis 生长环境】生于村寨边阴暗处、山谷疏林。分布于部分苗乡。

【Jox hsub 性味属经】性冷，味甘涩，属冷药，入热经。

【Qet diel xid 功能主治】功能：hxub nais pot dangf ngol 清肺止咳，mangs hxangd 和血，tat jab 解毒。主治：dliangd bil dib

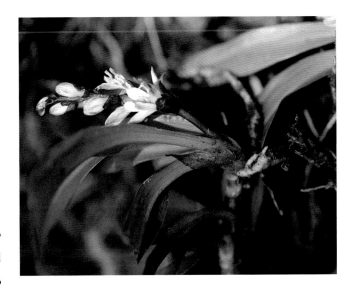

sangb 跌打损伤，lod hsongd 骨折，los ghab hlat mais dlub 眼翳，ngol hvuk 喘咳，ngol lol hxangd 咳血，jib niangb mongb xus hxangd 妇人干血痨，jib daib ngas naix mais 小儿疳积。

【Ed not xus 用法用量】内服，水煎，15 ～ 25 g；或捣汁服；或浸饮。外用，捣烂敷。

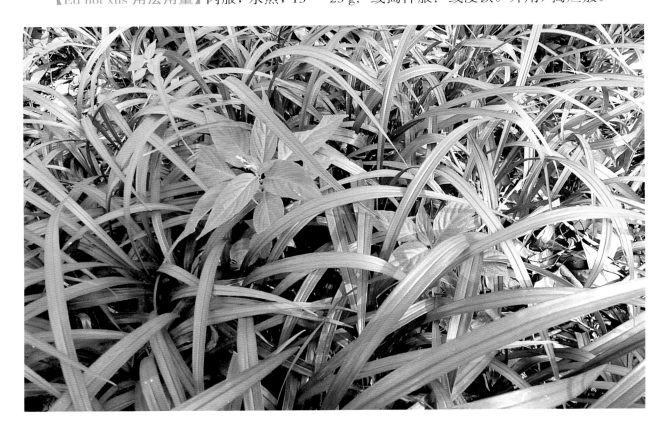

Jab vob fangb 万年青

【Bit hsenb 俗名】九节莲、包谷七、牛尾七、开口剑、青龙胆、斩蛇剑。

【Dios kob deis 基源】为百合科植物万年青 *Rohdea japonica* (Thunberg) Roth 的根、茎、叶、花。

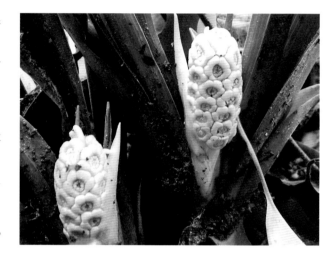

【Niangb bet deis 生长环境】生于深山林下阴湿处、溪涧边。分布于部分苗乡。

【Jox hsub 性味属经】性冷，味辛苦，属冷药，入热经。有毒。

【Qet diel xid 功能主治】功能：hxub kib tat jab 清热解毒，nol dliud tongb eb wal 强心利尿，dangf hxangd 止血。主治：dliangd bil dib sangb 跌打损伤，ghab diux ghongd angt mongb 咽喉肿痛，mongb diux ghongd hsangd ghongd 喉痹失音，diuf xus dlial ves mongb diub 肾虚腰痛，dlif ghab neib ghangb 脱肛，dix khangd ghad angt mongb 痔疮肿痛，yens nangb gik 毒蛇咬伤。

【Ed not xus 用法用量】内服，水煎，8 ～ 16 g。外用，捣烂敷。

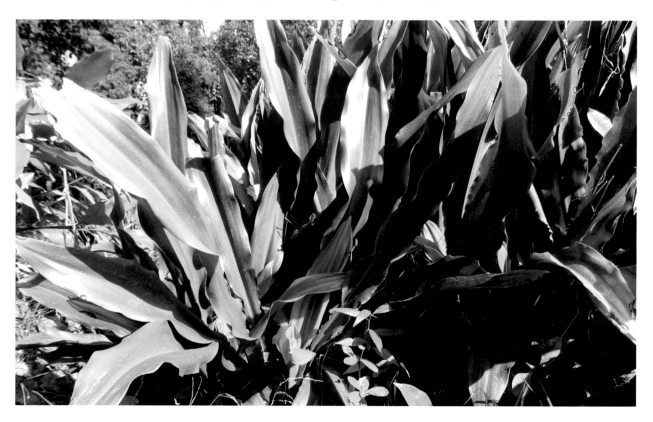

Ghad jangs ghob bat 万寿竹

【Bit hsenb 俗名】万花梢、山竹花、竹林梢、竹林霄、百尾笋。

【Dios kob deis 基源】为百合科植物万寿竹 *Disporum cantoniense* (Loureiro) Merrill 的根茎、根。

【Niangb bet deis 生长环境】生于低山地区杂木林下阴湿处。分布于部分苗乡。

【Jox hsub 性味属经】性平，味甘，属冷热两经药，入两经。

【Qet diel xid 功能主治】功能：net nais pot dangf ngol 润肺止咳，tiod nat tot lid gad 健脾消积。主治：hfud nais pot xus dliangl ves ngol 肺虚咳嗽，ait ngol 咳嗽，hfud nais pob angt bongt 肺气肿，mongb dangf heb ves 病后体虚，dinx gad xangd dit 食积饱胀，jib daib gad ax los 小儿食积。

【Ed not xus 用法用量】内服，水煎，25 ～ 30 g。外用，捣烂敷。

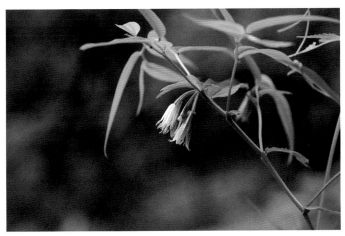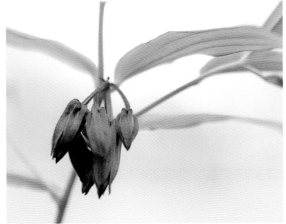

Jab vongx jeex mik 距花万寿竹

【Bit hsenb 俗名】总梗万寿竹、宝铎草、倒竹散、狗尾巴参。

【Dios kob deis 基源】为百合科植物距花万寿竹 *Disporum calcaratum* D. Don 的根茎。

【Niangb bet deis 生长环境】生于深山杂木林间、疏林。分布于部分苗乡。

【Jox hsub 性味属经】性冷，味苦涩，属冷药，入热经。

【Qet diel xid 功能主治】功能：hxub nais pob yis dliangl 清肺养阴，vut eb niangs vut bongt 生津益气。主治：dlad jus hxub mongb 腰膝酸软，nais pot kib ait ngol 肺热咳嗽，bit dangx lol hniangk 体虚盗汗，hsot ud mongb qub 痛经，ghad eb dlub lol not 白带过多。

【Ed not xus 用法用量】内服，水煎，15 ～ 25 g。

Bil nil bat 长蕊万寿竹

【Bit hsenb 俗名】长柱万寿竹。

【Dios kob deis 基源】为百合科植物长蕊万寿竹 *Disporum longistylum* (H. Léveillé & Vaniot) H. Hara 的根。

【Niangb bet deis 生长环境】生于深山杂木林、灌木丛。分布于部分苗乡。

【Jox hsub 性味属经】性冷，味苦辛，属冷药，入热经。

【Qet diel xid 功能主治】功能：hxub kib tat jab 清热解毒，tat hxend ves hxangd 舒筋活血。主治：nais pot yens jab 肺结核，jib daib kib jid 小儿高烧，lob bil juk jik 手脚麻木，mongb diub 腰痛，hsot ud mongb qub 痛经。

【Ed not xus 用法用量】内服，水煎，10 ～ 25 g；或浸酒饮；或炖鸡食。外用，捣烂敷。

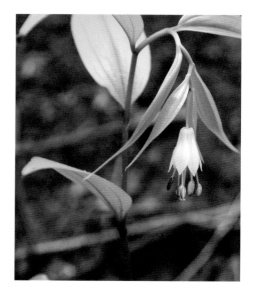

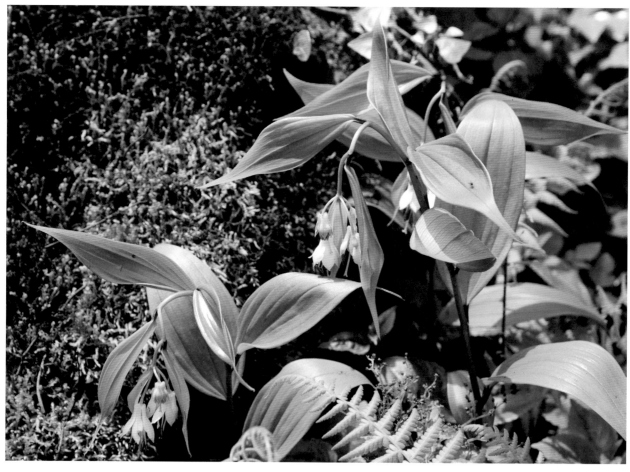

Vob qenb ghod 少花万寿竹

【Bit hsenb 俗名】遍地姜、竹叶三七、黄花宝铎草、宝铎草、淡竹花、黄牛尾巴、竹凌霄。

【Dios kob deis 基源】为百合科植物少花万寿竹 *Disporum uniflorum* Baker ex S. Moore 的根、根茎。

【Niangb bet deis 生长环境】生于杂木林下阴湿处、灌木丛。分布于部分苗乡。

【Jox hsub 性味属经】性平，味甘，属冷热两经药，入两经。

【Qet diel xid 功能主治】功能：yis dliangl net nais pob 养阴润肺，vut eb niangs vut bongt 生津益气。主治：dlad jus hxub mongb 腰膝酸软，nais pot kib ait ngol 肺热咳嗽，bit dangx lol hniangk 体虚盗汗，hsot ud mongb qub 痛经，ghad eb dlub lol not 白带过多，diongb hmangt not eb wal 夜尿频多。

【Ed not xus 用法用量】内服，水煎，15～25 g。

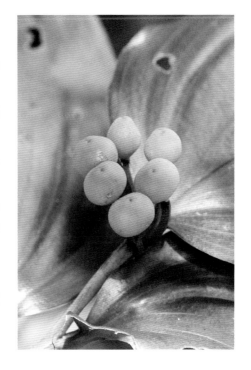

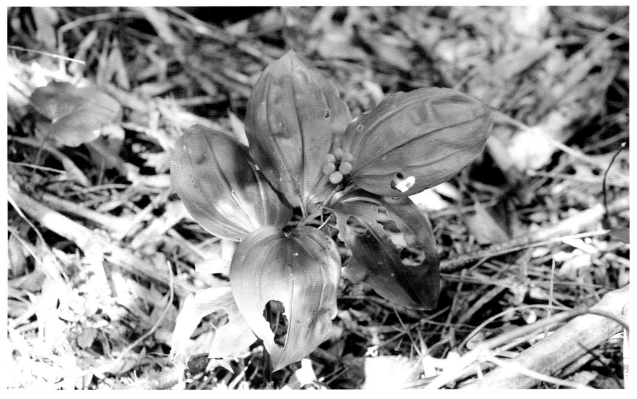

Vob dlaib gheik 深裂竹根七

【Bit hsenb 俗名】十样错、小玉竹、玉竹、扣子七、黄脚鸡、竹根假万寿竹。

【Dios kob deis 基源】为百合科植物深裂竹根七 *Disporopsis pernyi* (Hua) Diels 的根茎。

【Niangb bet deis 生长环境】生于杂木林下阴湿处、溪边、屋边。分布于部分苗乡。

【Jox hsub 性味属经】性平，味甘，属冷热两经药，入两经。

【Qet diel xid 功能主治】功能：yis dliangl net nais pob 养阴润肺，vut eb niangs dangf khak 生津止渴。主治：ait gheb bal jid mongb 劳伤疼痛，yens jent mongb 风湿痛，heb jangb not eb hniangk 虚弱多汗，xit daib xus dliangl ves 产后虚弱，hsot ud ax jangx hxib 月经不调，diongb hmangt not eb wal 夜尿频多。

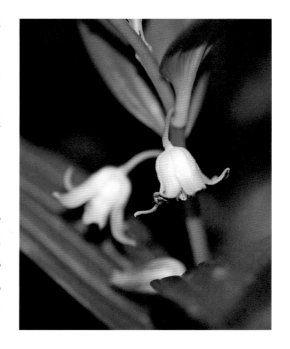

【Ed not xus 用法用量】内服，水煎，25～50 g；或入丸、散；或炖鸡食。

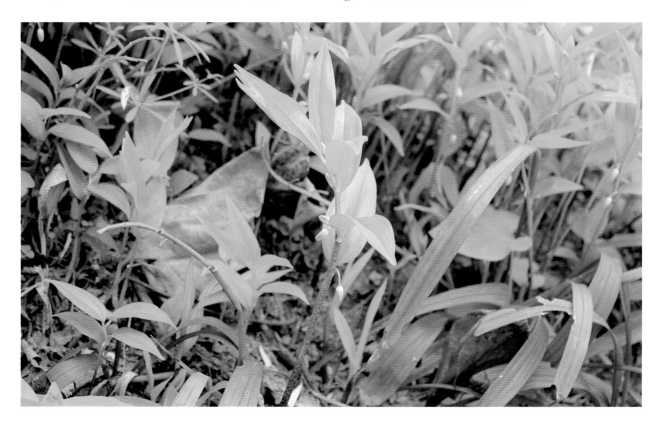

Vob nix ghab liul vud 鹭鸶草

【Bit hsenb 俗名】山韭菜、天生草、土洋参、韭菜参、鹭鸶兰。

【Dios kob deis 基源】为百合科植物鹭鸶草 *Diuranthera major* Hemsley 的根茎。

【Niangb bet deis 生长环境】生于荒山草丛。分布于高山地区苗乡。

【Jox hsub 性味属经】性平，味甘，属冷热两经药，入两经。

【Qet diel xid 功能主治】功能：xongf hxend tiod hsongd 强筋壮骨，dangf hxangd hxenk ongd hsongd 止血消炎。主治：yens xit lol hxangd 刀伤出血，dliangd bil dib sangb 跌打损伤，dait hxend lis 断筋，mongb qub 腹痛。

【Ed not xus 用法用量】内服，水煎，15 ～ 25 g；或入丸、散。

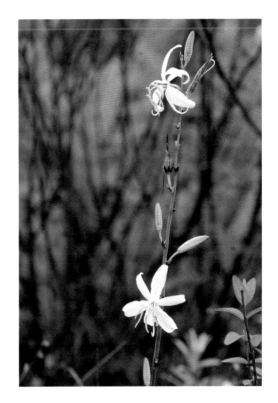

Khok gib bix 老鸦瓣

【Bit hsenb 俗名】光菇、山蛋、山慈姑、光慈姑、毛地梨、老鸦头、棉花包。

【Dios kob deis 基源】为百合科植物老鸦瓣 *Amana edulis* (Miquel) Honda 的鳞茎。

【Niangb bet deis 生长环境】生于坡塝荒地、山谷荒地。分布于各地苗乡。

【Jox hsub 性味属经】性冷，味甘，属冷药，入热经。有毒。

【Qet diel xid 功能主治】功能：tat jit hxangd 散瘀，zangl ghab pob 散结。主治：ghab diux ghongd angt mongb 咽喉肿痛，xit daib jit hxangd 产后瘀血，ud niak ax lol 胎衣不下，gangb lax bus pob mongb 疮痈肿毒，hxongb nangl 瘰疬，niangb hsab pob mongb 无名肿毒。

【Ed not xus 用法用量】内服，水煎，5 ～ 10 g。外用，捣烂敷；或捣汁涂。

Jab mal gif ghangb 开口箭

【Bit hsenb 俗名】万年青、牛尾七、竹根七、岩七。

【Dios kob deis 基源】为百合科植物开口箭 *Campylandra chinensis* (Baker) M. N. Tamura et al. 的根茎。

【Niangb bet deis 生长环境】生于深山峡谷林下、溪涧边。分布于各地苗乡。

【Jox hsub 性味属经】性冷，味甘苦，属冷药，入热经。

【Qet diel xid 功能主治】功能：hxub jent hxenk net 祛风除湿，ves hxangd hsot ud vut 活血调经。主治：ait gheb bal jid 劳伤，yens jent mongb ghut hsongd 风湿性关节炎，dliangd bil dib sangb 跌打损伤，bal ves ait ngol 虚劳咳嗽，hsot ud ax jangx hxib 月经不调，yens dlad zeb nex gik 狂犬咬伤。

【Ed not xus 用法用量】内服，水煎，15 ～ 20 g；或研末冲服，3 ～ 5 g；或浸酒饮。外用，捣烂敷。

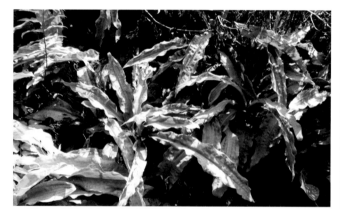 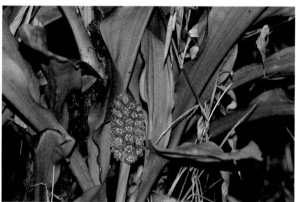

Jab mal gif ghangb yut 弯蕊开口箭

【Bit hsenb 俗名】包谷七、开喉箭。

【Dios kob deis 基源】为百合科植物弯蕊开口箭 *Campylandra wattii* C. B. Clarke 的根或叶。

【Niangb bet deis 生长环境】生于深山峡谷林下、溪涧边。分布于各地苗乡。

【Jox hsub 性味属经】性冷，味甘苦，属冷药，入热经。

【Qet diel xid 功能主治】功能：hxub jent hxenk net 祛风除湿，ves hxangd hsot ud vut 活血调经。主治：dliangd bil dib sangb 跌打损伤，ait gheb bal jid 劳伤，yens jent mongb ghut hsongd 风湿性关节炎，pob wox 浮肿，hsot ud ax jangx hxib 月经不调，yens dlad zeb nex gik 狂犬咬伤。

【Ed not xus 用法用量】内服，水煎，15 ～ 20 g；或研末冲服，3 ～ 5 g；或浸酒饮。外用，捣烂敷。

Bangx xangd 油点草

【Bit hsenb 俗名】油迹草、红梗七、大果油点草、黑豆草。

【Dios kob deis 基源】为百合科植物油点草 *Tricyrtis macropoda* Miquel 的根。

【Niangb bet deis 生长环境】生于杂木林、山坡草地。分布于各地苗乡。

【Jox hsub 性味属经】性热，味甘，属热药，入冷经。

【Qet diel xid 功能主治】功能：qet nais pob dangf ngol 宣肺止咳，hxenk bod zangl ghab pob 消痞散结。主治：bal ves ait ngol 虚弱咳嗽，gos kib fal sab 中暑发痧，fal sab mongb qub 痧证腹痛，jangx bod 痞块。

【Ed not xus 用法用量】内服，水煎，25～30 g；或炖肉食；或入丸、散。

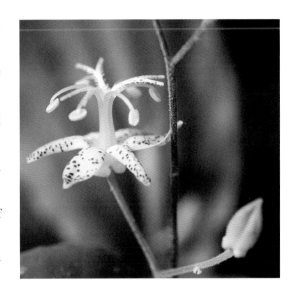

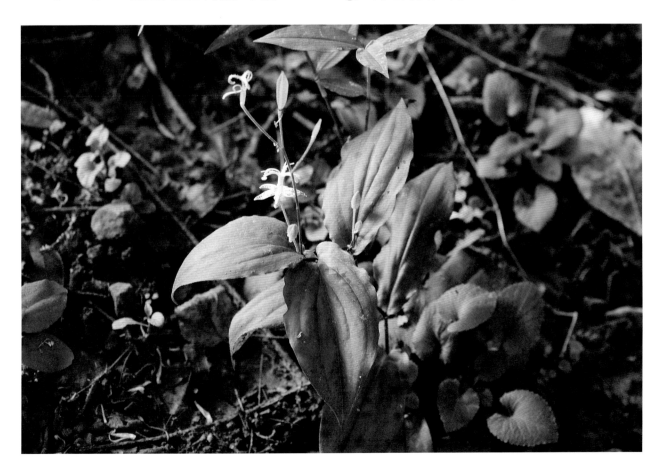

Vob vas ves 宽叶油点草

【Bit hsenb 俗名】油点草、山油草。

【Dios kob deis 基源】为百合科植物宽叶油点草 *Tricyrtis latifolia* Maximowicz 的根茎。

【Niangb bet deis 生长环境】生于坡塝草地、杂木林。分布于各地苗乡。

【Jox hsub 性味属经】性热，味甘，属热药，入冷经。

【Qet diel xid 功能主治】功能：qet nais pob dangf ngol 宣肺止咳，hxenk bod zangl ghab pob 消痞散结。主治：gos kib fal sab 中暑发痧，fal sab mongb qub 痧证腹痛，bal ves ait ngol 虚弱咳嗽，jangx bod 痞块。

【Ed not xus 用法用量】内服，水煎，25 ～ 30 g；或炖肉食；或入丸、散。

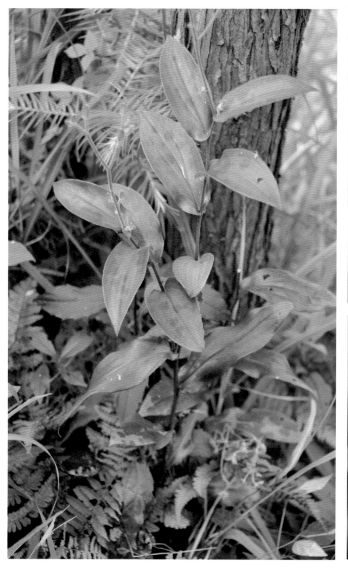
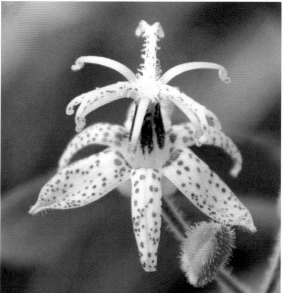
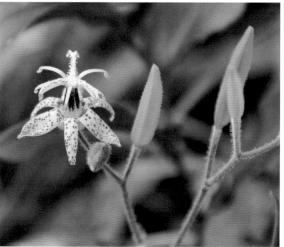

Bas daid niux 牛尾菜

【Bit hsenb 俗名】牛尾蕨、大叶伸筋、白须公、马尾伸筋、草菝葜、金刚豆藤。

【Dios kob deis 基源】为百合科植物牛尾菜 *Smilax riparia* A. de Candolle 的根、根茎。

【Niangb bet deis 生长环境】生于坡塝林下阴湿处、山谷草丛、路边。分布于部分苗乡。

【Jox hsub 性味属经】性平，味甘苦，属冷热两经药，入两经。

【Qet diel xid 功能主治】功能：tad hxend tongb hxud 舒筋通络，ves hxangd 活血。主治：mongb ghut hsongd 关节痛，mongb khob niel khob 头痛头晕，bal ves ait ngol 虚弱咳嗽，ngol lol hxangd 咳血，pob wox 浮肿。

【Ed not xus 用法用量】外用，研末或捣烂敷；或用菜油调敷。

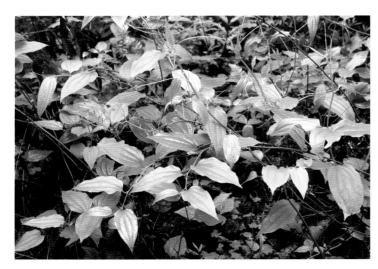 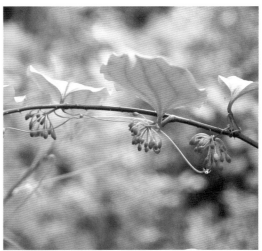

Bas daid niux dlub 白背牛尾菜

【Bit hsenb 俗名】七星牛尾菜、长叶牛尾菜、分筋草、大伸筋。

【Dios kob deis 基源】为百合科植物白背牛尾菜 *Smilax nipponica* Miquel 的根。

【Niangb bet deis 生长环境】生于深山丛林、山谷。分布于部分苗乡。

【Jox hsub 性味属经】性冷，味苦，属冷药，入热经。

【Qet diel xid 功能主治】功能：tat hxend ves hxangd 舒筋活血，hxenk angt dangf mongb 消肿止痛。主治：dliangd bil dib sangb 跌打损伤，yens jent mongb 风湿痛，mongb diub 腰痛，ait gheb bal jid 劳伤，niangb hsab pob mongb 无名肿毒。

【Ed not xus 用法用量】内服，水煎，10 ～ 25 g。

Bod hxangd nax 土茯苓

【Bit hsenb 俗名】久老薯、毛尾薯、冷饭团、红土苓、光叶菝葜。

【Dios kob deis 基源】为百合科植物土茯苓 *Smilax glabra* Roxburgh 的根茎。

【Niangb bet deis 生长环境】生于坡塝林缘、疏林、灌木丛，有栽培。分布于部分苗乡。

【Jox hsub 性味属经】性平，味甘淡，属冷热两经药，入两经。

【Qet diel xid 功能主治】功能：dias xuf tat jab 除湿解毒，vut nat xongf buk dux 健脾胃。
主治：yens jent mongb hsongd 风湿骨痛，mongb hsongd hxend 筋骨疼痛，mongb khob 头痛，
gangb xent qut qat 疥疮瘙痒，hxongb nangl 瘰疬，ghad eb dlub lol not 白带过多。

【Ed not xus 用法用量】内服，水煎，25 ～ 50 g。外用，研末调敷。

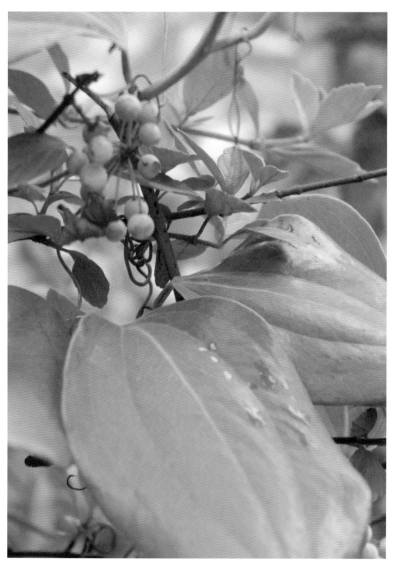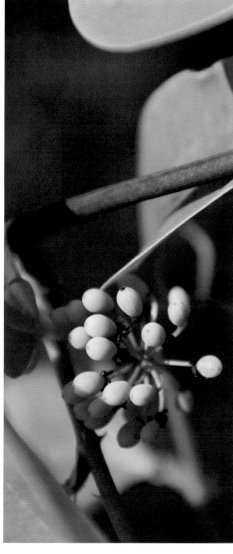

Bel zand dak 菝葜

【Bit hsenb 俗名】龙山虎、冷饭头、豺狗刺、金刚兜、铁钉钯、铁菱角、金巴斗、铜藤。

【Dios kob deis 基源】为百合科植物菝葜 *Smilax china* Linnaeus 的根茎。

【Niangb bet deis 生长环境】生于疏林、灌木丛、山谷边。分布于各地苗乡。

【Jox hsub 性味属经】性平，味甘淡，属冷热两经药，入两经。

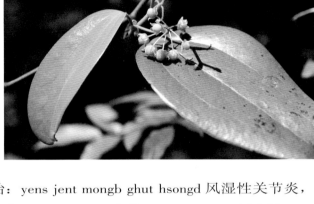

【Qet diel xid 功能主治】功能：hxub jent hxenk net 祛风除湿，hxenk angt 消肿毒。主治：yens jent mongb ghut hsongd 风湿性关节炎，hsongd hxend juk jik 筋骨麻木，hxongb nangl 瘰疬，ghad eb xok 赤带，xud wal dlub 尿白浊，zal ghad dongk xok 细菌性痢疾。

【Ed not xus 用法用量】内服，水煎，15 ～ 20 g。外用，研末调敷。

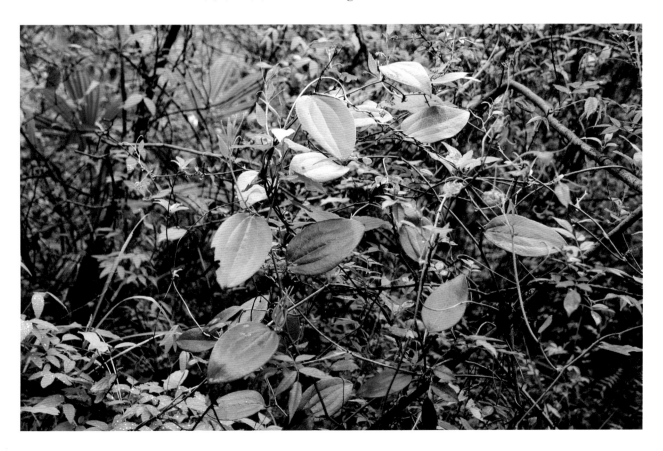

Vob dlud dlab 托柄菝葜

【Bit hsenb 俗名】土茯苓、土萆薢、大叶金刚藤、短柄菝葜、大耳菝葜、金八兜。

【Dios kob deis 基源】为百合科植物托柄菝葜 *Smilax discotis* Warburg 的根茎。

【Niangb bet deis 生长环境】生于坡塝荒山、林缘。分布于各地苗乡。

【Jox hsub 性味属经】性平，味淡，属冷热两经药，入两经。

【Qet diel xid 功能主治】功能：dias xuf tat jab 除湿解毒，hxenk angt 消肿毒。主治：yens jab sot gangt 痨病羸瘦，mongb hsongd hxend 筋骨疼痛，yens jent mongb 风湿痛，hfak bangb hxangd 血崩。

【Ed not xus 用法用量】内服，水煎，20 ～ 25 g。外用，研末调敷。

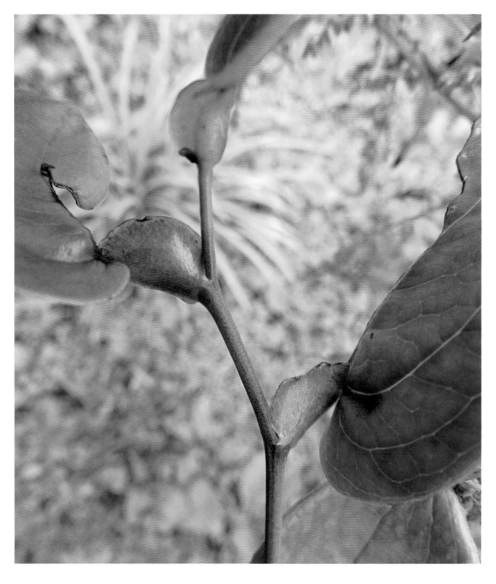

434

Bel zand dak dlaib 短梗菝葜

【Bit hsenb 俗名】小叶金刚藤、金刚藤、金刚刺、黑刺菝葜。

【Dios kob deis 基源】为百合科植物短梗菝葜 *Smilax scobinicaulis* C. H. Wright 的根。

【Niangb bet deis 生长环境】生于山谷灌木丛、疏林、林缘。分布于部分苗乡。

【Jox hsub 性味属经】性平，味苦，属冷药，入热经。

【Qet diel xid 功能主治】功能：hxub jent tat jab 祛风解毒，langl ngaif 抗癌。主治：yens jent mongb ghab dlad ghab bab 风湿腰腿痛，hxongb nangl 瘰疬，pob jangx ves pob angt 恶性肿瘤，mongb qub zal ghad 腹痛腹泻。

【Ed not xus 用法用量】内服，水煎，15 ～ 25 g；或浸酒饮。外用，捣烂敷。

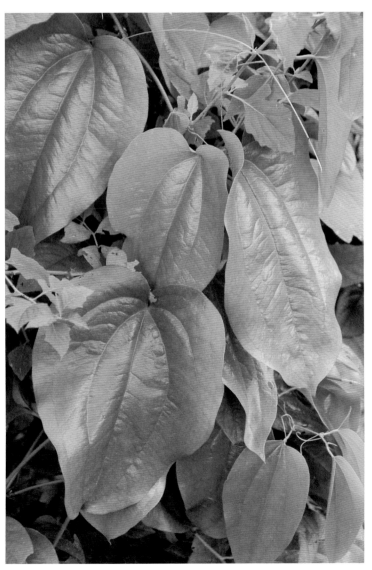

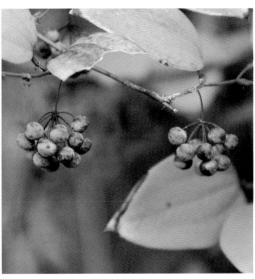

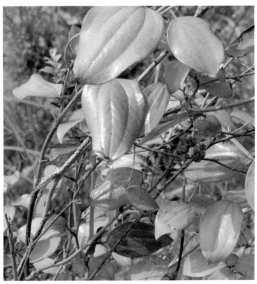

Bel zand dak gad 黑果菝葜

【Bit hsenb 俗名】金刚藤头。

【Dios kob deis 基源】为百合科植物黑果菝葜 *Smilax glaucochina* Warburg的根、叶。

【Niangb bet deis 生长环境】喜生于灌木丛、林缘。分布于部分苗乡。

【Jox hsub 性味属经】性平，味甘，属冷热两经药，入两经。

【Qet diel xid 功能主治】功能：hxub kib seil hxangd 清热凉血，vut eb wal 利尿。主治：dliangd bil dib sangb 跌打损伤，ngol lol hxangd 咳血，ghad eb xok 赤带，wal lol ax jingx liex 小便不畅。

【Ed not xus 用法用量】内服，水煎，15 ～ 20 g。

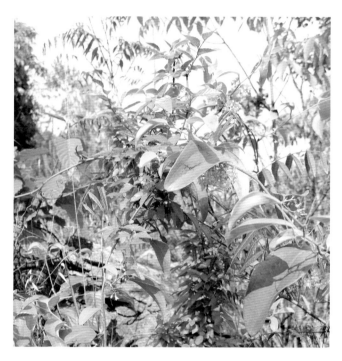

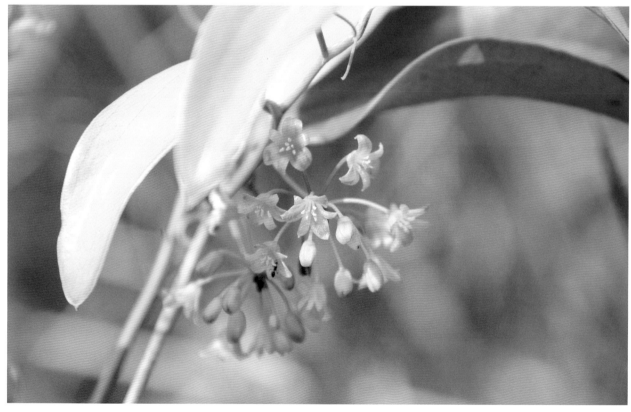

Vob dlud dlab bas 短柱肖菝葜

【Bit hsenb 俗名】七脉肖菝葜、七脉土茯苓。

【Dios kob deis 基源】为百合科植物短柱肖菝葜 *Heterosmilax septemnervia* F. T. Wang & Tang 的块根。

【Niangb bet deis 生长环境】生于坡塝密林、溪沟边、路旁。分布于部分苗乡。

【Jox hsub 性味属经】性热，味甘涩，属热药，入冷经。

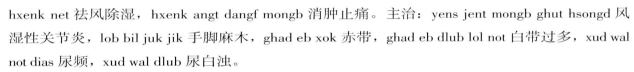

【Qet diel xid 功能主治】功能：hxub jent hxenk net 祛风除湿，hxenk angt dangf mongb 消肿止痛。主治：yens jent mongb ghut hsongd 风湿性关节炎，lob bil juk jik 手脚麻木，ghad eb xok 赤带，ghad eb dlub lol not 白带过多，xud wal not dias 尿频，xud wal dlub 尿白浊。

【Ed not xus 用法用量】内服，水煎，20 ～ 25 g。外用，研末调敷。

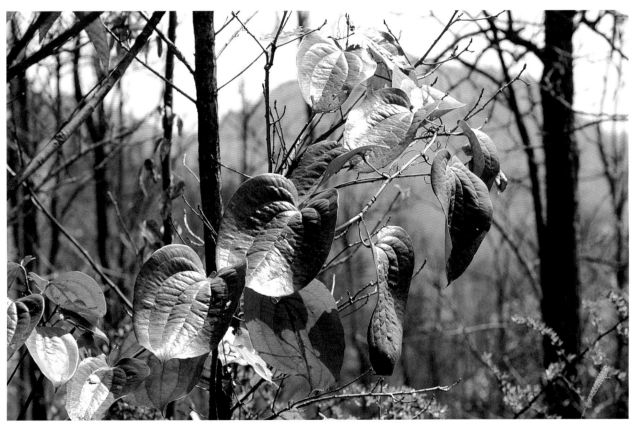

Vob gek hnaib 七叶一枝花

【Bit hsenb 俗名】蚤休、一把伞、七子莲、灯台七、独脚莲、铁灯台、重楼金线。

【Dios kob deis 基源】为百合科植物七叶一枝花 *Paris polyphylla* Smith 的根茎。

【Niangb bet deis 生长环境】生于山湾林下、山谷边、灌木丛。分布于各地苗乡。

【Jox hsub 性味属经】性冷，味苦辛，属冷药，入热经。

【Qet diel xid 功能主治】功能：hxub kib tat jab 清热解毒，dangf ngol vut bongt 止咳平喘。主治：dliangd bil bal jid niangs 跌

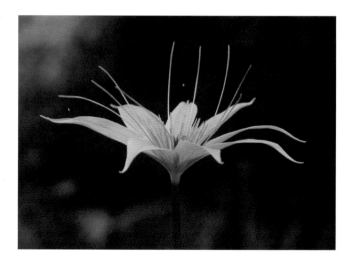

摔内伤，nais pot yens jab ngol lax 肺痨久咳，mongb ghongd niangs 咽喉痛，jib daib hxib jent 小儿惊风，yens nangb gik 毒蛇咬伤，dlif ghab neib ghangb 脱肛。

【Ed not xus 用法用量】内服，水煎，5～10 g；或入丸、散。外用，捣烂敷。

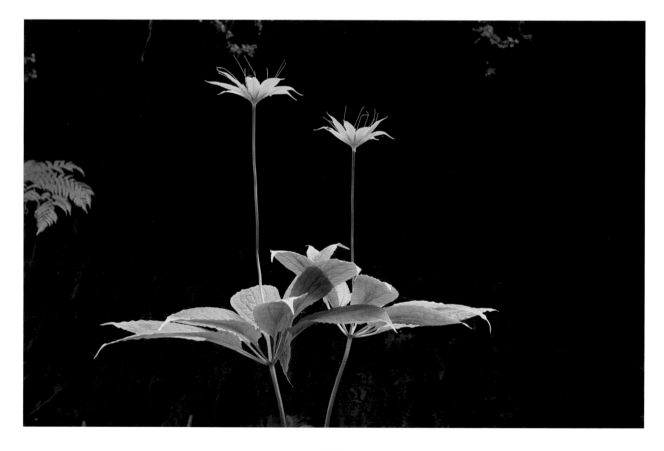

Vob gek hnaib dliub 毛重楼

【Bit hsenb 俗名】三层草、独脚莲、草河车、铁灯台、金线重楼。

【Dios kob deis 基源】为百合科植物毛重楼 *Paris mairei* H. Léveillé 的根茎。

【Niangb bet deis 生长环境】生于山坳林下、灌木丛、路边荫蔽处。分布于部分苗乡。

【Jox hsub 性味属经】性冷，味苦辛，属冷药，入热经。

【Qet diel xid 功能主治】功能：hxub kib tat jab 清热解毒，dangf ngol vut bongt 止咳平喘。主治：nais pot yens jab ngol lax 肺痨久咳，dliangd bil bal jid niangs 跌摔内伤，jib daib hxib jent 小儿惊风，yens nangb gik 毒蛇咬伤，dlif ghab neib ghangb 脱肛。

【Ed not xus 用法用量】内服，水煎，5～15 g；或捣汁服；或磨汁入散剂。外用，捣烂敷；或磨汁涂。

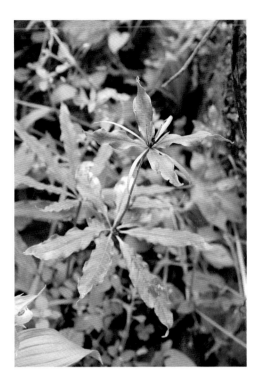

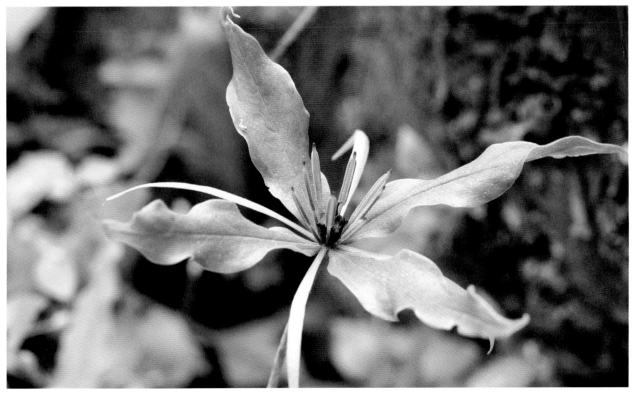

Vob sangx gek 华重楼

【Bit hsenb 俗名】草甘遂、红重楼、草河车、螺丝三七、重楼金线。

【Dios kob deis 基源】为百合科植物华重楼 *Paris polyphylla* Smith var. *chinensis* (Franchet) H. Hara 的根茎。

【Niangb bet deis 生长环境】生于山谷林下、溪涧边阴湿处。分布于部分苗乡。

【Jox hsub 性味属经】性冷，味苦辛，属冷药，入热经。

【Qet diel xid 功能主治】功能：hxub kib tat jab 清热解毒，dangt ngol vut bongt 止咳平喘。主治：dliangd bil bal jid niangs 跌摔内伤，mongb ghongd niangs 咽喉痛，nais pot yens jab ngol lax 肺痨久咳，jib daib hxib jent 小儿惊风，yens nangb gik 毒蛇咬伤。

【Ed not xus 用法用量】内服，水煎，5 ～ 15 g；或磨汁、捣汁服；或入散剂。外用，捣烂敷。

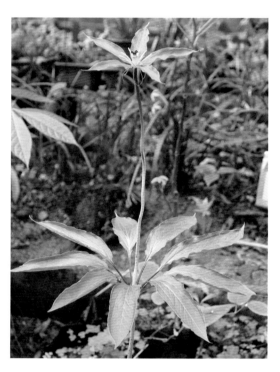

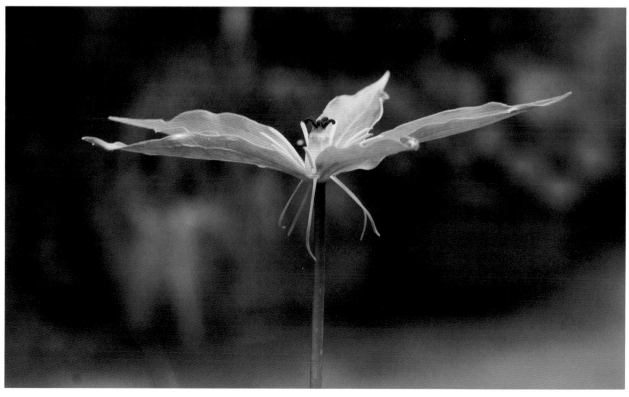

Jab gib liaob mik 球药隔重楼

【Bit hsenb 俗名】蚤休、重楼、九道箍、牛角七、独脚莲。

【Dios kob deis 基源】为百合科植物球药隔重楼 *Paris fargesii* Franchet 的根茎。

【Niangb bet deis 生长环境】生于坡塝林下、灌木丛。分布于部分苗乡。

【Jox hsub 性味属经】性冷，味苦辛，属冷药，入热经。

【Qet diel xid 功能主治】功能：hxub kib tat jab 清热解毒，dangf ngol vut bongt 止咳平喘。主治：mongb ghongd gus ngol hvuk 慢性支气管炎，jib daib hxib jent 小儿惊风，dix gangb 疔疮，niangb hsab pob mongb 无名肿毒，yens nangb gik 毒蛇咬伤，yens gangb gik 毒虫咬伤。

【Ed not xus 用法用量】内服，水煎，5 ~ 10 g；或捣汁入散剂。外用，捣烂敷；或磨汁涂。

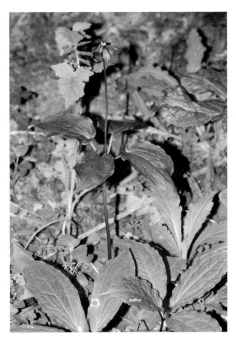

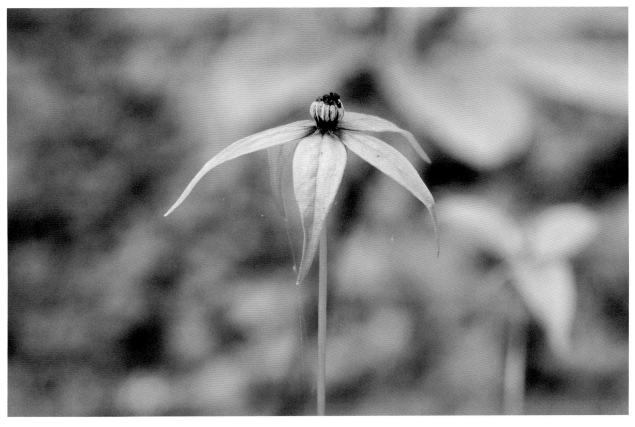

Jab gib liaob baid 具柄重楼

【Bit hsenb 俗名】鹿竹、垂珠、苟格、重楼、具柄王孙。

【Dios kob deis 基源】为百合科植物具柄重楼 *Paris fargesii* Franchet var. *petiolata* (Baker ex C. H. Wright) F. T. Wang & Tang 的根状茎。

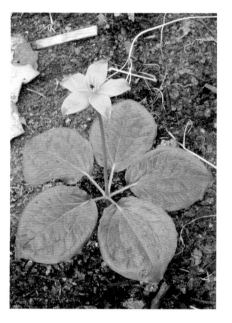

【Niangb bet deis 生长环境】生于坡塝竹林、灌木丛。分布于高山地区苗乡。

【Jox hsub 性味属经】性冷，味苦辛，属冷药，入热经。

【Qet diel xid 功能主治】功能：hxub kib tat jab 清热解毒，dangf ngol vut bongt 止咳平喘。主治：jib daib hxib jent 小儿惊风，mongb ghongd gus ngol livuk 慢性支气管炎，dix gangb 疔疮，yens nangb gik 毒蛇咬伤，yens gangb gik 毒虫咬伤。

【Ed not xus 用法用量】内服，水煎，5～15 g；或捣汁入丸、散。外用，磨汁涂；或捣烂敷。

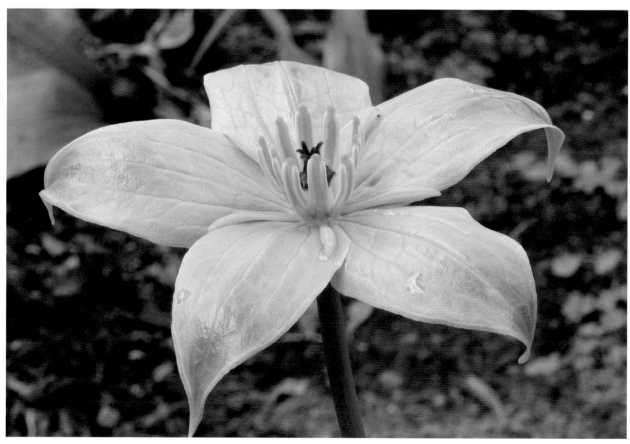

Vob nix gek hlieb 穗花粉条儿菜

【Bit hsenb 俗名】小棕皮、虎须草、鹿吃草、百味参。

【Dios kob deis 基源】为百合科植物穗花粉条儿菜 *Aletris pauciflora* (Klotzsch) Handel-Mazzetti var. *khasiana* (J. D. Hooker) F. T. Wang & Tang 的全草。

【Niangb bet deis 生长环境】生于山野荒地、田园边、林缘。分布于各地苗乡。

【Jox hsub 性味属经】性热，味辛苦，属热药，入冷经。

【Qet diel xid 功能主治】功能：yis hxangd vut bongt 补血益气，seil hxangd dangf hxangd 凉血止血。主治：dliangd bil dib sangb 跌打损伤，hvuk ves lol hniangk senb 体虚出虚汗，od hxangd 吐血，xud wal hxangd 尿血，xud ghad hxangd 便血。

【Ed not xus 用法用量】内服，水煎，5 ～ 10 g；或烧灰存性内服，可止血。

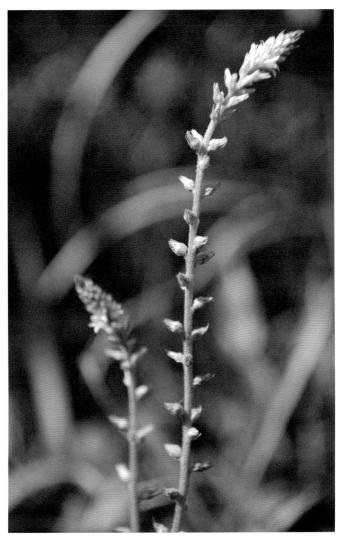 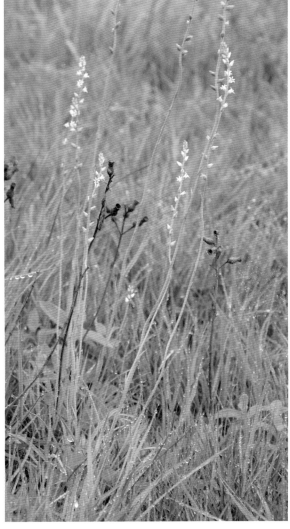

Vob gangt ngail 粉条儿菜

【Bit hsenb 俗名】金钱吊白米、翠绿草、瞿麦草、粉条草、肺筋草、肺经草、蛆虫草。

【Dios kob deis 基源】为百合科植物粉条儿菜 *Aletris spicata* (Thunberg) Franchet 的全草或根。

【Niangb bet deis 生长环境】生于坡塝林下、荒山草地。分布于部分苗乡。

【Jox hsub 性味属经】性平，味甘，属冷热两经药，入两经。

【Qet diel xid 功能主治】功能：hxub kib tat jab 清热解毒，dangf ngol yangx ghad ngol 止咳化痰。主治：ngol lax hniut 陈年久咳，ait ngol 咳嗽，ngol yenx hnaib 百日咳，xit daib xus wel 产后缺乳，jib daib ngas naix mais 小儿疳积，mongb hmid 牙痛。

【Ed not xus 用法用量】内服，水煎，10 ～ 15 g。外用，捣烂敷。

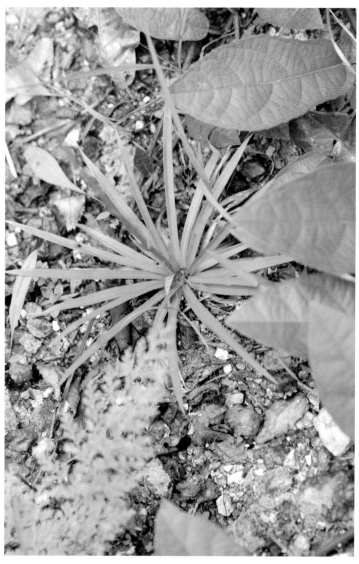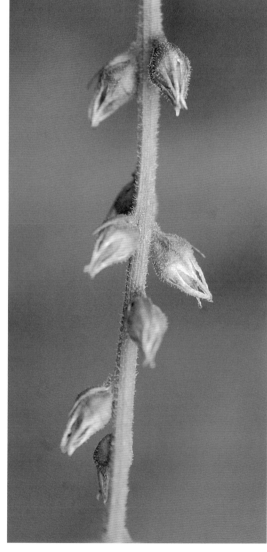

Gangt mot vud yut 狭瓣粉条儿菜

【Bit hsenb 俗名】瞿麦草、蛆虫草、窄瓣粉条儿菜、狭叶粉条儿菜。

【Dios kob deis 基源】为百合科植物狭瓣粉条儿菜 *Aletris stenoloba* Franchet 的全草。

【Niangb bet deis 生长环境】生于坡塝林缘、疏林、路旁。分布于高山地区苗乡。

【Jox hsub 性味属经】性冷，味苦涩，属冷药，入热经。

【Qet diel xid 功能主治】功能：dangf ngol yangx ghad ngol 止咳化痰，dib gangb 杀虫。主治：ngol lax hniut 陈年久咳，ngol yenx hnaib 百日咳，dliangd bil dib sangb 跌打损伤，xit daib xus wel 产后缺乳，gangb jongb jangx 蛔虫病。

【Ed not xus 用法用量】内服，水煎，15 ～ 25 g。外用，捣烂敷；或水煎洗。

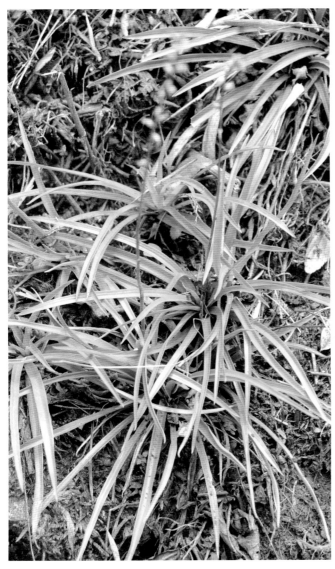
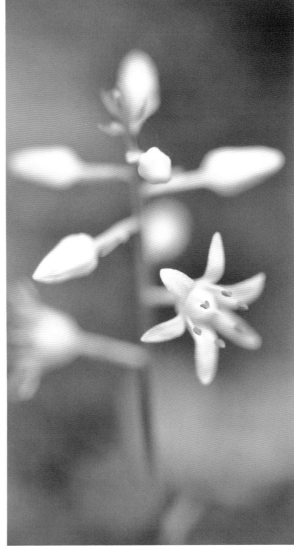

Reib giad sob xok 九龙盘

【Bit hsenb 俗名】蛇莲、俞莲、千年竹、赶山鞭、地蜈蚣。

【Dios kob deis 基源】为百合科植物九龙盘 *Aspidistra lurida* Ker Gawler 的根。

【Niangb bet deis 生长环境】生于山谷杂木林下多岩石地区、峡谷路旁。分布于部分苗乡。

【Jox hsub 性味属经】性热，味辛，属热药，入冷经。

【Qet diel xid 功能主治】功能：hxub jent dangf mongb 祛风止痛，ves hxangd dangf hxangd 活血止血。主治：dliangd bil dib sangb 跌打损伤，lod hsongd 骨折，yens bangd zix daid bus niangs 枪伤子弹未出，mongb diub 腰痛，yens jent mongb 风湿痛，nais pot yens jab 肺结核。

【Ed not xus 用法用量】内服，水煎，15～25 g；或浸酒饮。外用，捣烂敷。

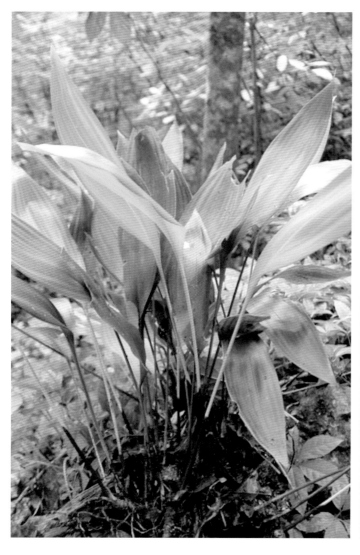 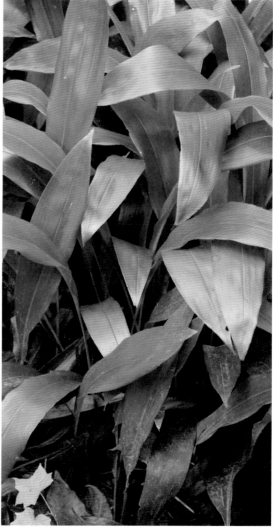

Kid ghab vud 蜘蛛抱蛋

【Bit hsenb 俗名】大叶万年青、斩龙剑、竹叶盘、赶山鞭、大九龙盘、飞天蜈蚣。

【Dios kob deis 基源】为百合科植物蜘蛛抱蛋 *Aspidistra elatior* Blume 的根茎。

【Niangb bet deis 生长环境】生于山谷杂木林下多岩石地区，有栽培。分布于部分苗乡。

【Jox hsub 性味属经】性热，味辛涩，属热药，入冷经。

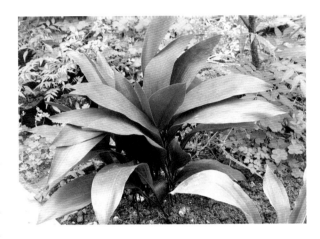

【Qet diel xid 功能主治】功能：ves hxangd tongb hxud 活血通络，vas wal tongb eb niuk 利水通淋。主治：dliangd bil dib sangb 跌打损伤，mongb hsongd hxend 筋骨疼痛，mongb diub lax hniut 陈年腰痛，nais pot kib ait ngol 肺热咳嗽，ax hsot ud mongb qub 闭经腹痛。

【Ed not xus 用法用量】内服，水煎，15 ～ 25 g。

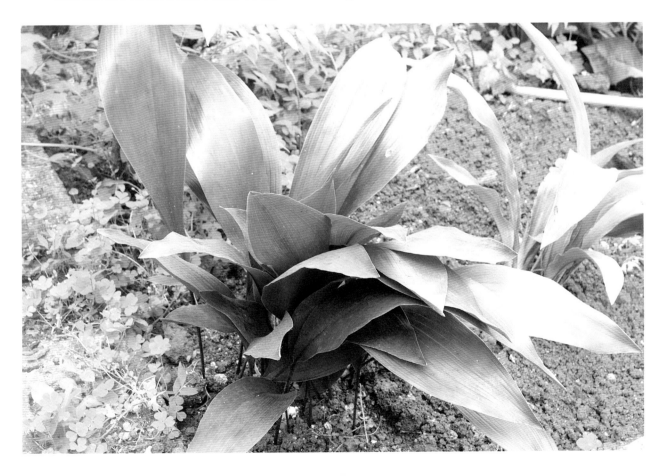

Vob ghab nex jed gib 卵叶蜘蛛抱蛋

【Bit hsenb 俗名】棕包叶、卵叶蜘蛛抱蛋。

【Dios kob deis 基源】为百合科植物卵叶蜘蛛抱蛋 *Aspidistra typica* Baillon 的根茎。

【Niangb bet deis 生长环境】生于深山密林阴湿处、山谷溪涧，有栽培。分布于部分苗乡。

【Jox hsub 性味属经】性热，味辛苦，属热药，入冷经。

【Qet diel xid 功能主治】功能：hxub kib tat jab 清热解毒，ves hxangd tat jit hxangd 活血化瘀。主治：dliangd bil neit mongb 跌打扭伤，lod hsongd 骨折，yens jent mongb 风湿痛，yens nangb gik 毒蛇咬伤。

【Ed not xus 用法用量】内服，水煎，25 ～ 50 g。外用，捣烂敷。

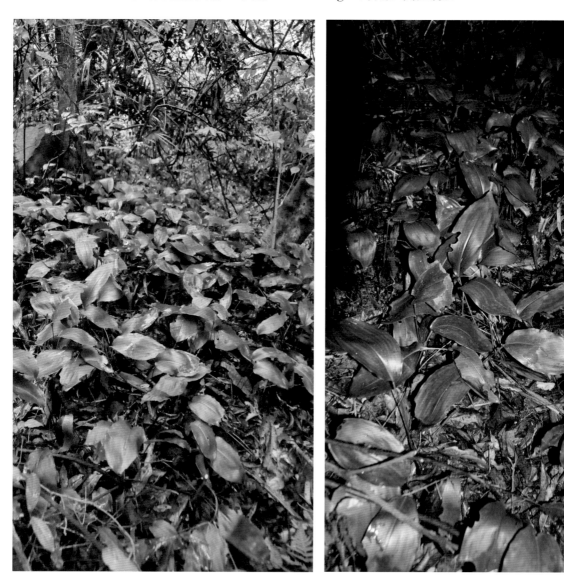

Vob nix diongx 葱

【Bit hsenb 俗名】大葱、火葱、四季葱、葱白头、香葱。

【Dios kob deis 基源】为百合科植物葱 *Allium fistulosum* Linnaeus 的鳞茎。

【Niangb bet deis 生长环境】属蔬菜作物、香料作物，有栽培。分布于各地苗乡。

【Jox hsub 性味属经】性热，味辛，属热药，入冷经。

【Qet diel xid 功能主治】功能：tad dud tat seil 解表散寒，tat jab 解毒。主治：mongb khob kib jid 头痛发烧，mongb daif gad 胃痛（胸口痛），hot ax yangx gad 消化不良，gangb dix pob mongb 疔疮肿痛，xud wal ax lol 小便不通，bid daif got pob mongb 阴囊肿痛。

【Ed not xus 用法用量】内服，水煎，25 ～ 50 g。外用，捣烂敷。

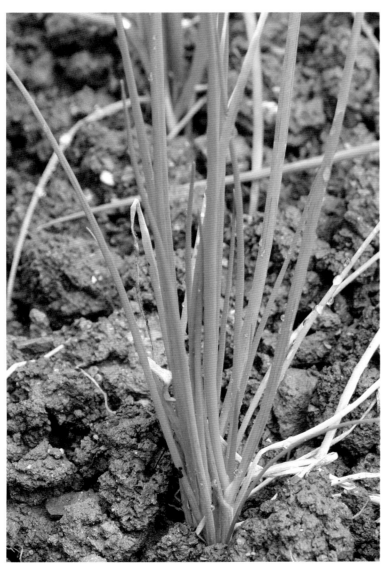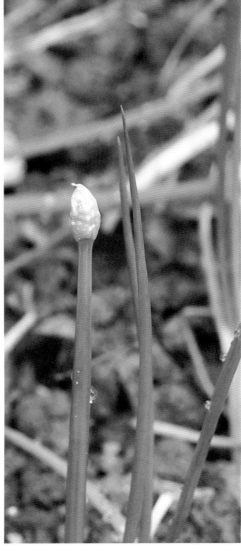

Vob hsongb 火葱

【Bit hsenb 俗名】细香葱、香葱。

【Dios kob deis 基源】为百合科植物火葱 *Allium cepa* Linnaeus var. *aggregatum* G. Don 的鳞茎。

【Niangb bet deis 生长环境】属蔬菜作物、香料作物，有栽培。分布于各地苗乡。

【Jox hsub 性味属经】性热，味辛，属热药，入冷经。

【Qet diel xid 功能主治】功能：hangb bongt ves hxangd 行气活血，tad dud tat seil 解表散寒。主治：mangb hfud seil 风寒感冒，pob lob pob bil 手脚水肿，dit qub 腹胀，wal lol ax jingx liex 小便不畅。

【Ed not xus 用法用量】内服，水煎，25 ～ 50 g。外用，捣烂敷。

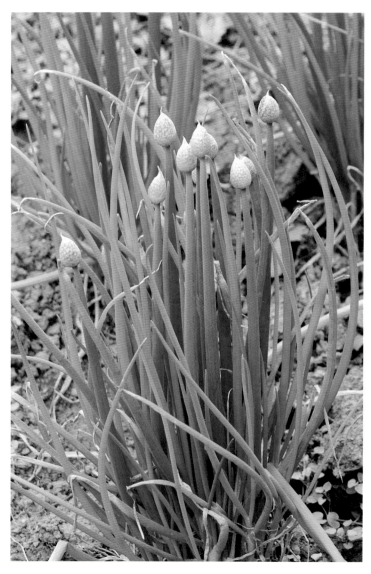 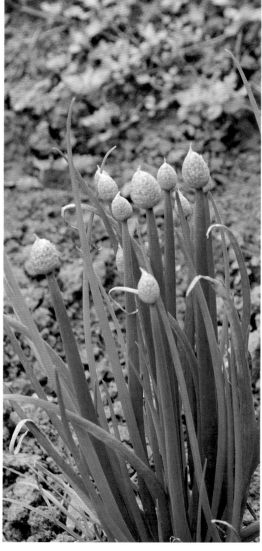

Vob nix ghab liul 韭

【Bit hsenb 俗名】扁菜、韭子、壮阳草、起阳草、野韭菜。

【Dios kob deis 基源】为百合科植物韭 *Allium tuberosum* Rottler ex Sprengel 的叶、根、籽实。

【Niangb bet deis 生长环境】属蔬菜作物。各地苗乡有栽培。

【Jox hsub 性味属经】性热，味辛，属冷热两经药，入两经。

【Qet diel xid 功能主治】功能：yis hfud nais yis diuf 补肝补肾，dangf hxangd tat jit hxangd 止血散瘀。主治：dliangd bil dib sangb 跌打损伤，hxud hxangd od 恶心呕吐，ghab dlad hfud jus ax maix ves 腰膝无力，yens hseik 漆疮，dlif ghab jed vangl daib 子宫脱垂，xud wal hxangd 尿血。

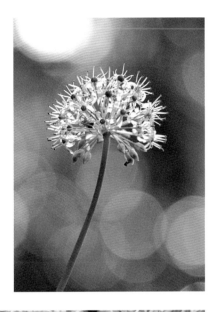

【Ed not xus 用法用量】内服，捣汁服，50 ～ 100 g；或炒熟做菜吃。

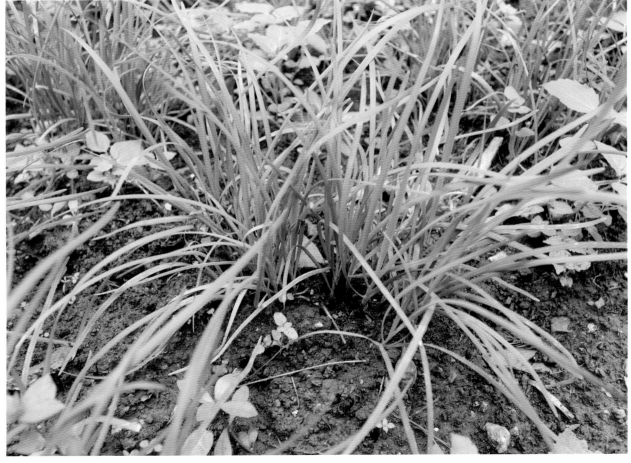

Vob nix vud 山韭

【Bit hsenb 俗名】雀菜、蒙古葱、小韭、山韭菜、野韭菜、岩葱。

【Dios kob deis 基源】为百合科植物山韭 *Allium senescens* Linnaeus 的全草。

【Niangb bet deis 生长环境】生于山坡草地、草丛。分布于部分苗乡。

【Jox hsub 性味属经】性冷，味咸，属冷药，入热经。

【Qet diel xid 功能主治】功能：hxub kib hxud hxid 清热除烦，yis diuf gek bend 补肾固涩。主治：diuf heb jangb 肾虚，dlad jus hxub mongb 腰膝酸软，nat sul buk dux heb jangb 脾胃虚弱，ax ghangb lot gad 食欲不振，hluk dul ongd hsongb 烧伤感染。

【Ed not xus 用法用量】内服，水煎，15 ～ 20 g。外用，捣烂敷；或捣汁涂。

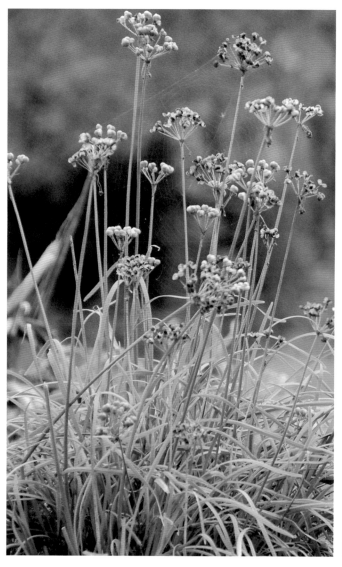 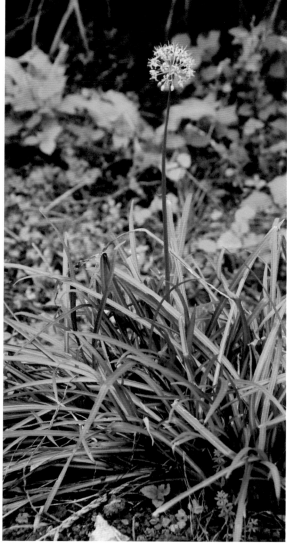

Vob nix ghab bob 薤头

【Bit hsenb 俗名】薤、羊胡子、独头蒜、荞头、小根蒜。

【Dios kob deis 基源】为百合科植物薤头 *Allium chinense* G. Don 的鳞茎。

【Niangb bet deis 生长环境】生于耕地旁杂草丛，有栽培。分布于部分苗乡。

【Jox hsub 性味属经】性热，味辛，属冷热两经药，入两经。

【Qet diel xid 功能主治】功能：qet bongt hxed tongb 理气温通，zangl ghab pob hxenk jit hxangd 散结消瘀。主治：mongb dliud 心绞痛，ghab diux ghongd angt mongb 咽喉肿痛，diongx ghongd fis hsongd nail 鱼骨鲠喉，od 呕吐，gangb dix 疮疖，zal ghad dongk xok 细菌性痢疾。

【Ed not xus 用法用量】内服，水煎，8～15 g，鲜品 50～100 g；或入丸、散。

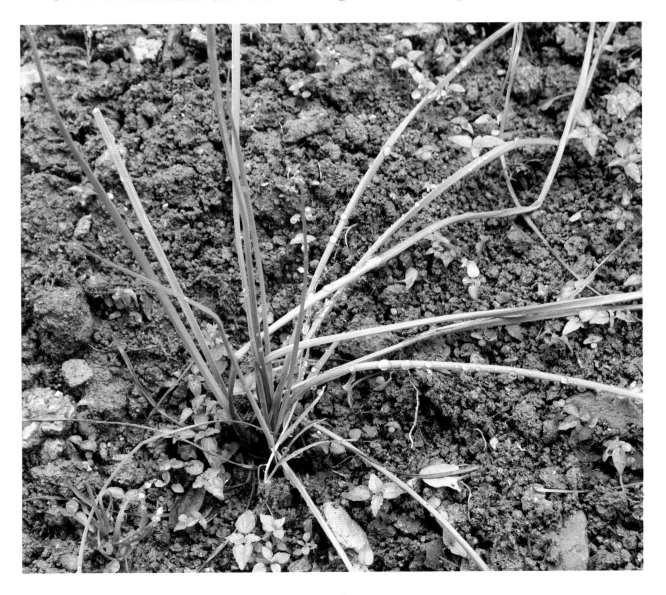

453

Vob hsongb ib 薤白

【Bit hsenb 俗名】团葱、九里蒜、野小蒜、密花小根蒜、小根蒜、祥谷菜。

【Dios kob deis 基源】为百合科植物薤白 *Allium macrostemon* Bunge 的鳞茎。

【Niangb bet deis 生长环境】生于耕地旁杂草丛、荒地草丛。分布于各地苗乡。

【Jox hsub 性味属经】性热，味辛苦，属热药，入冷经。

【Qet diel xid 功能主治】功能：qet bongt hxed tongb 理气温通，zangl ghab pob hxenk jit hxangd 散结消瘀。主治：mongb dliud 心绞痛，ghab diux ghongd angt mongb 咽喉肿痛，diongx ghongd fis hsongd nail 鱼骨鲠喉，mongb qub seil 肚腹冷痛，od 呕吐，dix gangb 疔疮。

【Ed not xus 用法用量】内服，水煎，3～15 g；或入丸、散。外用，捣烂敷；或捣汁涂。

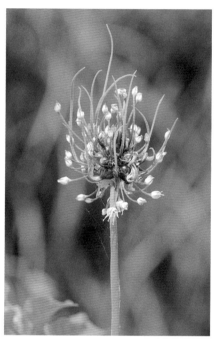

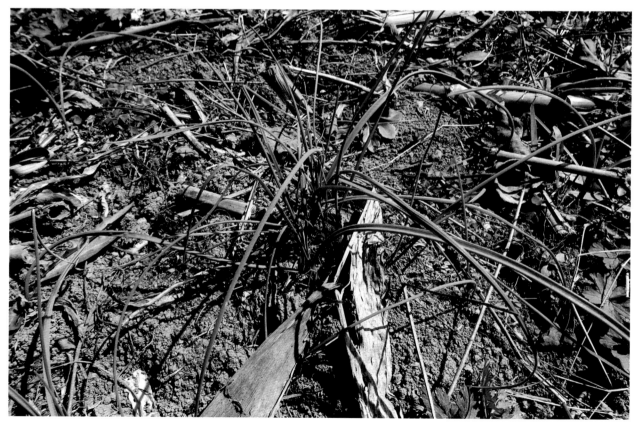

Ghax 蒜

【Bit hsenb 俗名】胡蒜、独蒜、青蒜、蒜头、大蒜、坩蒜。

【Dios kob deis 基源】为百合科植物蒜 *Allium sativum* Linnaeus 的鳞茎。

【Niangb bet deis 生长环境】属蔬菜作物、香料作物，有栽培。分布于各地苗乡。

【Jox hsub 性味属经】性热，味辛，属热药，入冷经。

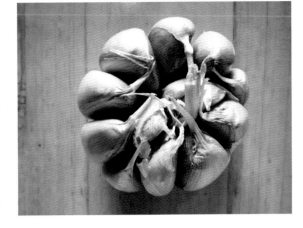

【Qet diel xid 功能主治】功能：hxub kib tat jab 清热解毒，tiod nat mangs buk dux 健脾和胃，dib gangb 杀虫。主治：pob wux qub 水臌病，mongb ghongd dlub 白喉，lol hxangd nais ax dangf 鼻衄不止，hvuk hxid lob 脚抽筋，niangb hsab pob mongb 无名肿毒。

【Ed not xus 用法用量】内服，水煎，25 ～ 50 g。外用，捣烂敷。

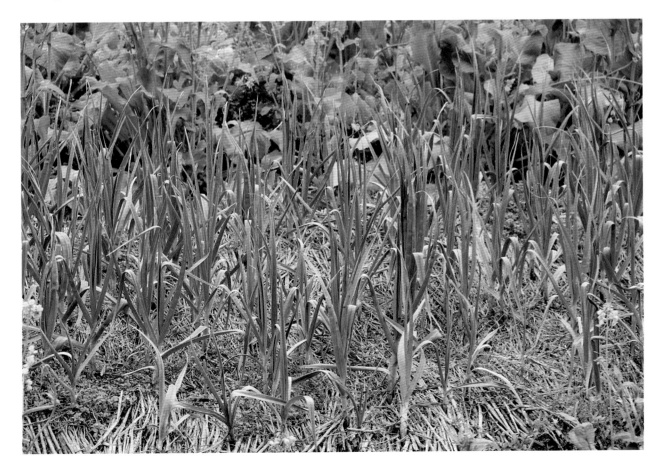

Jab vob jut 藜芦

【Bit hsenb 俗名】黑藜芦、山葱、七厘丹、人头发、大叶藜芦。

【Dios kob deis 基源】为百合科植物藜芦 *Veratrum nigrum* Linnaeus 的根、根茎。

【Niangb bet deis 生长环境】生于山谷溪边、林下阴湿处。分布于部分苗乡。

【Jox hsub 性味属经】性冷，味苦辛，属冷药，入热经。有毒。

【Qet diel xid 功能主治】功能：hxenk od nul dangf mongb 消炎止痛，dib gangb 杀虫。主治：fangx mais fangx jid 黄疸，mongb khob 头痛，mongb hmid 牙痛，khangd nais od nul 鼻炎，yens xit mongb 外伤疼痛，jangx ghab dliax gangb 毒疮。

【Ed not xus 用法用量】内服，水煎，0.05 ~ 0.20 g；或入丸、散。外用，研末嗅鼻；或调敷。

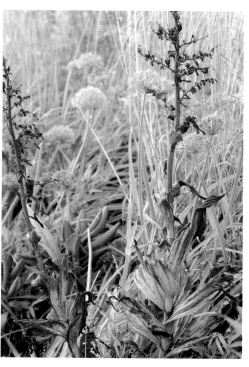

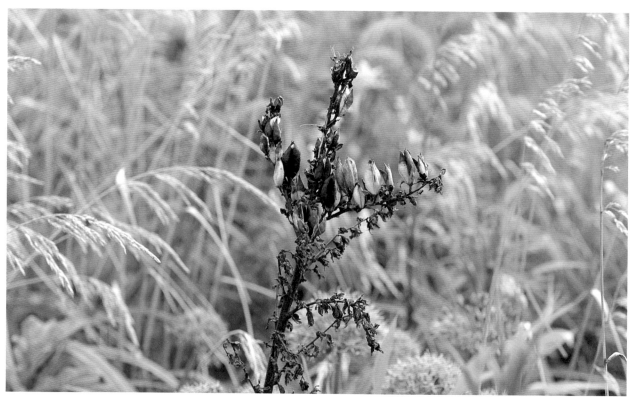

Jab vob jut dliub 毛叶藜芦

【Bit hsenb 俗名】大花藜芦、白花藜芦、人头发、大力土。

【Dios kob deis 基源】为百合科植物毛叶藜芦 *Veratrum grandiflorum* (Maximowicz ex Baker) Loesener 的根、根茎。

【Niangb bet deis 生长环境】生于高山地区草坡、林下阴湿处。分布于部分苗乡。

【Jox hsub 性味属经】性冷，味苦辛，属冷药，入热经。有毒。

【Qet diel xid 功能主治】功能：dangf mongb 镇痛，dib gangb 杀虫。主治：mongb khob 头痛，fangx mais fangx jid 黄疸，hsangd nais 鼻塞，khangd nais liangs ghab link 鼻息肉，mongb hmid 牙痛，jangx gangb xut 疮，gangb xent 疥疮，gangb vas 癣。

【Ed not xus 用法用量】内服，水煎，0.05～0.20 g；或入丸、散。外用，研末调敷；或嗅鼻。

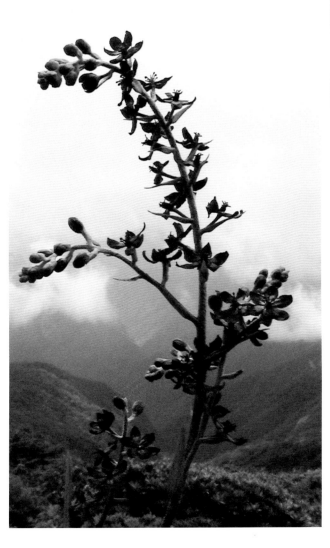
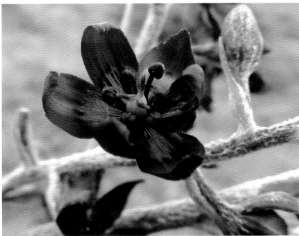
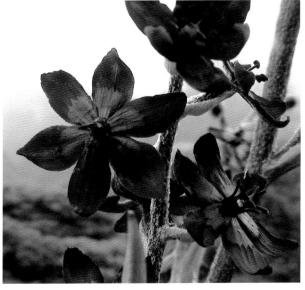

Ghax vud 小蒜

【Bit hsenb 俗名】茆蒜、夏蒜、卵蒜。

【Dios kob deis 基源】为百合科植物小蒜 *Allium scorodoprasum* Linnaeus 的鳞茎。

【Niangb bet deis 生长环境】生于耕地旁杂草丛、荒地。分布于各地苗乡。

【Jox hsub 性味属经】性热，味辛苦，属热药，入冷经。

【Qet diel xid 功能主治】功能：qet bongt hxed tongb 理气温通，zangl ghab pob hxenk jit hxangd 散结消瘀，dib gangb 杀虫。主治：mongb dliud 心绞痛，zangs od zal dib qub mongb 霍乱腹胀痛，mongb qub seil 肚腹冷痛，jangx dix angt ax zangl 恶肿不散，dix gangb 疔疮。

【Ed not xus 用法用量】内服，水煎，10 ～ 25 g。外用，捣烂敷；或捣汁涂。

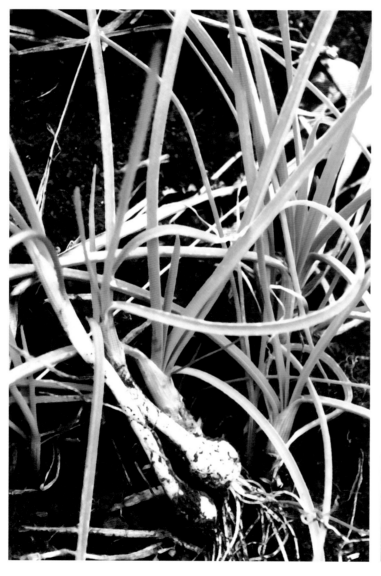

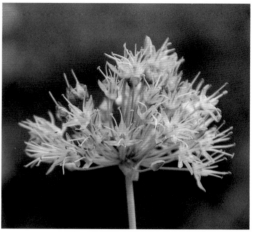

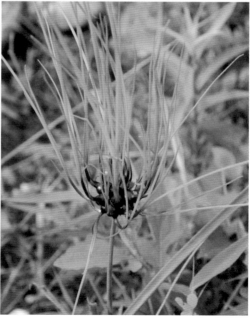

天门冬科

Zend ngol hvuk 阔叶山麦冬

【Bit hsenb 俗名】阔叶土麦冬、阔叶麦冬、纤细麦冬、短葶麦冬。

【Dios kob deis 基源】为天门冬科植物阔叶山麦冬 *Liriope muscari* (Decaisne) L. H. Bailey 的块根。

【Niangb bet deis 生长环境】生于坡塝林下、灌木丛。分布于部分苗乡。

【Jox hsub 性味属经】性冷，味甘微苦，属冷药，入热经。

【Qet diel xid 功能主治】功能：tat jab hxenk angt 解毒消肿，yis dliangl net nais pob 养阴润肺。主治：ait ngol 咳嗽，nais pob kib gangt khangk hsab 肺燥干嗽，mongb ghongd niangs 咽喉痛，nais pot kib ait ngol 肺热咳嗽，niangb hsab pob mongb 无名肿毒，jib ghad 便秘。

【Ed not xus 用法用量】内服，水煎，10～20 g；或入丸、散。

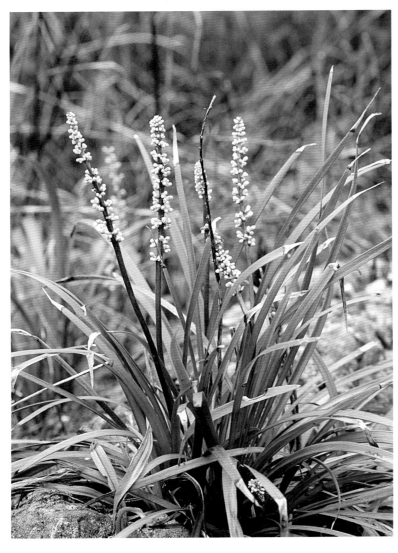
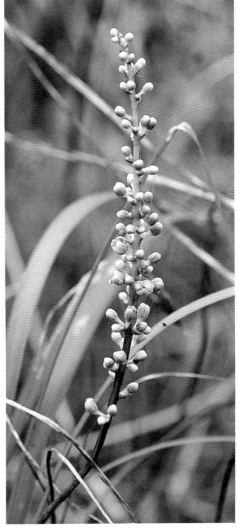

Zend eb seil 沿阶草

【Bit hsenb 俗名】绣墩草、大寸冬、阶沿草、土麦冬。

【Dios kob deis 基源】为天门冬科植物沿阶草 *Ophiopogon bodinieri* H. Léveillé 的块根。

【Niangb bet deis 生长环境】生于山谷灌木丛、溪沟边、村寨边。分布于各地苗乡。

【Jox hsub 性味属经】性冷，味甘苦，属冷药，入热经。

【Qet diel xid 功能主治】功能：yis dliangl net nais pob 养阴润肺，seil hxangd dangf hxangd 凉血

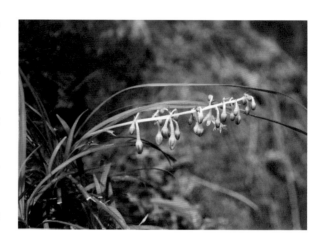

止血。主治：nais pob kib gangt khangk hsab 肺燥干嗽，ghongd lot ngas gangt 咽干口燥，nais pot lax bus 肺痈，ghab diux ghongd angt mongb 咽喉肿痛，lol hxangd nais ax dangf 鼻衄不止，od hxangd ax dangf 吐血不止。

【Ed not xus 用法用量】内服，水煎，15 ～ 25 g；或入丸、散；或鲜品捣汁服。

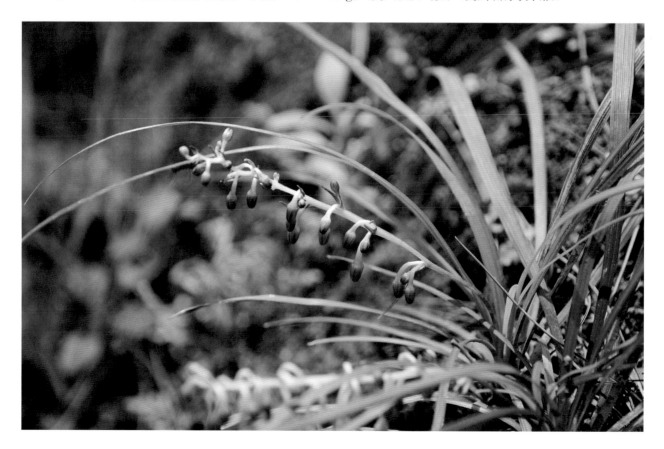

Zend eb seil bat 钝叶沿阶草

【Bit hsenb 俗名】羊韭．不死药、马粪草。

【Dios kob deis 基源】为天门冬科植物钝叶沿阶草 *Ophiopogon amblyphyllus* F. T. Wang & L. K. Dai 的全草。

【Niangb bet deis 生长环境】生于溪河边、坡塝林下、村寨边。分布于部分苗乡。

【Jox hsub 性味属经】性冷，味甘苦，属冷药，入热经。

【Qet diel xid 功能主治】功能：tat jab hxenk angt 解毒消肿，yis dliangl net nais pob 养阴润肺。主治：ghab diux ghongd angt mongb 咽喉肿痛，nais pob kib gangt khangk hsab 肺燥干嗽，nais pot lax bus 肺痈，jib ghad 便秘。

【Ed not xus 用法用量】内服，水煎，10～20 g；或入丸、散；或鲜品捣汁服。

Vob dik pid net yut 窄瓣鹿药

【Bit hsenb 俗名】大黄姜。

【Dios kob deis 基源】为天门冬科植物窄瓣鹿药 *Maianthemum tatsienense* (Franchet) LaFrankie 的根茎。

【Niangb bet deis 生长环境】喜生于树林阴湿处、山沟谷。分布于部分苗乡。

【Jox hsub 性味属经】性热，味甘苦，属热药，入冷经。

【Qet diel xid 功能主治】功能：ves hxangd hsot ud vut 活血调经，hxub jent hxenk net 祛风除湿。主治：dliangd bil dib sangb 跌打损伤，bal diub bal jid 腰伤体损，yens jent mongb 风湿痛，mongb pit khob 偏头痛，hsot ud ax jangx hxib 月经不调，zaid wel jangx dix bus 乳痈。

【Ed not xus 用法用量】内服，水煎，15～25 g。外用，捣烂敷。

Vob dik pid net 鹿药

【Bit hsenb 俗名】山糜子、盘龙七、偏头七、螃蟹七、土飞七。

【Dios kob deis 基源】为天门冬科植物鹿药 *Maianthemum japonicum* (A. Gray) LaFrankie 的根茎。

【Niangb bet deis 生长环境】喜生于树林阴湿处、山沟谷。分布于各地苗乡。

【Jox hsub 性味属经】性热，味甘苦，属热药，入冷经。

【Qet diel xid 功能主治】功能：ves hxangd hsot ud vut 活血调经，hxub jent hxenk net 祛风除湿。主治：dliangd bil dib sangb 跌打损伤，bal diub bal jid 腰伤体损，mongb pit khob 偏头痛，hsot ud ax jangx hxib 月经不调，zaid wel jangx dix bus 乳痈，niangb hsab pob mongb 无名肿毒。

【Ed not xus 用法用量】内服，水煎，15 ～ 25 g。外用，捣烂敷。

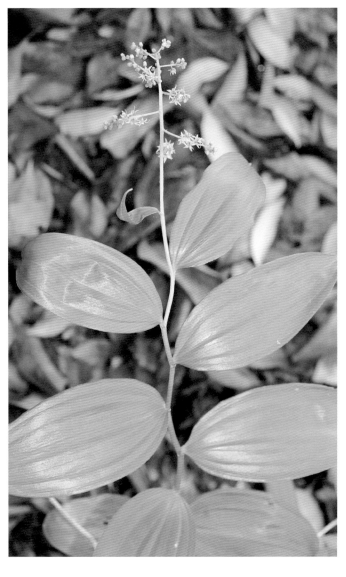
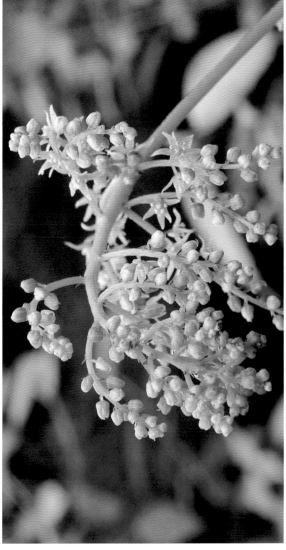

石蒜科

Jab hsob gal 仙茅

【Bit hsenb 俗名】独茅、茅瓜子、仙茅参、地棕、山党参、海南参。

【Dios kob deis 基源】为石蒜科植物仙茅 *Curculigo orchioides* Gaertner 的根茎。

【Niangb bet deis 生长环境】生于荒山草丛、疏林下草丛、山坳荫蔽处。分布于部分苗乡。

【Jox hsub 性味属经】性热，味辛，属热药，入冷经。

【Qet diel xid 功能主治】功能：yis hsongd tiod hxend 补骨强筋，yis diuf gek bend 补肾固涩。主治：mongb qub 腹痛，naix lul dal wal ghab qut 老年遗尿，got ax gek 阳痿，ghad eb xok lol not 赤带过多，wal lol ax jingx liex 小便不畅，yens nangb gik 毒蛇咬伤。

【Ed not xus 用法用量】内服，水煎，10～15 g；或入丸、散。外用，捣烂敷。

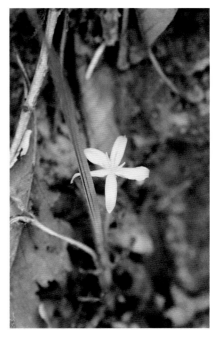

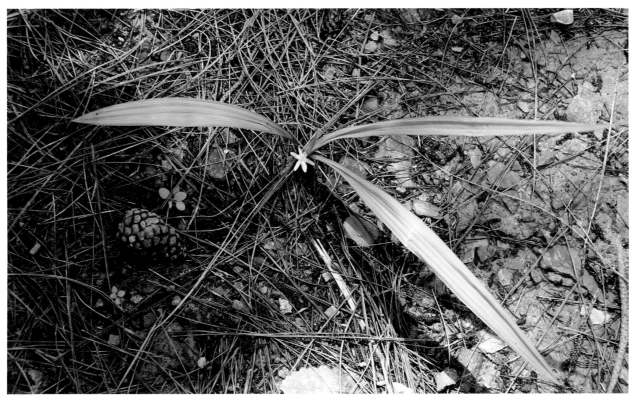

Jab hsob gal hlieb 大叶仙茅

【Bit hsenb 俗名】岩棕、大地棕根、野棕、竹灵芝、假槟榔树、头花仙茅。

【Dios kob deis 基源】为石蒜科植物大叶仙茅 *Curculigo capitulata* (Loureiro) Kuntze 的块根。

【Niangb bet deis 生长环境】生于坡塝密林、荒山草丛。分布于部分苗乡。

【Jox hsub 性味属经】性热，味甘微苦，属热药，入冷经。

【Qet diel xid 功能主治】功能：yis dliangl yis ves 补虚损，net nais pob dangf heik 润肺止喘。主治：bal ves ait ngol 虚劳咳嗽，ghab diux ghongd angt mongb 咽喉肿痛，hsot ud ax jangx lixib 月经不调，dal ghad got 遗精症。

【Ed not xus 用法用量】内服，水煎，10～25 g；或入丸、散。

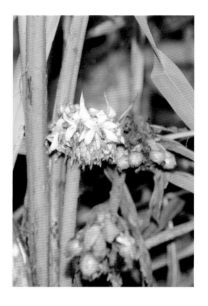

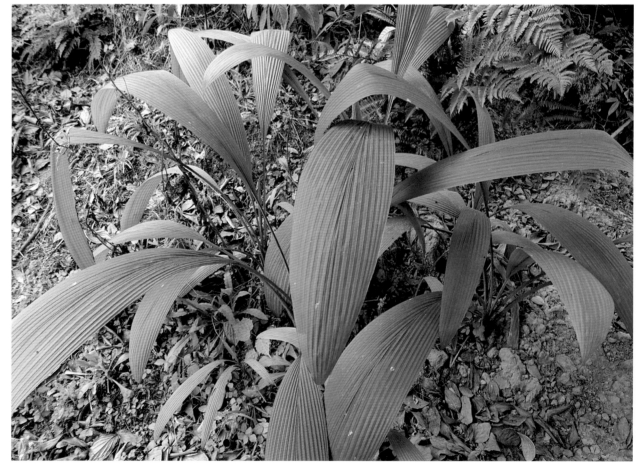

Jab hsob bil 小金梅草

【Bit hsenb 俗名】小金梅、小仙茅、金梅草、野鸡草。

【Dios kob deis 基源】为石蒜科植物小金梅草 *Hypoxis aurea* Loureiro 的全草。

【Niangb bet deis 生长环境】生于坡塝草地、荒山草丛。分布于部分苗乡。

【Jox hsub 性味属经】性热，味甘微辛，属热药，入冷经。

【Qet diel xid 功能主治】功能：tat seil tad dub 散寒解表，yis diuf gek bend 补肾固涩。主治：mangb hfud seil 风寒感冒，mongb dangf heb ves 病后体虚，bit dangx lol hniangk 体虚盗汗，los ghad ghof 疝气。

【Ed not xus 用法用量】内服，水煎，15 ～ 20 g。

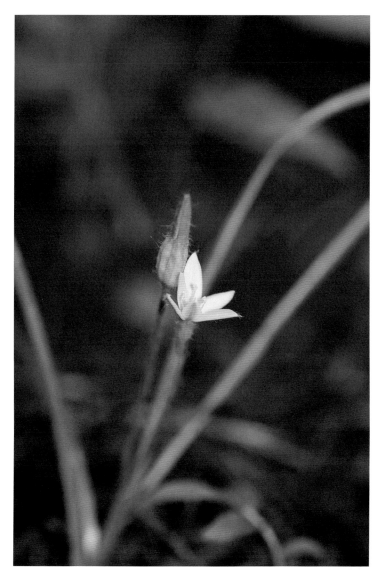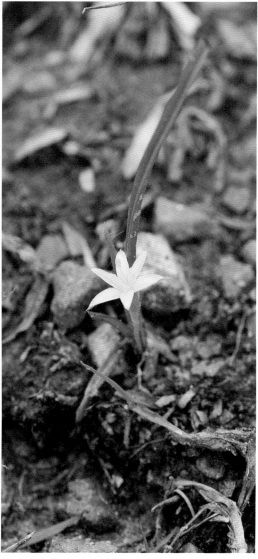

Ghax eb 石蒜

【Bit hsenb 俗名】独蒜、红花石蒜、龙爪花、老鸦蒜、野水仙、蟑螂花。

【Dios kob deis 基源】为石蒜科植物石蒜 *Lycoris radiata* (L'Héritier) Herbert 的鳞茎。

【Niangb bet deis 生长环境】生于山地阴湿处、林缘、路旁。分布于各地苗乡。

【Jox hsub 性味属经】性热，味辛，属热药，入冷经。有毒。

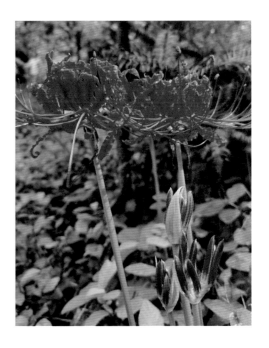

【Qet diel xid 功能主治】功能：hxenk dix bus zangl ghab pob 消痈散结，ceib od 催吐，vut cb wal 利尿。主治：mongb ghongd niangs 咽喉痛，nongx vob gad yens jab 食物中毒，pob lob pob bil 手脚水肿，qub niangs jangx bod 腹中痞块，niangb hsab pob mongb 无名肿毒，dix gangb 疔疮。

【Ed not xus 用法用量】内服，水煎，5～10 g。外用，捣烂敷；或水煎熏洗。

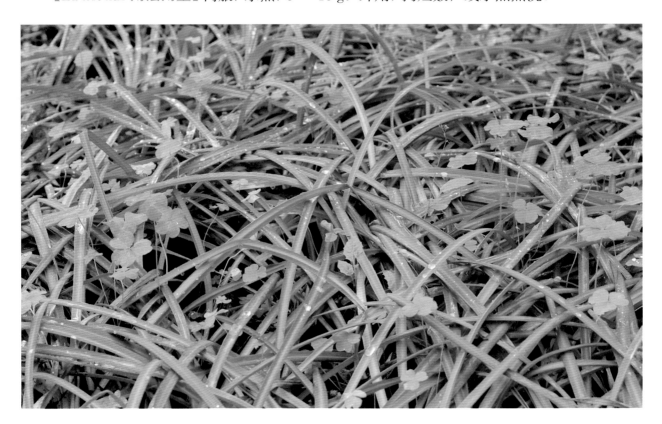

Jab vob nix 韭莲

【Bit hsenb 俗名】肝风草、风雨花、韭菜兰、红花葱兰。

【Dios kob deis 基源】为石蒜科植物韭莲 *Zephyranthes carinata* Herbert 的鳞茎或全草。

【Niangb bet deis 生长环境】生于灌木丛、荒地，有栽培。分布于部分苗乡。

【Jox hsub 性味属经】性冷，味苦，属冷药，入热经。

【Qet diel xid 功能主治】功能：hxub kib tat jab 清热解毒，ves hxangd tat hxangd 活血散血。主治：lod hsongd 骨折，dliangd bil neit yens pob xok 跌打扭伤红肿，od hxangd 吐血，hfak bangb hxangd 血崩，yens nangb gik 毒蛇咬伤，dix gangb 疔疮。

【Ed not xus 用法用量】外用，捣烂敷；或研末调敷。

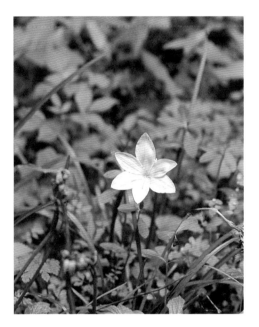

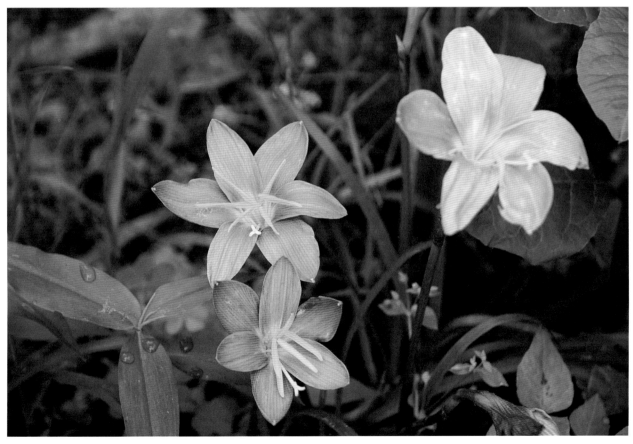

薯蓣科

Zend git hsob 黄独

【Bit hsenb 俗名】山慈姑、蓑衣草、黄药子、零余薯、黄独薯蓣、金丝卵蛋。

【Dios kob deis 基源】为薯蓣科植物黄独 *Dioscorea bulbifera* Linnaeus 的块茎。

【Niangb bet deis 生长环境】生于杂木林林缘、山谷、河岸灌木丛、路旁。分布于各地苗乡。

【Jox hsub 性味属经】性平，味苦，属冷热两经药，入两经。

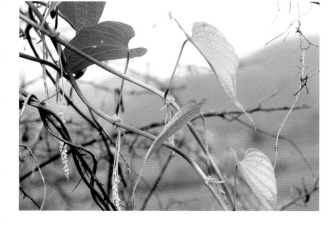

【Qet diel xid 功能主治】功能：seil hxangd dangf hxangd 凉血止血，hxub kib tat jab 清热解毒。主治：neit lis 扭伤，ghab diux ghongd angt mongb 咽喉肿痛，od hxangd 吐血，lol hxangd nais 鼻衄，ngol yenx hnaib 百日咳，dix gangb 疔疮，git got ongd hsongd 睾丸炎。

【Ed not xus 用法用量】内服，水煎，8～15 g。外用，捣烂敷；或研末调敷。

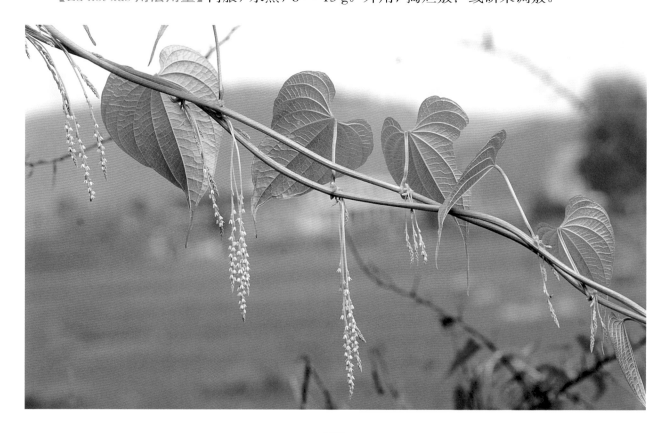

Zend git hsob dlub 山萆薢

【Bit hsenb 俗名】白菝葜、百枝、粉萆薢、金刚薯、土黄连。

【Dios kob deis 基源】为薯蓣科植物山萆薢 *Dioscorea tokoro* Makino 的块茎。

【Niangb bet deis 生长环境】生于坡塝林缘、灌木丛。分布于各地苗乡。

【Jox hsub 性味属经】性平，味苦，属冷药，入热经。

【Qet diel xid 功能主治】功能：hxub jent hxenk net 祛风除湿，ves hxangd tongb hxud 活血通络。主治：mongb diub 腰痛，mongb ghut hsongd 关节痛，yens jent mongb hsongd 风湿骨痛，dal ghad got 遗精症。

【Ed not xus 用法用量】内服，水煎，15 ～ 25 g；或入丸、散。

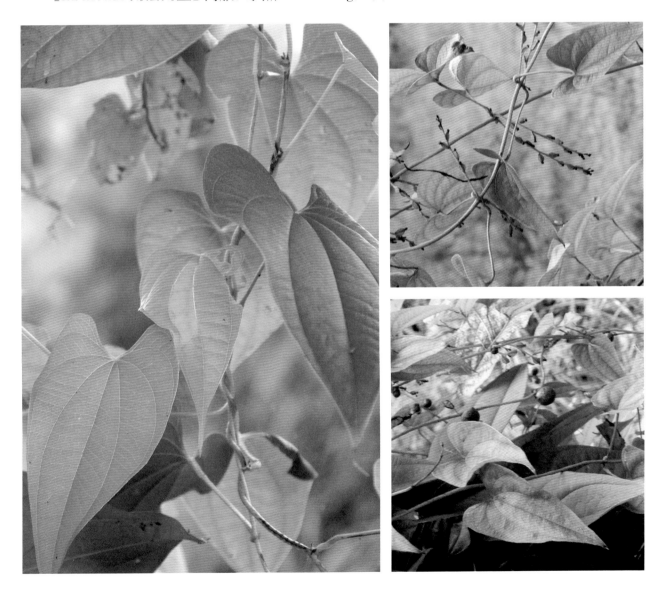

Nax yit 粘山药

【Bit hsenb 俗名】粘黏黏、牛尾参、黏山药、粘口薯、粘狗苔、藤薯。

【Dios kob deis 基源】为薯蓣科植物粘山药 *Dioscorea hemsleyi* Prain & Burkill 的块根。

【Niangb bet deis 生长环境】生于山野灌木丛、疏林。分布于各地苗乡。

【Jox hsub 性味属经】性平，味甘，属冷热两经药，入两经。

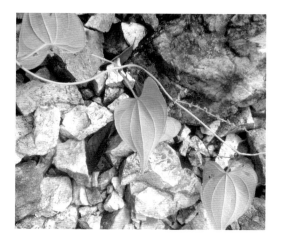

【Qet diel xid 功能主治】功能：vut nat xongf buk dux 健脾胃，bux nais pot bux diuf 补肺肾。主治：nais pot yens jab 肺结核，dliangd bil dib sangb 跌打损伤，ax ghangb lot gad 食欲不振，zal ghad 腹泻，dait ceit 皲裂。

【Ed not xus 用法用量】内服，水煎，15 ～ 25 g；或入丸、散。外用，捣烂敷。

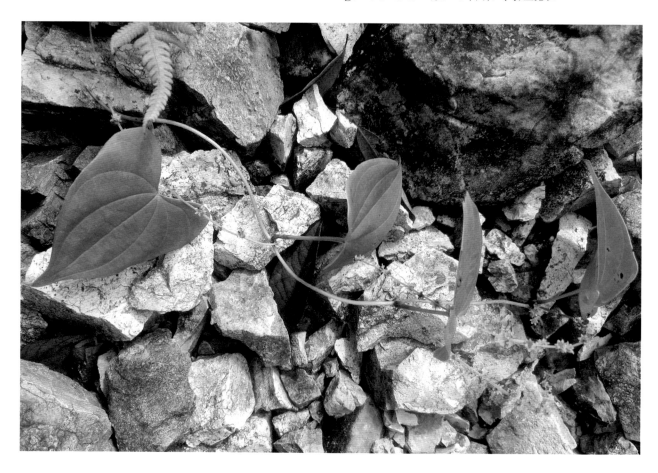

Nax gongb 薯蓣

【Bit hsenb 俗名】野山豆、山药蛋、面山药、淮山、野脚板薯。

【Dios kob deis 基源】为薯蓣科植物薯蓣 *Dioscorea polystachya* Turczaninow 的块根。

【Niangb bet deis 生长环境】生于坡塝矮丛林、灌木丛。分布于部分苗乡。

【Jox hsub 性味属经】性平，味甘，属冷热两经药，入两经。

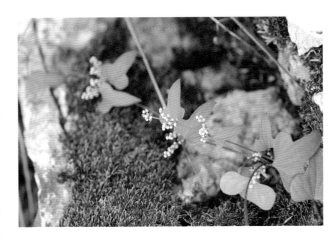

【Qet diel xid 功能主治】功能：tiod nat yis diongb 健脾补中，yis diuf gek bend 补肾固涩。主治：mongb hfud yangk dlongx naix 病后耳聋，ax hlib nongx gad 不思饮食，ait ngol heik bongt 咳嗽痰喘，niangb hsab pob mongb 无名肿毒，xud wal not dias 尿频，zal ghad dongk xok 细菌性痢疾。

【Ed not xus 用法用量】内服，水煎，15～25 g；或入丸、散。外用，捣烂敷。

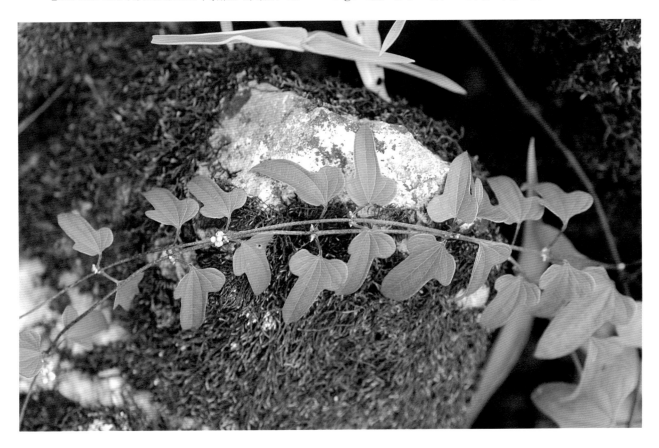

Zend git hsob gek 叉蕊薯蓣

【Bit hsenb 俗名】粉萆薢、黄姜、白山药、黄山药、冷饭子、华南薯蓣。

【Dios kob deis 基源】为薯蓣科植物叉蕊薯蓣 *Dioscorea collettii* J. D. Hooker 的块茎。

【Niangb bet deis 生长环境】生于坡塝疏林、林缘。分布于各地苗乡。

【Jox hsub 性味属经】性平，味甘，属冷热两经药，入两经。

【Qet diel xid 功能主治】功能：hxub jent hxenk net 祛风除湿，yis diuf gek bend 补肾固涩。主治：yens jent mongb 风湿痛，dlad jus hxub mongb 腰膝酸痛，dal ghad got 遗精症，wal lol ax jingx liex 小便不畅，xud wal lol bus 淋病，jangx ghab dliax gangb 毒疮。

【Ed not xus 用法用量】内服，水煎，15 ～ 25 g；或入丸、散。

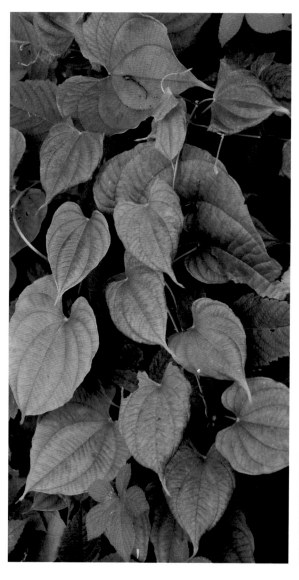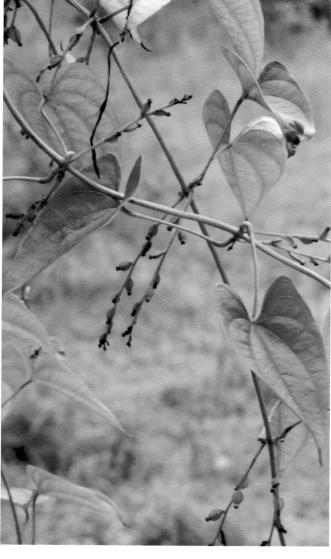

Nax yit vud 光叶薯蓣

【Bit hsenb 俗名】苦山药、莨菇、红山药、野山药、薯芋。

【Dios kob deis 基源】为薯蓣科植物光叶薯蓣 *Dioscorea glabra* Roxburgh 的根茎。

【Niangb bet deis 生长环境】生于山坳灌木丛、疏林。分布于部分苗乡。

【Jox hsub 性味属经】性冷，味苦涩，属冷药，入热经。

【Qet diel xid 功能主治】功能：tad hxid dlongs lis 舒筋活络，seil hxangd dangf hxangd 凉血止血。主治：od hxangd 吐血，lol hxangd nais 鼻衄，xud ghad hxangd 便血，zal ghad dongk xok 细菌性痢疾。

【Ed not xus 用法用量】内服，水煎，15～25 g；或入丸、散。

Nax lieb kid 穿龙薯蓣

【Bit hsenb 俗名】山姜、土山薯、竹根薯蓣、狗山药、穿山龙、穿山薯蓣。

【Dios kob deis 基源】为薯蓣科植物穿龙薯蓣 *Dioscorea nipponica* Makino 的果实。

【Niangb bet deis 生长环境】喜生于高山地区林缘、沟谷灌木丛。分布于部分苗乡。

【Jox hsub 性味属经】性冷，味苦，属冷药，入热经。

【Qet diel xid 功能主治】功能：ves hxangd tongb hxud 活血通络，yangx ghad ngol 化痰，dait kib seil 截疟。主治：kib seil 疟疾，mongb ghongd gus ngol hvuk 慢性支气管炎，ait gheb bal jid 劳伤，hsongd hxend juk jik 筋骨麻木，neit yes mongb 扭伤疼痛，dix yangf 恶疮。

【Ed not xus 用法用量】内服，水煎，15～25 g。外用，捣烂敷。

Nax nait 日本薯蓣

【Bit hsenb 俗名】山蝴蝶、千斤拔、土淮山、风车子、野白菇、千担苕。

【Dios kob deis 基源】为薯蓣科植物日本薯蓣 *Dioscorea japonica* Thunberg 的块茎。

【Niangb bet deis 生长环境】生于山坡低矮山林。分布于各地苗乡。

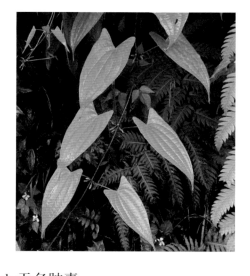

【Jox hsub 性味属经】性热，味甘，属热药，入冷经。

【Qet diel xid 功能主治】功能：tiod nat yis diongb 健脾补中，yis diuf gek bend 补肾固涩。主治：nat sul buk dux heb jangb 脾胃虚弱，gangs bangt xus dliangl nongx xus 脾弱食少，hfud nais pob heb ves ngol hvuk 肺虚咳喘，zal ghad 腹泻，zal ghad dongk xok 细菌性痢疾，niangb hsab pob mongb 无名肿毒。

【Ed not xus 用法用量】内服，水煎，15 ～ 25 g；或入丸、散。外用，捣烂敷。

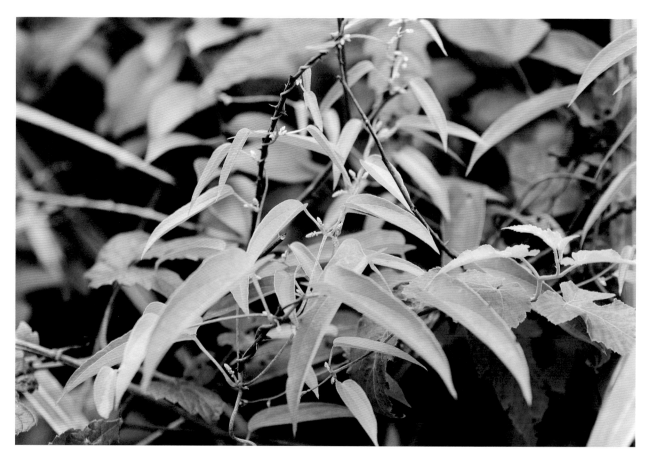

474

Zend gaix hsob 毛胶薯蓣

【Bit hsenb 俗名】黄腊头、粘薯蓣、粘山药、粘狗苔、近光薯蓣。

【Dios kob deis 基源】为薯蓣科植物毛胶薯蓣 *Dioscorea subcalva* Prain & Burkill 的块茎。

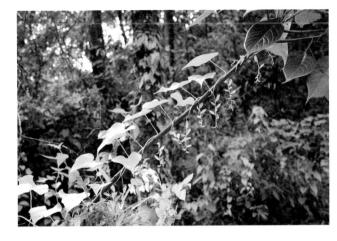

【Niangb bet deis 生长环境】生于坡塝灌木丛、林缘。分布于各地苗乡。

【Jox hsub 性味属经】性平，味苦，属冷热两经药，入两经。

【Qet diel xid 功能主治】功能：hxub jent hxenk net 祛风除湿，yis diuf gek bend 补肾固涩。主治：mongb diub 腰痛，yens jent juk jik 风湿麻木，diuf od nul 肾炎，dal ghad got 遗精症，xud wal dlub 尿白浊，dix khangd ghad 痔疮。

【Ed not xus 用法用量】内服，水煎，25 ～ 30 g；或入丸、散。

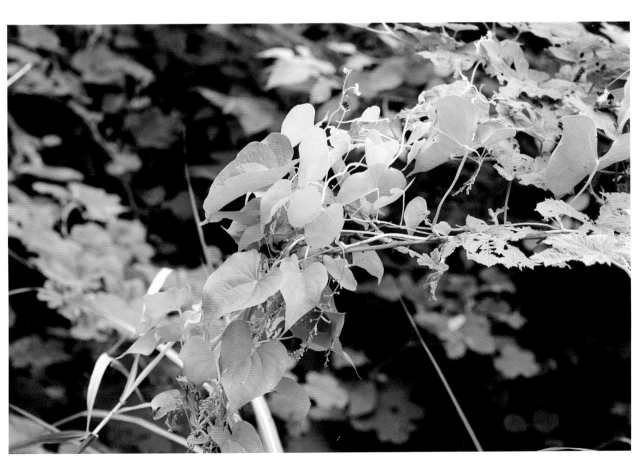

Nax lieb 薯莨

【Bit hsenb 俗名】血娃、血三七、血当根、朱砂莲、鸡血莲、金花果、避血雷。

【Dios kob deis 基源】为薯蓣科植物薯莨 *Dioscorea cirrhosa* Loureiro 的块根。

【Niangb bet deis 生长环境】生于山谷疏林、灌木丛。分布于部分苗乡。

【Jox hsub 性味属经】性平，味甘酸，属冷热两经药，入两经。

【Qet diel xid 功能主治】功能：qet bongt dangf mongb 理气止痛，ves hxangd dangf hxangd 活血止血。主治：mongb ghut hsongd 关节痛，xit dail lol mongb qub 产后腹痛，hfak bangb hxangd 血崩，hsot ud ax jangx hxib 月经不调，dix gangb 疔疮，yens nangb gik 毒蛇咬伤。

【Ed not xus 用法用量】内服，水煎，15 ～ 25 g；或磨末、磨汁服。外用，研末敷；或磨汁涂搽。

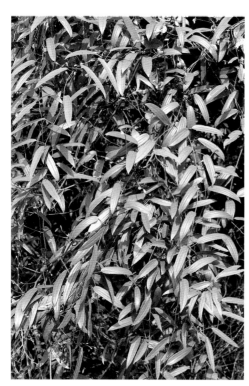 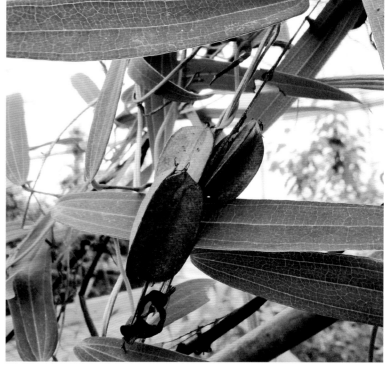

Nax lieb jongx 蜀葵叶薯蓣

【Bit hsenb 俗名】蜀葵薯蓣、龙骨七、穿山龙、细山药、穿地龙。

【Dios kob deis 基源】为薯蓣科植物蜀葵叶薯蓣 *Dioscorea althaeoides* R. Knuth 的根茎。

【Niangb bet deis 生长环境】生于坡塝荒山、灌木丛边、沟谷两边。分布于部分苗乡。

【Jox hsub 性味属经】性冷，味苦，属冷药，入热经。

【Qet diel xid 功能主治】功能：xongf hxend tiod hsongd 强筋壮骨，tiod nat mangs buk dux 健脾和胃。主治：dliangd bil dib sangb 跌打损伤，yens jent juk jik 风湿麻木，hot ax yangx gad 消化不良，dinx gad xangd dit 食积饱胀，zaid wel jangx bod 乳房痞块。

【Ed not xus 用法用量】内服，水煎，15 ～ 20 g；或泡酒饮。外用，捣烂敷。

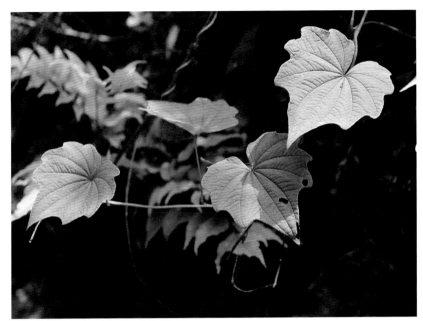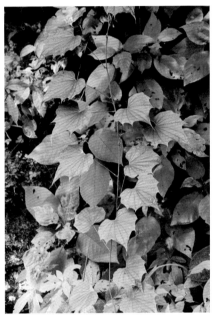

蒟蒻薯科

Nax jed eb 箭根薯

【Bit hsenb 俗名】山大黄、大叶水田七、大叶水萝卜、冬叶七、老虎汤、大叶屈头鸡、蒟蒻薯。

【Dios kob deis 基源】为蒟蒻薯科植物箭根薯 *Tacca chantrieri* André 的块茎。

【Niangb bet deis 生长环境】生于溪边、田边等潮湿处。分布于部分苗乡。

【Jox hsub 性味属经】性冷，味甘苦，属冷药，入热经。

【Qet diel xid 功能主治】功能：hxenk od nul dangf mongb 消炎止痛，seil hxangd tat jit hxangd 凉血化瘀。主治：nais pot yens jab 肺结核，ngol yenx hnaib 百日咳，dliangd bil dib sangb 跌打损伤，yens xit lol hxangd 刀伤出血，mongb hmid 牙痛，niangb hsab pob mongb 无名肿毒，mongb qub zal ghad 腹痛腹泻。

【Ed not xus 用法用量】内服，水煎，15 ～ 25 g。外用，捣烂敷；或研末调敷。

鸢尾科

Vob dak dlangd 溪荪

【Bit hsenb 俗名】东方鸢尾、西伯利亚鸢尾东方变种。

【Dios kob deis 基源】为鸢尾科植物溪荪 *Iris sanguinea* Donn ex Hornemann 的根茎、根。

【Niangb bet deis 生长环境】生于山谷沟边、坡塝荒地、农地边。分布于各地苗乡。

【Jox hsub 性味属经】性平，味辛，属冷热两经药，入两经。

【Qet diel xid 功能主治】功能：hxenk ghuk hangb eb 消积行水，dangf mongb 止痛。主治：mongb daif gad 胃痛（胸口痛），mongb diub 腰痛，mongb qub 腹痛，los ghad ghof 疝气，jib ghad 便秘。

【Ed not xus 用法用量】内服，水煎，10 ～ 15 g；或研末服。

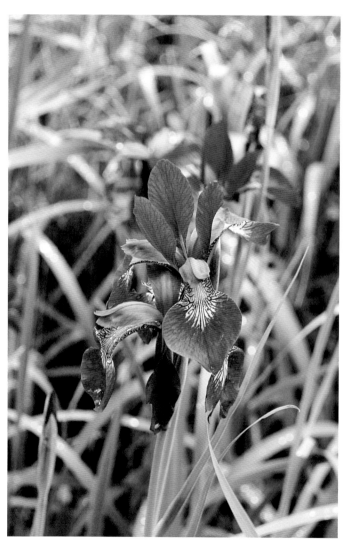 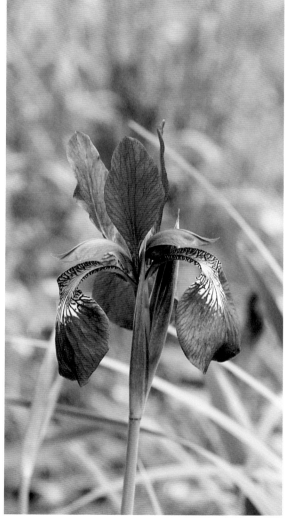

Vob dak dlangd vud 蝴蝶花

【Bit hsenb 俗名】扁担叶、开喉箭、豆豉草、扁竹根、兰花草、铁豆柴。

【Dios kob deis 基源】为鸢尾科植物蝴蝶花 *Iris japonica* Thunberg 的根茎或全草。

【Niangb bet deis 生长环境】生于山沟边、坡塝灌木丛。分布于各地苗乡。

【Jox hsub 性味属经】性冷，味苦，属冷药，入热经。

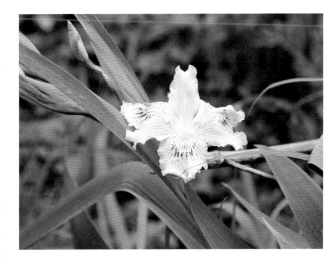

【Qet diel xid 功能主治】功能：hxenk angt dangf mongb 消肿止痛，hxub kib tat jab 清热解毒。主治：nais pot od nul 肺炎，mongb ghongd niangs 咽喉痛，mongb daif gad 胃痛（胸口痛），mongb hmid 牙痛，dinx gad xangd dit mongb qub 食积饱胀腹痛，dlif ghab jed vangl daib 子宫脱垂。

【Ed not xus 用法用量】内服，水煎，15 ～ 25 g；或入散剂。外用，捣烂敷。

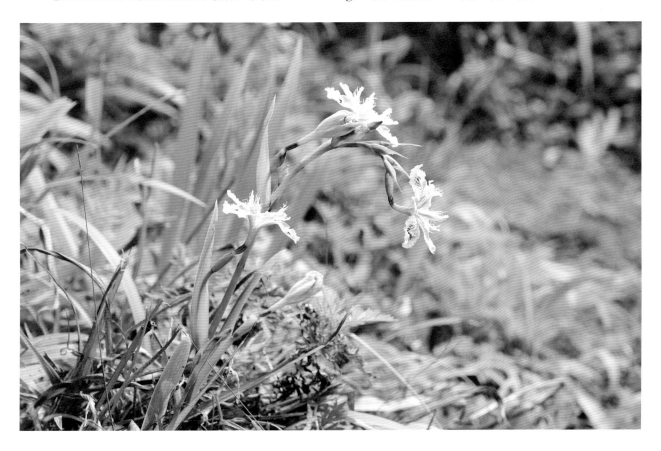

Ghab dak dlangd gek 鸢尾

【Bit hsenb 俗名】尾顶鸢尾、土知母、扇柄草、蛤蟆七、扁竹花、紫蝴蝶、蓝蝴蝶。

【Dios kob deis 基源】为鸢尾科植物鸢尾 *Iris tectorum* Maximowicz 的根茎。

【Niangb bet deis 生长环境】生于坡塝林下、山脚、溪边等潮湿处。分布于各地苗乡。

【Jox hsub 性味属经】性冷，味苦辛，属冷药，入热经。

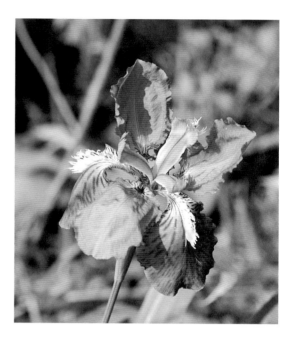

【Qet diel xid 功能主治】功能：yangx gad los gangd 消食化积，vcs hxangd tat jit hxangd 活血化瘀。主治：dliangd bil dib sangb 跌打损伤，jit hxangd 瘀血，dinx gad xangd dit 食积饱胀，ghab diux ghongd angt mongb 咽喉肿痛，pob lob pob bil 手脚水肿，qib ghad 宿便。

【Ed not xus 用法用量】内服，水煎，12～25 g；或研末服。外用，捣烂敷。

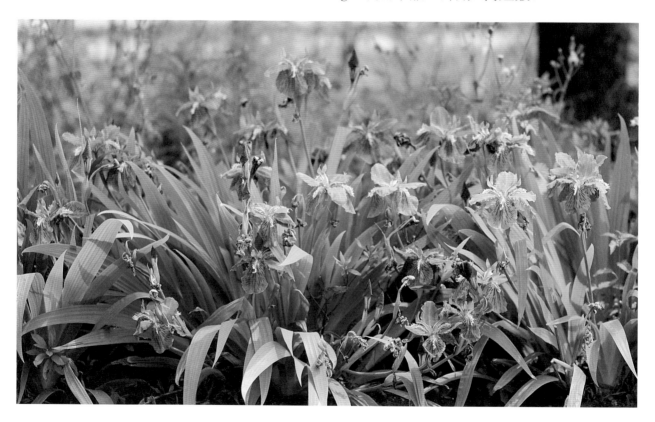

Vob dak dlangd bas 射干

【Bit hsenb 俗名】交剪草、野萱花。

【Dios kob deis 基源】为鸢尾科植物射干 *Belamcanda chinensis* (Linnaeus) Redouté 的根。

【Niangb bet deis 生长环境】生于坡地草丛、田野、路旁。分布于各地苗乡。

【Jox hsub 性味属经】性冷，味苦，属冷药，入热经。有毒。

【Qet diel xid 功能主治】功能：tat jit hxangd hxenk angt 散瘀消肿，hxub kib tat jab 清热解毒。主治：ghab diux ghongd angt mongb 咽喉肿痛，pob wux qub 水臌病，mongb git ghab naix 腮腺炎，zaid wel jangx dix bus 乳痈，ax hsot ud 闭经，jangx ghab dliax gangb 毒疮。

【Ed not xus 用法用量】内服，水煎，4～8 g；或入散剂；或鲜品捣汁服。外用，研末吹喉；或调敷。

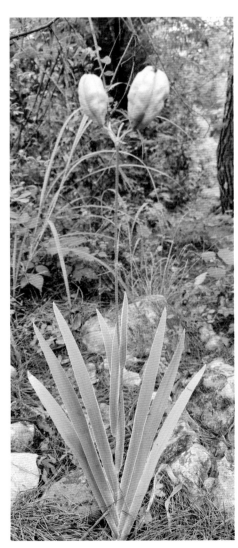
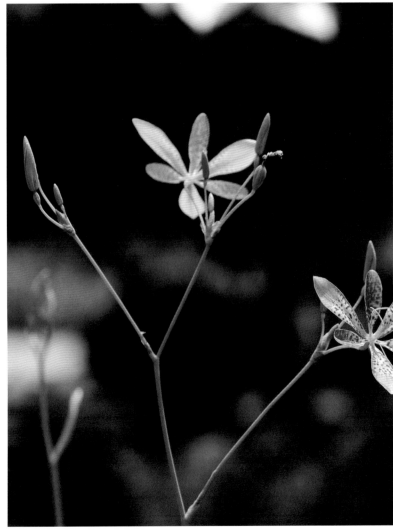

Nangx das songb 扁竹兰

【Bit hsenb 俗名】扁竹、扁竹根。

【Dios kob deis 基源】为鸢尾科植物扁竹兰 *Iris confusa* Sealy 的根茎。

【Niangb bet deis 生长环境】生于沟谷杂木林、多岩石地区。分布于部分苗乡。

【Jox hsub 性味属经】性冷，味苦，属冷药，入热经。

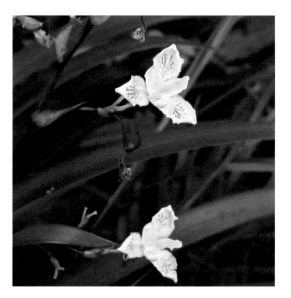

【Qet diel xid 功能主治】功能：hxub kib gangt xuf 清热燥湿，hxenk od nul dangf mongb 消炎止痛。主治：mongb ghongd gus ngol hvuk 慢性支气管炎，los link ghongd 悬雍垂发炎，diux ghongd od nul 咽喉炎。

【Ed not xus 用法用量】内服，水煎，10～15 g。

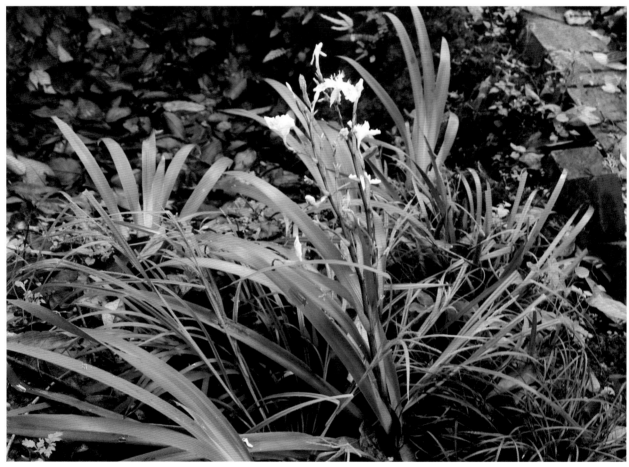

芭蕉科

Gangb dab dul 地涌金莲

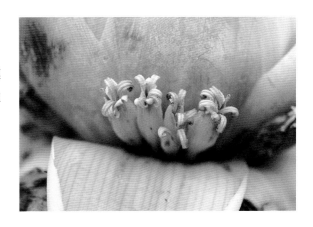

【Bit hsenb 俗名】药芭蕉、地金莲、地莲花、地涌莲、地母金莲。

【Dios kob deis 基源】为芭蕉科植物地涌金莲 *Musella lasiocarpa* (Franchet) C. Y. Wu ex H. W. Li 的花。

【Niangb bet deis 生长环境】生于坡塝山坳、多岩石地区，有栽培。分布于部分苗乡。

【Jox hsub 性味属经】性冷，味苦涩，属冷药，入热经。

【Qet diel xid 功能主治】功能：qet hsot ud dangf ghad eb 调经止带。主治：ghad eb dlub lol not 白带过多，hfak bangb hxangd 血崩，xud ghad hxangd 便血，xud wal hxangd 尿血。

【Ed not xus 用法用量】内服，水煎，15 ～ 25 g。

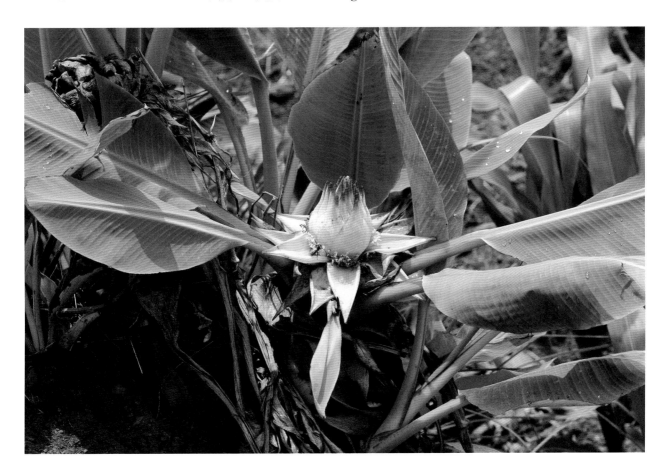

Det ghab nex xub 野蕉

【Bit hsenb 俗名】山芭蕉、伦阿蕉、野芭蕉。

【Dios kob deis 基源】为芭蕉科植物野蕉 *Musa balbisiana* Colla 的根、茎、叶、花。

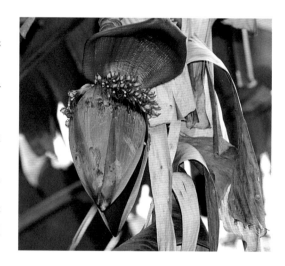

【Niangb bet deis 生长环境】生于山沟、农地附近、屋边，多为栽培。分布于各地苗乡。

【Jox hsub 性味属经】性平，味淡，属冷热两经药，入两经。

【Qet diel xid 功能主治】功能：hxub kib tat jab 清热解毒，vas wal tongb eb niuk 利水通淋。主治：fangx mais fangx jid 黄疸，pob lob pob bil 手脚水肿，khangd naix ongd hsongd 中耳炎，mongb daif gad 胃痛（胸口痛），dliud dik ax zangx yangx 心律不齐，kib eb kib dul 水火烫伤，lax gangb liax 脚湿气（脚癣）。

【Ed not xus 用法用量】内服，水煎，25 ～ 50 g；或捣汁服。外用，捣烂敷；或水煎含漱。

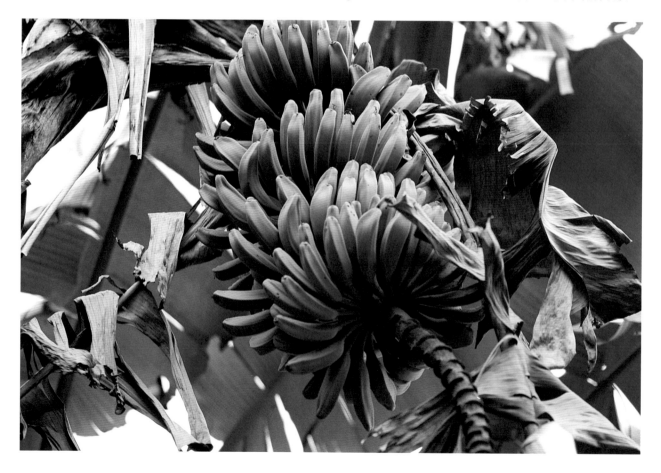

姜 科

Kid 姜

【Bit hsenb 俗名】山姜、生姜、干姜。

【Dios kob deis 基源】为姜科植物姜 *Zingiber officinale* Roscoe 的新鲜根茎。

【Niangb bet deis 生长环境】属蔬菜作物、香料作物，有栽培。分布于各地苗乡。

【Jox hsub 性味属经】性热，味辛，属冷热两经药，入两经。

【Qet diel xid 功能主治】功能：tad dud tat seil 解表散寒，hxub jent hxenk net 祛风除湿。主治：mangb hfud seil 风寒感冒，dliangd bil dib sangb 跌打损伤，bil hluk dud 手脱皮，od 呕吐，ait ngol 咳嗽，not eb hniangk 多汗，gangb bus khangd naix 百虫入耳。

【Ed not xus 用法用量】内服，水煎，5 ～ 15 g；或捣汁服。外用，捣烂敷；或涂搽；或炒热熨。

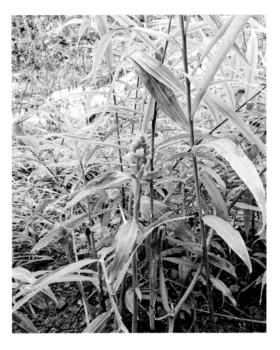

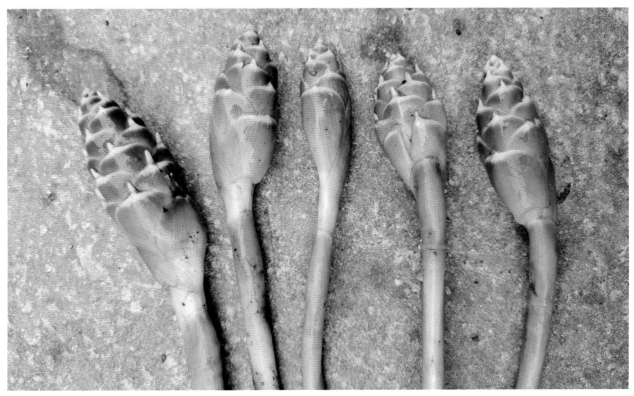

Kid hlieb 姜花

【Bit hsenb 俗名】白草果、良姜、土羌活、土姜活、夜寒苏、路边姜、野洋荷、蝴蝶花。

【Dios kob deis 基源】为姜科植物姜花 *Hedychium coronarium* J. König的根茎。

【Niangb bet deis 生长环境】生于沟谷、村寨边，有栽培。分布于部分苗乡。

【Jox hsub 性味属经】性热，味辛，属热药，入冷经。

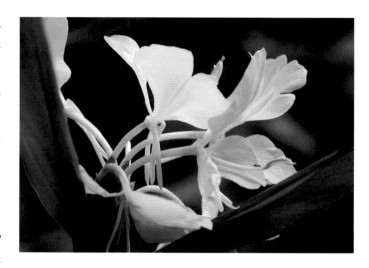

【Qet diel xid 功能主治】功能：hxub jent zangl seil 疏风散寒，tad dud bongx hniangk 解表发汗。主治：dliangd bil dib sangb 跌打损伤，mongb khob 头痛，yens jent mongb hsongd hxend 风湿筋骨疼痛，mongb jox ghab jid 浑身疼痛。

【Ed not xus 用法用量】内服，水煎，15 ～ 25 g。

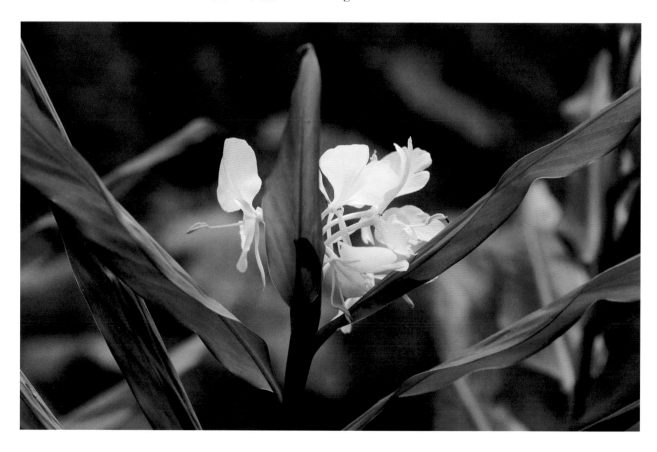

Jab kid vud 山姜

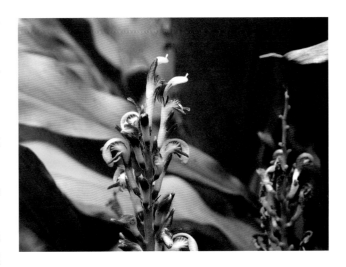

【Bit hsenb 俗名】和山姜、九节莲、鸡爪莲、九龙盘、箭杆风。

【Dios kob deis 基源】为姜科植物山姜 *Alpinia japonica* (Thunberg) Miquel 的根茎、果实或全草。

【Niangb bet deis 生长环境】生于坡塝疏林、山野沟谷两边。分布于各地苗乡。

【Jox hsub 性味属经】性热，味辛，属热药，入冷经。

【Qet diel xid 功能主治】功能：hxub jent gangt xuf 祛风燥湿，qet bongt dangf mongb 理气止痛。主治：yens jent mongb ghut hsongd 风湿性关节炎，dliangd bil dib sangb 跌打损伤，mangb hfud seil 风寒感冒，buk dux qib bongt mongb 胃气痛，niangb hsab pob mongb 无名肿毒。

【Ed not xus 用法用量】内服，水煎，5 ～ 10 g；或浸酒饮。外用，捣烂敷；或水煎洗。

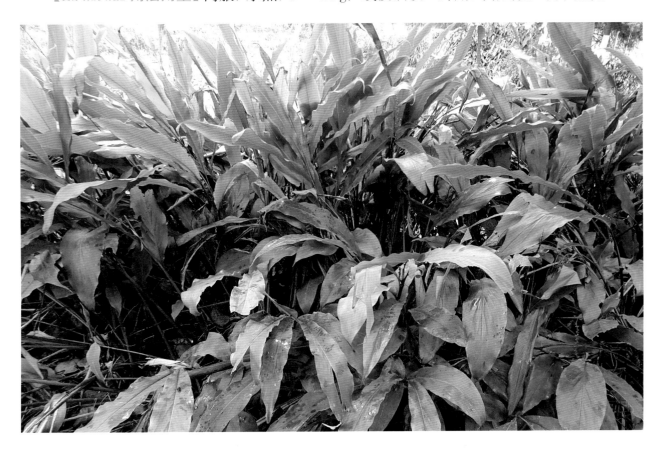

Nas hab vud 华山姜

【Bit hsenb 俗名】山姜、华良姜、廉姜、箭杆风。

【Dios kob deis 基源】为姜科植物华山姜 *Alpinia oblongifolia* Hayata 的根茎。

【Niangb bet deis 生长环境】生于山谷两边、溪涧边、杂木林。分布于各地苗乡。

【Jox hsub 性味属经】性热，味辛，属热药，入冷经。

【Qet diel xid 功能主治】功能：hxed buk dux zangl seil 温胃散寒，yangx qub gad dangf mongb 消食止痛。主治：mongb daif gad 胃痛（胸口痛），yens jent seil mongb ghut hsongd 风湿关节冷痛，nais pot yens jab ait ngol 肺痨咳嗽，ngol hvuk 喘咳，xit daib yangf mongb dliud 产后心痛。

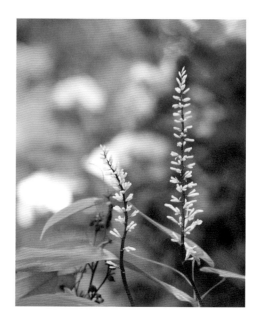

【Ed not xus 用法用量】内服，水煎，15 ～ 30 g。

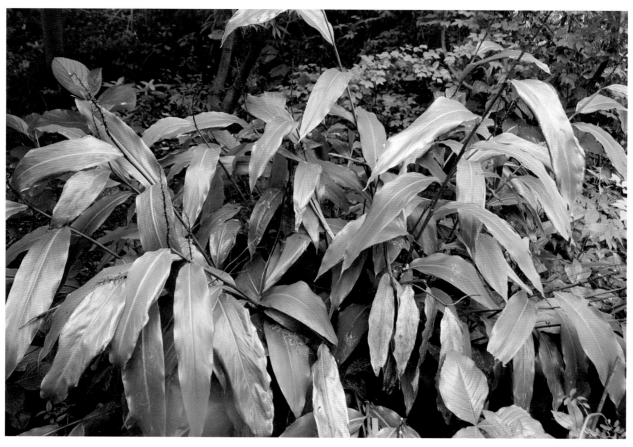

Kid fangf 姜黄

【Bit hsenb 俗名】郁金、莪术、黄姜、黄丝郁金、毛姜黄、宝鼎香。

【Dios kob deis 基源】为姜科植物姜黄 *Curcuma longa* Linnaeus 的根茎。

【Niangb bet deis 生长环境】生于荒山草地、灌木丛，有栽培。分布于部分苗乡。

【Jox hsub 性味属经】性冷，味苦，属冷药，入热经。

【Qet diel xid 功能主治】功能：ves hxangd tongb hxud 活血通经，hangb bongt dangf mongb 行气止痛。主治：dliangd bil dib sangb 跌打损伤，buk dux mongb 胃炎，xenb od nul 胆囊炎，ax hsot ud 闭经，hsot ud sod 月经提前，xit dail lol mongb qub 产后腹痛。

【Ed not xus 用法用量】内服，水煎，12 ～ 15 g；或入丸、散。

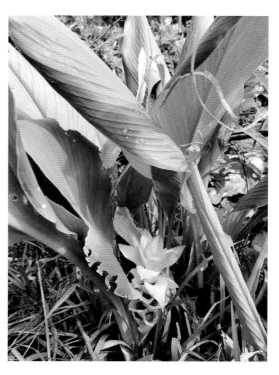

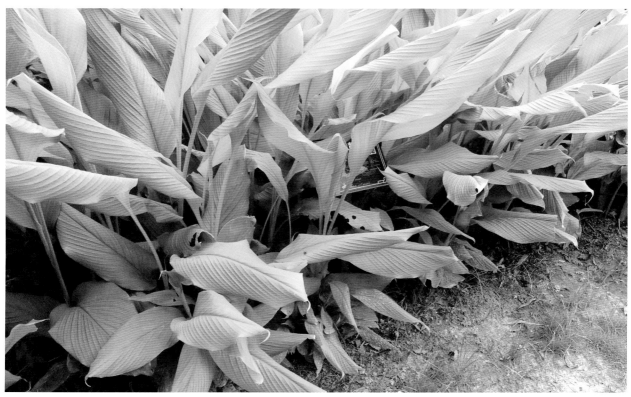

Nas hab 蘘荷

【Bit hsenb 俗名】阳荷、阳霍、观音花、莲花姜、野姜、野老姜、土里开花。

【Dios kob deis 基源】为姜科植物蘘荷 *Zingiber mioga* (Thunberg) Roscoe 的根茎。

【Niangb bet deis 生长环境】生于山坳、房前屋后、路旁，有栽培。分布于各地苗乡。

【Jox hsub 性味属经】性热，味辛，属热药，入冷经。

【Qet diel xid 功能主治】功能：ves hxangd hsot ud vut 活血调经，dangf ngol yangx ghad ngol 止咳化痰。主治：dliangd bil dib sangb 跌打损伤，nais pot od nul 肺炎，naix lul ait ngol 老年咳嗽，mongb daif gad 胃痛（胸口痛），ghab bent bus mais ax lol 眼入异物不出，hsot ud ax jangx hxib 月经不调。

【Ed not xus 用法用量】内服，水煎，15～20 g。

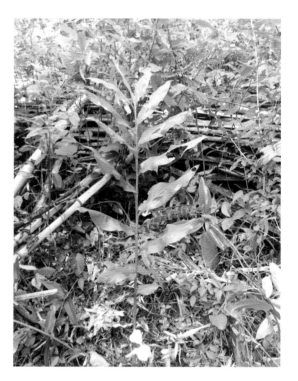

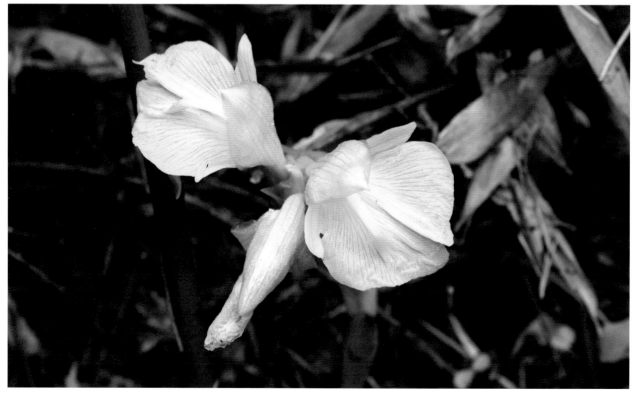

Kid nios nex 花叶山姜

【Bit hsenb 俗名】野姜黄。

【Dios kob deis 基源】为姜科植物花叶山姜 *Alpinia pumila* J. D. Hooker 的根或茎、叶。

【Niangb bet deis 生长环境】喜生于荫蔽山沟、山湾林下、灌木丛。分布于各地苗乡。

【Jox hsub 性味属经】性热，味辛微苦，属热药，入冷经。

【Qet diel xid 功能主治】功能：hxub jent hxenk net 祛风除湿，hangb bongt dangf mongb 行气止痛。主治：dliangd bil dib sangb 跌打损伤，yens jent mongb ghut hsongd 风湿性关节炎，mongb daif gad 胃痛（胸口痛），hsot ud mongb qub 痛经，xit daib jangx yens jent mongb 产后风疼痛。

【Ed not xus 用法用量】内服，水煎，15 ～ 20 g。

Jab kid diel 莪术

【Bit hsenb 俗名】文术、臭屎姜、山姜黄、黑姜、蓬莪术。

【Dios kob deis 基源】为姜科植物莪术 *Curcuma phaeocaulis* Valeton 的根茎。

【Niangb bet deis 生长环境】生于杂木林、灌木丛，有栽培。分布于部分苗乡。

【Jox hsub 性味属经】性热，味苦辛，属热药，入冷经。

【Qet diel xid 功能主治】功能：hangb bongt dangf mongb 行气止痛，tat jit hxangd hxenk angt 散瘀消肿。主治：yens xit mongb 外伤疼痛，mongb qub 腹痛，hek vuk bongt 气喘，od eb niux hxub 吐酸水，jib niangb mongb diub 妇女腰痛，ax hsot ud 闭经。

【Ed not xus 用法用量】内服，水煎，8 ～ 15 g；或入丸、散。

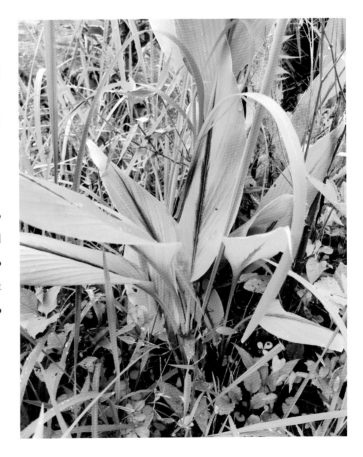

491

美人蕉科

Det xub xaib 美人蕉

【Bit hsenb 俗名】破血红、红花蕉、五筋草、小芭蕉、凤尾花、观音姜、美人蕉根。

【Dios kob deis 基源】为美人蕉科植物美人蕉 *Canna indica* Linnaeus 的根茎、花。

【Niangb bet deis 生长环境】属观赏花卉、药用花卉，有栽培。分布于部分苗乡。

【Jox hsub 性味属经】性冷，味苦，属冷药，入热经。

【Qet diel xid 功能主治】功能：hxenk angt dangf mongb 消肿止痛，qet hsot ud dangf ghad eb 调经止带。主治：nais jongt od nul fangx jid 黄疸型肝炎，yens xit lol hxangd 刀伤出血，jib daib kib jid dit qub 小儿发烧腹胀，hfak bangb hxangd 血崩，hsot ud ax jangx hxib 月经不调。

【Ed not xus 用法用量】内服，水煎，15 ～ 25 g。外用，捣烂敷。

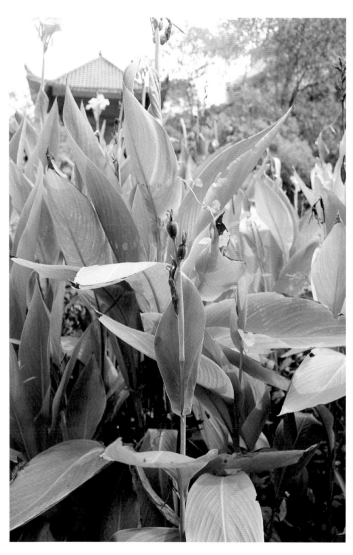 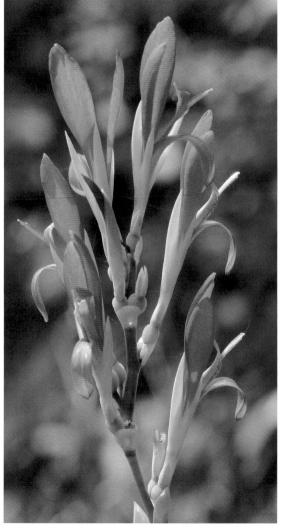

兰　科

Wus jet bil 白及

【Bit hsenb 俗名】白鸡、紫兰、千年棕、双肾草、地螺丝、冻疮药、灵芝草、皲口药。

【Dios kob deis 基源】为兰科植物白及 *Bletilla striata* (Thunberg) H. G. Reichenbach 的块茎。

【Niangb bet deis 生长环境】生于高山地区草坡、山坳。分布于部分苗乡。

【Jox hsub 性味属经】性冷，味甘苦，属冷药，入热经。

【Qet diel xid 功能主治】功能：tat jit hxangd hxenk angt 散瘀消肿，yis nais pot 补肺。主治：dib yens dus hsongd 跌打损骨，yens xit lol hxangd 刀伤出血，nais pot yens jab 肺结核，nais pot kib ngol hxangd 肺热咳血，kib eb kib dul 水火烫伤，dlif ghab jed vangl daib 子宫脱垂。

【Ed not xus 用法用量】内服，水煎，5 ～ 15 g；或入丸、散。外用，研末撒敷；或调水涂搽。

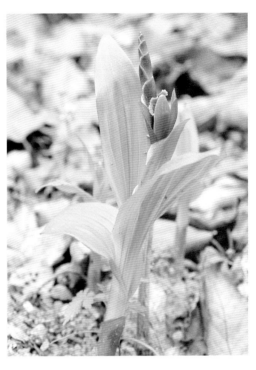

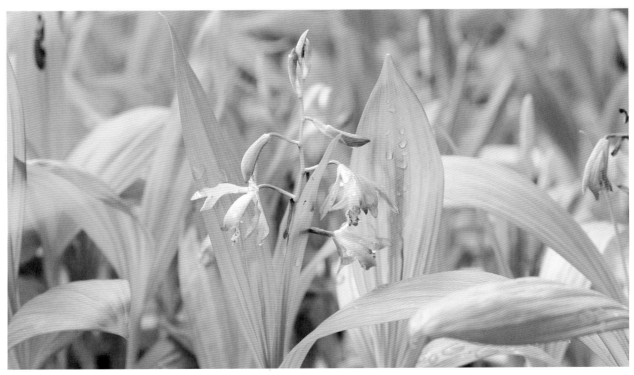

Wus jet bil fangf 黄花白及

【Bit hsenb 俗名】狭叶白及、棕叶白及、黄皮白及、猫儿姜。

【Dios kob deis 基源】为兰科植物黄花白及 *Bletilla ochracea* Schlechter 的假鳞茎。

【Niangb bet deis 生长环境】生于高山地区草坡、坡塝山坳、沟谷岩石上。分布于部分苗乡。

【Jox hsub 性味属经】性冷，味苦涩，属冷药，入热经。

【Qet diel xid 功能主治】功能：hxenk angt dangf mongb 消肿止痛，vuk gangb liangs ngix 敛疮生肌。主治：nais pot lax bus 肺痈，ait ngol hcik bongt 咳嗽痰喘，ngol lol hxangd 咳血，dlif ghab jed vangl daib 子宫脱垂，niangb hsab pob mongb 无名肿毒，dait ceit 皲裂。

【Ed not xus 用法用量】内服，水煎，5 ～ 15 g；或入丸、散。外用，研末撒敷；或调水涂搽。

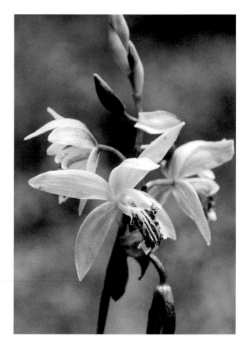

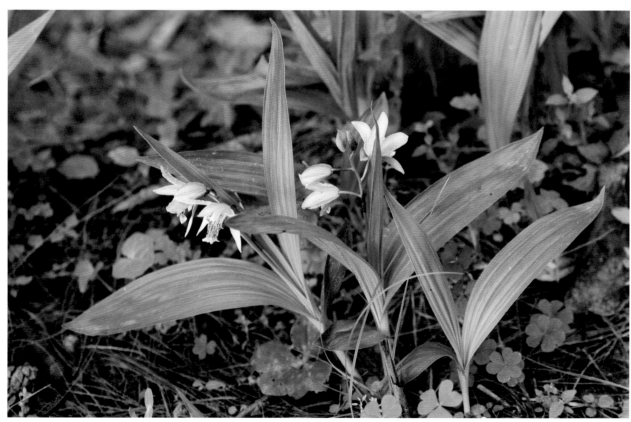

Vob jet eb 杜鹃兰

【Bit hsenb 俗名】马鞭兰、朝天一炷香、山慈姑、毛慈姑、大白及。

【Dios kob deis 基源】为兰科植物杜鹃兰 *Cremastra appendiculata* (D. Don) Makino 的块茎。

【Niangb bet deis 生长环境】生于坡塝山坳、沟谷阴凉处。分布于部分苗乡。

【Jox hsub 性味属经】性冷，味甘微辛，属冷药，入热经。

【Qet diel xid 功能主治】功能：hxub kib tat jab 清热解毒，zangl pob hxenk angt 散结消肿。主治：buk dux ghad ghof lol hxangd 胃肠出血，yens xit lol hxangd 刀伤出血，diuf jangd eb 肾积液，dangf pob ngix jangx ves mongb 缓解癌症疼痛，niangb hsab pob mongb 无名肿毒，dix yangf 恶疮。

【Ed not xus 用法用量】内服，水煎，10～15 g；或入散剂。外用，磨汁涂；或捣烂敷。

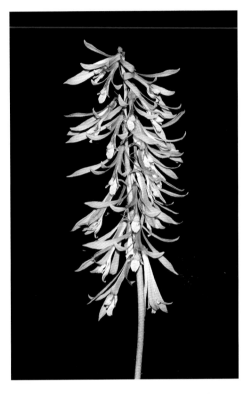

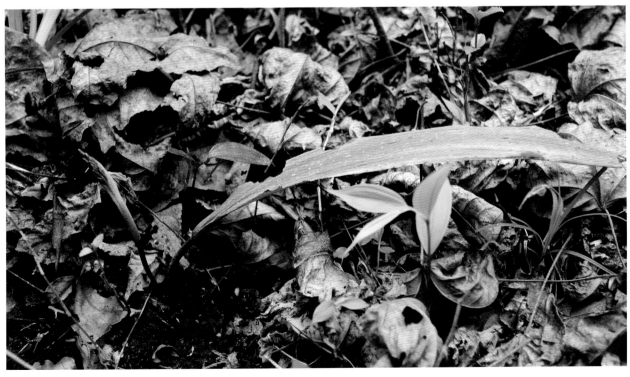

Vob jet zat 独蒜兰

【Bit hsenb 俗名】金扣子、山慈姑、毛慈姑、一叶兰、冰球子、泥宾子、一枝花。

【Dios kob deis 基源】为兰科植物独蒜兰 *Pleione bulbocodioides* (Franchet) Rolfe 的鳞茎。

【Niangb bet deis 生长环境】生于深山丛林、沟谷两旁岩壁。分布于部分苗乡。

【Jox hsub 性味属经】性冷，味甘辛，属冷药，入热经。

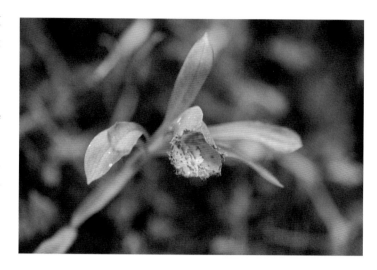

【Qet diel xid 功能主治】功能：zangl pob hxenk angt 散结消肿，yangx ghad ngol 化痰。主治：nais pot yens jab 肺结核，nais pot kib ait ngol 肺热咳嗽，mongb ghongd niangs 咽喉痛，hxongb jangx ves 淋巴肿瘤，niangb hsab pob mongb 无名肿毒，yens nangb gik 毒蛇咬伤。

【Ed not xus 用法用量】内服，水煎，8 ～ 15 g。外用，捣烂敷。

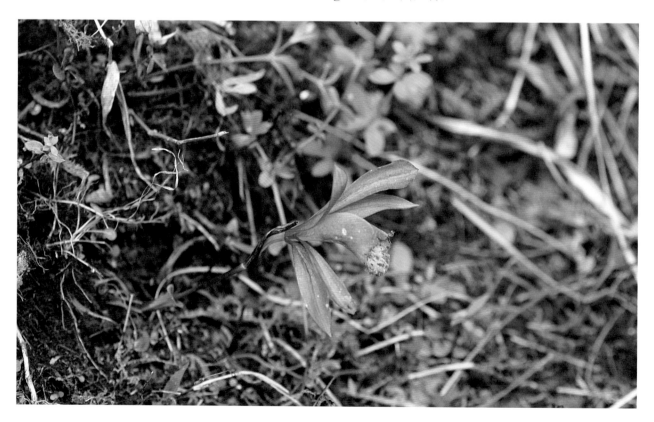

Vob jet nef 云南独蒜兰

【Bit hsenb 俗名】独菇、小白及、独蒜兰、糯白及、独叶白及。

【Dios kob deis 基源】为兰科植物云南独蒜兰 *Pleione yunnanensis* (Rolfe) Rolfe 的鳞茎。

【Niangb bet deis 生长环境】生于杂木林、沟谷潮湿处。分布于部分苗乡。

【Jox hsub 性味属经】性冷，味苦，属冷药，入热经。

【Qet diel xid 功能主治】功能：hxub kib tat jab 清热解毒，dangf hxangd liangs ngix 止血生肌。主治：kib jid ax khad 高烧不退，nais pot yens jab 肺结核，mongb ghongd gus 气管炎，ngol yenx hnaib 百日咳，buk dux ghad ghof lol hxangd 胃肠出血，yens xit lol hxangd 刀伤出血。

【Ed not xus 用法用量】内服，水煎，15 ～ 25 g。外用，研末撒敷。

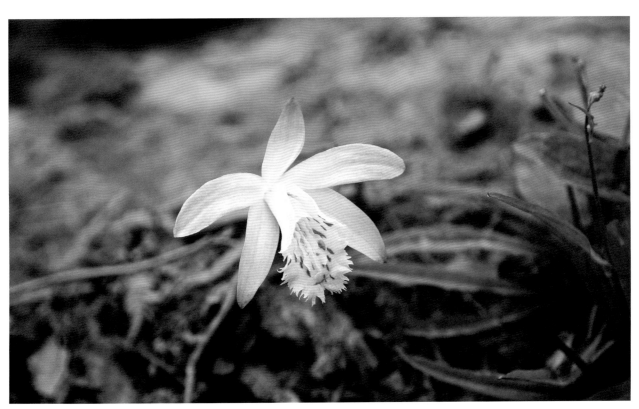

Vob jet bil 毛唇独蒜兰

【Bit hsenb 俗名】五色珍珠、山慈姑、南独蒜兰。

【Dios kob deis 基源】为兰科植物毛唇独蒜兰 *Pleione hookeriana* (Lindley) Rollisson 的鳞茎。

【Niangb bet deis 生长环境】生于坡塝林下多岩石地区的岩壁上。分布于高山地区苗乡。

【Jox hsub 性味属经】性冷，味苦，属冷药，入热经。

【Qet diel xid 功能主治】功能：hxub kib tat jab 清热解毒，zangl pob hxenk angt 散结消肿。主治：nais pot kib ait ngol 肺热咳嗽，mongb ghongd niangs 咽喉痛，niangb hsab pob mongb 无名肿毒，hxongb jangx ves 淋巴肿瘤，yens nangb gik 毒蛇咬伤。

【Ed not xus 用法用量】内服，水煎，15 ～ 25 g。外用，研末撒敷。

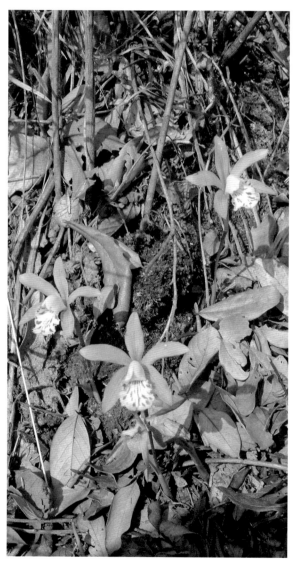
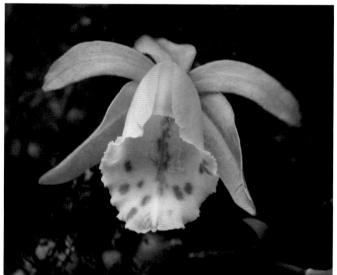
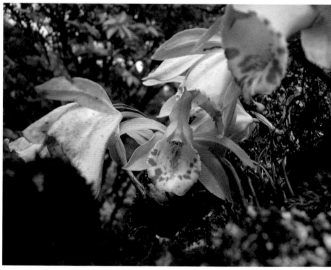

Zend ghab nex sob 伏生石豆兰

【Bit hsenb 俗名】匍生石豆兰、石链子、牛虱子、果上叶、麦斛。

【Dios kob deis 基源】为兰科植物伏生石豆兰 *Bulbophyllum reptans* (Lindley) Lindley 的全草。

【Niangb bet deis 生长环境】附生于岩崖、深山老树上。分布于各地苗乡。

【Jox hsub 性味属经】性平，味淡，属冷热两经药，入两经。

【Qet diel xid 功能主治】功能：hxenk angt dangf mongb 消肿止痛，seil hxangd ves hxangd 凉血活血。主治：ghut hsongb pob mongb 关节肿痛，ait gheb bal jid 劳伤，bal diub bal jid 腰伤体损，mongb khob 头痛，jib daib hxib jent 小儿惊风。

【Ed not xus 用法用量】内服，水煎，8～15 g；或入散剂。外用，研末撒敷；或调水涂搽。

Jab vaof dongk 密花石豆兰

【Bit hsenb 俗名】石米、石串莲、石橄榄仔、小果上叶、极香石豆兰。

【Dios kob deis 基源】为兰科植物密花石豆兰 *Bulbophyllum odoratissimum* (Smith) Lindley 的全草。

【Niangb bet deis 生长环境】附生于老树干、山谷岩石上。分布于部分苗乡。

【Jox hsub 性味属经】性平，味淡微酸，属冷热两经药，入两经。

【Qet diel xid 功能主治】功能：net nais pob yangx ghad ngol 润肺化痰，hangb bongt dangf mongb 行气止痛。主治：lod hsongd 骨折，nais pot yens jab 肺结核，ngol lol hxangd 咳血，mongb ghongd gus ngol hvuk 慢性支气管炎，hsot ud ax jangx hxib 月经不调。

【Ed not xus 用法用量】内服，水煎，10～15 g。外用，捣烂敷。

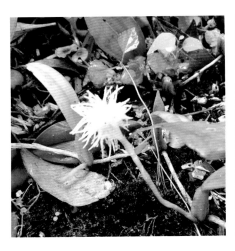
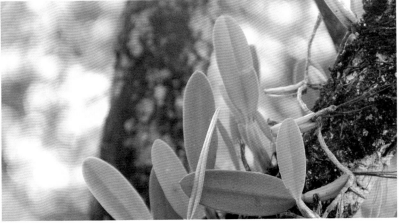

Nangx fangx vongl 石斛

【Bit hsenb 俗名】石橄、林兰、黄草、吊兰花、金钗兰、金钗石斛。

【Dios kob deis 基源】为兰科植物石斛 *Dendrobium nobile* Lindley 的全草。

【Niangb bet deis 生长环境】附生于高山地区岩石、深山杂木老树干上。分布于部分苗乡。

【Jox hsub 性味属经】性冷，味甘淡，属冷药，入热经。

【Qet diel xid 功能主治】功能：hxub kid yis niangs 清热养阴，vut eb niangs yis buk dux 生津益胃。主治：dliangd bil dib sangb 跌打损伤，nais jongt od nul 肝炎，yangx ves ngol lax 气虚久咳，khak eb bus jid 糖尿病，hniub mais ballial 视力减退。

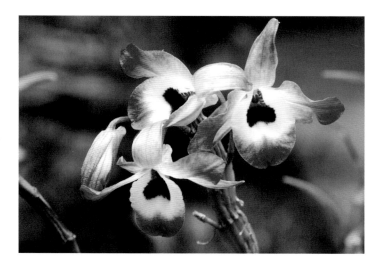

【Ed not xus 用法用量】内服，水煎（久煎），10 ～ 20 g；或熬膏；或入丸、散。

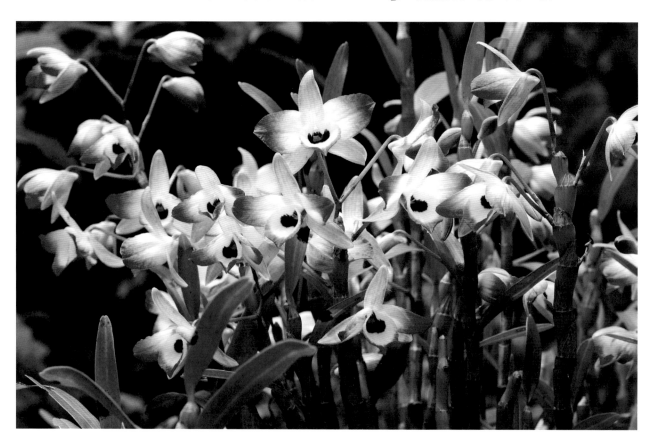

Nangx ghab zat fangf xok 铁皮石斛

【Bit hsenb 俗名】云南铁皮、黑节草、细黄草。

【Dios kob deis 基源】为兰科植物铁皮石斛 *Dendrobium officinale* Kimura & Migo 的茎。

【Niangb bet deis 生长环境】附生于高山地区岩石、深山杂木老树干上。分布于部分苗乡。

【Jox hsub 性味属经】性冷，味甘淡，属冷药，入热经。

【Qet diel xid 功能主治】功能：hxub kid yis niangs 清热养阴，vut eb niangs yis buk dux 生津益胃。主治：hfud nais pob maix ves ngol lax 肺虚久咳，mongb vut xus dliangl ves 病后虚弱，diongb hmangt ait mais gheib 夜盲症，mongb diub 腰痛，diub hxub lob mais ghad 腰酸腿软，khak eb bus jid 糖尿病。

【Ed not xus 用法用量】内服，水煎（久煎），10～20 g；或熬膏入丸、散；或当蔬菜常食。

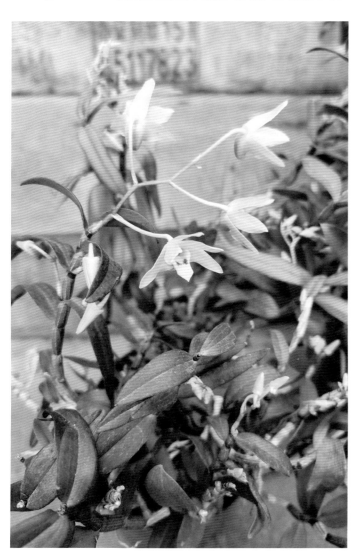
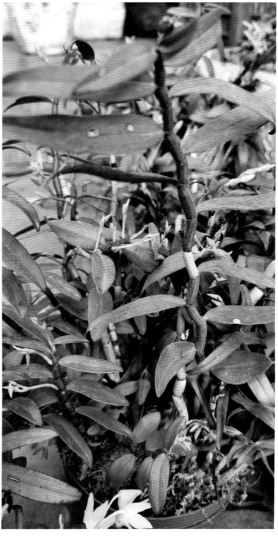

Nangx ghab zat fangf mongl 细茎石斛

【Bit hsenb 俗名】清水山石斛、黄草石斛、吊兰、细黄草、铜皮石斛。

【Dios kob deis 基源】为兰科植物细茎石斛 *Dendrobium moniliforme* (Linnaeus) Swartz 的茎。

【Niangb bet deis 生长环境】附生于深山老树干、岩石崖壁上。分布于部分苗乡。

【Jox hsub 性味属经】性平，味淡，属冷热两经药，入两经。

【Qet diel xid 功能主治】功能：xongf hxend tiod hsongd 强筋壮骨，qet bongt yangx ghad ngol 理气化痰。主治：dliangd bil dib sangb 跌打损伤，ait gheb bal jid 劳伤，yangx ves ngol lax 气虚久咳，hniub mais ballial 视力减退。

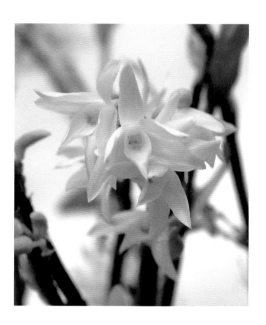

【Ed not xus 用法用量】内服，水煎，15 ～ 20 g；或熬膏入丸、散。

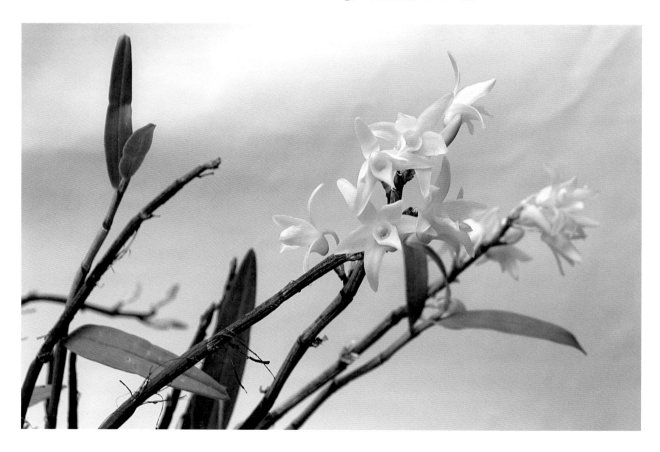

Nangx ghab zat fangf yut 罗河石斛

【Bit hsenb 俗名】黄花石斛、藤兰、黄草、小黄草、吊兰。

【Dios kob deis 基源】为兰科植物罗河石斛 *Dendrobium lohohense* Tang & F. T. Wang 的全草。

【Niangb bet deis 生长环境】附生于深山老树干、岩石崖壁上。分布于部分苗乡。

【Jox hsub 性味属经】性平，味淡，属冷热两经药，入两经。

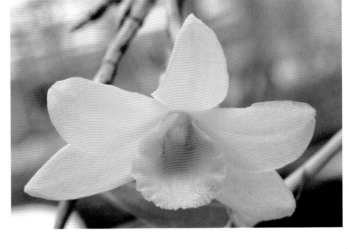

【Qet diel xid 功能主治】功能：xongf hxend tiod hsongd 强筋壮骨，yis diuf gek bend 补肾固涩。主治：dlad jus hxub mongb 腰膝酸痛，mongb diub 腰痛，diongb hmangt ait mais gheib 夜盲症，dal ghad got 遗精症，dliangb dul jent 风疹。

【Ed not xus 用法用量】内服，水煎（久煎），10 ～ 20 g；或熬膏入丸、散。

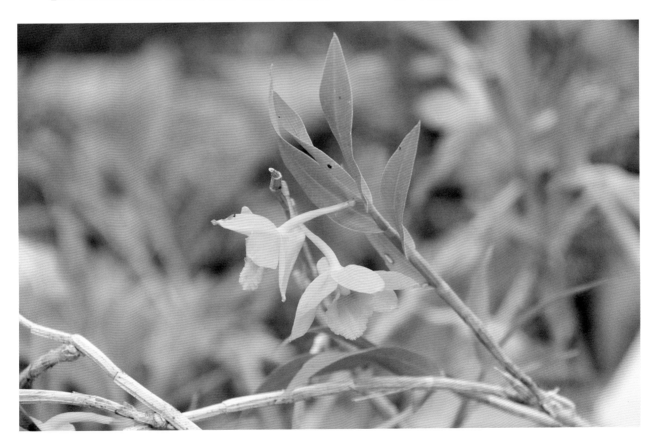

Nangx cuob bas 虾脊兰

【Bit hsenb 俗名】九节虫、肉连环、九子连环草、一串钮子、铁扣子、剑叶虾脊兰、铜锤草。

【Dios kob deis 基源】为兰科植物虾脊兰 *Calanthe discolor* Lindley 的全草或根茎。

【Niangb bet deis 生长环境】生于坡塝林下土壤腐殖质较丰富处。分布于部分苗乡。

【Jox hsub 性味属经】性冷，味苦涩，属冷药，入热经。

【Qet diel xid 功能主治】功能：tat hxend ves hxangd 舒筋活血，hxenk bod zangl ghab pob 消痞散结。主治：dliangd bil dib sangb 跌打损伤，los link ghongd 悬雍垂发炎，hxongb jangx ves 淋巴肿瘤，dlif ghab neib ghangb 脱肛，dix khangd ghad 痔疮。

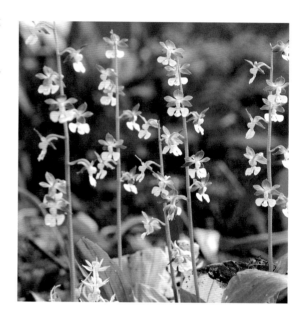

【Ed not xus 用法用量】内服，水煎，10 ～ 20 g；或入散剂。

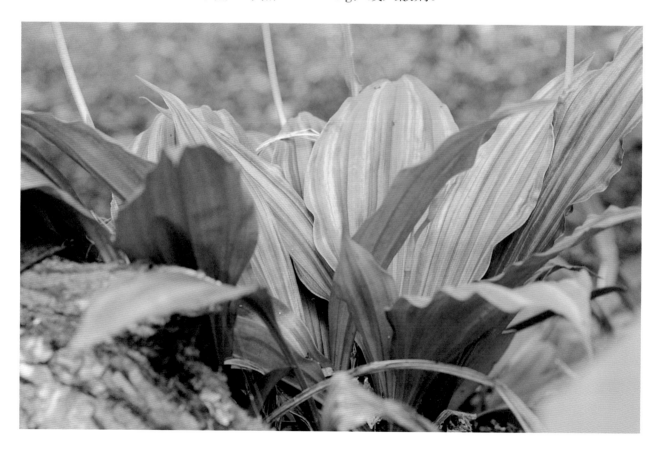

Bangx pub nel 春兰

【Bit hsenb 俗名】山兰、幽兰、兰草、独子兰、扑地兰、双飞燕。

【Dios kob deis 基源】为兰科植物春兰 *Cymbidium goeringii* (H. G. Reichenbach) H. G. Reichenbach 的根。

【Niangb bet deis 生长环境】生于坡塝疏林下树蔸边，有栽培。分布于各地苗乡。

【Jox hsub 性味属经】性平，味甘辛，属冷热两经药，入两经。

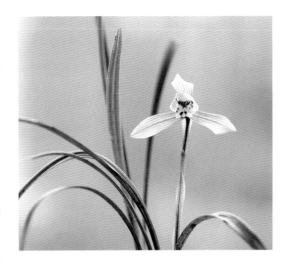

【Qet diel xid 功能主治】功能：hxub kib net ngas gangt 清热润燥，dib gangb 杀虫。主治：diuf xus dlial ves mongb diub 肾虚腰痛，bit dangx lol hniangk 体虚盗汗，gangb not mongb qub 虫积腹痛，ghad eb dlub lol not 白带过多，dix khangd ghad 痔疮。

【Ed not xus 用法用量】内服，水煎，15 ～ 25 g。

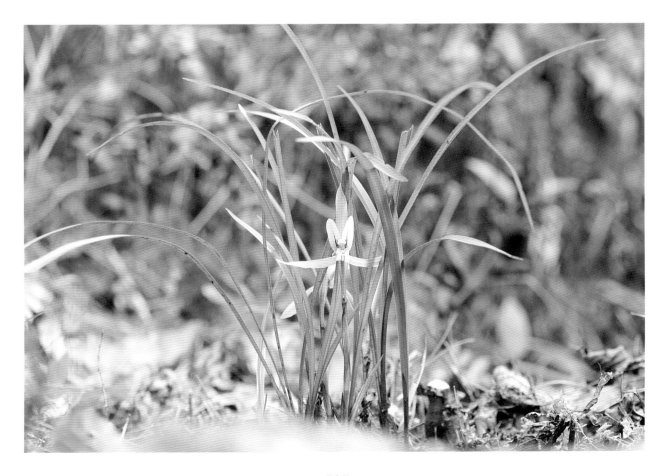

Bangx denb diel 多花兰

【Bit hsenb 俗名】多花蕙兰、六月兰、兰草、九头兰、岩韭菜、蜜蜂兰。

【Dios kob deis 基源】为兰科植物多花兰 *Cymbidium floribundum* Lindley 的全草或根。

【Niangb bet deis 生长环境】生于山谷石崖、溪边岩石上。分布于各地苗乡。

【Jox hsub 性味属经】性冷，味苦辛，属冷药，入热经。

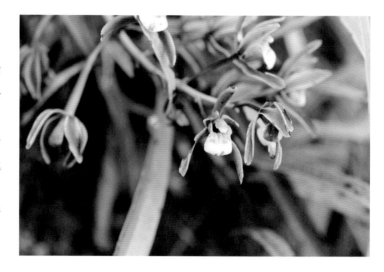

【Qet diel xid 功能主治】功能：net nais pot dangf ngol 润肺止咳，dib gangb 杀虫。主治：mongb ghongd gus 气管炎，naix lul ait ngol 老年咳嗽，ghad eb dlub lol not 白带过多，gangb dad 生虱子，gangb jongb jangx 蛔虫病。

【Ed not xus 用法用量】内服，水煎，15 ～ 25 g。外用，鲜品捣烂涂敷。

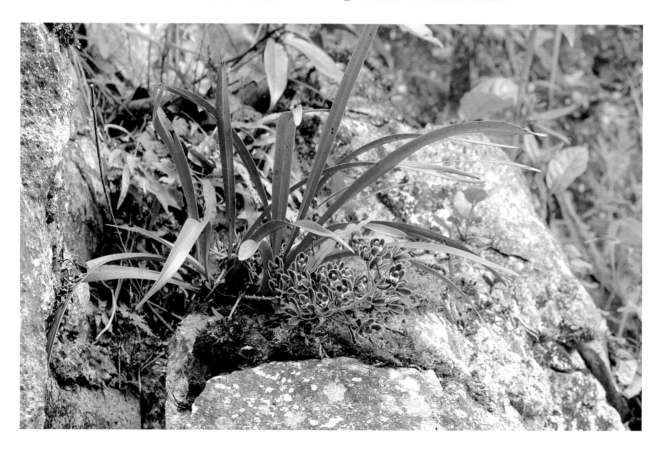

Bangx liangx xib 建兰

【Bit hsenb 俗名】秋兰、官兰花、兰草花、八月兰、建兰花、四季兰。

【Dios kob deis 基源】为兰科植物建兰 *Cymbidium ensifolium* (Linnaeus) Swartz 的叶、根、花。

【Niangb bet deis 生长环境】生于坡塝杂木疏林，有栽培。分布于各地苗乡。

【Jox hsub 性味属经】性平，味辛，属冷热两经药，入两经。

【Qet diel xid 功能主治】功能：hxub kib zangl xuf 清热除湿，dangf hxangd tat jit hxangd 止血散瘀。主治：ngol dad jes 久咳，nais pot kib ait ngol 肺热咳嗽，nais pot yens jab khangk hxangd 肺结核咯血，nais pot lax bus 肺痈，od hxangd 吐血。

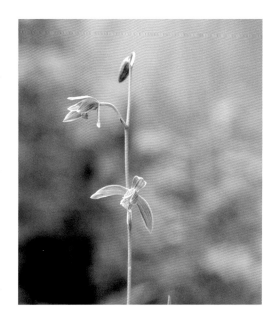

【Ed not xus 用法用量】内服，水煎，15～20 g。外用，鲜品捣烂敷。

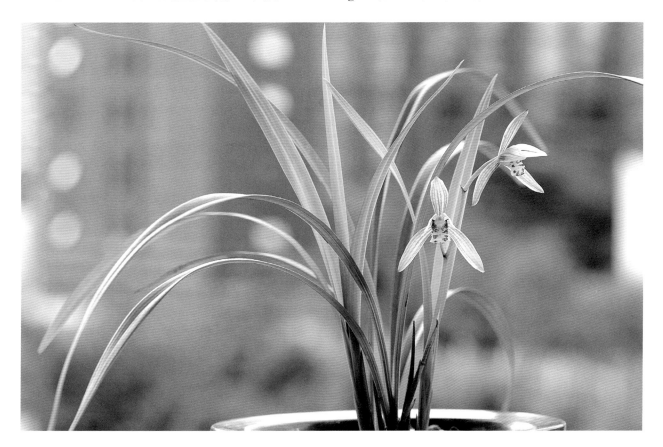

Bangx denb dniel 斑叶兰

【Bit hsenb 俗名】九层盖、小叶青、肺角草、盘蛇莲、大武山斑叶兰、野洋参、银丝盘。

【Dios kob deis 基源】为兰科植物斑叶兰 *Goodyera schlechtendaliana* H. G. Reichenbach 的全草。

【Niangb bet deis 生长环境】生于山野松林下。分布于各地苗乡。

【Jox hsub 性味属经】性热，味甘辛，属热药，入冷经。

【Qet diel xid 功能主治】功能：hxub nais pot dangf ngol 清肺止咳，ves hxangd dangf mongb 活血止痛。主治：nais pot yens jab 肺结核，nais pot yens jab ait ngol 肺痨咳嗽，mongb ghongd gus 气管炎，bit ax dangf diongb but not 失眠多梦，mongb ghut hsongd 关节痛，yens nangb gik 毒蛇咬伤。

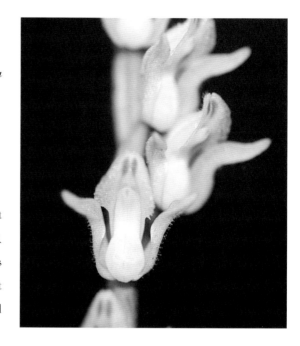

【Ed not xus 用法用量】内服，水煎，15 ～ 20 g。外用，捣烂敷。

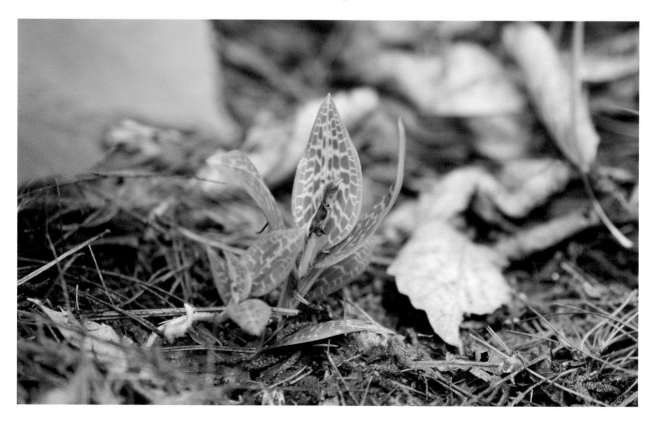

Lind pit nos 绥草

【Bit hsenb 俗名】扭兰、九龙蛇、红龙抱柱、米洋参、笑天龙、蟠龙参、猪鞭草。

【Dios kob deis 基源】为兰科植物绥草 *Spiranthes sinensis* (Persoon) Ames 的根或全草。

【Niangb bet deis 生长环境】生于山野湿润草地、坡塝梯田边。分布于各地苗乡。

【Jox hsub 性味属经】性平，味甘苦，属冷热两经药，入两经。

【Qet diel xid 功能主治】功能：hxub kid yis niangs 清热养阴，net nais pot dangf ngol 润肺止咳。主治：nais pot kib ait ngol 肺热咳嗽，los link ghongd 悬雍垂发炎，ax maix dlangl ves 虚弱，bit dangx lol hniangk 体虚盗汗，khak eb bus jid 糖尿病，jangx gangb nangb 带状疱疹。

【Ed not xus 用法用量】内服，水煎，15 ～ 20 g。外用，捣烂敷。

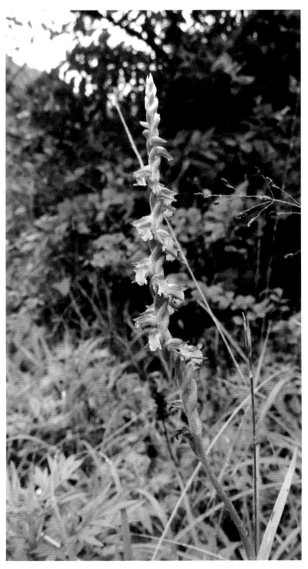
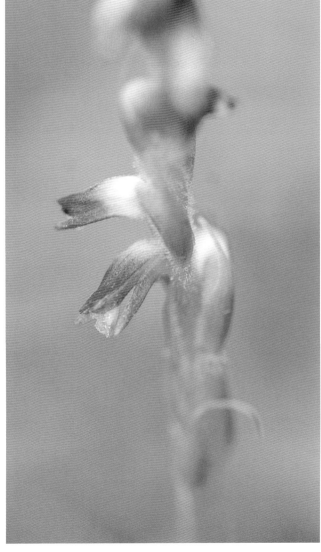

Jix mob dax 鸟足兰

【Bit hsenb 俗名】长距鸟足兰。

【Dios kob deis 基源】为兰科植物鸟足兰 *Satyrium nepalense* D. Don 的全草。

【Niangb bet deis 生长环境】生于疏林、草地。分布于部分苗乡。

【Jox hsub 性味属经】性平，味甘，属冷热两经药，入两经。

【Qet diel xid 功能主治】功能：dangf ngol yangx ghad ngol 止咳化痰，tiod ghad got gek got 强精壮阳。主治：dliud mais ves 心脏病，diuf xus dlial ves mongb diub 肾虚腰痛，diuf od nul 肾炎，ghad eb dlub lol not 白带过多，got ax gek 阳痿。

【Ed not xus 用法用量】内服，水煎，10～25 g；或入丸、散。

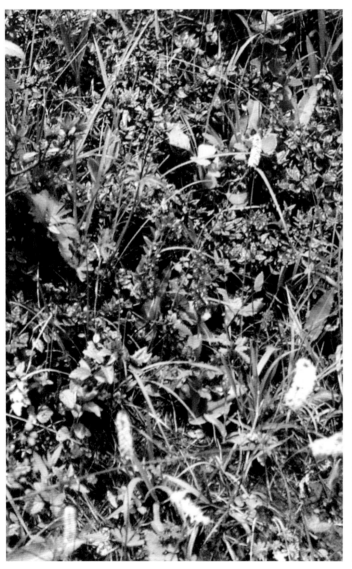
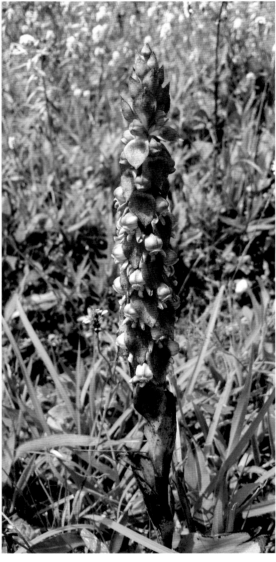

Bangx nangx det 笋兰

【Bit hsenb 俗名】通兰、石笋、岩笋、石竹子、岩竹、岩角、接骨丹。

【Dios kob deis 基源】为兰科植物笋兰 *Thunia alba* (Lindley) H. G. Reichenbach 的全草。

【Niangb bet deis 生长环境】喜生于林下多岩石地区、树干上。分布于部分苗乡。

【Jox hsub 性味属经】性平，味甘，属冷热两经药，入两经。

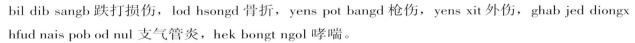

【Qet diel xid 功能主治】功能：ves hxangd tat jit hxangd 活血化瘀，dangf ngol dangf hek bongt 镇咳平喘。主治：dliangd bil dib sangb 跌打损伤，lod hsongd 骨折，yens pot bangd 枪伤，yens xit 外伤，ghab jed diongx hfud nais pob od nul 支气管炎，hek bongt ngol 哮喘。

【Ed not xus 用法用量】内服，水煎，15 ～ 25 g。外用，捣烂敷。

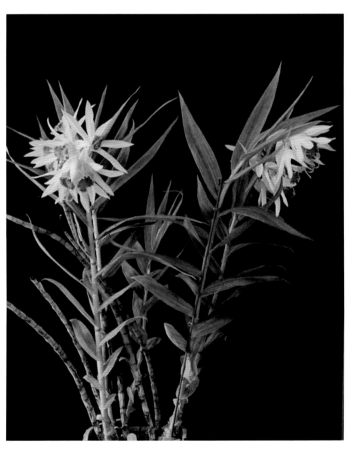

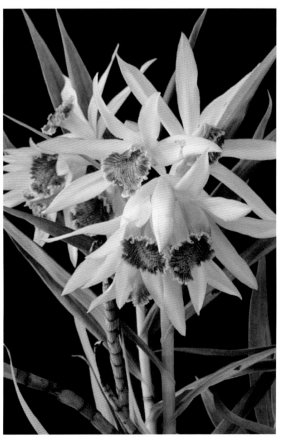

Nangx nex diuf 扇唇舌喙兰

【Bit hsenb 俗名】单肾草、雨流星草、独叶一枝花。

【Dios kob deis 基源】为兰科植物扇唇舌喙兰 *Hemipilia flabellata* Bureau & Franchet 的根、花。

【Niangb bet deis 生长环境】生于坡塝疏林草丛。分布于部分苗乡。

【Jox hsub 性味属经】性平，味甘淡，属冷热两经药，入两经。

【Qet diel xid 功能主治】功能：yis dliangl net nais pob 养阴润肺，xongf hxid lis bud ghab dlad 强筋补腰。主治：nais pob ngas liak kangd ngol 肺燥咳嗽，mongb ghab dlad mongb bab 腰腿疼痛，ait gheb bal jid 劳伤，yens xit 外伤。

【Ed not xus 用法用量】内服，水煎，15 ～ 20 g；或捣汁服。外用，捣烂敷。

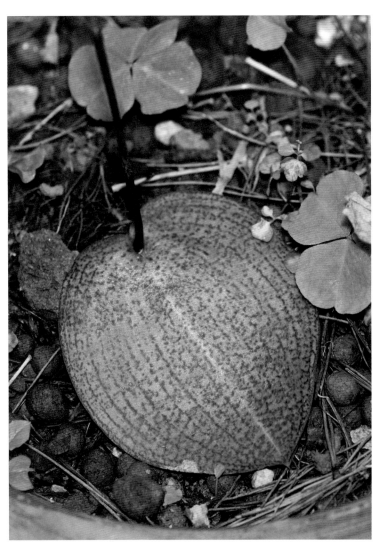 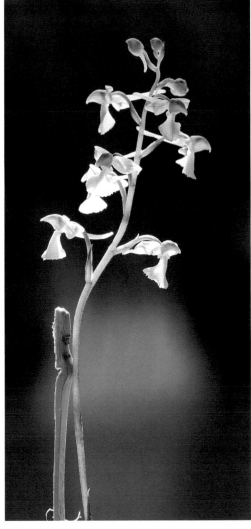

Vob ghub beid 鹅毛玉凤花

【Bit hsenb 俗名】白凤兰、齿玉凤兰。

【Dios kob deis 基源】为兰科植物鹅毛玉凤花 *Habenaria dentata* (Swartz) Schlechter 的块根。

【Niangb bet deis 生长环境】生于坡塝树林中多岩石地区。分布于高山地区苗乡。

【Jox hsub 性味属经】性平，味甘淡，属冷热两经药，入两经。

【Qet diel xid 功能主治】功能：tat jab yangk ongd hsongb 解毒消炎，vas wal tongb eb niuk 利水通淋。主治：bal ves ait ngol 虚劳咳嗽，diongx wal od nul 尿道炎，los ghad ghof 疝气，jangx ghab dliax gangb 毒疮，yens nangb gik 毒蛇咬伤。

【Ed not xus 用法用量】内服，水煎，15 ～ 25 g；或磨汁服。外用，捣烂敷。

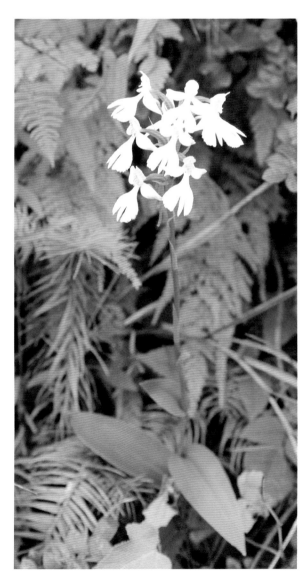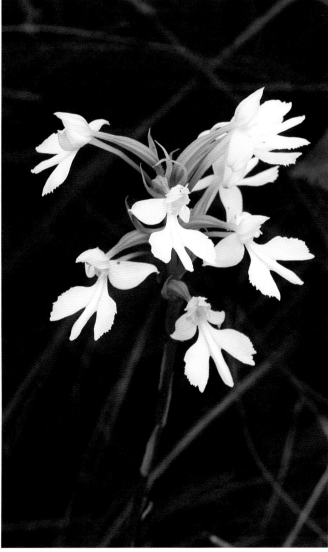

Vob bangx nangx 狭穗阔蕊兰

【Bit hsenb 俗名】鸡肾草、密花阔蕊兰、狭穗鹭兰、狭穗玉凤花。

【Dios kob deis 基源】为兰科植物狭穗阔蕊兰 *Peristylus densus* (Lindley) Santapau & Kapadia 的肉根。

【Niangb bet deis 生长环境】生于坡塝林下多岩石地区。分布于部分苗乡。

【Jox hsub 性味属经】性冷，味甘淡，属冷药，入热经。

【Qet diel xid 功能主治】功能：hxub jent dlongs hxud lis 祛风活络，tiod buk dux yangx gad 健胃消食。主治：yens jent mongb ghut hsongd 风湿性关节炎，nongx ax yis jid 营养不良，jib daib gad ax los 小儿食积，zal ghad 腹泻。

【Ed not xus 用法用量】内服，水煎，15 ～ 25 g；或捣汁服。外用，捣烂敷。

Vob jek vud 羊耳蒜

【Bit hsenb 俗名】珍珠七、算盘七、鸡心七、羊耳兰。

【Dios kob deis 基源】为兰科植物羊耳蒜 *Liparis campylostalix* H. G. Reichenbach 的带根全草。

【Niangb bet deis 生长环境】喜生于深山丛林间草丛、疏林。分布于部分苗乡。

【Jox hsub 性味属经】性平，味涩，属冷热两经药，入两经。

【Qet diel xid 功能主治】功能：dangf ves dangf mongb 镇静止痛，ves hxangd hsot ud vut 活血调经。主治：nais pot od nul 肺炎，yens xit lol hxangd 刀伤出血，xit dail lol mongb qub 产后腹痛，los ghad ghof 疝气，dix guk 背痈。

【Ed not xus 用法用量】内服，水煎，15 ～ 20 g。

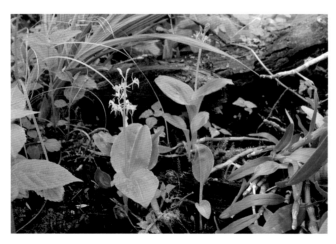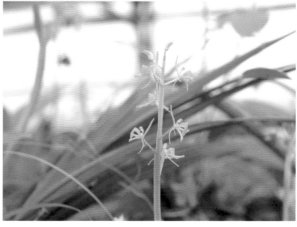

Nax xok eb 天麻

【Bit hsenb 俗名】赤天箭、水洋芋、无风自动草、明天麻、定风草、赤箭。

【Dios kob deis 基源】为兰科植物天麻 *Gastrodia elata* Blume 的茎。

【Niangb bet deis 生长环境】生于杂木林下土壤腐殖质丰富处，有栽培。分布于部分苗乡。

【Jox hsub 性味属经】性冷，味甘淡，属冷药，入热经。

【Qet diel xid 功能主治】功能：dangf jent dangf ves 息风镇静。主治：niad khob niel mais 头昏眼花，mongb khob 头痛，mongb pit khob 偏头痛，jib daib kib jid hvuk hxud 小儿高烧抽搐，jib daib hxib jent 小儿惊风，hvangb jid zeib ghangb 半身不遂，ngix dud juk jik 肌肤麻木。

【Ed not xus 用法用量】内服，水煎，8 ~ 15 g；或入丸、散；或炖鸡食。

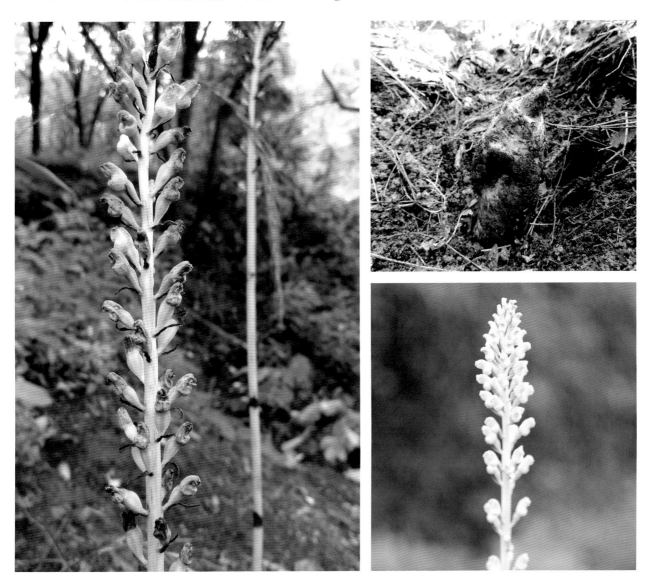

田螺科

Bod gib 中国圆田螺

【Bit hsenb 俗名】田螺、螺蛳、蛳螺、蜗蠃、黄螺、田螺厣。

【Dios kob deis 基源】为田螺科动物中国圆田螺 *Cipangopaludina chinensis* Gray 的全体或壳。

【Niangb bet deis 生长环境】生活于水田、泥塘，在水底、淤泥中爬行。分布于各地苗乡。

【Jox hsub 性味属经】性冷，味甘咸，属冷药，入热经。

【Qet diel xid 功能主治】功能：hxub kib los xuf 清热利湿，tiod nat mangs buk dux 健脾和胃。主治：fangx mais fangx jid 黄疸，hxud hxangd od 恶心呕吐，pob lob pob bil 手脚水肿，ax lol wal 尿闭，dix khangd ghad angt mongb 痔疮肿痛，dlif ghab neib ghangb 脱肛。

【Ed not xus 用法用量】内服，取其壳水煎服，取其涎或煅存性服；或研末服。外用，取其涎涂敷；或捣烂敷。

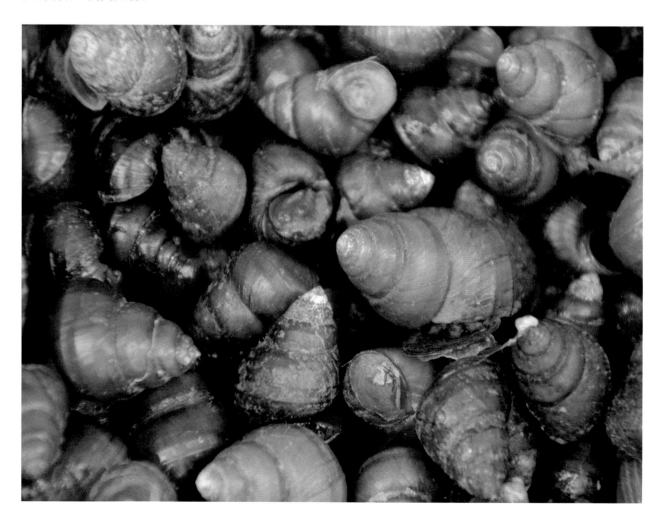

蚌　科

Gib mil 蚌

【Bit hsenb 俗名】田蚌、蚌壳、瓣壳、河蛤蜊。

【Dios kob deis 基源】为蚌科动物蚌 *Anodonta woodiana* Lea 的肉、壳。

【Niangb bet deis 生长环境】生活于稻田、塘库淤泥中。分布于各地苗乡。

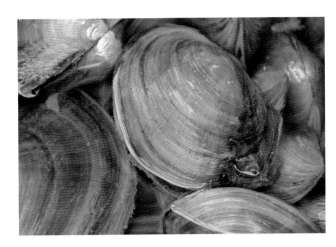

【Jox hsub 性味属经】性冷，味甘咸，属冷药，入热经。

【Qet diel xid 功能主治】功能：hxub kib tat jab 清热解毒，xend hniub mais 明目。主治：xok hniub mais 目赤，mongb daif gad 胃痛（胸口痛），ghad eb dlub lol not 白带过多，gangb daid eb 湿疹。

【Ed not xus 用法用量】内服，煮食，150 ～ 200 g。外用，焙烧，研末调油或水，涂敷。

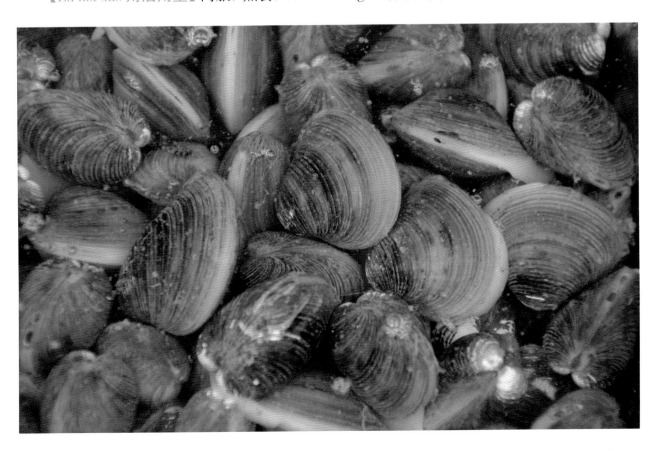

蜗牛科

Gib ax 蜗牛

【Bit hsenb 俗名】里牛、瓜牛、山蜗、蜓蚰、蜗蠃、仆累、天螺蛳、黄犊、蜾蠃。

【Dios kob deis 基源】为蜗牛科动物蜗牛 *Eulota similaris* Ferussac 的全体或壳。

【Niangb bet deis 生长环境】常生活于田野、菜园、多石块阴湿处。分布于各地苗乡。

【Jox hsub 性味属经】性冷，味咸，属冷药，入热经。

【Qet diel xid 功能主治】功能：hxub kib tat jab 清热解毒，hxenk angt 消肿。主治：niangb hsab pob mongb 无名肿毒，xud wal ax lol 小便不通，dix khangd ghad 痔疮，dlif ghab neib ghangb 脱肛，yens gangb kuk gik 蜈蚣咬伤。

【Ed not xus 用法用量】内服，水煎，50 ～ 100 g。外用，捣烂敷；或焙干，研末调敷。

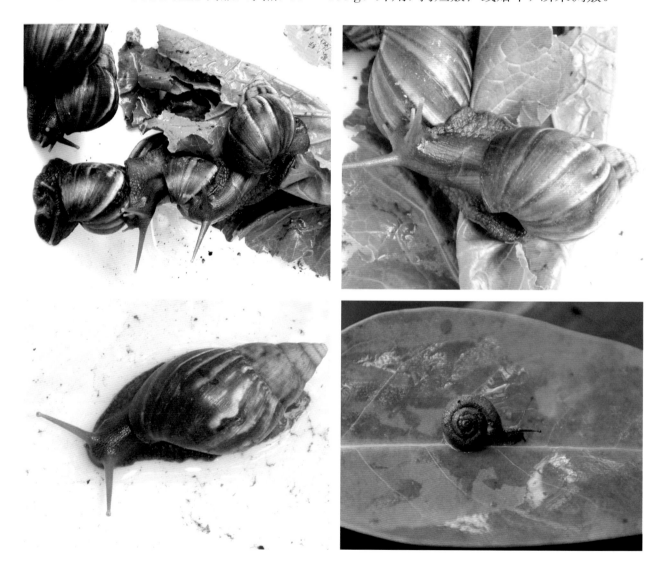

蛞蝓科

Gangb nongf nax 大蛞蝓

【Bit hsenb 俗名】土蜗、蛞蜗、托胎虫、鼻涕虫。

【Dios kob deis 基源】为蛞蝓科动物大蛞蝓 *Limax maximus* Linnaeus 的全体。

【Niangb bet deis 生长环境】喜栖身于潮湿的屋脚、石隙、石下、林荫下。分布于各地苗乡。

【Jox hsub 性味属经】性冷，味咸，属冷药，入热经。

【Qet diel xid 功能主治】功能：hxub kib tat jab 清热解毒，dus jit hxangd tongb ghad hxangd 破瘀通经。主治：ghab diux ghongd angt mongb 咽喉肿痛，ghad hxangd dait mongl jit hxangd mongb qub 闭经瘀血腹痛，dix khangd ghad angt mongb 痔疮肿痛，lax gangb liax 脚湿气（脚癣），yens gangb kuk gik 蜈蚣咬伤。

【Ed not xus 用法用量】内服，取 15 ～ 30 g 焙干，研末服。外用，捣烂敷；或焙干，研末调敷。

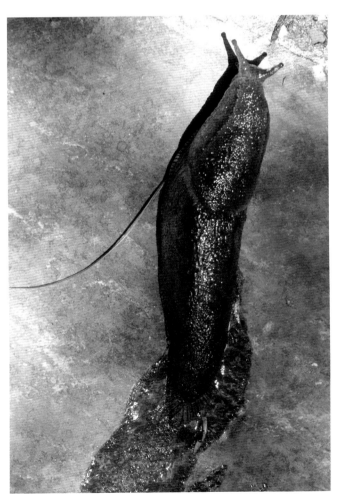
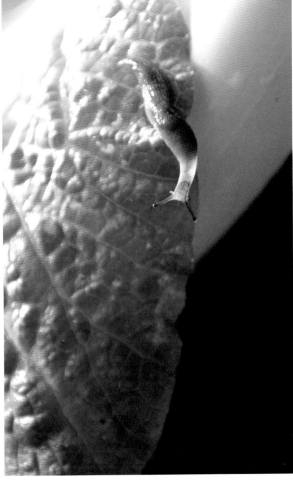

巨蚓科

Gangb jongb 参环毛蚓

【Bit hsenb 俗名】土龙、虫蟮、蛐蟮、寒蚓、蚯蚓、地龙。

【Dios kob deis 基源】为巨蚓科动物参环毛蚓 *Pheretima aspergillum* (E. Perrier) 的全体。

【Niangb bet deis 生长环境】生活于潮湿的菜园、沟边、石块下的泥土中。分布于各地苗乡。

【Jox hsub 性味属经】性冷，味咸，属冷药，入热经。

【Qet diel xid 功能主治】功能：hxub kib dins nais jongt 清热平肝，ves hxangd tongb hxud 活血通络。主治：nit diongx hxangd 高血压，khangd nais liangs ghab link 鼻息肉，hvangb jid zeib ghangb 半身不遂，mongb ghongd niangs 咽喉痛，xud wal ax lol 小便不通，jib daib hxib jent 小儿惊风。

【Ed not xus 用法用量】内服，水煎，10 ～ 20 g。外用，捣烂敷；或研末调敷。

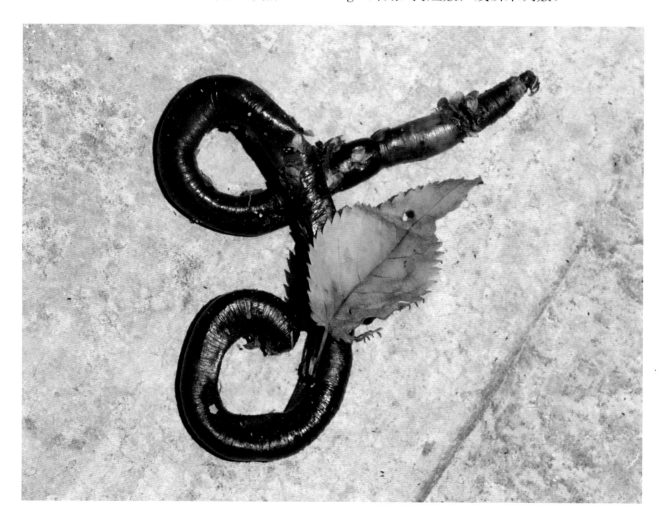

隐鳃鲵科

Hlob 大鲵

【Bit hsenb 俗名】狗鱼、娃娃鱼、四脚鱼、洞穴鱼。

【Dios kob deis 基源】为隐鳃鲵科动物大鲵 *Megalobatrachus davidianus* (Blanchard) 的全体。

【Niangb bet deis 生长环境】喜栖身于山溪小河岩洞、大石、岩溶洞穴。分布于部分苗乡。

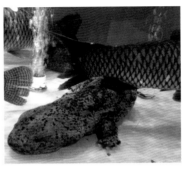
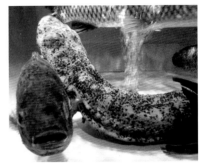

【Jox hsub 性味属经】性热，味甘，属热药，入冷经。

【Qet diel xid 功能主治】功能：yis hxangd vut bongt 补血益气，bod hfub nais bod diuf 滋补肝肾。主治：xus hxangd 贫血，nais jongt od nul 肝炎，kib seil 疟疾。

【Ed not xus 用法用量】内服，煮食；或水煎，100 ～ 150 g；或研末入丸、散。

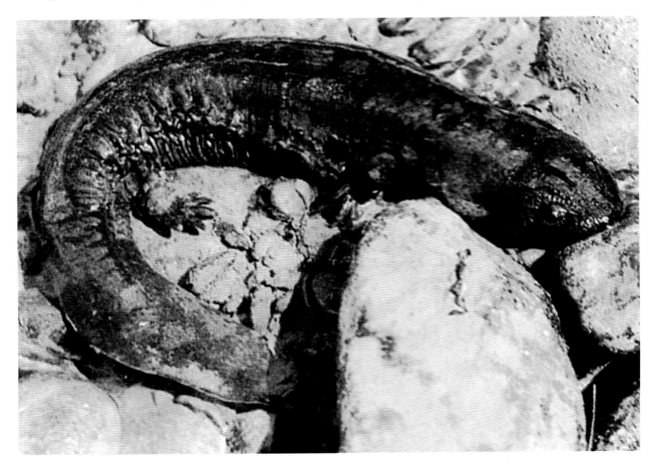

小鲵科

Hlangb 山溪鲵

【Bit hsenb 俗名】接骨丹、杉木鱼、羌活鱼、娃娃鱼。

【Dios kob deis 基源】为小鲵科动物山溪鲵 *Batrachuperus pinchonii* (David) 的全体。

【Niangb bet deis 生长环境】喜栖生于深山溪涧、小河沟。分布于部分苗乡。

【Jox hsub 性味属经】性平，味咸，属冷热两经药，入两经。

【Qet diel xid 功能主治】功能：zangl

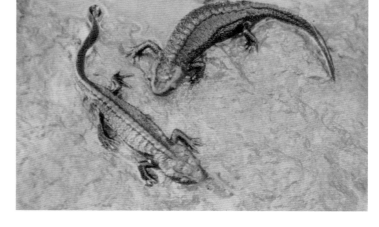

ghab pob dus ghuk 散结破积，hangb bongt dangf mongb 行气止痛。主治：qub niangs jangx bod 腹中痞块，ax maix dlangl ves 虚弱，mongb daif gad 胃痛（胸口痛）。

【Ed not xus 用法用量】内服，水煎，15 ～ 25 g；或研末服。

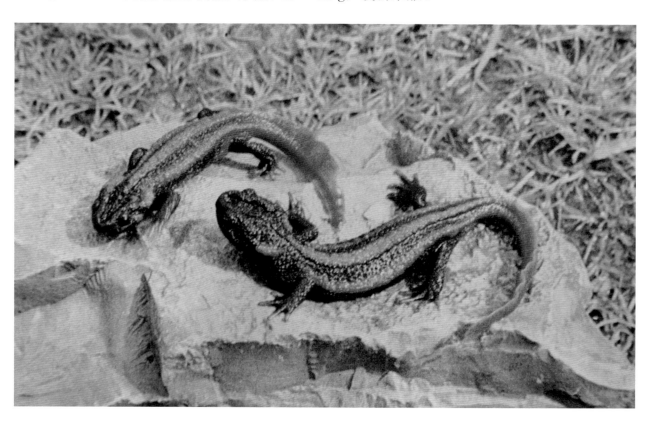

鲤　科

Nail bangl 鲫鱼

【Bit hsenb 俗名】鲫、鲋。

【Dios kob deis 基源】为鲤科动物鲫鱼 *Carassius auratus* (Linnaeus) 的肉、胆或全体。

【Niangb bet deis 生长环境】生活于稻田、山塘、小河沟，有饲养。分布于各地苗乡。

【Jox hsub 性味属经】性热，味甘，属热药，入冷经。

【Qet diel xid 功能主治】功能：hxed jid bud bongt 温中补气，tiod nat los net 健脾利湿。主治：pob lob pob bil 手脚水肿，xok hniub lol eb mais 沙眼，xit daib xus wel 产后缺乳，jib daib ax liangs ghab dlub khob 小儿不生头发。

【Ed not xus 用法用量】内服，煮食，生鱼 50 ～ 100 g；或烤干，研末服。

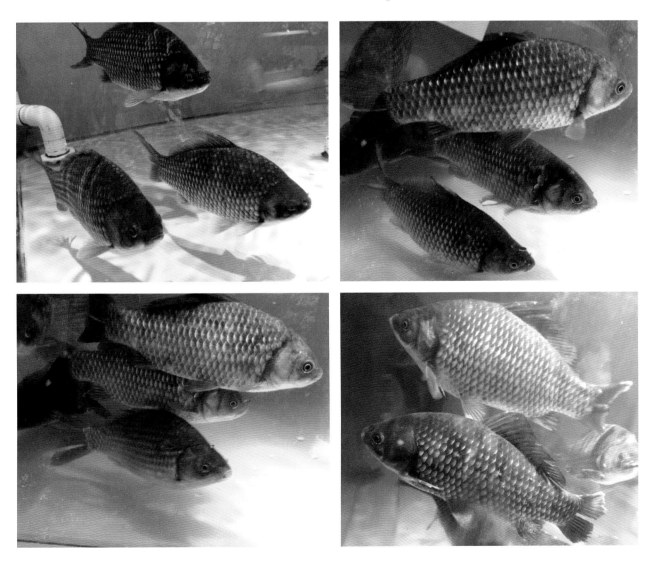

Nail lix 鲤鱼

【Bit hsenb 俗名】鲤子、赤鲤鱼、鲤拐子。

【Dios kob deis 基源】为鲤科动物鲤鱼 *Cyprinus carpio* Linnaeus 的肉或全体。

【Niangb bet deis 生长环境】栖身于稻田、山塘、水库、溪河，多有饲养。分布于各地苗乡。

【Jox hsub 性味属经】性热，味甘，属热药，入冷经。

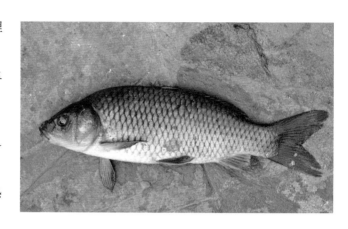

【Qet diel xid 功能主治】功能：tongb eb dlax xuf 利水渗湿，hxenk angt dangf mongb 消肿止痛，hangb bongt ves hxangd 行气活血。主治：pob lob pob bil 手脚水肿，lax gangb liax 脚湿气（脚癣），fangx mais fangx jid 黄疸，ait ngol heik bongt 咳嗽痰喘，mongb ghongd dlub 白喉。

【Ed not xus 用法用量】内服，胆和药作丸。外用，取胆汁点涂。

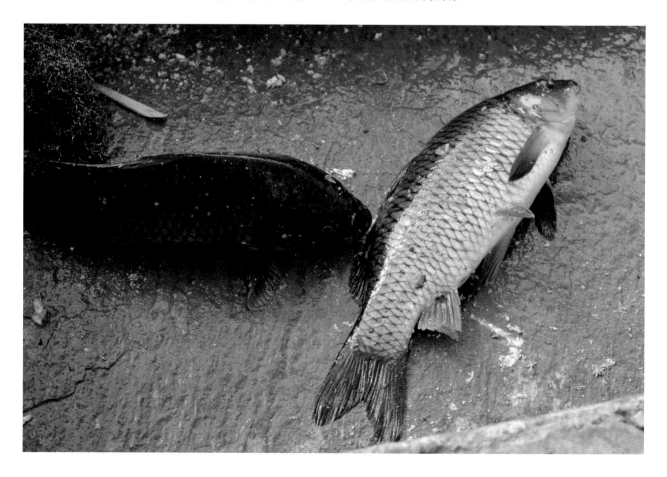

Nail nangx 草鱼

【Bit hsenb 俗名】混子、草根鱼、鲩鱼。

【Dios kob deis 基源】为鲤科动物草鱼 *Ctenopharyngodon idellus* (Cuvier & Valenciennes) 的肉、胆。

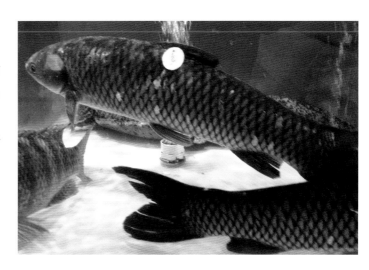

【Niangb bet deis 生长环境】生活于塘库中近岸边多水草处，多有饲养。分布于部分苗乡。

【Jox hsub 性味属经】性热，味甘，属热药，入冷经。

【Qet diel xid 功能主治】功能：hxed buk dux bud jid niangs 温胃补中，mangs nais jongt zal kib 平肝泻火。主治：pob hsongd fis ghongd 诸骨鲠喉，xok hniub mais 目赤，mongb khob 头痛，hvuk jangb 虚弱。

【Ed not xus 用法用量】内服，煮食胆两枚，以米酒化服。外用，取胆汁涂。

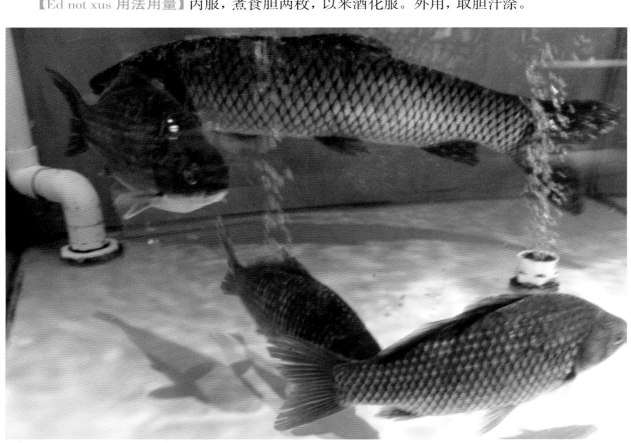

Nail mongl lod 鲢鱼

【Bit hsenb 俗名】白鲢、白脚鲢、水鲢。

【Dios kob deis 基源】为鲤科动物鲢鱼 *Hypophthalmichthys molitrix* (Cuvier & Valenciennes) 的肉。

【Niangb bet deis 生长环境】生活于山塘、水库，有饲养。分布于部分苗乡。

【Jox hsub 性味属经】性热，味甘，属热药，入冷经。

【Qet diel xid 功能主治】功能：hxed jid bud bongt 温中补气，sul hxangd net link dud 活血润肤。主治：xus dliangl xus ves 体虚乏力。

【Ed not xus 用法用量】内服，煮食，100 ～ 150 g。

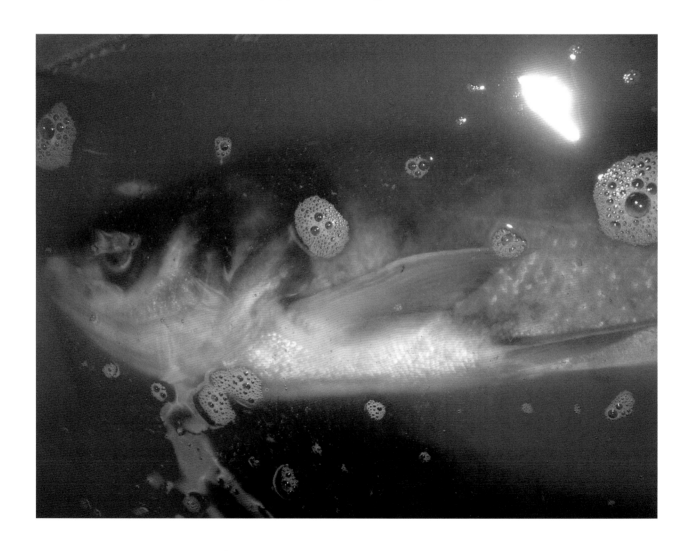

鳅 科

Nai dab 泥鳅

【Bit hsenb 俗名】鳅、鳛、鱼鳅、鳅鱼、滑滑鳅。

【Dios kob deis 基源】为鳅科动物泥鳅 *Misgurnus anguillicaudatus* (Cantor) 的肉或全体。

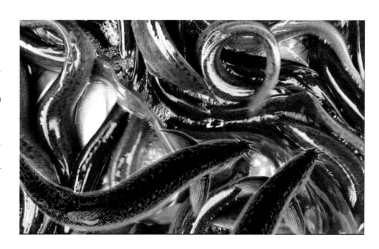

【Niangb bet deis 生长环境】栖身于水田、塘库、沟渠淤泥中，有饲养。分布于各地苗乡。

【Jox hsub 性味属经】性平，味甘，属冷热两经药，入两经。

【Qet diel xid 功能主治】功能：hxed jid bud bongt 温中补气，vut eb wal 利尿。主治：kib xuf qut qat 湿热瘙痒，gangb xut gangb vas qut qat 疥癣瘙痒，got ax gek 阳痿，wal lol ax jingx liex 小便不畅。

【Ed not xus 用法用量】内服，煮食，50 ～ 100 g。外用，烧存性，研末调敷。

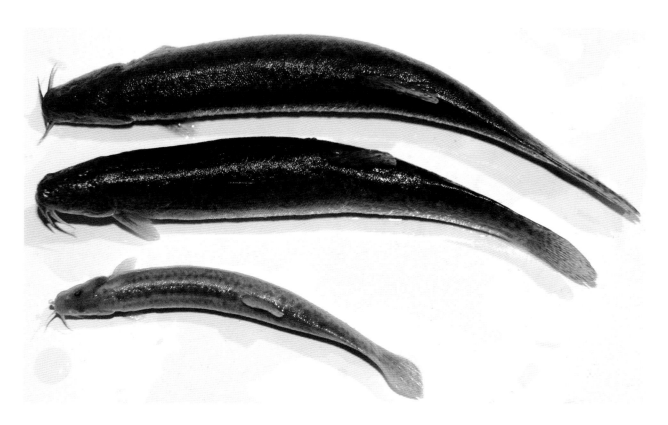

合鳃科

Nail lies 黄鳝

【Bit hsenb 俗名】鳝、鳝鱼、钻泥蛇、滑溜鱼。

【Dios kob deis 基源】为合鳃科动物黄鳝 *Monopterus albus* (Zuiew) 的肉、血或全体。

【Niangb bet deis 生长环境】栖身于烂泥田、池塘、沟渠淤泥中，有饲养。分布于各地苗乡。

【Jox hsub 性味属经】性热，味甘，属热药，入冷经。

【Qet diel xid 功能主治】功能：hxub jent hxenk net 祛风除湿，gek got 壮阳。主治：wix lot nenk mais 口眼㖞斜，got ax gek 阳痿，dix khangd ghad lol hxangd 痔疮出血，gangb bus khangd naix 百虫入耳。

【Ed not xus 用法用量】内服，煮食，50～100 g。外用，取血滴入；或剖皮敷贴。

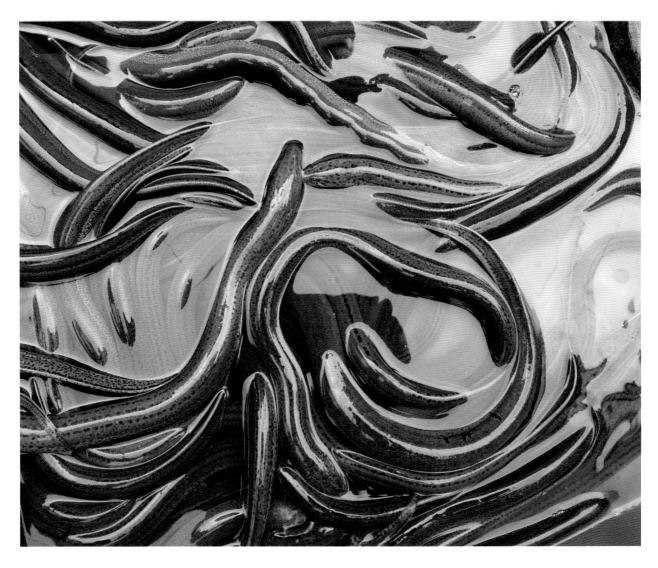

胡子鲇科

Nail gad 胡须鲇

【Bit hsenb 俗名】胡子鲶、胡子鱼、胡须鲇、暗钉鱼、塘虱鱼。

【Dios kob deis 基源】为胡子鲇科动物胡须鲇 *Clarias fuscus* (Lacepede) 的肉或全体。

【Niangb bet deis 生长环境】栖身于塘库、水池、溪沟，有饲养。分布于部分苗乡。

【Jox hsub 性味属经】性热，味甘，属热药，入冷经。

【Qet diel xid 功能主治】功能：yis hxangd vut bongt 补血益气，xongf hxend tiod hsongd 强筋壮骨。主治：diuf xus dliangl ves wab naix 肾虚耳鸣，dlad jus hxub mongb 腰膝酸痛。

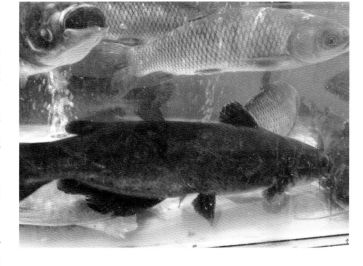

【Ed not xus 用法用量】内服，煮食，100 ～ 150 g。

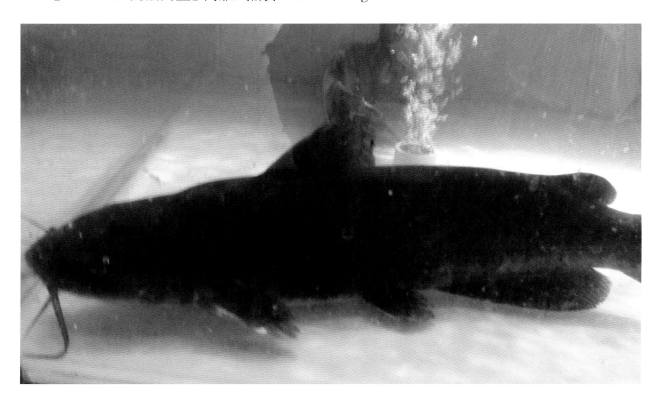

鳢　科

Nail ghangb vib 月鳢

【Bit hsenb 俗名】蛇鱼、蛇皮鱼、七星鱼、花财鱼、花腥鱼、张公鱼。

【Dios kob deis 基源】为鳢科动物月鳢 *Channa asiatica* (Linnaeus)的肉或全体。

【Niangb bet deis 生长环境】生活于水田、山塘、水库石隙、岩洞，有饲养。分布于各地苗乡。

【Jox hsub 性味属经】性冷，味甘，属冷药，入热经。

【Qet diel xid 功能主治】功能：xongf hxend tiod hsongd 强筋壮骨，yis jid niangs 滋阴。主治：lob bil lal ves 四肢无力，pob lob pob bil angt dangt 水肿腹大，gangb vas 癣。

【Ed not xus 用法用量】内服，煮食，100 ～ 150 g。外用，取皮肤黏液、胆汁涂。

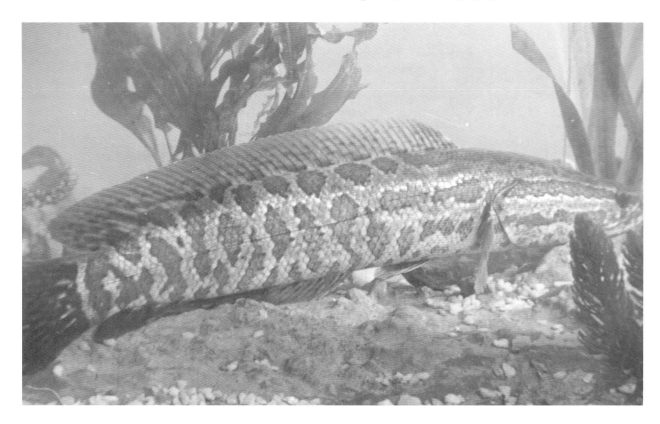

鮨 科

Nail mif bat 鳜鱼

【Bit hsenb 俗名】桂鱼、石桂鱼、母猪壳、锦鳞鱼、鳌花鱼、翘嘴鳜鱼。

【Dios kob deis 基源】为鮨科动物鳜鱼 *Siniperca chuatsi* (Basilewsky) 的全体或胆。

【Niangb bet deis 生长环境】喜生活于河流、塘库静水处。分布于各地苗乡。

【Jox hsub 性味属经】性平,味甘,属冷热两经药,入两经。

【Qet diel xid 功能主治】功能:bud hxangd yis ves 补气血,yis nat yis buk dux 益脾胃。主治:pob hsongd fis ghongd 诸骨鲠喉,hvuk jangb sot gangt 虚弱羸瘦,ax ghangb lot gad 食欲不振。

【Ed not xus 用法用量】内服,煮食,100 ～ 150 g;鱼骨鲠喉,则服用胆汁。

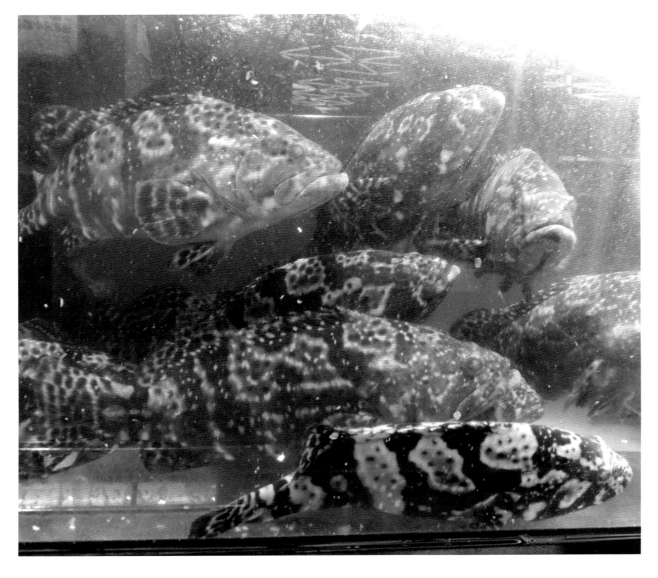

蜓　科

Gangb yel 碧尾蜓

【Bit hsenb 俗名】蜻虰、蜻蛉、蜻蜓、负劳、胡蝶、青娘子。

【Dios kob deis 基源】为蜓科昆虫碧尾蜓 *Anax parthenope* Selys 的全体。

【Niangb bet deis 生长环境】喜于水边飞行，在水中产卵、育幼虫。分布于各地苗乡。

【Jox hsub 性味属经】性冷，味甘，属冷药，入热经。

【Qet diel xid 功能主治】功能：yis diuf xongf ves 益肾强阴。主治：diuf xus dliangl ves wab naix 肾虚耳鸣，dal ghad got 遗精症，got ax gek 阳痿。

【Ed not xus 用法用量】内服，水煎，2～4只；或研末服。

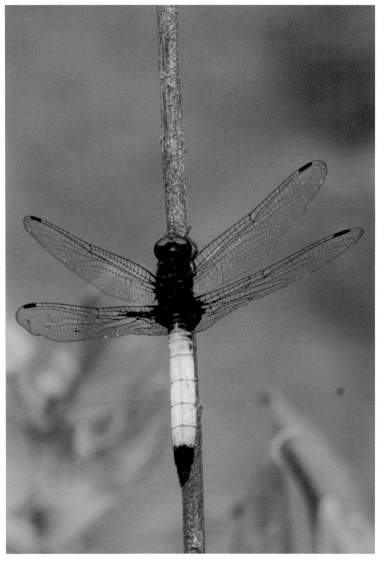
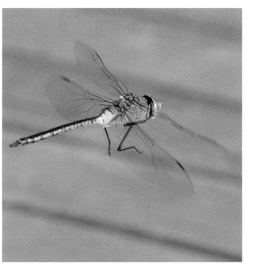
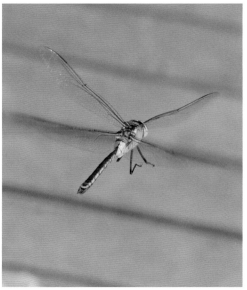

天牛科

Gangb khob waix 星天牛

【Bit hsenb 俗名】啮桑、八角儿、天水牛、天牛。

【Dios kob deis 基源】为天牛科昆虫星天牛 *Anoplophora chinensis* Forster 的全虫。

【Niangb bet deis 生长环境】多栖身于树上，危害松树、橘树、梨树、油桐等树木。分布于各地苗乡。

【Jox hsub 性味属经】性热，味甘，属热药，入冷经。

【Qet diel xid 功能主治】功能：hxub kib dait kib seil 清热截疟，hxenk dix yangf 消恶疮。主治：mongb hfud seil kid seil 疟疾冷热，jib daib hxib jent 小儿惊风，det hlod qangb ngix 竹木刺入肉，gangb lax bus pob mongb 疮痈肿毒。

【Ed not xus 用法用量】内服，入丸、散。外用，研末调敷。

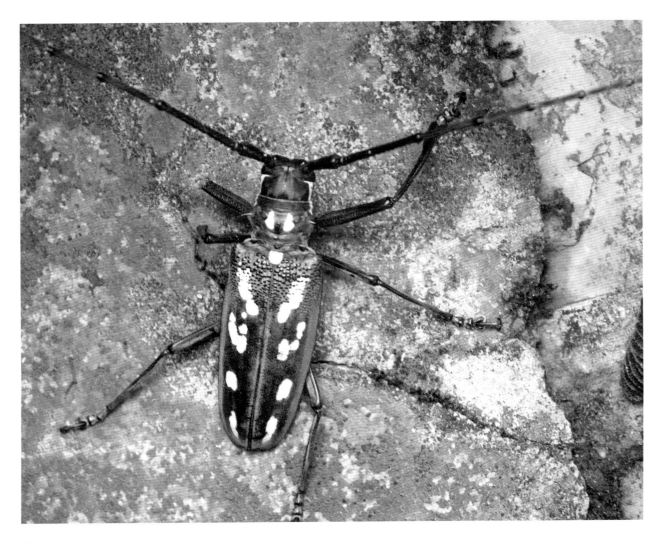

蜜蜂科

Gangb mongl 中华蜜蜂

【Bit hsenb 俗名】蠓螉、蜜蜂、蜡蜂、东方蜜蜂、山甜汁、中蜂蜜、白沙蜜。

【Dios kob deis 基源】为蜜蜂科昆虫中华蜜蜂 *Apis cerana* Fabricius 的全体或其所酿制的蜂蜜。

【Niangb bet deis 生长环境】属群体生活昆虫，能采集花粉酿蜜。分布于各地苗乡。

【Jox hsub 性味属经】性平，味甘，属冷热两经药，入两经。

【Qet diel xid 功能主治】功能：net ngas gangt dangf ngol 润燥止咳，hxed jid bud bongt 温中补气。主治：mongb daif gad 胃痛（胸口痛），ait ngol 咳嗽，kib eb kib dul 水火烫伤，ghad ghof ngas gangt jangt ghad 肠燥便秘，gos jab hfud nangl 乌头中毒。

【Ed not xus 用法用量】内服，温开水冲调，15～50 g；或入丸、散、膏。外用，涂敷局部。

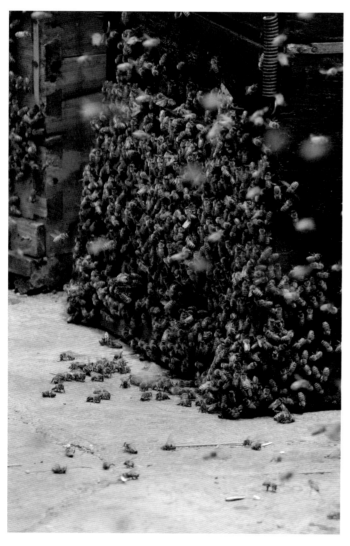
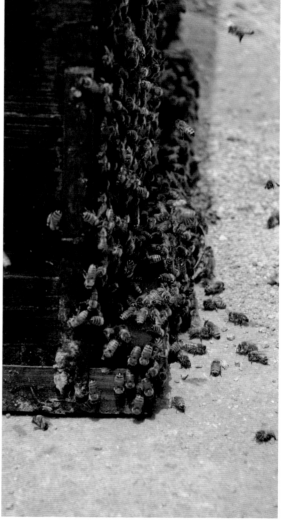

土蜂科

Gangb mongl vud 赤纹土蜂

【Bit hsenb 俗名】马蜂、蜚零、大马蜂、土蜂子。

【Dios kob deis 基源】为土蜂科昆虫赤纹土蜂 *Scolia vittifrons* Saussure 的成虫、幼虫。

【Niangb bet deis 生长环境】栖身于黄泥土洞穴、腐朽木桩内。分布于各地苗乡。

【Jox hsub 性味属经】性冷，味甘，属冷药，入热经。

【Qet diel xid 功能主治】功能：tongb eb wel 通乳，tat jab 解毒。主治：xit daib xus wel 产后缺乳，mongb khob 头痛，ghad eb dlub lol not 白带过多，yens gangb vas bal gik 蜘蛛咬伤。

【Ed not xus 用法用量】内服，煅炒，研末，3 ～ 5 g。外用，烧存性，研末调油敷。

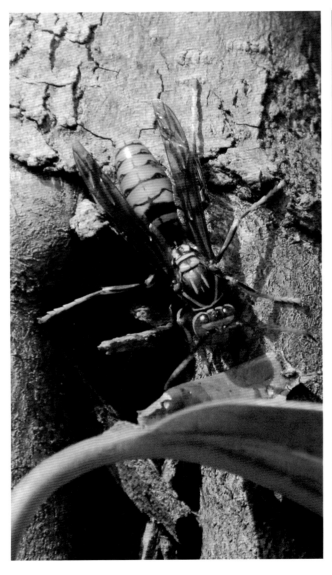
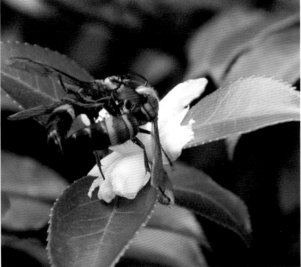
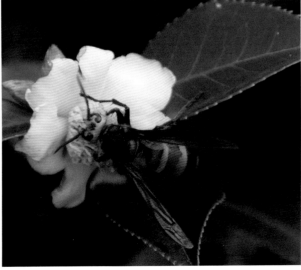

胡蜂科

Zaid gangb neub 长脚黄蜂

【Bit hsenb 俗名】蜂肠、草风巢、革蜂窠、长脚蜂窝、大黄蜂窠、露蜂房。

【Dios kob deis 基源】为胡蜂科昆虫长脚黄蜂 *Polistes mandarinus* Saussure 或其同属昆虫的巢。

【Niangb bet deis 生长环境】为黄蜂属的巢，多悬挂于灌木、刺蓬、岩坎、屋檐。分布于各地苗乡。

【Jox hsub 性味属经】性平，味甘，属冷热两经药，入两经。有毒。

【Qet diel xid 功能主治】功能：qud jent dib jab 祛风攻毒，dib gangb 杀虫。主治：jib daib lal buk duk ax vut 小儿脐风不收口，zaid wel ongd hsongd bongt 急性乳腺炎，jif hxongb mongb 瘰疬疼痛，khob jangx gangb xongx 头癣，yens gangb hniub bangd 蜂了蜇伤，gangb jongb jangx 蛔虫病。

【Ed not xus 用法用量】内服，水煎，4～8 g；或烧存性，研末服。外用，研末调敷；或水煎熏洗。

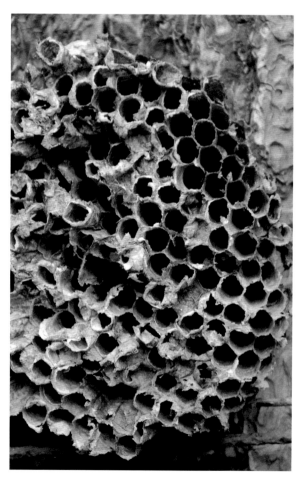 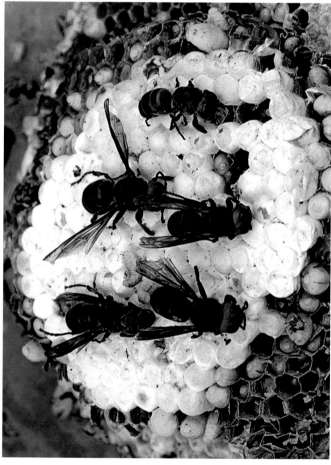

蜚蠊科

Gangb dlek 蟑螂

【Bit hsenb 俗名】蜚、滑虫、酱虫、东方蜚蠊、茶婆虫、香娘子、偷油婆。

【Dios kob deis 基源】为蜚蠊科昆虫蟑螂 *Blatta orientalis* Linnaeus 的全虫。

【Niangb bet deis 生长环境】多栖身于居家灶台、橱柜内。分布于各地苗乡。

【Jox hsub 性味属经】性冷，味咸，属冷药，入热经。有毒。

【Qet diel xid 功能主治】功能：hxenk angt zangl pob 消肿散结，tat jab 解毒。主治：pob wux qub 水臌病，jib daib ngas naix mais 小儿疳积，niangb hsab pob mongb 无名肿毒，dix gangb 疔疮，yens nangb gik 毒蛇咬伤，yens gangb gik 毒虫咬伤，yens gangb kuk gik 蜈蚣咬伤。

【Ed not xus 用法用量】内服，水煎，1～3 只；或焙干，研末服。外用，捣烂敷。

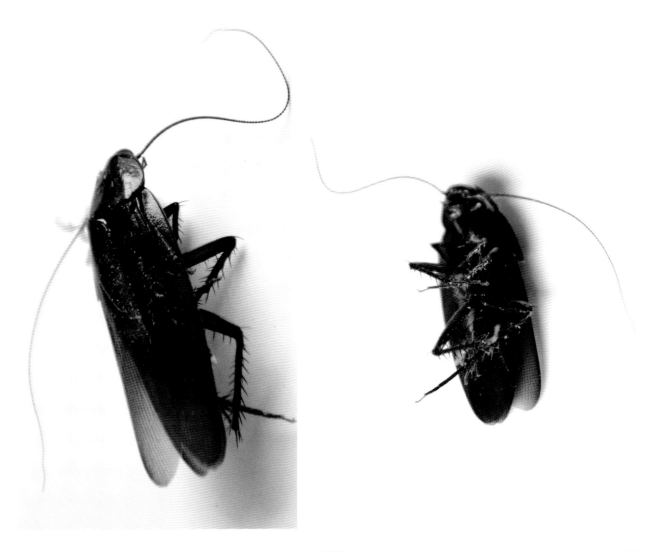

金龟子科

Gangb dliangd ghad 蜣螂

【Bit hsenb 俗名】屎壳郎、胡蜣螂、牛屎虫、滚屎虫、铁角牛、铁甲将军。

【Dios kob deis 基源】为金龟子科昆虫蜣螂 *Catharsius molossus* (Linnaeus) 的干燥全虫。

【Niangb bet deis 生长环境】喜栖身于野外牛粪堆、人粪堆中，在粪堆下掘穴而居。分布于各地苗乡。

【Jox hsub 性味属经】性冷，味咸，属冷药，入热经。有毒。

【Qet diel xid 功能主治】功能：hxenk angt zangl pob 消肿散结，net ghad ghof tongb ghad wal 润肠通二便。主治：jib daib hxib jent 小儿惊风，dix yangf 恶疮，dix gangb 疔疮，qib ghad 宿便，xud wal ax lol 小便不通，dlif ghab neib ghangb 脱肛。

【Ed not xus 用法用量】内服，水煎，3～5 g；或入丸、散。外用，研末调敷；或捣烂敷。

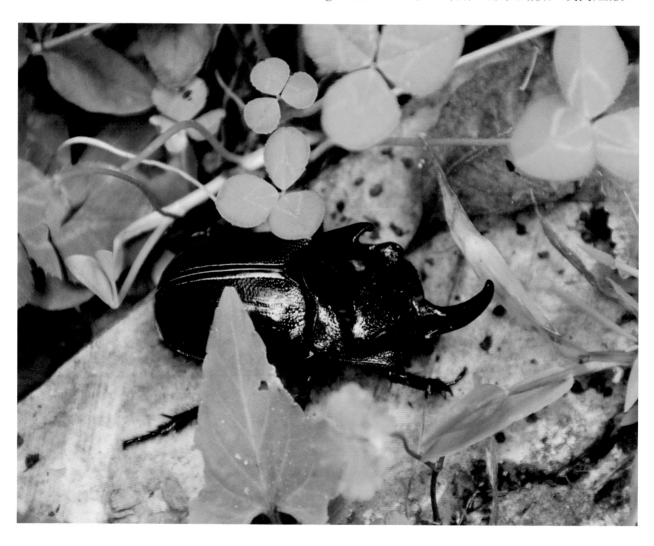

Gangb bod hfat 东北大黑鳃金龟

【Bit hsenb 俗名】土蚕、地蚕、老母虫、核桃虫、蛴螬。

【Dios kob deis 基源】为鳃金龟科昆虫东北大黑鳃金龟 *Holotrichia diomphalia* Bates 的全虫。

【Niangb bet deis 生长环境】喜栖身于疏松的泥土中，昼伏夜出。分布于部分苗乡。

【Jox hsub 性味属经】性冷，味咸，属冷药，入热经。有毒。

【Qet diel xid 功能主治】功能：dus jit hxangd zangl ghab pob 破瘀散结，tongb eb wel 通乳。主治：los ghab hlat mais dlub 眼翳，xit daib xus wel 产后缺乳，ghab hsangb yens jent od nul 破伤风，dix yangf 恶疮，jangx dix angt ax zangl 恶肿不散。

【Ed not xus 用法用量】内服，5 ～ 8 g；或研末，入丸、散。外用，捣烂敷；或研末调敷。

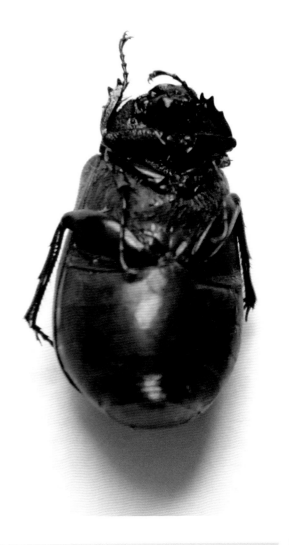
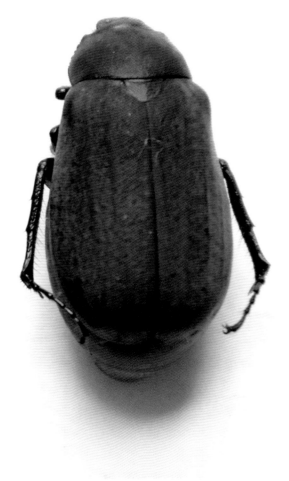

蝉　科

Gangb sei yol 黑蚱

【Bit hsenb 俗名】知了、秋蝉、枯蝉、鸣蝉、蚱蟟、蚱蝉。

【Dios kob deis 基源】为蝉科昆虫黑蚱 *Cryptotympana pustulata* Fabricius 的全虫。

【Niangb bet deis 生长环境】多栖身于枫树、梨树、桃树、油桐等树木上。分布于各地苗乡。

【Jox hsub 性味属经】性热，味甘，属热药，入冷经。

【Qet diel xid 功能主治】功能：dangf ves dangt qangt hniub 镇静定惊，bongx eb wel 下乳。主治：ud niak ax lol 胎衣不下，jib daib hxib jent 小儿惊风，jib daib genx diongb hmangt 小儿夜啼。

【Ed not xus 用法用量】内服，水煎，2～3 个；或入丸、散。

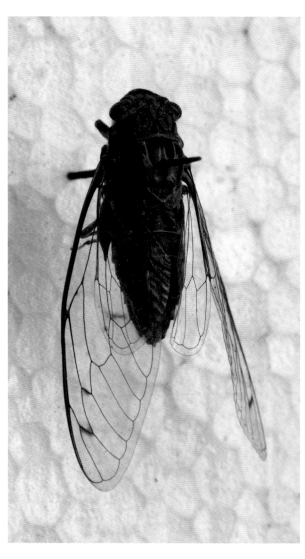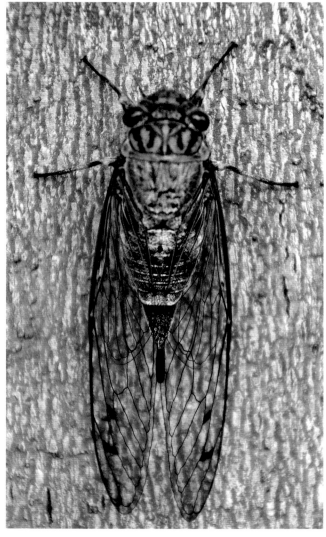

蝽　科

Gangb hangt naf 九香虫

【Bit hsenb 俗名】屁板虫、打屁虫、屁巴虫、黑兜虫、蜣螂虫、瓜黑蝽。

【Dios kob deis 基源】为蝽科昆虫九香虫 *Aspongopus chinensis* Dallas 的干燥全虫。

【Niangb bet deis 生长环境】多栖身于栎树、槐树等树木与豆类植物上，成虫隐藏石隙间越冬。分布于各地苗乡。

【Jox hsub 性味属经】性热，味咸，属热药，入冷经。

【Qet diel xid 功能主治】功能：qet bongt dangf mongb 理气止痛，yis dliangl nol ves 养阴扶阳。主治：mongb daif gad 胃痛（胸口痛），dlad jus hxub mongb 腰膝酸痛，got ax gek 阳痿，jib daib dal wal 小儿遗尿。

【Ed not xus 用法用量】内服，水煎，5 ～ 10 g；或入丸、散。

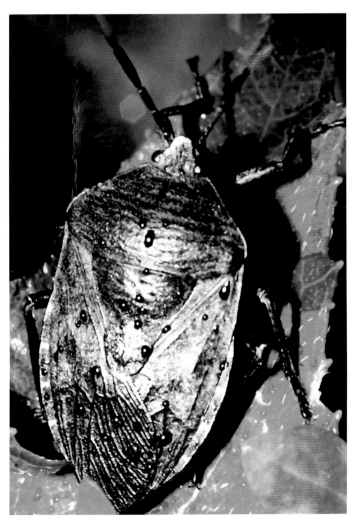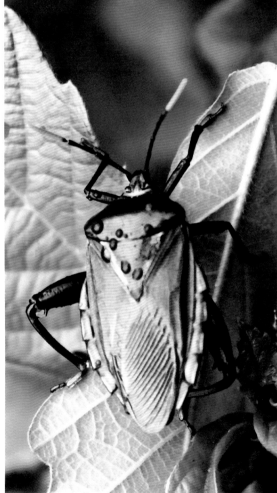

圆马陆科

Gangb ninl wok 宽蚧陇马陆

【Bit hsenb 俗名】百足、千脚虫、百节虫、百脚陆、筢子虫、大草鞋虫、马陆。

【Dios kob deis 基源】为圆马陆科昆虫宽蚧陇马陆 *Kronopolites svenhedind* (Verhoeff) 的全虫。

【Niangb bet deis 生长环境】喜生于阴湿山林、灌木丛、路边。分布于各地苗乡。

【Jox hsub 性味属经】性热，味辛，属热药，入冷经。有毒。

【Qet diel xid 功能主治】功能：tat jab 解毒，zangl ghab pob 散结。主治：los link ghongd 悬雍垂发炎，khangd nais liangs ghab link 鼻息肉，gangb yangk 疮毒。

【Ed not xus 用法用量】内服，煅存性，研末，3～5g。外用，研末调敷；或涂搽。

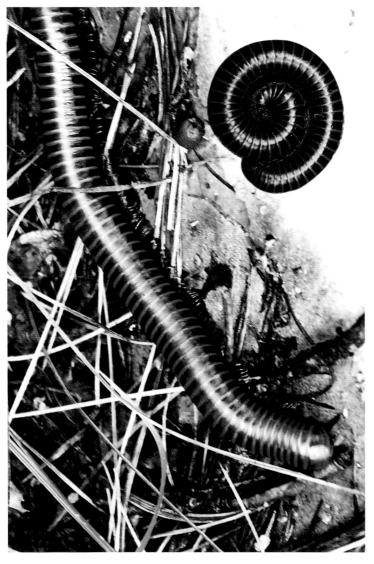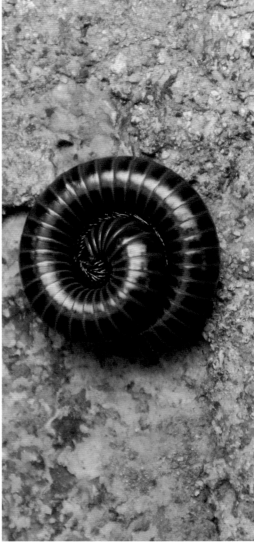

球马陆科

Gangb zend ded 日本球马陆

【Bit hsenb 俗名】地罗汉、滚山珠、滚山球、滚山虫。

【Dios kob deis 基源】为球马陆科昆虫日本球马陆 *Glomeris nipponica* Kishida 的全虫。

【Niangb bet deis 生长环境】喜栖身于沙石较多的山沟石堆中、落叶下。分布于各地苗乡。

【Jox hsub 性味属经】性热，味辛咸，属热药，入冷经。

【Qet diel xid 功能主治】功能：tat hxend ves hxangd 舒筋活血，jongt tend 固脱。主治：lod hsongd 骨折，dlif ghab jed vangl daib 子宫脱垂，dlif ghab neib ghangb 脱肛，gangb xut pob angt 疮肿。

【Ed not xus 用法用量】内服，干粉，2.5 ～ 5.0 g。

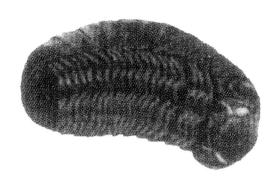

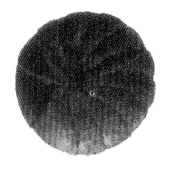

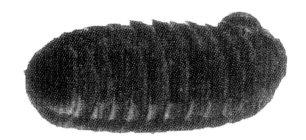

龙虱科

Gangb khob 龙虱

【Bit hsenb 俗名】水龟子、水鳖虫、尿缸贼。

【Dios kob deis 基源】为龙虱科昆虫龙虱 *Cybister tripunctatus orientalis* Gschwendtn 的全虫。

【Niangb bet deis 生长环境】喜生活于稻田、小山塘、池沼。分布于各地苗乡。

【Jox hsub 性味属经】性平，味淡，属冷热两经药，入两经。

【Qet diel xid 功能主治】功能：yis liangs tiod jid 滋补强壮，yis diuf 补肾。主治：jib daib dal wal 小儿遗尿，naix lul diongb mongl not eb wal 老年人夜尿频多。

【Ed not xus 用法用量】内服，水煎，5 ～ 15 g；或炙干，研末服。

蚕蛾科

Gangb bax liax 家蚕蛾

【Bit hsenb 俗名】天蛾、家蚕、白僵虫、晚蚕蛾、原蚕蛾、蚕沙、原蚕屎。

【Dios kob deis 基源】为蚕蛾科昆虫家蚕蛾 *Bombyx mori* Linnaeus 的雄性全虫及其虫茧、粪粒。

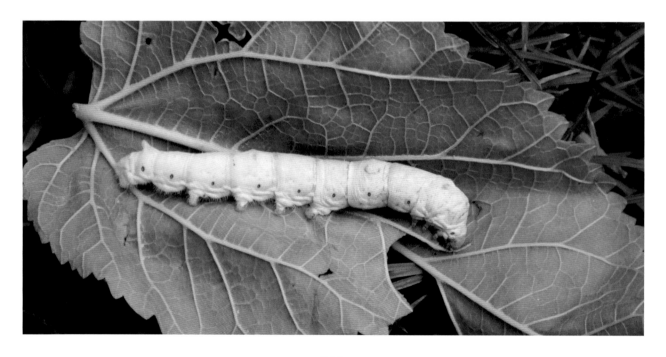

【Niangb bet deis 生长环境】属人工饲养的剿丝用经济昆虫，有饲养。分布于部分苗乡。

【Jox hsub 性味属经】性热，味辛咸，属热药，入冷经。

【Qet diel xid 功能主治】功能：bud nais pob yis diuf 补肝益肾，dangf hxangd liangs ngix 止血生肌，ves hxangd tongb hxud 活血通络，hxub jent hxenk net 祛风除湿。主治：yens xit 外伤，jib daib ngas naix mais 小儿疳积，hxud hxangd od 恶心呕吐，kib eb kib dul 水火烫伤，khak eb bus jid 糖尿病，dal ghad got 遗精症，got ax gek 阳痿，mangb hfud mongb khob 感冒头痛，lob bil juk jik 手脚麻木，hvangb jid zeib ghangb 半身不遂，mongb hsongd hxend 筋骨疼痛，ax hsot ud 闭经，xud wal hxangd 尿血。

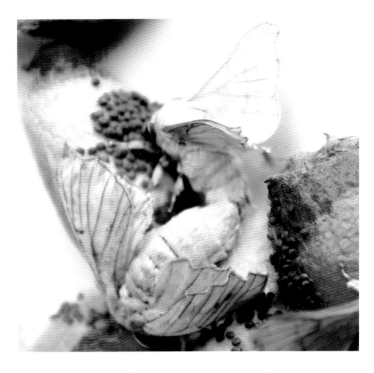

【Ed not xus 用法用量】内服，炒食，水煎；或浸酒饮。外用，捣烂敷。

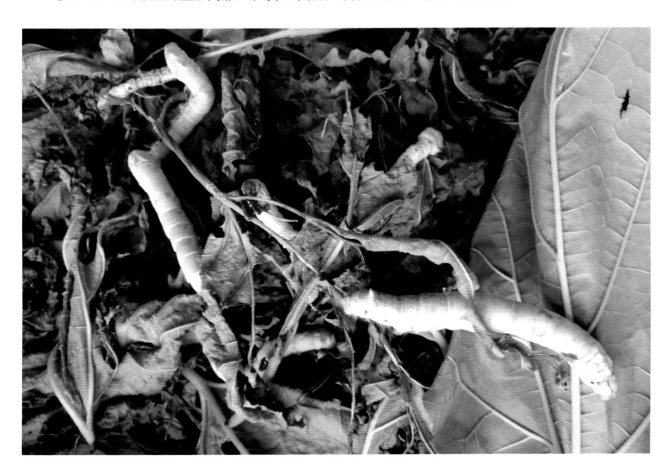

天蚕科

Gangb det yel 柞蚕

【Bit hsenb 俗名】山蚕、野蚕、柞木蚕。

【Dios kob deis 基源】为天蚕科昆虫柞蚕 *Antheraea pernyi* Geurin-Meneville 的虫体、蛹。

【Niangb bet deis 生长环境】为人工放养在柞木上的家蚕。分布于部分苗乡。

【Jox hsub 性味属经】性热，味甘，属热药，入冷经。

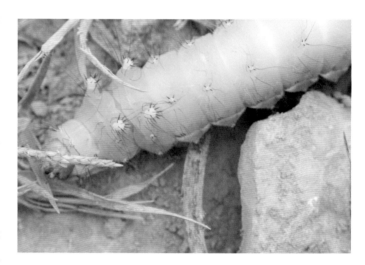

【Qet diel xid 功能主治】功能：qet bongt hxed tongb 理气温通，dangf ngol yangx ghad ngol 止咳化痰，yangx gad los gangd 消食化积。主治：hot ax yangx gad 消化不良，ax ghangb lot gad 食欲不振，ax hlib nongx gad 不思饮食，xud wal lol bus 淋病。

【Ed not xus 用法用量】内服，水煎，3 ～ 5 g；或研末服。

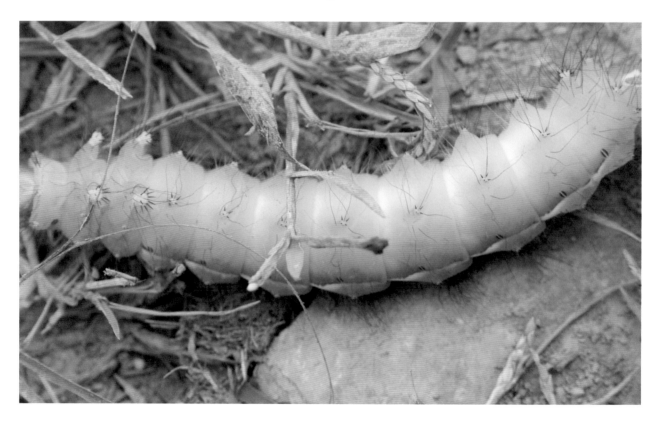

刺蛾科

Khangb gangb 黄刺蛾

【Bit hsenb 俗名】天浆子、雀儿饭瓮、棘刚子、雀瓮。

【Dios kob deis 基源】为刺蛾科昆虫黄刺蛾 *Monema flavescens* Walker 的茧囊。

【Niangb bet deis 生长环境】栖身于桃树、李树、梨树、柿子树等果树上，结茧羽化。分布于各地苗乡。

【Jox hsub 性味属经】性平，味咸甘，属冷热两经药，入两经。

【Qet diel xid 功能主治】功能：dangf jent dins jenb 息风定惊。主治：ait gheb 麻疹，jib daib hxib jent 小儿惊风，jib daib lal buk duk 小儿脐风。

【Ed not xus 用法用量】内服，水煎，3 ～ 5 g。外用，水煎洗；或研末调敷。

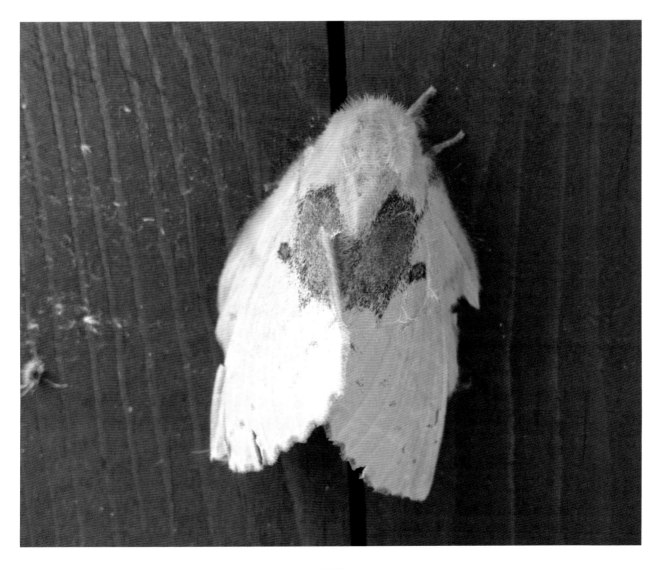

蚧　科

Gangb det qef 白蜡虫

【Bit hsenb 俗名】白蜡、虫蜡、木蜡、树蜡、蜡膏。

【Dios kob deis 基源】为蚧科昆虫白蜡虫 *Ericerus pela* (Chavannes) Guerin 的雄虫所分泌的白色蜡质经精制而成。

【Niangb bet deis 生长环境】群栖于木犀科白蜡树、女贞树等树木上。分布于各地苗乡。

【Jox hsub 性味属经】性热，味甘，属热药，入冷经。

【Qet diel xid 功能主治】功能：net nais pot dangf ngol 润肺止咳，dangf hxangd liangs ngix 止血生肌。主治：ait ngol 咳嗽，dix gangb lax bus angt 疔疮痈肿，zal ghad dongk xok 细菌性痢疾，xud wal hxangd 尿血。

【Ed not xus 用法用量】内服，入丸、散。外用，熔化，制药膏。

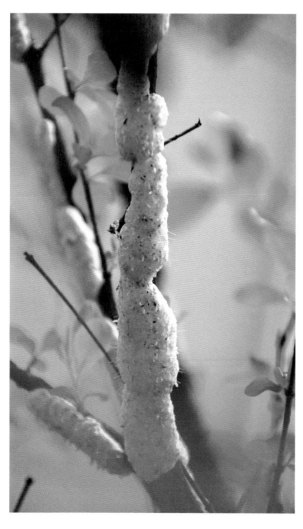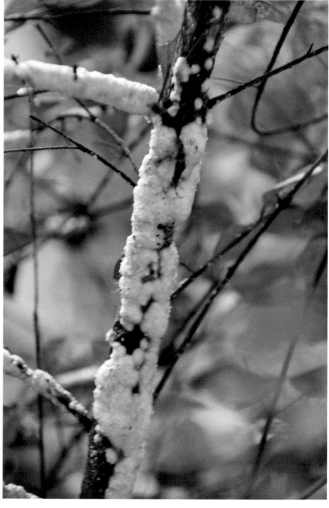

螲蟷科

Gangb diongx 螲蟷

【Bit hsenb 俗名】蛈母、土蜘蛛、颠蟷虫。

【Dios kob deis 基源】为螲蟷科昆虫螲蟷 *Latouchia pavlovi* Schenkel 的全虫。

【Niangb bet deis 生长环境】喜于土穴中抽丝织造圆筒形的网巢。分布于各地苗乡。

【Jox hsub 性味属经】性冷，味咸，属冷药，入热经。有毒。

【Qet diel xid 功能主治】功能：dib gangb diub 消疮疥。主治：gangb diub pob angt 疔疮肿胀，jangx fangf 癀，hsongd fangf 巴骨癀。

【Ed not xus 用法用量】内服，研末入丸、散，5 ～ 7 g。外用，鲜品捣烂敷。

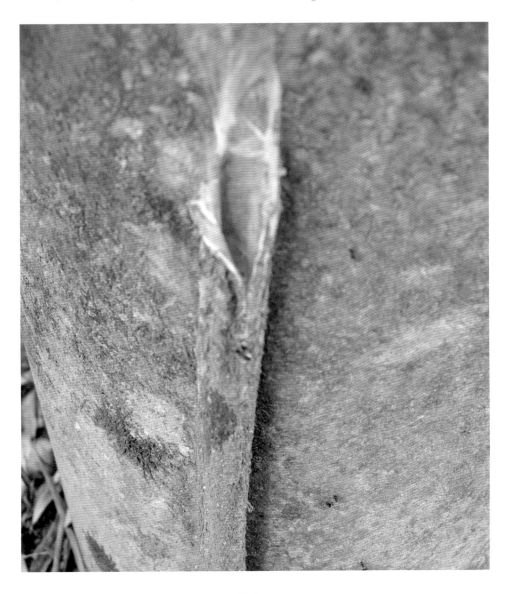

蝼蛄科

Gangb cot lix 非洲蝼蛄

【Bit hsenb 俗名】蛞蝼、蝼蝈、土狗、地牯牛、拉蛄、地狗、蝼蛄。

【Dios kob deis 基源】为蝼蛄科昆虫非洲蝼蛄 *Gryllotalpa africana* Palisot & Beauvois 的全虫。

【Niangb bet deis 生长环境】生活于潮湿的沙质土壤、田埂、土埂中。分布于各地苗乡。

【Jox hsub 性味属经】性冷，味甘，属冷药，入热经。有毒。

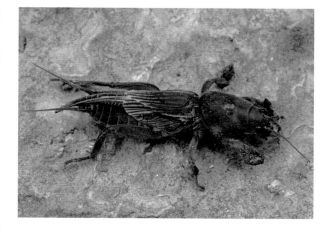

【Qet diel xid 功能主治】功能：los eb 利水，net ghad ghof tongb ghad 润肠通便。主治：pob lob pob bil 手脚水肿，xud wal ax lol 小便不通，hxongb nangl 瘰疬，jib daib lal buk duk 小儿脐风。

【Ed not xus 用法用量】内服，水煎，5 ～ 10 g；或入散剂。外用，研末撒敷。

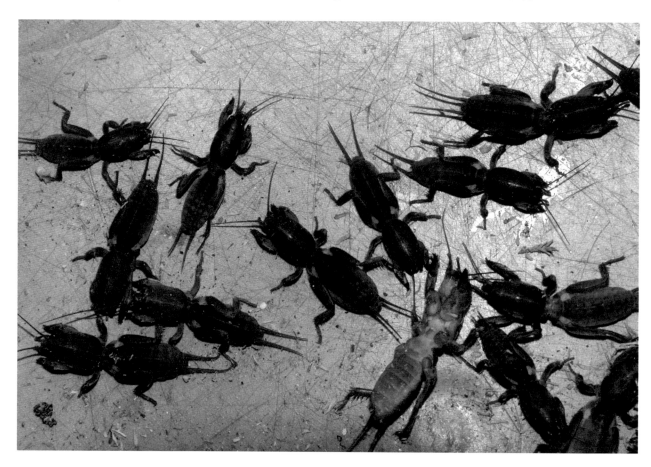

蟋蟀科

Gangb qangk 蟋蟀

【Bit hsenb 俗名】吟蛩、斗鸡、促织、唧唧、蛐蛐、将军、叫鸡、夜鸣虫。

【Dios kob deis 基源】为蟋蟀科昆虫蟋蟀 *Scaopipedus aspersus* Walker 的干燥全虫。

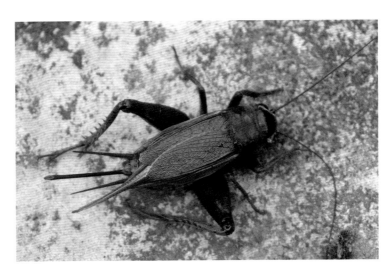

【Niangb bet deis 生长环境】隐居于田埂草丛、菜园、房基石堆下。分布于各地苗乡。

【Jox hsub 性味属经】性热，味咸，属热药，入冷经。

【Qet diel xid 功能主治】功能：tongb wal zangx yangx 利尿通淋，gek got vut ghad got 壮阳益精。主治：pob lob pob bil 手脚水肿，got ax gek 阳痿，xud wal ax lol 小便不通，jib daib dal wal 小儿遗尿。

【Ed not xus 用法用量】内服，水煎，4～6只；或入散剂。

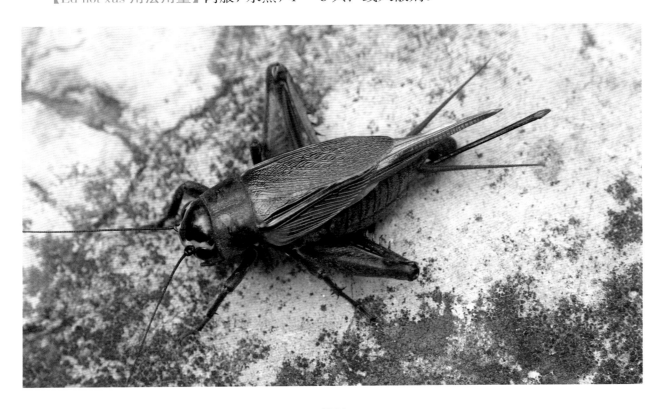

Gangb qangk diangx 油葫芦

【Bit hsenb 俗名】土蚱子、毫螨虫、土蚂蚱子、大头狗。

【Dios kob deis 基源】为蟋蟀科昆虫油葫芦 *Gryllus testaceus* Walker 的全虫。

【Niangb bet deis 生长环境】常栖身于杂草丛、石堆下。分布于各地苗乡。

【Jox hsub 性味属经】性热，味甘，属热药，入冷经。

【Qet diel xid 功能主治】功能：dias eb hxenk angt 逐水消肿，gek got vut ghad got 壮阳益精。主治：pob lob pob bil 手脚水肿，got ax gek 阳痿。

【Ed not xus 用法用量】内服，每次 5～9 个，研末，蜜糖调服。

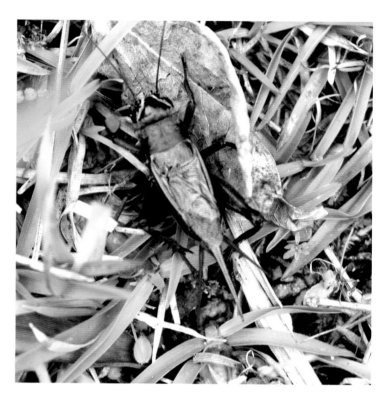

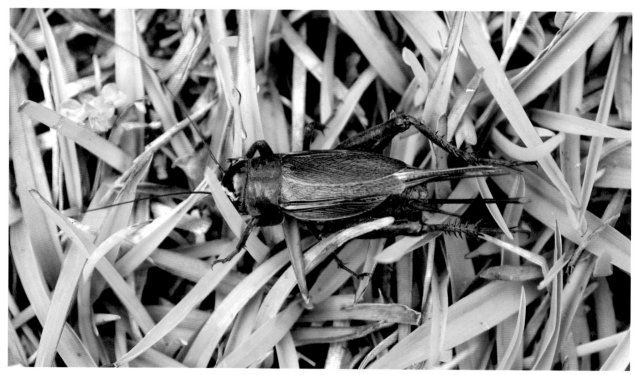

552

鳖蠊科

Gangb khob dab 地鳖

【Bit hsenb 俗名】土元、地乌龟、簸箕虫、土鳖虫。

【Dios kob deis 基源】为鳖蠊科昆虫地鳖 *Eupolyphaga sinensis* Walker 的全虫。

【Niangb bet deis 生长环境】喜栖身于岩崖脚沙堆、仓库脚沙土中，有饲养。分布于部分苗乡。

【Jox hsub 性味属经】性冷，味咸，属冷药，入热经。有毒。

【Qet diel xid 功能主治】功能：ves hxangd tat jit hxangd 活血化瘀，tongb hxud dangf mongb 通络止痛。主治：lod hsongd 骨折，xit daib khangd hfak jit hxangd mongb qub 产后瘀积腹痛，ghab haib pob wal 舌肿大，jib daib genx diongb hmangt 小儿夜啼，yens dlad zeb nex gik 狂犬咬伤。

【Ed not xus 用法用量】内服，1～3 只，研末入丸、散。

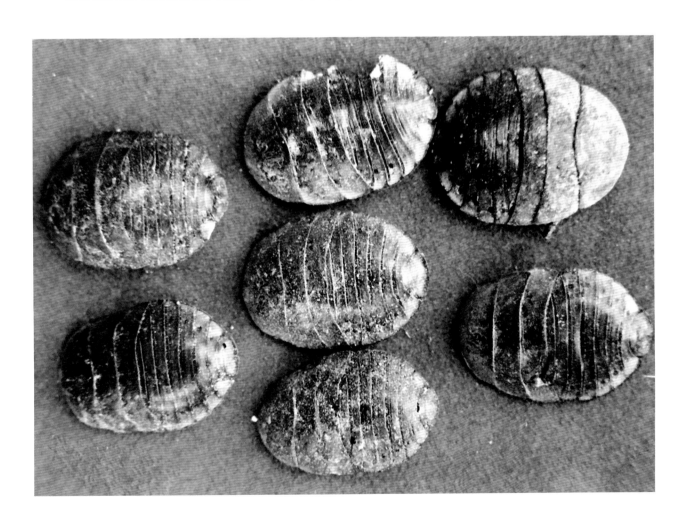

虻　科

Gangb dlongb 复带虻

【Bit hsenb 俗名】牛虻、瞎蠓、牛蚊子、牛苍蝇、瞎虻虫、虻虫。

【Dios kob deis 基源】为虻科昆虫复带虻 *Tabanus bivittatus* Matsumura 的全虫。

【Niangb bet deis 生长环境】栖身于路边、牛舍，多吸食牛、羊等家畜的血液。分布于各地苗乡。

【Jox hsub 性味属经】性冷，味苦，属冷药，入热经。有毒。

【Qet diel xid 功能主治】功能：dus ghuk tat jit hxangd 破积散瘀，tongb ghad hxangd 通经。主治：hseik dlis jit hxangd 扭伤瘀血，dib yens jit hxangd 跌打瘀血，ax hsot ud 闭经，xit daib eb was ax lol mongb 产后恶露不行疼痛。

【Ed not xus 用法用量】内服，水煎，3 ～ 5 g。外用，捣烂敷。

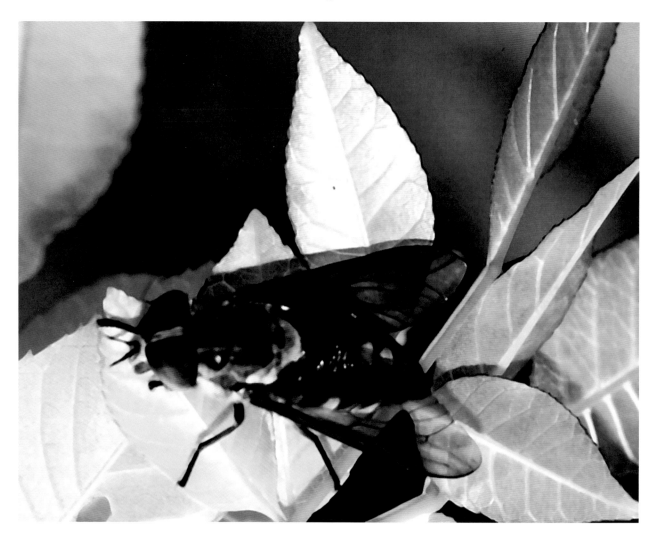

蚁　科

Gangb nos 黑蚁

【Bit hsenb 俗名】黑蚂蚁、黑蚁虫、蚂蚁。

【Dios kob deis 基源】为蚁科昆虫黑蚁 *Formica fusca* Linnaeus 的全体。

【Niangb bet deis 生长环境】常群居于草丛、灌木丛、林下、岩石下。分布于各地苗乡。

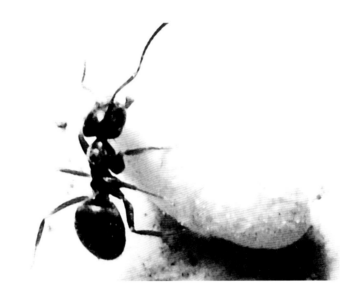

【Jox hsub 性味属经】性平，味咸，属冷热两经药，入两经。

【Qet diel xid 功能主治】功能：yis dliangl tiod jid 滋补强壮，dib jab 攻毒。主治：hvuk jangb sot gangt 虚弱羸瘦，yens nangb gik 毒蛇咬伤，gangb lax bus pob mongb 疮痈肿毒。

【Ed not xus 用法用量】内服，研末入丸、散。外用，研末调敷。

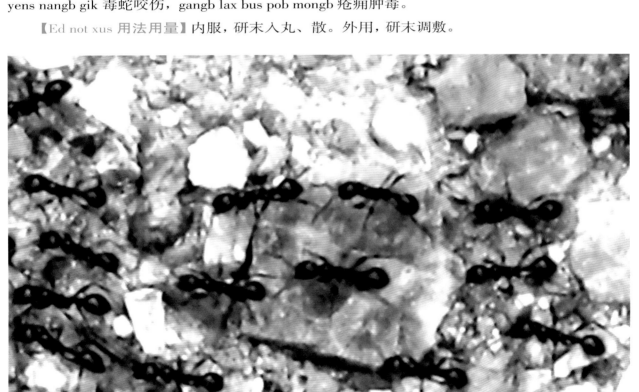

萤　科

Gangb fangx dul 萤火虫

【Bit hsenb 俗名】丹鸟、宵烛、挟火、夜光、即照、耀夜、磷然、萤火。

【Dios kob deis 基源】为萤科昆虫萤火虫 *Luciola vitticollis* Kies 的全虫。

【Niangb bet deis 生长环境】栖身于近水边的草丛，昼伏夜出。分布于各地苗乡。

【Jox hsub 性味属经】性热，味咸，属热药，入冷经。

【Qet diel xid 功能主治】功能：hxub kib 清热，xend hniub mais 明目。主治：gos kib 中暑，dliul mais vangt 青光眼，diongb hmangt ait mais gheib 夜盲症，jib daib jangx gangb xut 小儿疮疖。

【Ed not xus 用法用量】内服，水煎，5～15 g。外用，调敷；或炒热，布包温熨。

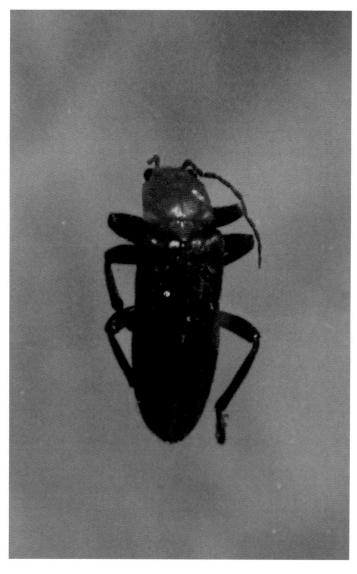
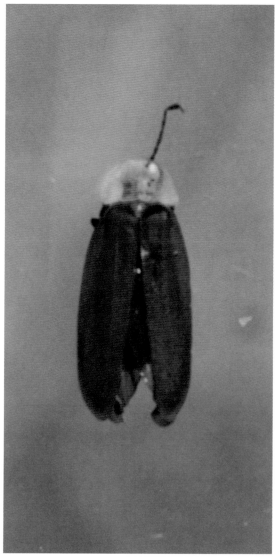

粉蠹科

Gangb det zeb 褐粉蠹

【Bit hsenb 俗名】竹子虫、竹蠹虫。

【Dios kob deis 基源】为粉蠹科昆虫褐粉蠹 *Lyctus brunneus* Stephens 的幼虫。

【Niangb bet deis 生长环境】多生活于竹类植物上。分布于各地苗乡。

【Jox hsub 性味属经】性热，味甘，属热药，入冷经。

【Qet diel xid 功能主治】功能：tat jab 解毒，dait gangb xut 敛疮。主治：mangl mais jangx gangb xut 面部生疮，jib daib jangx gangb khob 小儿头疮。

【Ed not xus 用法用量】外用，于竹内取者，捣烂取汁涂敷。

蜾蠃科

Gangb niex niad 蜾蠃

【Bit hsenb 俗名】蜾蠃、薄卢、土蜂、缸瓦蜂、细腰蜂、蠮螉。

【Dios kob deis 基源】为蜾蠃科昆虫蜾蠃 *Eumenes pomifomis* Fabricius 的全虫。

【Niangb bet deis 生长环境】善于用泥土在墙壁或树上筑造球状、壶状泥巢。分布于各地苗乡。

【Jox hsub 性味属经】性平，味辛，属冷热两经药，入两经。有小毒。

【Qet diel xid 功能主治】功能：dangf ngol vut bongt 止咳平喘，vuk gangb hxenk dix bus 敛疮消痈。主治：dliangd bil dib sangb 跌打损伤，ait ngol 咳嗽，dix bus angt 痈肿，yens gangb hniub bangd 蜂子蜇伤。

【Ed not xus 用法用量】内服，取数只捣烂，温酒送服。外用，捣烂敷。

芫菁科

Gangb khob nox 绿芫菁

【Bit hsenb 俗名】芫蜻、芫菁、青虫、青娘虫、相思虫、青娘子。

【Dios kob deis 基源】为芫菁科昆虫绿芫菁 *Lytta caraganae* Pallas 的干燥全虫。

【Niangb bet deis 生长环境】为危害蚕豆等豆科植物的昆虫，其成虫能飞翔。分布于各地苗乡。

【Jox hsub 性味属经】性热，味辛，属热药，入冷经。有毒。

【Qet diel xid 功能主治】功能：hxub kib tat jab 清热解毒，tat jit hxangd dangf mongb 散瘀止痛。主治：yens dlad zeb nex gik 狂犬咬伤，gangb xut pob angt 疮肿，gangb lax bus pob mongb 疮痈肿毒。

【Ed not xus 用法用量】内服，炒炙后水煎，1～2枚；或研末入丸、散。外用，捣烂敷。

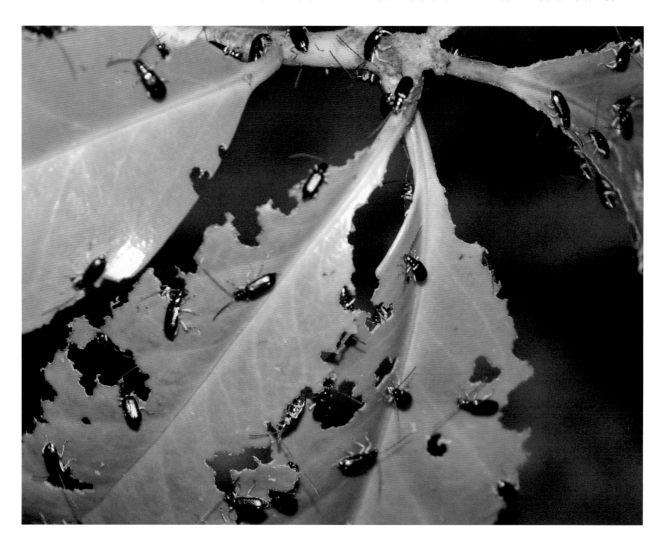

Gangb nial mais 锯角豆芫菁

【Bit hsenb 俗名】红娘、豆蚝、亭
长、豆斑蝥、鸡冠虫、葛上亭长。

【Dios kob deis 基源】为芫菁科昆虫
锯角豆芫菁 *Epicauta gorhami* Marseul 的
全虫。

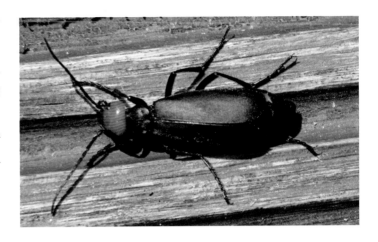

【Niangb bet deis 生长环境】生活于
豆类植物上，其成虫能飞翔。分布于各
地苗乡。

【Jox hsub 性味属经】性热，味辛，
属热药，入冷经。有毒。

【Qet diel xid 功能主治】功能：hxenk bod dangf mongb 消痞止痛，zangl jit hxangd 行瘀。
主治：qub niangs jangx bod 腹中痞块，ax hsot ud 闭经，lax bus jangx khangd pob angt 瘰肿。

【Ed not xus 用法用量】内服，炒炙后水煎，1～2 只；或入丸、散。

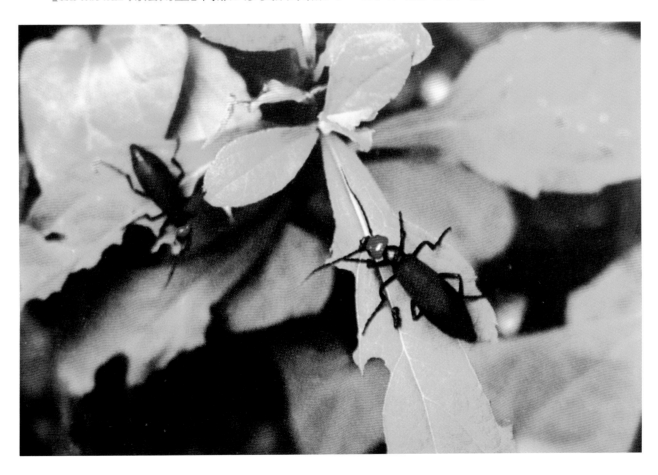

Gangb det bat 南方大斑蝥

【Bit hsenb 俗名】花斑蝥、小豆虫、羊米虫、花壳虫、晏青、斑猫、斑蝥。

【Dios kob deis 基源】为芫菁科昆虫南方大斑蝥 *Mylabris phalerata* Pallas 或黄黑小斑蝥 *Mylabris cichorii* Linnaeus 的干燥全虫。

【Niangb bet deis 生长环境】多成群聚居于大豆等豆类作物或茄子等作物上。分布于各地苗乡。

【Jox hsub 性味属经】性冷，味辛，属冷药，入热经。有大毒。

【Qet diel xid 功能主治】功能：dib jab 攻毒，dus ghuk tat jit hxangd 破积散瘀。主治：mongb khob bongt 剧烈头痛，kib seil 疟疾，diux ghongd ongd hsongd 急性咽喉炎，los link ghongd 悬雍垂发炎，gangb vas ghed dlot 牛皮癣，yens dlad zeb nex gik 狂犬咬伤。

【Ed not xus 用法用量】内服，炒干研末，0.005～0.010 g；或入丸、散。外用，研末敷贴、发泡。

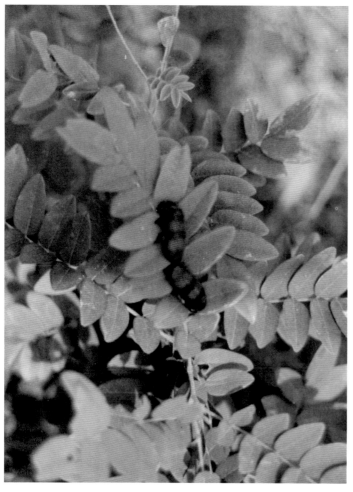
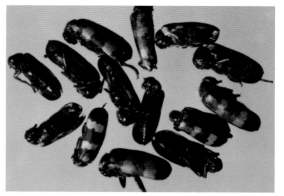
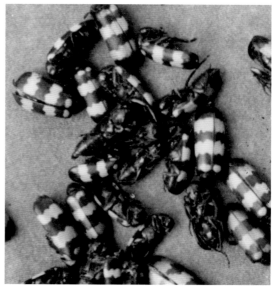

蚁蛉科

Gangb tok ghangb 黄足蚁蛉

【Bit hsenb 俗名】地拱、沙猫、蚁狮、睡虫、沙谷牛、金沙牛、地牯牛。

【Dios kob deis 基源】为蚁蛉科昆虫黄足蚁蛉 *Hagenomyia micans* (Maclchlan) 的幼虫。

【Niangb bet deis 生长环境】多栖身于草丛，黄昏时迁飞，有趋光性。分布于各地苗乡。

【Jox hsub 性味属经】性热，味甘，属热药，入冷经。有毒。

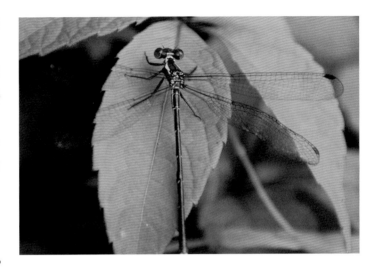

【Qet diel xid 功能主治】功能：hxub kib dait kib seil 清热截疟，vuk gangb hxenk dix bus 敛疮消痈。主治：kib seil 疟疾，ghad hlet bus ngix 铁沙入肉，det hlod qangb ngix 竹木刺入肉，jif hxongb mongb 瘰疬疼痛。

【Ed not xus 用法用量】内服，水煎，3～5 g；或入散剂。外用，研末撒敷；或捣烂敷。

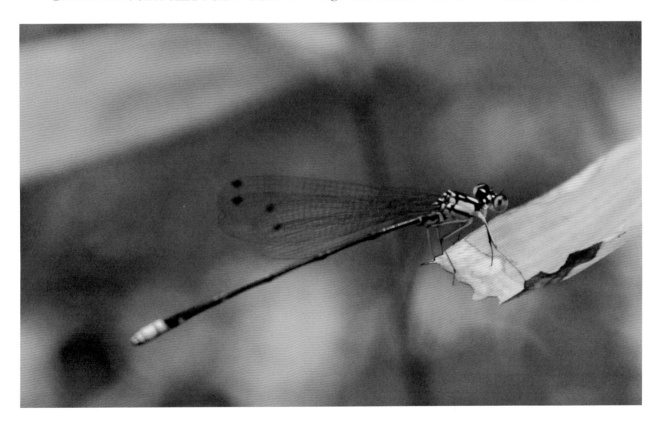

蝗　科

Gangb gex 中华稻蝗

【Bit hsenb 俗名】飞蝗、螽、蝗虫、稻叶贼、蚱蜢。

【Dios kob deis 基源】为蝗科昆虫中华稻蝗 *Oxya chinensis* Thunberg 的干燥全虫。

【Niangb bet deis 生长环境】多生活于稻田、玉米地、高粱地、草地。分布于各地苗乡。

【Jox hsub 性味属经】性热，味甘，属热药，入冷经。

【Qet diel xid 功能主治】功能：dangf jent dins jenb 息风定惊，dangf ngol 止咳。主治：jib daib hxib jent 小儿惊风，ait ngol 咳嗽，niangb hsab pob mongb 无名肿毒，ghab hsangb yens jent od nul 破伤风。

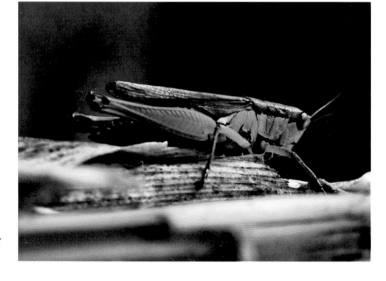

【Ed not xus 用法用量】内服，水煎，5 ～ 10 只；或煅存性，研末服。外用，研末撒敷；或调敷。

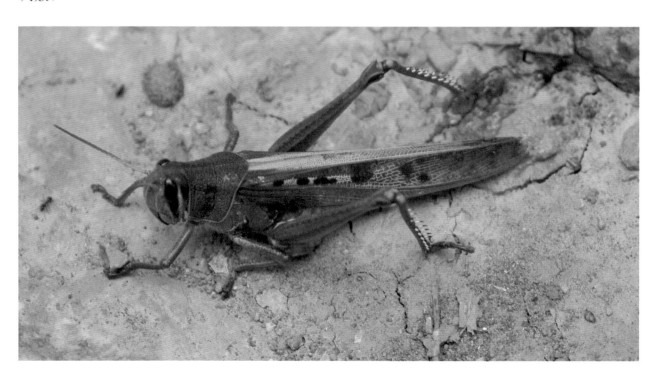

螳螂科

Gangb mal yongl 小刀螂

【Bit hsenb 俗名】天马、石螂、巨斧、刀螂、
斫郎、螳螂。

【Dios kob deis 基源】为螳螂科昆虫小刀螂 *Statilia maculata* Thunberg 的全虫。

【Niangb bet deis 生长环境】多活动于稻蝗较多
的稻田、玉米地、草丛。分布于各地苗乡。

【Jox hsub 性味属经】性热，味甘咸，属热药，
入冷经。

【Qet diel xid 功能主治】功能：dangf qangt
hniub 定惊，hxenk angt dangf mongb 消肿止痛。主
治：jib daib hxib jent 小儿惊风，ghab diux ghongd
angt mongb 咽喉肿痛，dal wal 遗尿，dal ghad got 遗精
症，dix khangd ghad 痔疮。

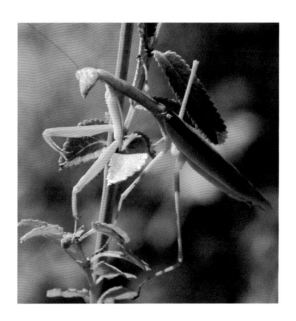

【Ed not xus 用法用量】内服，水煎，8 ～ 15 g；或入丸、散。

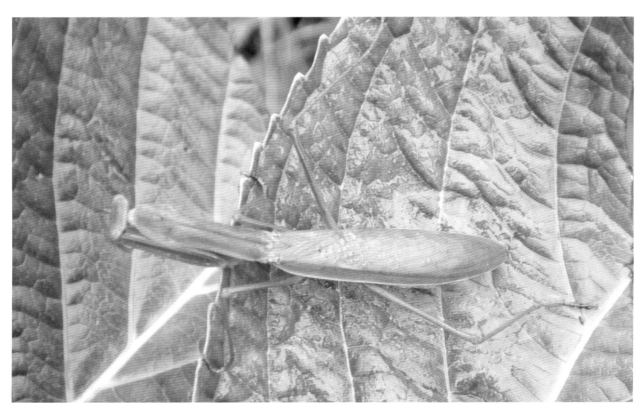

Laid gangb mal yol 大刀螂

【Bit hsenb 俗名】桑蛸、螳螂壳、螳螂蛋、猴儿包、螳螂子、桑上螳螂窠、桑螵蛸。

【Dios kob deis 基源】为螳螂科昆虫大刀螂 *Paratenodera sinensis* Saussure 等营建的卵鞘。

【Niangb bet deis 生长环境】其卵鞘附着于农地附近的草丛、树枝。分布于各地苗乡。

【Jox hsub 性味属经】性平，味甘咸，属冷热两经药，入两经。

【Qet diel xid 功能主治】功能：bud lal ves dlingl ves 补虚助阳，bud diuf jongt ghad got 补肾固精。主治：bit dangx lol hniangk 体虚盗汗，pob hsongd fis ghongd 诸骨鲠喉，box daib eb wal not 妊娠期尿频，xit daib ghangb dal wal 产后遗尿，dal ghad got 遗精症。

【Ed not xus 用法用量】内服，水煎，8 ～ 15 g；或入丸、散。

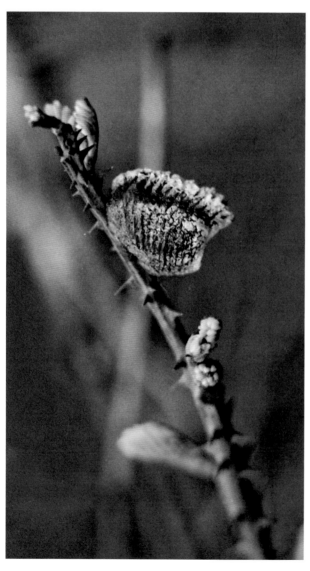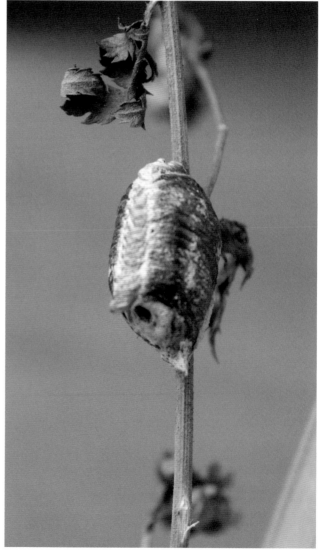

圆蛛科

Gangb vas 大腹圆蛛

【Bit hsenb 俗名】扁蛛、网虫、蜘蛛网、圆腹蛛、蜘蛛、织网工、社公。

【Dios kob deis 基源】为圆蛛科动物大腹圆蛛 *Aranea ventricosa* (L. Koch) 的全虫及其网。

【Niangb bet deis 生长环境】喜结网于屋檐下、屋角处、树木间。分布于各地苗乡。

【Jox hsub 性味属经】性冷，味苦，属冷药，入热经。有毒。

【Qet diel xid 功能主治】功能：tat jab 解毒，hxub jent 祛风，hxenk angt 消肿。主治：dix guk 背痛，hxongb nangl 瘰疬，khangd nais liangs ghab link 鼻息肉，khangd naix lol bus 耳朵流脓，dlif ghab neib ghangb 脱肛。

【Ed not xus 用法用量】内服，焙干入丸、散。外用，研末调敷；或鲜品捣烂敷。

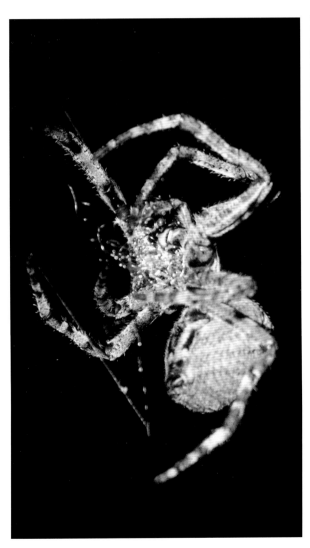
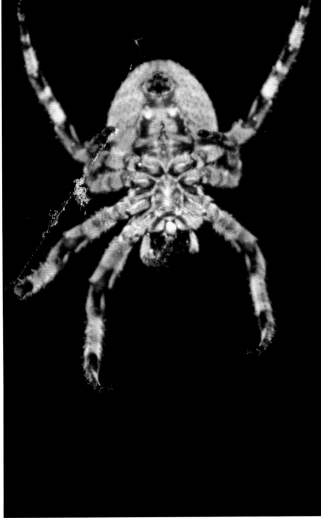

565

拟壁钱科

Gangb vas ghab dod 华南壁钱

【Bit hsenb 俗名】壁蟢、壁镜、壁钱、蟢子。

【Dios kob deis 基源】为拟壁钱科动物华南壁钱 *Uroctea compactilis* (L. Koch) 的全虫或巢。

【Niangb bet deis 生长环境】为壁钱在房屋的板壁上织造的白色、扁圆状（如铜钱）的卵囊巢。分布于各地苗乡。

【Jox hsub 性味属经】性平，味咸，属冷热两经药，入两经。

【Qet diel xid 功能主治】功能：seil hxangd dangf hxangd 凉血止血，dangf qangf hniub 定惊。主治：jib daib hxib jent yut 小儿急惊风，mongb diux ghongd 喉痹，yens xit ghab hsangb 外伤伤口，lol hxangd nais 鼻衄，dix khangd ghad lol hxangd 痔疮出血。

【Ed not xus 用法用量】外用，创伤出血，取卵囊网涂敷；或将虫捣汁，涂敷伤处；或焙干，研末吹喉。

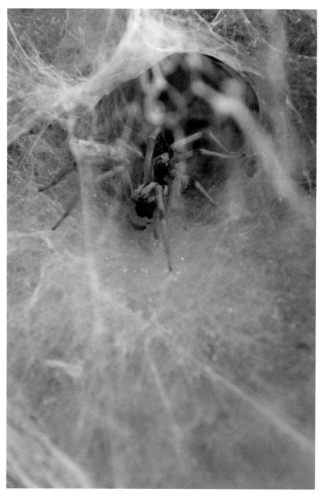
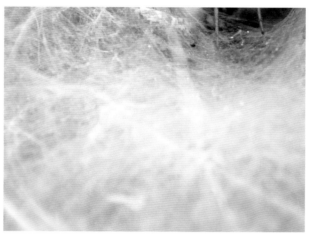
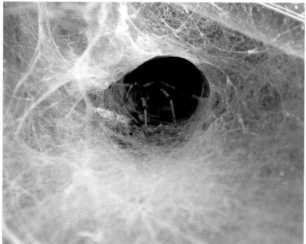

蜈蚣科

Gangb kuk 少棘巨蜈蚣

【Bit hsenb 俗名】天龙、百脚、百足、蚰蜒、巨蜈蚣、百脚虫、蜈蚣。

【Dios kob deis 基源】为蜈蚣科动物少棘巨蜈蚣 *Scolopendra subspinipes mutilans* L. Koch 的全虫。

【Niangb bet deis 生长环境】栖身于野外潮湿、阴暗的石山、树脚、山涧边。分布于各地苗乡。

【Jox hsub 性味属经】性热，味辛，属热药，入冷经。有小毒。

【Qet diel xid 功能主治】功能：kangd dix mif zangl ghab pob 抗癌散结，tat jab ced jab 解毒攻毒。主治：wix lot nenk mais 口眼㖞斜，khangd naix lol bus 耳朵流脓，hxongb nangl 瘰疬，ghab hsangb yens jent od nul 破伤风，yens nangb gik 毒蛇咬伤。

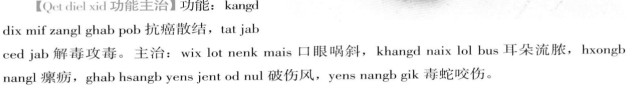

【Ed not xus 用法用量】内服，水煎，3～5 g；或入丸、散。外用，研末撒敷；或调敷。

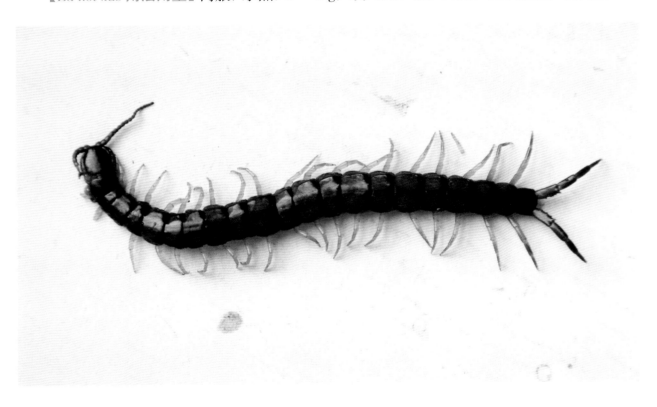

567

跳蛛科

Gangb xed 浊斑扁蝇虎

【Bit hsenb 俗名】蝇虎、蝇狐、蝇蝗、蝇豹。

【Dios kob deis 基源】为跳蛛科动物浊斑扁蝇虎 *Menemerus confusus* Bosenberg & Strand 的全虫。

【Niangb bet deis 生长环境】多在房屋板壁上活动，以捕捉苍蝇等昆虫为食。分布于各地苗乡。

【Jox hsub 性味属经】性平，味咸，属冷热两经药，入两经。

【Qet diel xid 功能主治】功能：ves hxangd tat jit hxangd 活血化瘀。主治：dliangd bil dib sangb 跌打损伤。

【Ed not xus 用法用量】内服，焙干，以酒为引食用。

长臂虾科

Gangb kongb 日本沼虾

【Bit hsenb 俗名】虾子、河虾、青虾、沼虾。

【Dios kob deis 基源】为长臂虾科动物日本沼虾 *Macrobrachium nipponense* (de Haan) 的全体。

【Niangb bet deis 生长环境】生活于河流、溪沟、水塘、水库等处。分布于各地苗乡。

【Jox hsub 性味属经】性热，味甘咸，属热药，入冷经。

【Qet diel xid 功能主治】功能：bud diuf xongf jid 补肾助阳，tongb eb wel 通乳。主治：xit daib xus wel 产后缺乳，diuf heb jangb got ax gek 肾虚阳痿，jil ngangl lax dix 臁疮。

【Ed not xus 用法用量】内服，煮汤食。外用，捣烂敷；或研末调敷。

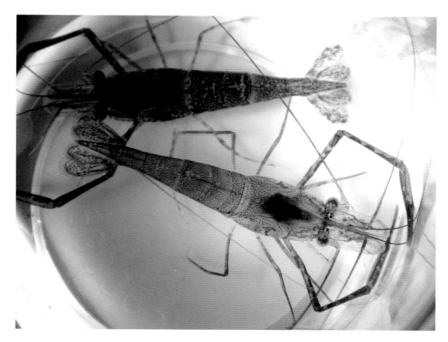

医蛭科

Gangb ninl 宽体金线蛭

【Bit hsenb 俗名】马鳖、蚂蟥、红蛭、马蜞、肉钻子、水蛭。

【Dios kob deis 基源】为医蛭科动物宽体金线蛭 *Whitmania pigra* (Whitman) 及其同属的全体。

【Niangb bet deis 生长环境】栖身于水田、塘池、水沟等处，好吸食人畜血液。分布于各地苗乡。

【Jox hsub 性味属经】性平，味苦咸，属冷热两经药，入两经。有小毒。

【Qet diel xid 功能主治】功能：dus ghuk tat jit hxangd 破积散瘀，tongb ghad hxangd 通经。主治：baix dab lod hsongd dait hxend 高坠断骨伤筋，yens xit mongb 外伤疼痛，dliangd bil dib sangb 跌打损伤，jit hxangd angt hxangd 瘀血血肿，ax hsot ud mongb qub 闭经腹痛，xit daib ghangb eb wat ax lol 产后恶露不行。

【Ed not xus 用法用量】内服，焙干，研末入丸、散，3～5 g。外用，研末调敷。

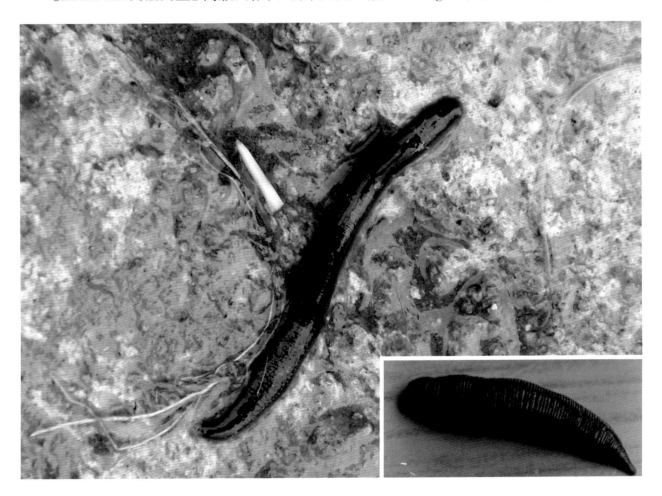

569

壁虎科

Nangb nail kend zaid 蹼趾壁虎

【Bit hsenb 俗名】守宫、蝎虎、天龙、地塘虫、爬壁虎、抓墙四脚蛇、壁虎。

【Dios kob deis 基源】为壁虎科动物蹼趾壁虎 *Gekko subpalmatus* Guenther 的全体。

【Niangb bet deis 生长环境】多栖身于房屋墙壁、檐下等隐蔽处，以捕食苍蝇为生。分布于各地苗乡。

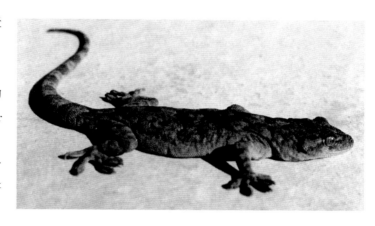

【Jox hsub 性味属经】性冷，味甘，属冷药，入热经。有小毒。

【Qet diel xid 功能主治】功能：dangf jent dins jenb 息风定惊，zangl ghab pob 散结。主治：zeib ghangb mongb lob bil 瘫痪手脚疼痛，hxud hxangd langk ghangk 反胃噎嗝，ghab hsangb yens jent od nul 破伤风，hxongb nangl 瘰疬，gek gangb mongb bongt 疮痈剧痛。

【Ed not xus 用法用量】内服，焙干，研末入丸、散。外用，研末调敷。

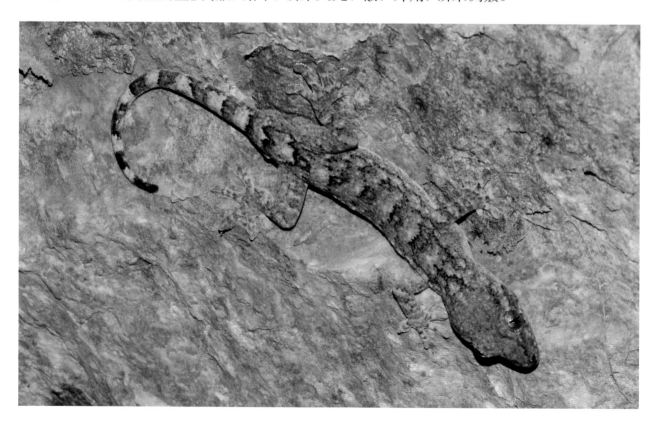

石龙子科

Nangb nif kaif 石龙子

【Bit hsenb 俗名】蜥蜴、石蝎、守宫、山龙子、四脚蛇、五寸棍、猪蛇婆。

【Dios kob deis 基源】为石龙子科动物石龙子 *Eumeces chinensis* (Gray) 的全体。

【Niangb bet deis 生长环境】栖身于野外石隙、草丛，常于中午在草上晒太阳。分布于各地苗乡。

【Jox hsub 性味属经】性冷，味咸，属冷药，入热经。有毒。

【Qet diel xid 功能主治】功能：lal eb lol xuf 行水利湿，zangl ghab pob 散结。主治：zaid wel jangx dix bus 乳痈，niangb hsab pob mongb 无名肿毒，hxongb jangx ves 淋巴肿瘤，jangx ghab dliax gangb 毒疮，wal lol ax jingx liex 小便不畅。

【Ed not xus 用法用量】内服，烧存性，3 ～ 5 g；或入丸、散。外用，熬膏；或研末调敷。

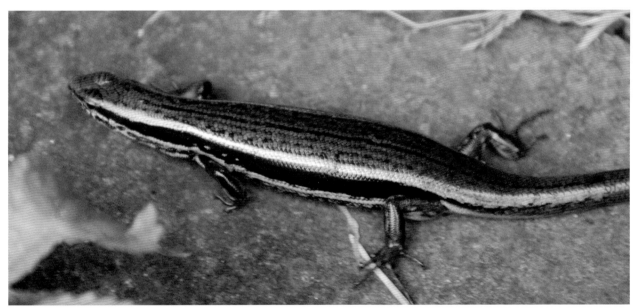

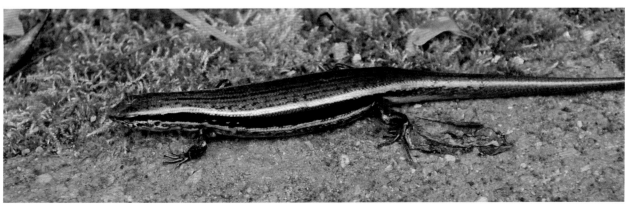

鬣蜥科

Nangb nail kend bil 草绿龙蜥

【Bit hsenb 俗名】公蛇、四脚蛇。

【Dios kob deis 基源】为鬣蜥科动物草绿龙蜥 *Japalura flaviceps* Barbour & Dunn 的全体。

【Niangb bet deis 生长环境】喜栖身于田园、路边的草丛、岩石上。分布于部分苗乡。

【Jox hsub 性味属经】性冷，味咸，属冷药，入热经。有毒。

【Qet diel xid 功能主治】功能：vuk gangb hxenk dix bus 敛疮消痈。主治：dix gangb lax bus 痈疽疮疡，hxongb nangl 瘰疬。

【Ed not xus 用法用量】内服，炕干，研末服。外服，捣烂，调蛋清涂敷。

蛇蜥科

Nangb nail lios 脆蛇蜥

【Bit hsenb 俗名】片蛇、蛇蜥、银蛇、金蛇、蜴蛇、金星地鳝、脆蛇。

【Dios kob deis 基源】为蛇蜥科动物脆蛇蜥 *Ophisaurus harti* Boulenger 的全体。

【Niangb bet deis 生长环境】多活动于村寨边、农地边、山坡草丛。分布于各地苗乡。

【Jox hsub 性味属经】性平，味咸，属冷热两经药，入两经。

【Qet diel xid 功能主治】功能：tat jab 解毒，tat jit hxangd 散瘀。主治：dliangd bil dib sangb 跌打损伤，lod hsongd 骨折，lax dliangb lix 麻风病，zal ghad dongk xok ax dangf 久痢不止。

【Ed not xus 用法用量】内服，浸酒饮；或熬膏入丸、散。外用，烧存性，研末撒敷。

蝰　科

Nangb jenl 蝮蛇

【Bit hsenb 俗名】虺、土锦、土虺蛇、灰地匾、土球子、地扁蛇。

【Dios kob deis 基源】为蝰科动物蝮蛇 *Agkistrodon halys* (Pallas) 除去内脏的全体。

【Niangb bet deis 生长环境】喜活动于低山地区树林、草丛。分布于部分苗乡。

【Jox hsub 性味属经】性热，味甘咸，属热药，入冷经。有毒。

【Qet diel xid 功能主治】功能：dib jab 攻毒，hxub jent 祛风。主治：yens jent mongb 风湿痛，ghab hsangb yens jent od nul 破伤风，wix lot nenk mais 口眼㖞斜，dix guk 背痈，hxongb nangl 瘰疬，dal wal 遗尿。

【Ed not xus 用法用量】内服，浸酒饮；或烧存性，研末服。外用，浸油；或烧存性，研末调敷。

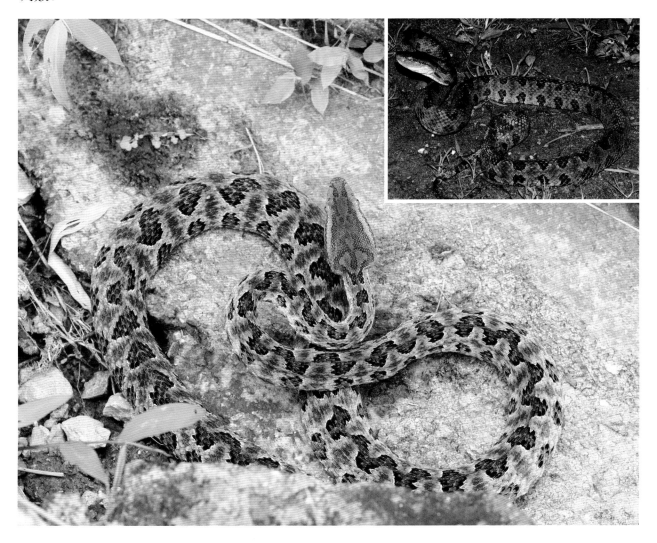

Nangb hub 山烙铁头蛇华东亚种

【Bit hsenb 俗名】龟壳花蛇、山烙铁头。

【Dios kob deis 基源】为蝰科动物山烙铁头蛇华东亚种 *Trimeresurus monticola orientalis* (Schmidt) 的全体。

【Niangb bet deis 生长环境】栖身于较荫蔽的森林、草丛。分布于部分苗乡。

【Jox hsub 性味属经】性热，味甘咸，属热药，入冷经。有毒。

【Qet diel xid 功能主治】功能：dias xuf tat jab 除湿解毒，dib gangb 杀虫。主治：yens jent mongb ghut hsongd 风湿性关节炎，gangb jongb jangx 蛔虫病。

【Ed not xus 用法用量】内服，浸酒饮；或烧存性，研末熬膏入丸、散。

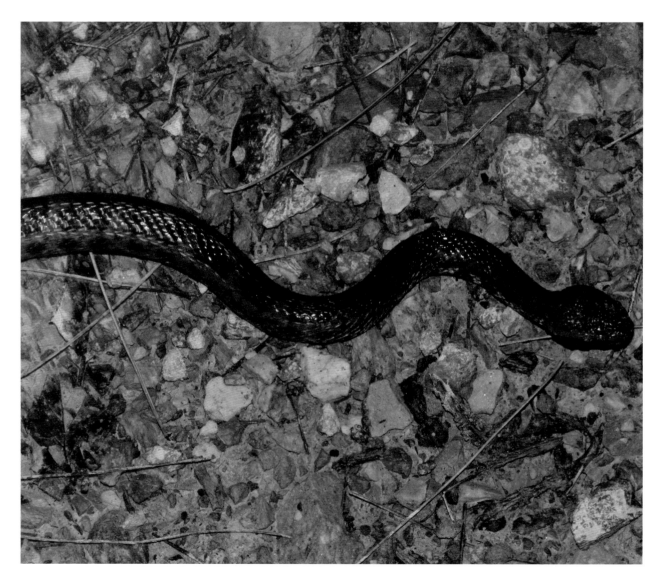

Nangb jel vongl 五步蛇

【Bit hsenb 俗名】五步蛇、大白花蛇、百步蛇、棋盘蛇、蕲蛇。

【Dios kob deis 基源】为蝰科动物五步蛇 *Agkistrodon acutus* (Guenther) 除去内脏的干燥体。

【Niangb bet deis 生长环境】多栖身于较阴冷、潮湿的树林落叶下、土洞内。分布于各地苗乡。

【Jox hsub 性味属经】性热，味甘咸，属热药，入冷经。有毒。

【Qet diel xid 功能主治】功能：hxub jent hxenk net 祛风除湿，ves hxid lis tongb hxud 活络通脉。主治：yens jent mongb 风湿痛，mongb ghut hsongd 关节痛，hvangb jid zeib ghangb 半身不遂，lob bil juk jik 手脚麻木，jib daib hxib jent 小儿惊风，ghab hsangb yens jent od nul 破伤风。

【Ed not xus 用法用量】内服，水煎，4～8 g，浸酒饮；或熬膏入丸、散。

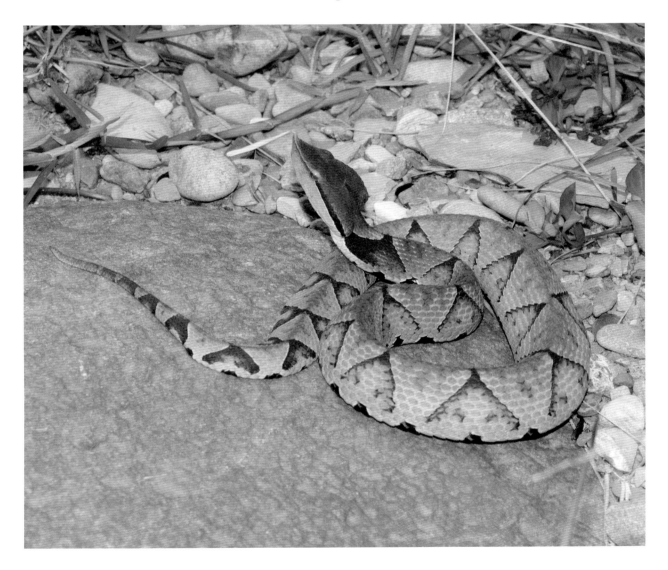

575

Nangb nox 竹叶青

【Bit hsenb 俗名】小青蛇、青竹蛇、青竹丝、青竹标。

【Dios kob deis 基源】为蝰科动物竹叶青 *Trimeresurus stejnegeri* Schmidt 的全体。

【Niangb bet deis 生长环境】多活动于溪沟、小河边等树林较密集的地带或竹林中。分布于各地苗乡。

【Jox hsub 性味属经】性热，味甘咸，属热药，入冷经。有毒。

【Qet diel xid 功能主治】功能：hxub jent 祛风，dib jab 攻毒。主治：yens jent mongb 风湿痛，hxongb nangl 瘰疬，dix guk 背痛，dix yangf 恶疮，dal wal 遗尿。

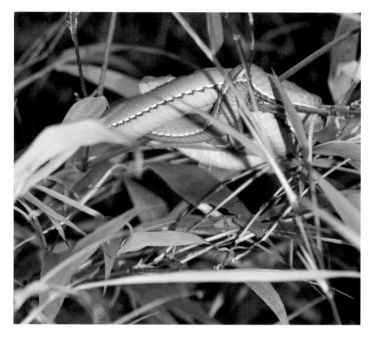

【Ed not xus 用法用量】内服，浸酒饮。外用，研末，茶籽油浸涂。

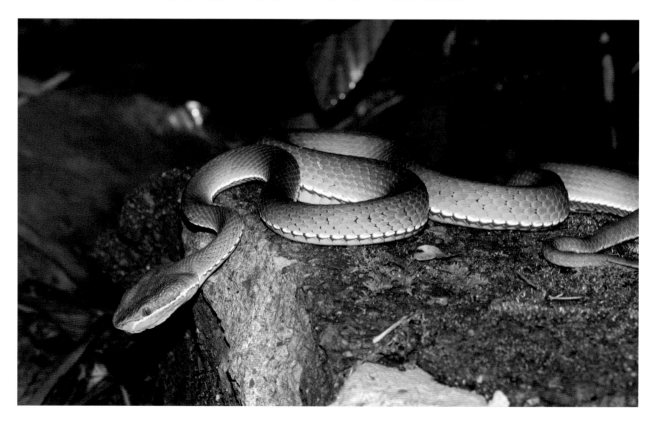

游蛇科

Nangb eb 水赤链游蛇

【Bit hsenb 俗名】公蛎蛇、水游蛇、半纹蛇、水蛇。

【Dios kob deis 基源】为游蛇科动物水赤链游蛇 *Natrix annularis* (Hallowell) 的肉。

【Niangb bet deis 生长环境】喜活动于溪涧、小河、池塘、水渠等处。分布于各地苗乡。

【Jox hsub 性味属经】性冷，味甘咸，属冷药，入热经。

【Qet diel xid 功能主治】功能：hxub kib dangf ngas ghongd 清热止渴，khad hxangd dangf 降血糖。主治：jib daib mongb hsongd 小儿骨痛，los ghab hlat mais dlub 眼翳，kib gangt xad niangb 燥热心烦，khak eb bus jid 糖尿病。

【Ed not xus 用法用量】内服，煮食；或焙干，研末服；或浸酒饮。外用，研末调油浸涂。

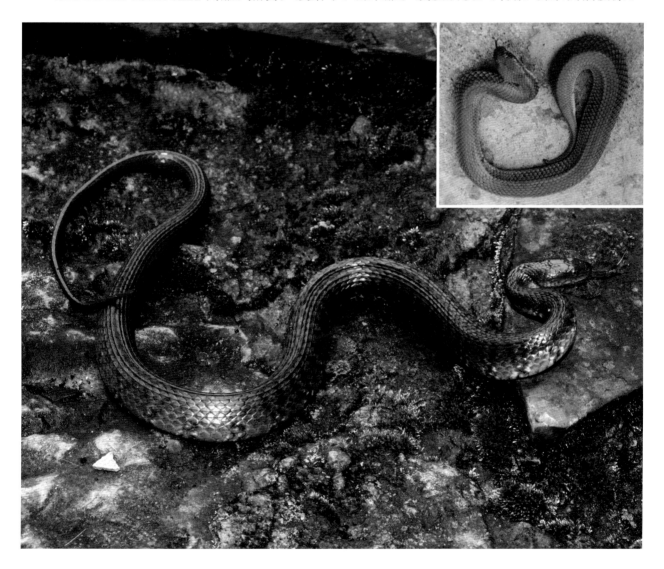

Nangb hxub ghongd 赤链蛇

【Bit hsenb 俗名】火练蛇、赤链、红斑蛇、赤楝蛇、火赤炼。

【Dios kob deis 基源】为游蛇科动物赤链蛇 *Dinodon rufozonatum* (Cantor) 的全体。

【Niangb bet deis 生长环境】喜活动于村寨、田园、水泉周围。分布于各地苗乡。

【Jox hsub 性味属经】性热，味甘咸，属热药，入冷经。

【Qet diel xid 功能主治】功能：vuk gangb liangs ngix 敛疮生肌，dib gangb 杀虫。主治：lax dix bus 疮痈溃烂，lax khangd bus 瘘管。

【Ed not xus 用法用量】外用，研末敷疮面；或以药棉粘药粉，插入瘘管内。

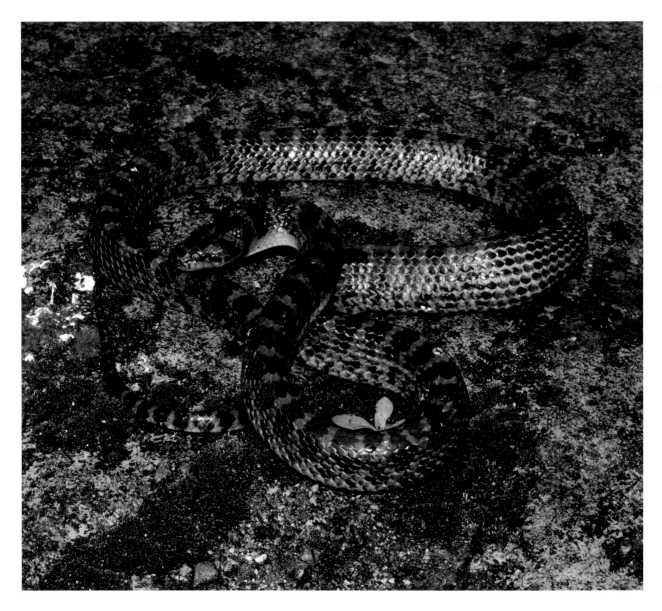

Nangb ghet hxangt 黑眉锦蛇

【Bit hsenb 俗名】慈鳗、黄长虫、黄喉蛇、黄颔蛇。

【Dios kob deis 基源】为游蛇科动物黑眉锦蛇 *Elaphe taeniurus* Cope 除去内脏的全体。

【Niangb bet deis 生长环境】喜栖身于寨边、屋脚、仓库脚。分布于各地苗乡。

【Jox hsub 性味属经】性热，味甘咸，属热药，入冷经。有毒。

【Qet diel xid 功能主治】功能：vuk gangb liangs ngix 敛疮生肌，dib gangb 杀虫。主治：gangb vas ghed dlot 牛皮癣，khob lal gangb 癞头，ghad ghof lax bus 肠痈，jangx ghab dliax gangb 毒疮。

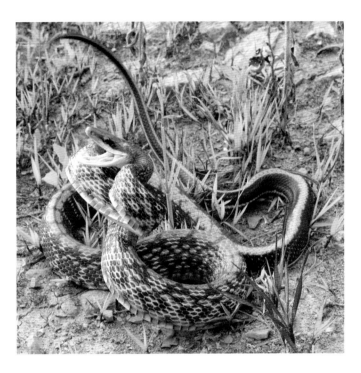

【Ed not xus 用法用量】外用，烤干，研末敷疮面；或调油涂搽。

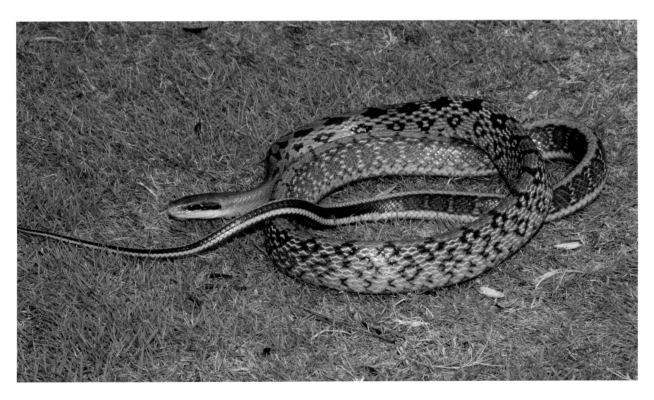

Nangb xenb 乌梢蛇

【Bit hsenb 俗名】乌蛇、乌花蛇、黑风蛇、剑脊蛇、剑脊乌梢蛇。

【Dios kob deis 基源】为游蛇科动物乌梢蛇 *Zaocys dhumnades* (Cantor) 去内脏的全体或胆囊。

【Niangb bet deis 生长环境】多活动于路边灌木丛、林缘、田野草丛。分布于各地苗乡。

【Jox hsub 性味属经】性平，味甘咸，属冷热两经药，入两经。有小毒。

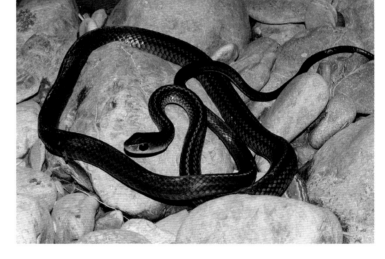

【Qet diel xid 功能主治】功能：hxub jent hxenk net 祛风除湿，tongb hxud hxid 通经络，xend hniub mais 明目。主治：yens jent mongb 风湿痛，juk jik 麻木，hsongd yens jab 骨结核，zuk mais 眼睛昏暗，ghab hsangb yens jent od nul 破伤风，dliangb yif dlub 白癜风。

【Ed not xus 用法用量】内服，水煎，8～20 g，浸酒饮；或焙干，研末入丸、散。外用，烧灰调敷。

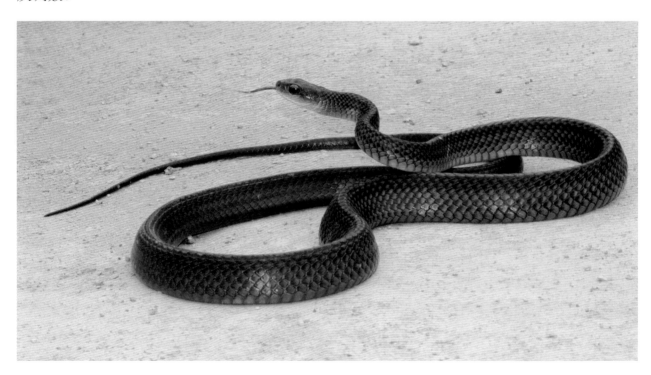

眼镜蛇科

Nangb ghet dliul 眼镜蛇

【Bit hsenb 俗名】五毒蛇、吹风蛇、扁头风、蝙蝠蛇、琵琶蛇、膨颈蛇。

【Dios kob deis 基源】为眼镜蛇科动物眼镜蛇 *Naja naja* (Linnaeus) 除去内脏的全体。

【Niangb bet deis 生长环境】多活动于路边灌木丛、田园边。分布于部分苗乡。

【Jox hsub 性味属经】性热，味甘，属热药，入冷经。有毒。

【Qet diel xid 功能主治】功能：hxub jent hxenk net 祛风除湿，tongb hxud hxid 通经络。主治：yens jent mongb ghut hsongd 风湿性关节炎，lax gangb liax 脚湿气（脚癣），dangf mongb 止痛。

【Ed not xus 用法用量】内服，浸酒饮，蛇 500 g（酒 1000 g）。蛇毒的应用与研究请参考其他资料。

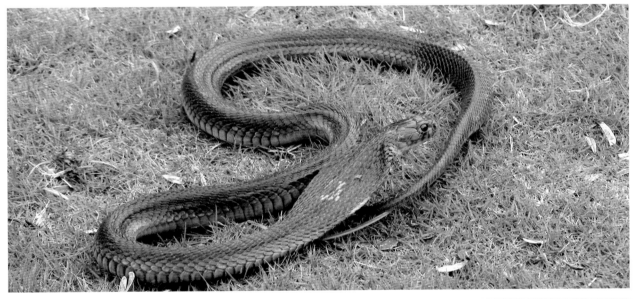

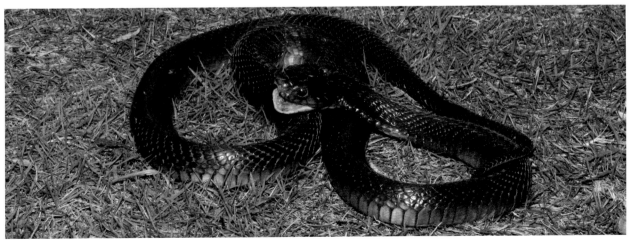

Nangb dliok nix 银环蛇

【Bit hsenb 俗名】金钱蛇、小花白蛇、金钱白花蛇。

【Dios kob deis 基源】为眼镜蛇科动物银环蛇 *Bungarus multicinctus multicinctus* Blyth 除去内脏的全体。

【Niangb bet deis 生长环境】栖身于山坳、山沟、水边等处草丛中。分布于各地苗乡。

【Jox hsub 性味属经】性热，味甘咸，属热药，入冷经。有毒。

【Qet diel xid 功能主治】功能：hxub jent hxenk net 祛风除湿，ves hxid lis tongb hxud 活络通脉。主治：yens jent mongb 风湿痛，wix lot nenk mais 口眼㖞斜，hvangb jid zeib ghangb 半身不遂，lob bil juk jik 手脚麻木，mongb ghut hsongd 关节痛，ghab hsangb yens jent od nul 破伤风。

【Ed not xus 用法用量】内服，水煎，4～8 g，浸酒饮；或熬膏入丸、散。

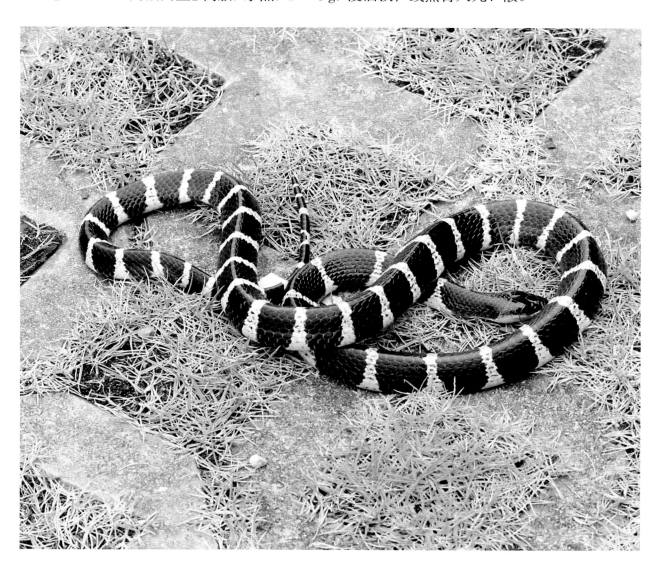

蟒　科

Nangb heb 蟒蛇

【Bit hsenb 俗名】蟒、王蛇、南蛇、琴蛇、王字蛇、埋头蛇、蚺蛇肉。

【Dios kob deis 基源】为蟒科动物蟒蛇 *Python molurus bivittatus* Schlegel 的肉。

【Niangb bet deis 生长环境】多生活于低山地区河谷树林。分布于部分苗乡。

【Jox hsub 性味属经】性热，味甘，属热药，入冷经。有毒。

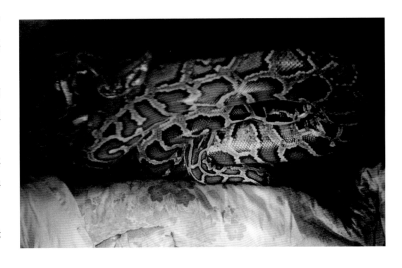

【Qet diel xid 功能主治】功能：hxub jent 祛风，dib gangb 杀虫。主治：yens jent mongb 风湿痛，zeib ghangb 瘫痪，yens dlad zeb nex gik 狂犬咬伤，hxongb nangl 瘰疬，dix yangf 恶疮。

【Ed not xus 用法用量】内服，煮食；或炕干，浸酒饮；或焙干，研末服。

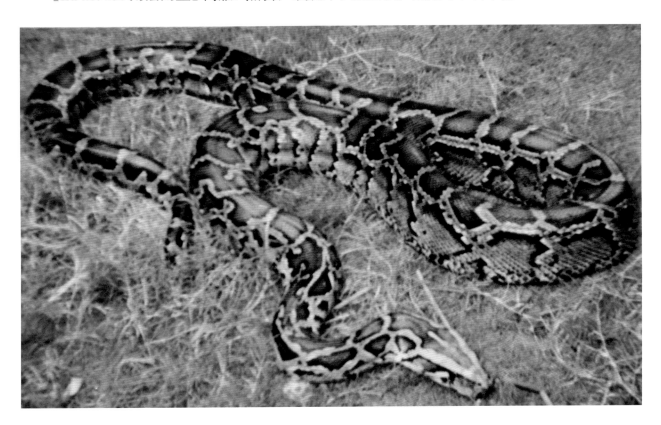

蛙　科

Ghangd hliongt 泽蛙

【Bit hsenb 俗名】蛤蟆、蛤、蟆、虾蟆。

【Dios kob deis 基源】为蛙科动物泽蛙 *Rana limnocharis* Boie 的全体或肝。

【Niangb bet deis 生长环境】多活动于水稻田、塘库、水渠、小溪等处。分布于各地苗乡。

【Jox hsub 性味属经】性冷，味甘，属冷药，入热经。有毒。

【Qet diel xid 功能主治】功能：hxub kib tat jab 清热解毒，tiod nat tot lid gad 健脾消积。主治：jib daib ngas naix mais 小儿疳积，jib daib lal buk duk 小儿脐风，jif hxongb lax yangx 淋巴结核溃烂，yens nangb gik 毒蛇咬伤，dix gangb 疔疮。

【Ed not xus 用法用量】内服，入丸、散。外用，捣烂敷；或研末涂搽。

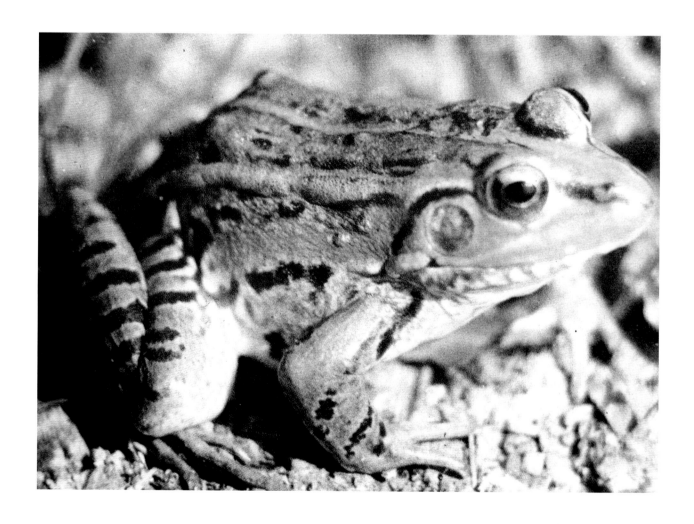

Ghangd nox 黑斑蛙

【Bit hsenb 俗名】蛙、田鸡、青鸡、坐鱼、青蛙。

【Dios kob deis 基源】为蛙科动物黑斑蛙 *Rana nigromaculata* Hallowell 的全体。

【Niangb bet deis 生长环境】多栖身于山塘、水田、水沟、溪涧。分布于各地苗乡。

【Jox hsub 性味属经】性冷，味甘，属冷药，入热经。

【Qet diel xid 功能主治】功能：hxub kib tat jab 清热解毒，los eb hxenk angt 利水消肿。主治：hxud hxangd langk ghangk 反胃噎膈，hsongd yens jab 骨结核，nais jongt od nul 肝炎，pob wux qub 水臌病，pob wox 浮肿。

【Ed not xus 用法用量】内服，水煎，研末入丸、散，3～5 g。外用，捣烂敷。

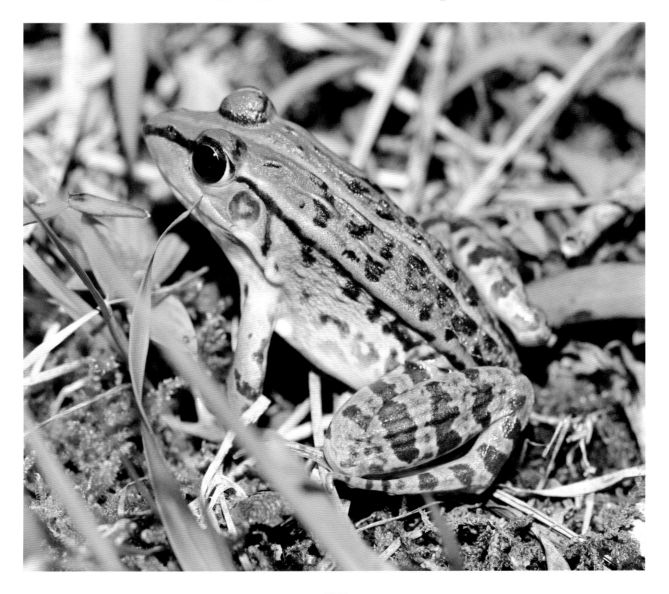

Ghangd hliongt/Ghangd nox 泽蛙 / 黑斑蛙

【Bit hsenb 俗名】活师、水仙子、虾蟆儿、虾蟆子、玄针、玄鱼、蝌蚪。

【Dios kob deis 基源】为蛙科动物泽蛙 *Rana limnocharis* Boie 或黑斑蛙 *Rana nigromaculata* Hallowell 等蛙类的幼体。

【Niangb bet deis 生长环境】栖身于水田、山塘、水沟等静水处。分布于各地苗乡。

【Jox hsub 性味属经】性冷，味甘咸，属冷药，入热经。

【Qet diel xid 功能主治】功能：hxub kib tat jab 清热解毒，vuk gangb hxenk angt 敛疮消肿。主治：mongb git ghab naix 腮腺炎，jangx gangb lot 口疮，kib eb kib dul 水火烫伤，niangb hsab pob mongb 无名肿毒。

【Ed not xus 用法用量】内服，煎烫，10 ～ 20 条。外用，捣烂敷。

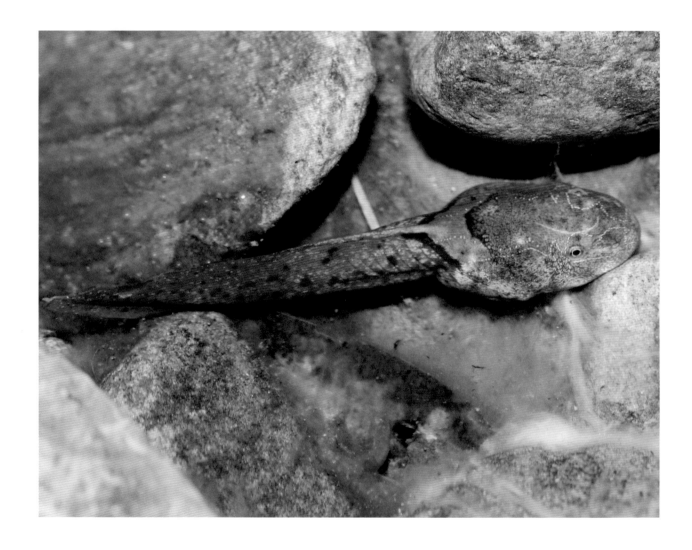

Ghangd hliongt seil 中国林蛙

【Bit hsenb 俗名】山蛤、哈什蟆、蛤蟆、红肚田鸡。

【Dios kob deis 基源】为蛙科动物中国林蛙 *Rana temporaria chensinensis* David 除去内脏的全体；或取其油脂另用。

【Niangb bet deis 生长环境】多栖身于阴湿的森林里，冬季群居于溪涧边大岩石下。分布于部分苗乡。

【Jox hsub 性味属经】性冷，味咸，属冷药，入热经。

【Qet diel xid 功能主治】功能：net nais pot dangf ngol 润肺止咳，yis diuf 补肾。主治：lal ghad bit ax dangx 神经衰弱，bal ves ait ngol 虚劳咳嗽，nais pob yens jab od hxangd 肺痨吐血，bit dangx lol hniangk 体虚盗汗。

【Ed not xus 用法用量】内服，煮汤服，2～3 g；或用其油脂炖汤饮，3～5 g。

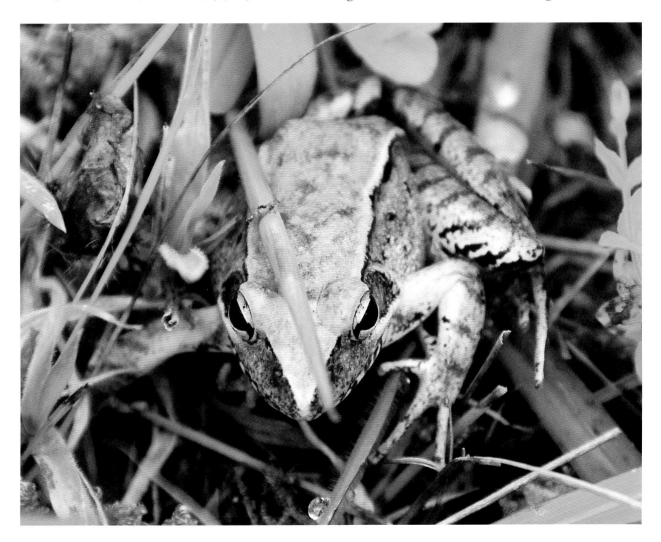

蟾蜍科

Ghangd bok las 中华大蟾蜍

【Bit hsenb 俗名】癞巴子、癞格宝、癞蛤蚆、癞蛤蟆、癞虾蟆、蟾蜍。

【Dios kob deis 基源】为蟾蜍科动物中华大蟾蜍 *Bufo bufo gargarizans* Cantor 的全体或肝腺汁。

【Niangb bet deis 生长环境】多栖身于村寨边的石隙、洞穴、草丛。分布于各地苗乡。

【Jox hsub 性味属经】性冷，味辛咸，属冷药，入热经。有毒。

【Qet diel xid 功能主治】功能：lal eb yangx jab 行水化毒，dib gangb 杀虫，dangf mongb 止痛。主治：ait gheb ax bongx 麻疹不透，mongb ghongd gus 气管炎，jib daib ngas naix mais 小儿疳积，pob lob pob bil 手脚水肿，ghab hsangb yens jent od nul 破伤风，hxongb nangl 瘰疬。

【Ed not xus 用法用量】内服，水煎，取 1 只；或入丸、散。外用，煅存性，研末调敷。

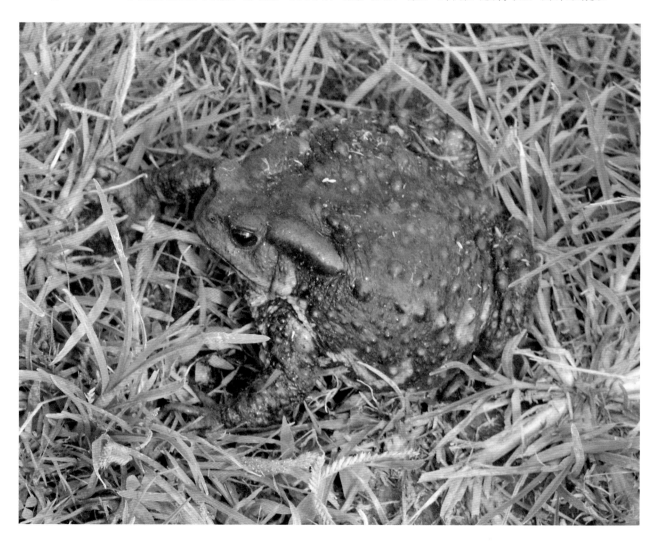

Ghangd bok ngas 黑眶蟾蜍

【Bit hsenb 俗名】蟾、干蟾、蚧蛤蟆、癞格宝、癞蛤蟆、癞蛤蚆。

【Dios kob deis 基源】为蟾蜍科动物黑眶蟾蜍 *Bufo melanostictus* Schneider 的全体或肝腺汁。

【Niangb bet deis 生长环境】多栖身于村寨边的石隙、洞穴。分布于各地苗乡。

【Jox hsub 性味属经】性冷，味辛咸，属冷药，入热经。有毒。

【Qet diel xid 功能主治】功能：lal eb yangx jab 行水化毒，dib gangb 杀虫，dangf mongb 止痛。主治：mongb ghongd gus 气管炎，ait gheb ax bongx 麻疹不透，pob lob pob bil 手脚水肿，jib daib ngas naix mais 小儿疳积，ghab hsangb yens jent od nul 破伤风，hxongb nangl 瘰疬。

【Ed not xus 用法用量】内服，水煎，1 只；或入丸、散。外用，烧存性，研末涂敷；或熬膏贴。

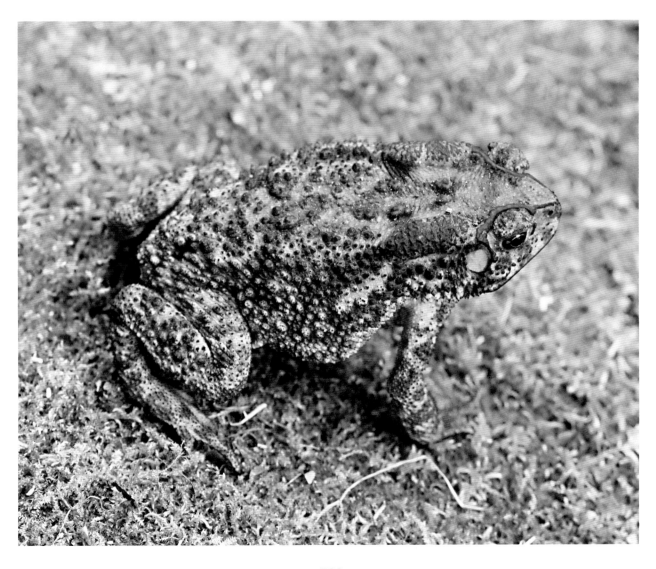

589

Ghangd bok las/Ghangd bok ngas 中华大蟾蜍 / 黑眶蟾蜍

【Bit hsenb 俗名】蛤蟆酥、蛤蟆浆、癞蛤蟆酥、蟾酥。

【Dios kob deis 基源】为蟾蜍科动物中华大蟾蜍 *Bufo bufo gargarizans* Cantor 或黑眶蟾蜍 *Bufo melanostictus* Schneider 的耳后腺、皮肤腺分泌出的白色浆液经加工干燥而成。

【Niangb bet deis 生长环境】多穴居于寨边泥土中、石块下。捕捉后洗净，置于干燥器皿中，刺激其分泌浆汁，收集并经干燥后加工而成。分布于各地苗乡。

【Jox hsub 性味属经】性热，味甘辛，属热药，入冷经。有毒。

【Qet diel xid 功能主治】功能：hxenk angt dangf mongb 消肿止痛，tat jab 解毒。主治：mongb ghongd niangs 咽喉痛，mongb hmid 牙痛，ghab hsangb yens jent od nul 破伤风，hxongb nangl 瘰疬，niangb hsab pob mongb 无名肿毒，dix yangf 恶疮。

【Ed not xus 用法用量】内服，0.003 ～ 0.005 g；或入丸、散。外用，研末调敷；或掺膏药贴敷。

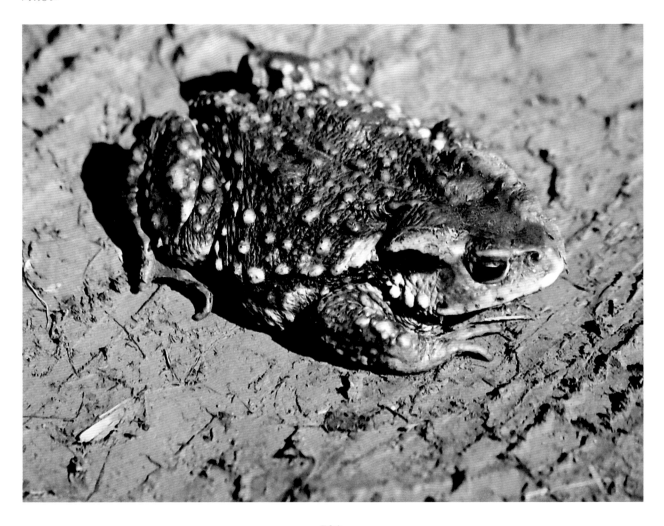

鳖　科

Liek 中华鳖

【Bit hsenb 俗名】团鱼、甲鱼、鳖甲、团鱼甲、鳖盖子、团鱼头、团鱼壳、鳖。

【Dios kob deis 基源】为鳖科动物中华鳖 *Trionyx sinensis* (Wiegmann) 的肉、背甲、头。

【Niangb bet deis 生长环境】生活于江河、水库边的沙土中、洞穴，有饲养。分布于各地苗乡。

【Jox hsub 性味属经】性平，味甘咸，属冷热两经药，入两经。

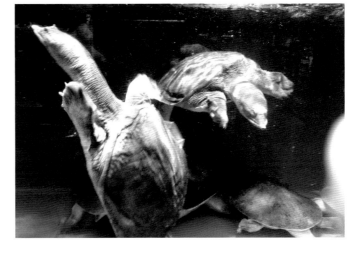

【Qet diel xid 功能主治】功能：hxub kid yis niangs 清热养阴，mad gek zangl ghab pob 软坚散结。主治：kib seil 疟疾，ait gheb bal jid 劳伤，od hxangd 吐血，dlif ghab jed vangl daib 子宫脱垂，dlif ghab neib ghangb 脱肛，dal ghad got 遗精症。

【Ed not xus 用法用量】内服，水煎，15 ～ 40 g，熬膏入丸、散。外用，研末调敷。

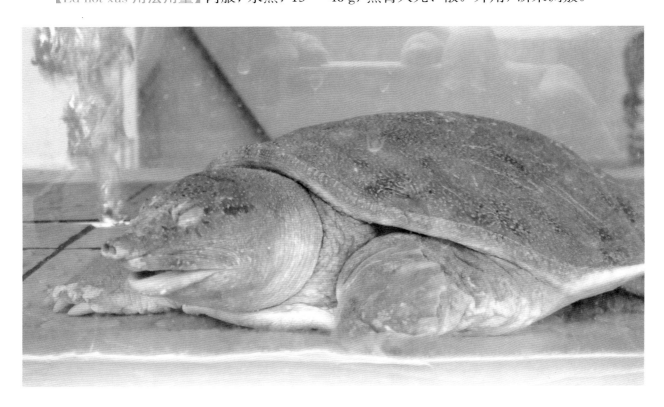

龟　科

Beb 乌龟

【Bit hsenb 俗名】金龟、龟板、下甲、龟甲、龟腹甲。

【Dios kob deis 基源】为龟科动物乌龟 *Chinemys reevesii* (Gray) 的肉、腹甲。

【Niangb bet deis 生长环境】多栖身于江河、水库岸边，有养殖。分布于部分苗乡。

【Jox hsub 性味属经】性平，味甘咸，属冷热两经药，入两经。

【Qet diel xid 功能主治】功能：yis niangs bud hxangd 养阴补血，yis diuf 补肾。主治：mongb hsongd hxend 筋骨疼痛，ngollax kangd hxangd 久咳咯血，ghad eb dlub lol not 白带过多，ghad eb xok 赤带，dal ghad got 遗精症，niangb hsab pob mongb 无名肿毒，dix khangd ghad angt mongb 痔疮肿痛。

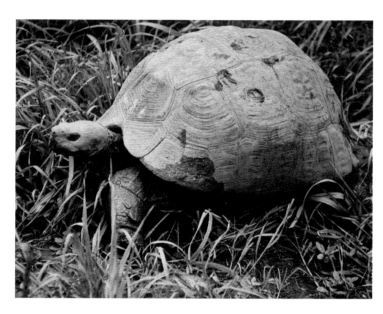

【Ed not xus 用法用量】内服，水煎，15 ～ 25 g；或入丸、散。外用，烧灰研末用。

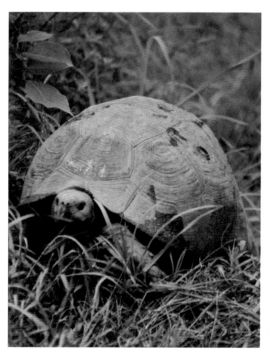

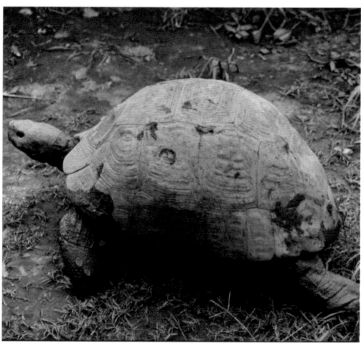

方蟹科

Gangb diob 中华绒螯蟹

【Bit hsenb 俗名】毛蟹、河蟹、螃蟹、方蟹。

【Dios kob deis 基源】为方蟹科动物中华绒螯蟹 *Eriocheir sinensis* H. Milne-Edwards 的肉、内脏。

【Niangb bet deis 生长环境】善穴居于溪、涧、河、塘或近河边的稻田洞穴中。分布于各地苗乡。

【Jox hsub 性味属经】性冷，味咸，属冷药，入热经。

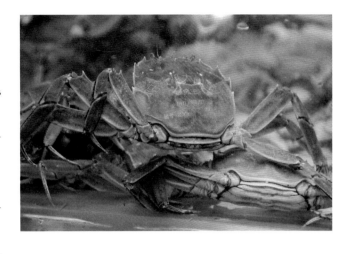

【Qet diel xid 功能主治】功能：hsenk hsongd hsenk hxend 续筋接骨，zangl pob hangb hxangd 散结行瘀。主治：lod hsongd dait hxid lis 骨折筋断，net kib fangx jid 湿热黄疸，yens hseik 漆疮，gangb xent 疥疮。

【Ed not xus 用法用量】内服，烧存性，研末服；或入丸剂，1～3只。外用，捣烂敷；或研末调敷。

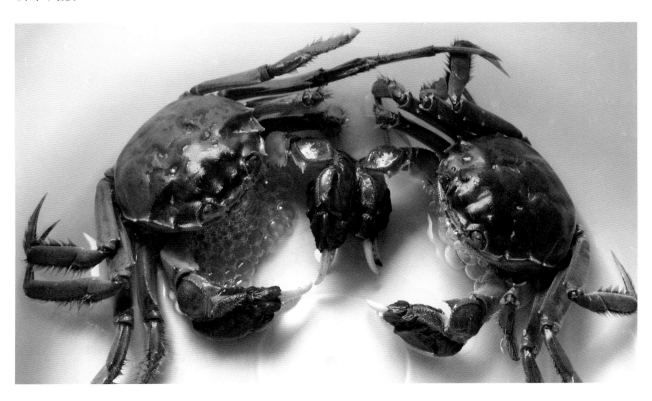

鹰 科

Dlang dlul 苍鹰

【Bit hsenb 俗名】老鹰、黄鹰、鹞鹰。

【Dios kob deis 基源】为鹰科动物苍鹰 *Accipiter gentilis* (Linnaeus) 的骨、头、爪。

【Niangb bet deis 生长环境】多栖身于山上树林中较高大的树上。分布于各地苗乡。

【Jox hsub 性味属经】性热，味咸，属热药，入冷经。

【Qet diel xid 功能主治】功能：hxub jent hxenk net 祛风除湿，hsenk hsongd hsenk hxend 续筋接骨。主治：yens jent mongb hsongd 风湿骨痛，lod hsongd 骨折，dib xit 损伤，niel khob was mais 头晕目眩，los ghab hlat mais dlub 眼翳。

【Ed not xus 用法用量】内服，炙酥；或烧存性，10 ～ 15 g，酒送服；治眩晕，取头烧存性，以酒送服。外用，取其眼睛捣烂，与人乳混合后滤汁滴眼。

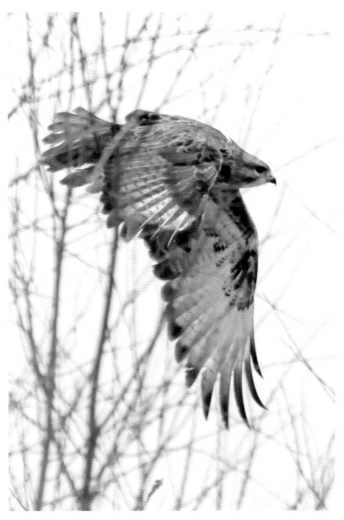
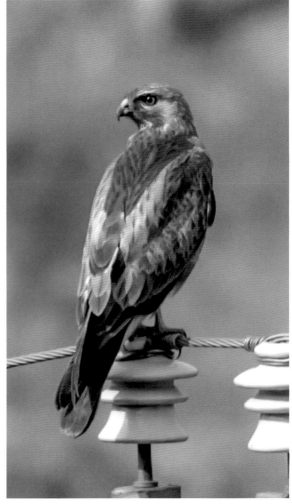

Dlangd gheib 鸢

【Bit hsenb 俗名】老鹰、黑耳鸢。

【Dios kob deis 基源】为鹰科动物鸢 *Milvus korschun* (Gmelin) 的肉、胆、脚爪。

【Niangb bet deis 生长环境】常生活于田园、村庄周围，以捕食鼠、禽为生。分布于各地苗乡。

【Jox hsub 性味属经】性热，味咸，属冷热两经药，入两经。

【Qet diel xid 功能主治】功能：dangf ves dangt qangt hniub 镇静定惊。主治：naix lul mongd khob 老年头风痛，jib daib hxib jent 小儿惊风，zek mais was wus 昏晕，buk dux qib bongt mongb 胃气痛，lax gangb xongx 癞疮（癣），dix khangd ghad 痔疮。

【Ed not xus 用法用量】内服，水煎，取鸢爪 1～2 只；或研末调敷；治头风痛，取脑髓与他药合用。外用，治小儿惊风，取鸢嘴磨水服；治癞疮，取油脂与烟屎混合涂敷。

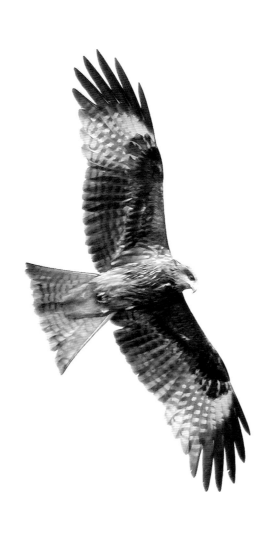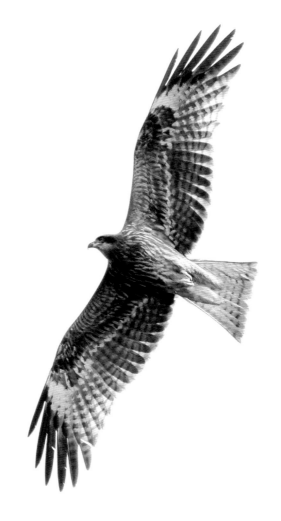

Nes ghob wob 白尾鹞

【Bit hsenb 俗名】灰鹰、灰鹞、雀鹰、鹞子、鹞鹰、鸥。

【Dios kob deis 基源】为鹰科动物白尾鹞 *Circus cyaneus cyaneus* (Linnaeus) 的肉、头。

【Niangb bet deis 生长环境】常栖息于森林中树上，以捕食鼠、禽为生。分布于各地苗乡。

【Jox hsub 性味属经】性平，味咸，属冷热两经药，入两经。

【Qet diel xid 功能主治】功能：hxub kid dangf qangt 清热镇惊，qet bongt hxed jid 理气温中。主治：was wus 眩晕，gos dliangb bil 癫痫。

【Ed not xus 用法用量】内服，整只煮食；或烧存性，研末服；或入丸、散。

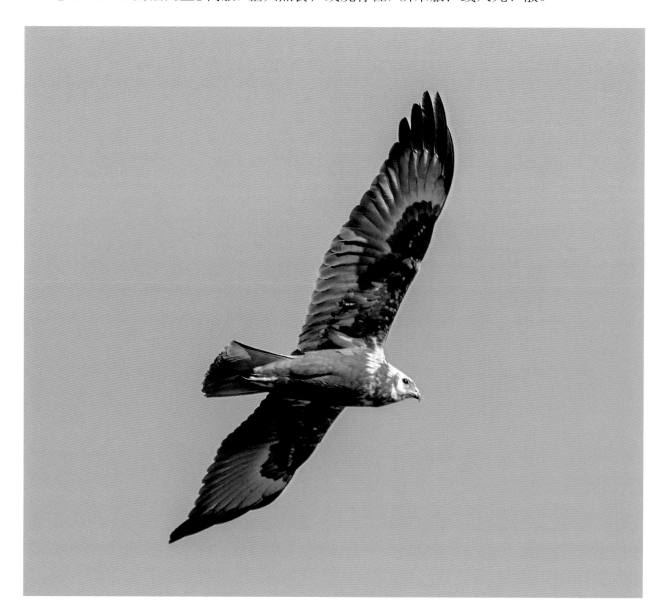

鸱鸮科

Ghob wob baif 红角鸮

【Bit hsenb 俗名】角鸮、猫头鹰、夜猫、夜食鹰、鸱鸺。

【Dios kob deis 基源】为鸱鸮科动物红角鸮 *Otus scops* Linnaeus 的肉、骨。

【Niangb bet deis 生长环境】常栖身于田园、寨边的大树上、树洞中。分布于各地苗乡。

【Jox hsub 性味属经】性冷,味酸咸,属冷药,入热经。

【Qet diel xid 功能主治】功能:hxub kid dangf qangt 清热镇惊,qet bongt hxed jid 理气温中。主治:mangb hfud 感冒,was wus 眩晕,gos dliangb bil 癫痫,hxongb nangl 瘰疬。

【Ed not xus 用法用量】内服,整只煮食;或焙干,研末服;或入丸、散。

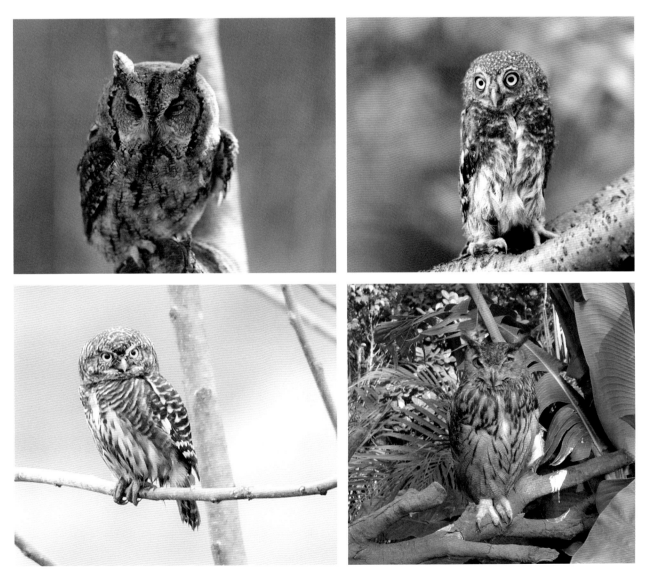

Ghob wus sob 灰林鸮

【Bit hsenb 俗名】森鸮、木鸮、大头鹰、猫头鹰、夜猫子。

【Dios kob deis 基源】为鸱鸮科动物灰林鸮 *Strix aluco* Linnaeus 的肉。

【Niangb bet deis 生长环境】喜栖身于村庄边、田园、树林的树洞中。分布于各地苗乡。

【Jox hsub 性味属经】性冷，味酸咸，属冷药，入热经。

【Qet diel xid 功能主治】功能：hxub jent 祛风，tat jab 解毒。主治：was wus 眩晕，kib seil 疟疾，gos dliangb bil 癫痫。

【Ed not xus 用法用量】内服，煮食，50 ～ 100 g；或取爪 2 只，水煎。

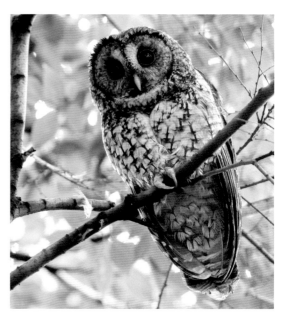

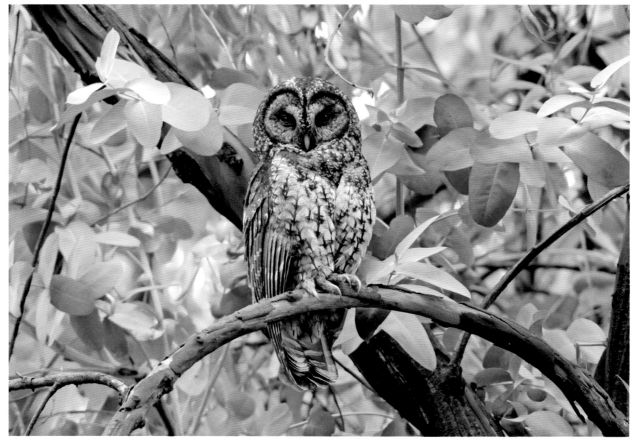

椋鸟科

Nes lif nveb 八哥

【Bit hsenb 俗名】八哥、学舌鸟、寒皋、花鹆、鸲鹆。

【Dios kob deis 基源】为椋鸟科动物八哥 *Acridotheres cristatellus* (Linnaeus) 的肉。

【Niangb bet deis 生长环境】常见于坝区、山区的村寨、园田、林间。分布于各地苗乡。

【Jox hsub 性味属经】性热，味甘，属热药，入冷经。

【Qet diel xid 功能主治】功能：hangb bongt ves hxangd 行气活血，seil hxangd dangf hxangd 凉血止血。主治：ngol lax hniut 陈年久咳，hxud hxangd langk ghangk 反胃噎嗝，dix khangd ghad lol hxangd 痔疮出血。

【Ed not xus 用法用量】内服，炙干，研末入丸、散；或煮食。

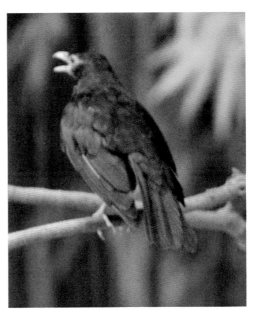

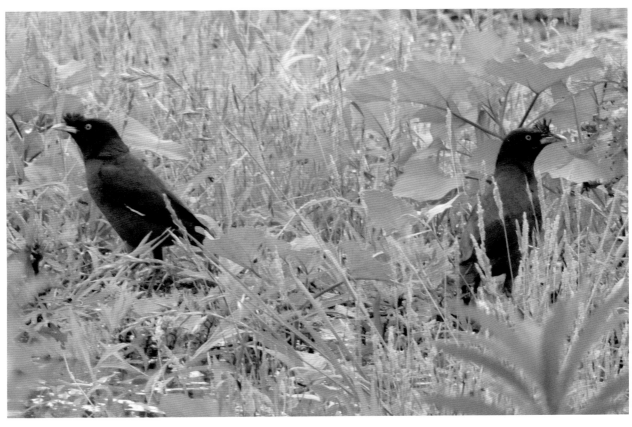

鸭　科

Gas 家鸭

【Bit hsenb 俗名】鸭、家凫、鸭子。

【Dios kob deis 基源】为鸭科动物家鸭 *Anas domestica* Linnaeus 的肉、血、胆、胃内膜。

【Niangb bet deis 生长环境】属人工繁殖饲养家禽，有饲养。分布于各地苗乡。

【Jox hsub 性味属经】性平，味甘咸，属冷热两经药，入两经。

【Qet diel xid 功能主治】功能：los eb hxenk angt 利水消肿，yis dliangl vut eb niux 滋阴生津。主治：gos dliangb hxangd 中风，ngollax kangd hxangd 久咳咯血，pob wux qub 水臌病，xok hniub mais 目赤，dix khangd ghad angt pob 痔疮肿块，xenb nies vib 胆囊结石。

【Ed not xus 用法用量】内服，煮食；治中风，取鸭血 100 ml 左右饮服，每日 2 次；治胆结石，取胃内膜与他药同服。外用，治目赤、痔疮，取胆汁涂搽。

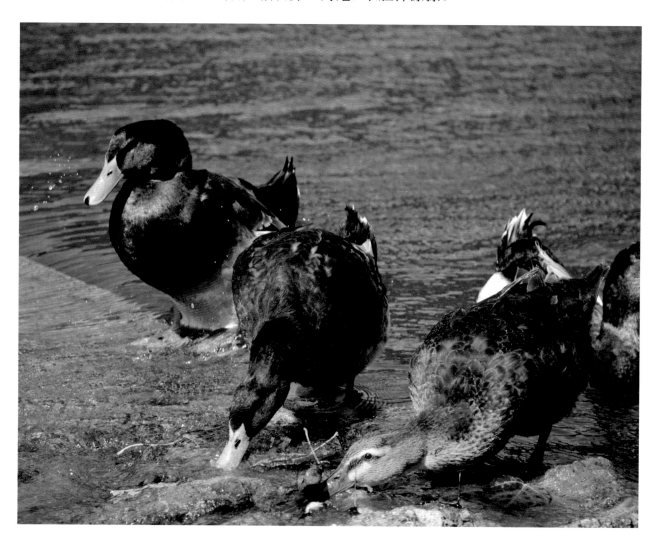

Ngangs 家鹅

【Bit hsenb 俗名】家雁、舒雁、鹅子、鹅。

【Dios kob deis 基源】为鸭科动物家鹅 *Anser cygnoides domestica* Brisson 的肉、涎、胆、毛、喉管、胃内金。

【Niangb bet deis 生长环境】属人工繁殖饲养家禽，有饲养。分布于各地苗乡。

【Jox hsub 性味属经】性平，味甘，属冷热两经药，入两经。

【Qet diel xid 功能主治】功能：yis bongt bud dlangl ves 益气补虚，yis dliangl vut eb niux 滋阴生津。主治：hek bongt ngol 哮喘，jib daib gad ax los 小儿食积，jib daib jangx gangb lot 小儿口疮，xenb nies vib 胆囊结石，hxongb nangl 瘰疬。

【Ed not xus 用法用量】内服，煮食；治哮喘，取喉管烧灰冲服；治小儿食积，取胃内金油煎，研末服；治胆结石，取胃内金与他药同服；治小儿鹅口疮，取涎含咽。

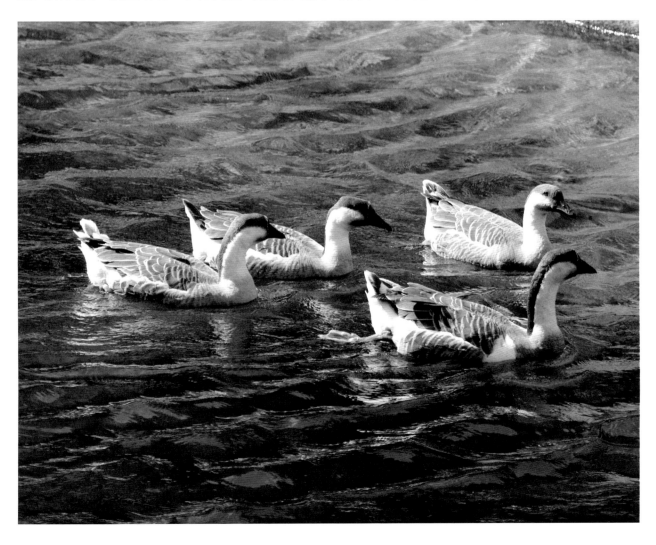

雉　科

Gheib 家鸡

【Bit hsenb 俗名】土鸡、家鸡、乌骨鸡、鸡。

【Dios kob deis 基源】为雉科动物家鸡 *Gallus gallus domesticus* Brisson 的血、肉、肝、胃内膜。

【Niangb bet deis 生长环境】属人工繁殖饲养家禽，有饲养。分布于各地苗乡。

【Jox hsub 性味属经】性热，味甘，属热药，入冷经。

【Qet diel xid 功能主治】功能：hxed jid yis lal ves 温中补虚，ves hxangd tongb hxud 活血通络，yis hfud nais yis diuf 补肝补肾。主治：mongb dangf heb ves 病后体虚，diuf xus dliangl ves wab naix 肾虚耳鸣，jib daib ngas naix mais 小儿疳积，hxud hxangd od 恶心呕吐，lod hsongd xit hxid 筋骨折伤。

【Ed not xus 用法用量】内服，取肉与他药煮食，100 ～ 150 g；治小儿疳积，取肝同他药煮粥食；治筋骨，取雄鸡血半碗，加同量酒调和后生服。

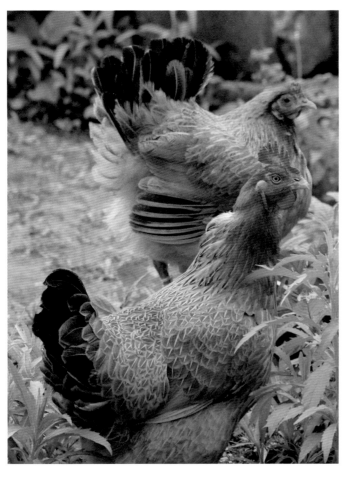
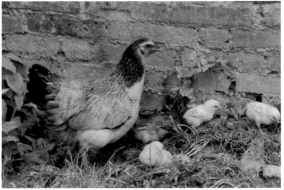
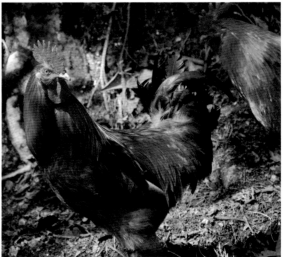

Nes ghab jib 鹧鸪

【Bit hsenb 俗名】越雉、越鸟、怀南、逐隐。

【Dios kob deis 基源】为雉科动物鹧鸪 *Francolinus pintadeanus* (Scopoli) 的血、脂肪或全体。

【Niangb bet deis 生长环境】喜小群活动于山野灌木丛、杂木林。分布于各地苗乡。

【Jox hsub 性味属经】性热，味甘，属热药，入冷经。

【Qet diel xid 功能主治】功能：bud hfud nais dliud diuf 补五脏。主治：ax hlib nongx gad 不思饮食，hek bongt ngol 哮喘，dait ceit 皲裂，xud wal hxangd 尿血。

【Ed not xus 用法用量】内服，煮食，每次 1 只；治尿血，取其血；治皲裂，取其脂肪。

Dliongt fangx 鹌鹑

【Bit hsenb 俗名】宛鹑、鹑鸟、赤喉鹑、红面鹌鹑。

【Dios kob deis 基源】为雉科动物鹌鹑 *Coturnix coturnix* (Linnaeus) 的肉或全体。

【Niangb bet deis 生长环境】喜栖身于山野草坡、灌木丛，部分地区有饲养。分布于各地苗乡。

【Jox hsub 性味属经】性平，味甘，属冷热两经药，入两经。

【Qet diel xid 功能主治】功能：tongb eb dlax xuf 利水渗湿，bud hfud nais dliud diuf 补五脏。主治：jib daib ngas naix mais 小儿疳积，pob wux qub 水臌病，zal ghad dongk 痢疾，zal ghad 腹泻。

【Ed not xus 用法用量】内服，煮食，水煎；或烧存性，研末服。

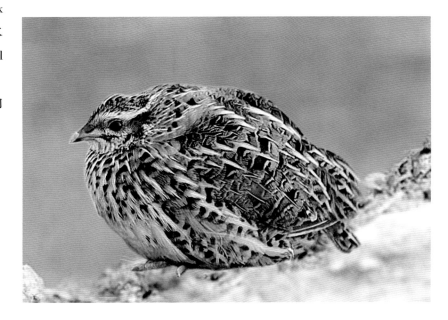

Niongx 环颈雉

【Bit hsenb 俗名】山鸡、野鸡、野雉、雉鸡、长尾鸡、雉。

【Bet deis lol 基源】为雉科动物环颈雉 *Phasianus colchicus* Linnaeus 的肉或全体。

【Niangb bet deis 生长环境】常栖身于山野疏林、茂密草丛。分布于各地苗乡。

【Jox hsub 性味属经】性热，味甘，属热药，入冷经。

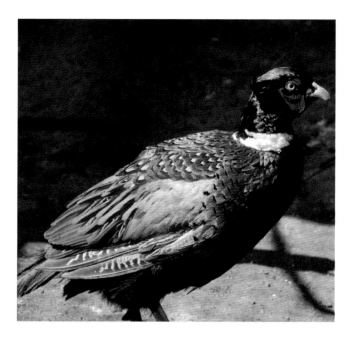

【Qet diel xid 功能主治】功能：hxed jid yis lal ves 温中补虚，yis nais jongt mangs hxangd 益肝和血。主治：bal ves 虚劳，was wus 眩晕，buk dux lal ves zal ghad dongk 胃虚下痢，xit daib lol zal ghad dongk 产后痢疾，eb wal dangf xub wal not 糖尿病尿频。

【Ed not xus 用法用量】内服，煮食；或煨汤饮。

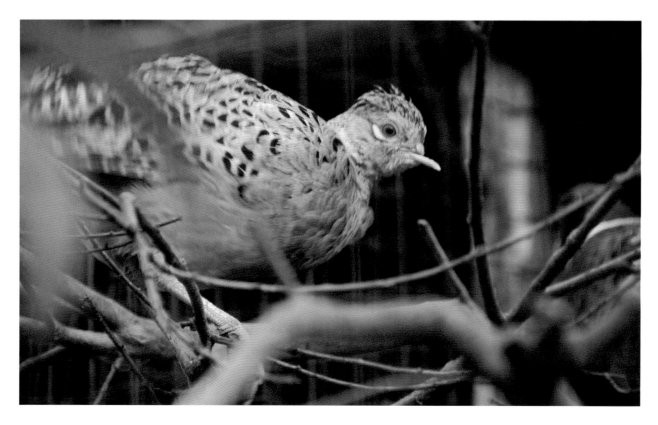

Niongx bongl 红腹锦鸡

【Bit hsenb 俗名】金鸡、彩鸡、锦鸡。

【Dios kob deis 基源】为雉科动物红腹锦鸡 *Chrysolophus pictus* (Linnaeus) 的肉。

【Niangb bet deis 生长环境】喜栖身于荒坡、树丛、竹林。分布于各地苗乡。

【Jox hsub 性味属经】性热，味甘，属热药，入冷经。

【Qet diel xid 功能主治】功能：hxed jid yis lal ves 温中补虚，yis nais jongt mangs hxangd 益肝和血。主治：bal ves 虚劳，was wus 眩晕，buk dux lal ves zal ghad dongk 胃虚下痢，xit daib lol zal ghad dongk 产后痢疾，eb wal dangf xub wal not 糖尿病尿频。

【Ed not xus 用法用量】内服，煮食；或煨汤饮。

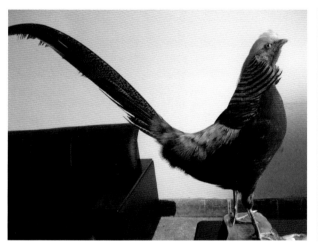
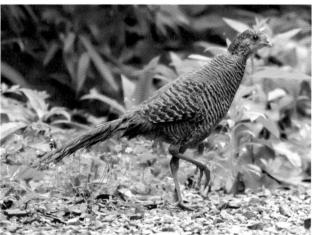

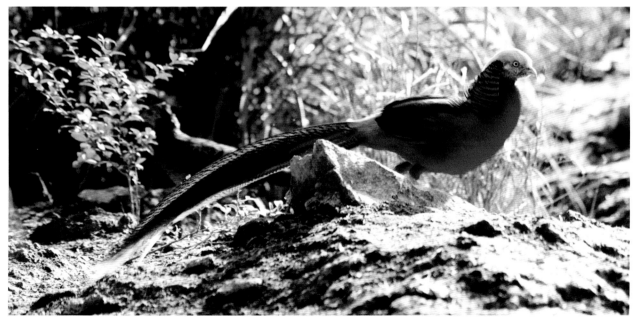

鹳　科

Ak 白鹳

【Bit hsenb 俗名】鹳、老鹳。

【Dios kob deis 基源】为鹳科动物白鹳 *Ciconia ciconia* (Linnaeus) 的肉、骨。

【Niangb bet deis 生长环境】喜集群活动于田坝子周围、河谷大树上。分布于部分苗乡。

【Jox hsub 性味属经】性热，味甘，属热药，入冷经。

【Qet diel xid 功能主治】功能：ves hxangd tongb hxud 活血通经。主治：xus hxangd mongb jid ngol hvuk 干血痨身痛咳嗽，mongb qub 腹痛，yens nangb gik 毒蛇咬伤。

【Ed not xus 用法用量】内服，治干血痨，取 1 只煮食；治腹痛，取肉、骨炙黄，研末，空腹配暖酒饮服；治蛇咬伤，取肉、骨烧灰，既服食又外用涂敷。

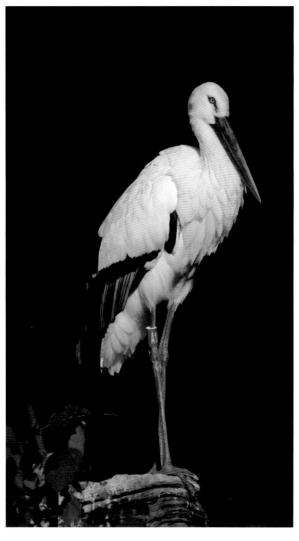
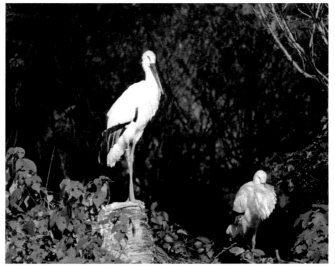
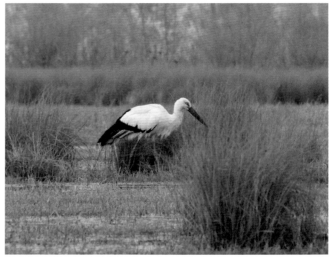

鸠鸽科

Nes ghob 家鸽

【Bit hsenb 俗名】鸽、鸽子、鹁鸽、飞奴。

【Dios kob deis 基源】为鸠鸽科动物家鸽 *Columba livia domestica* Linnaeus 的肉或全体。

【Niangb bet deis 生长环境】属家养禽类动物，分为肉鸽、信鸽，有饲养。分布于部分苗乡。

【Jox hsub 性味属经】性热，味甘，属热药，入冷经。

【Qet diel xid 功能主治】功能：hxub jent tat jab 祛风解毒，bod hfub nais bod diuf 滋补肝肾。主治：ax maix dlangl ves 虚弱，ait gheb 麻疹，ax hsot ud 闭经，gangb xent 疥疮。

【Ed not xus 用法用量】内服，煮食。

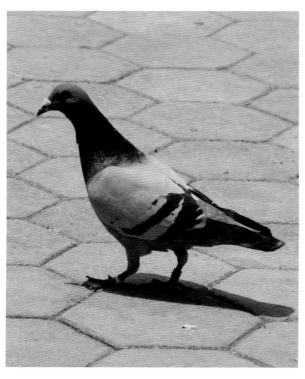

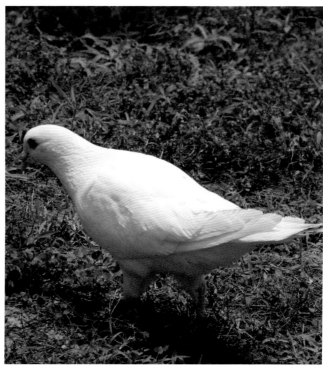

Ghob bongl 山斑鸠

【Bit hsenb 俗名】锦鸠、斑鹪、斑鸠。

【Dios kob deis 基源】为鸠鸽科动物山斑鸠 *Streptopelia orientalis* (Latham) 的肉。

【Niangb bet deis 生长环境】喜于林间筑巢、栖息、繁殖。分布于各地苗乡。

【Jox hsub 性味属经】性平，味甘，属冷热两经药，入两经。

【Qet diel xid 功能主治】功能：yis hsongd tiod hxend 补骨强筋，yis bongt fangx hniub mais 益气明目。主治：mongb lax hvuk ves 久病虚弱，hxud hxangd langk ghangk 反胃噎嗝，zuk mais 眼睛昏暗。

【Ed not xus 用法用量】内服，煮食；或入丸、散。

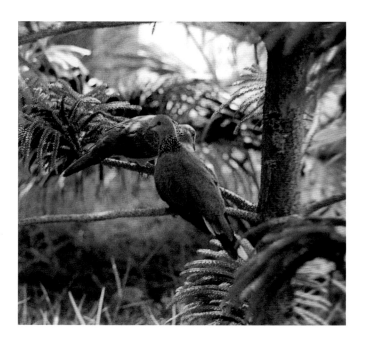

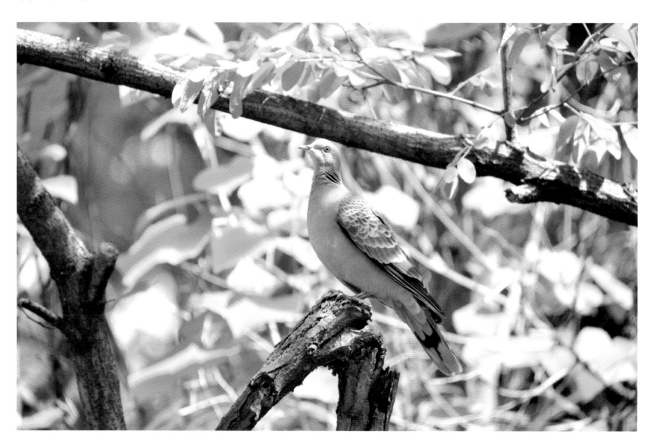

燕　科

Bad lind zaid 金腰燕

【Bit hsenb 俗名】燕子、巧燕。

【Dios kob deis 基源】为燕科动物金腰燕 *Hirundo daurica* Linnaeus 的卵、泥窠土。

【Niangb bet deis 生长环境】属夏候鸟，喜衔泥于房舍屋檐、走廊等处筑巢繁殖。分布于各地苗乡。

【Jox hsub 性味属经】性热，味甘，属热药，入冷经。

【Qet diel xid 功能主治】功能：tongb eb dlax xuf 利水渗湿。主治：pob wux qub 水臌病，pob wox 浮肿，gangb lax bus pob mongb 疮痈肿毒。

【Ed not xus 用法用量】内服，治浮肿，服 10 枚胡燕卵。外用，取其窠泥与他药合用，治一切疮毒。

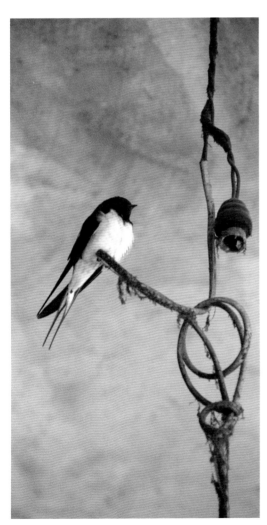
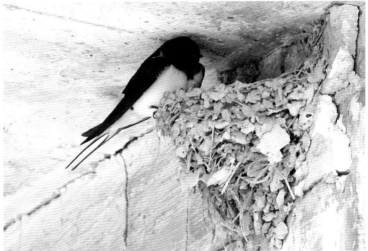
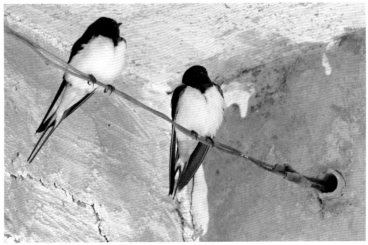

鸦　科

Nes zok 喜鹊

【Bit hsenb 俗名】鹊、干鹊、客鹊、神女、飞驳鸟。

【Dios kob deis 基源】为鸦科动物喜鹊 *Pica pica* (Linnaeus) 的肉。

【Niangb bet deis 生长环境】多栖身于村庄边大树上，筑巢繁殖。分布于各地苗乡。

【Jox hsub 性味属经】性冷，味甘，属冷药，入热经。

【Qet diel xid 功能主治】功能：seil hxangd zangl ghab pob凉血散结，tongb eb liax linf通淋。
主治：xud wal lol bus 淋病，khak eb bus jid 糖尿病，niangb hsab pob mongb 无名肿毒。

【Ed not xus 用法用量】内服，取 1 只，煮食。外用，治无名肿毒，取雀粪涂敷。

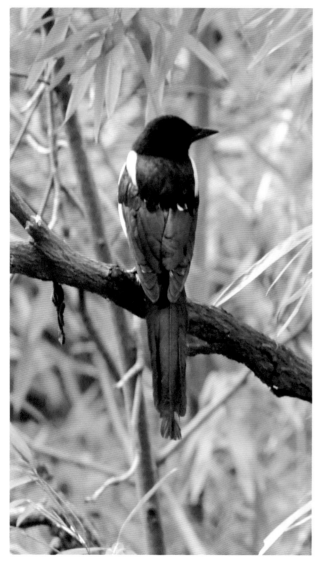
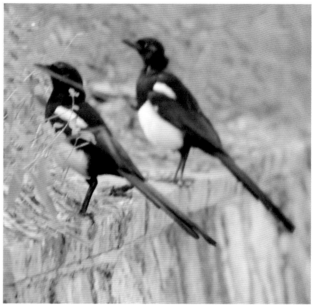
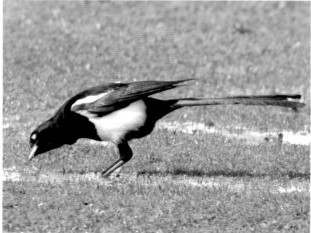

Ak liol 大嘴乌鸦

【Bit hsenb 俗名】老鸦、鸦乌、巨喙乌、黑老鸦。

【Dios kob deis 基源】为鸦科动物大嘴乌鸦 *Corvus macrorhynchus* Wagler 的肉、头、胆。

【Niangb bet deis 生长环境】常活动于山林树丛、村寨边树林。分布于各地苗乡。

【Jox hsub 性味属经】性平，味酸，属冷热两经药，入两经。

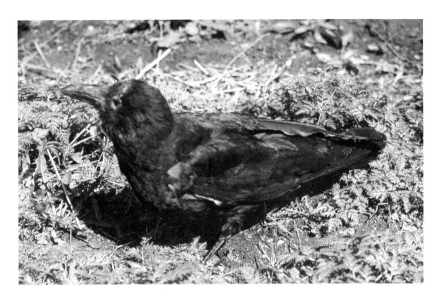

【Qet diel xid 功能主治】功能：hxub jent ves hxangd 祛风活血，dangf ngol dangf hxangd 镇咳止血。主治：naix lul niul nangl khob dus zek mais 老年头昏目黑，bal jid od hxangd ngol hvuk 劳伤吐血咳嗽，xit daib xus wel 产后缺乳，jangx gangb dliangt khob 秃疮，lax ghab lis mais 烂眼边。

【Ed not xus 用法用量】内服，取 1~2 只乌鸦肉，与天麻等药物同炖汤服。外用，取胆汁点眼；或将其用脑髓敷眼上。

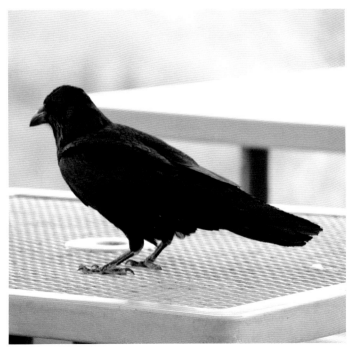

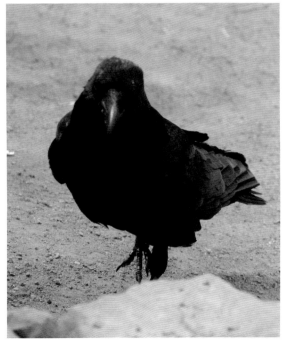

鹭 科

Nes cot 白鹭

【Bit hsenb 俗名】白乌、丝禽、雪客、鹭鸶、小白鹭、白鹭鸶、鹭肉。

【Dios kob deis 基源】为鹭科动物白鹭 *Egretta garzetta* (Linnaeus) 的肉。

【Niangb bet deis 生长环境】常群居活动于塘库岸边、田坝。分布于各地苗乡。

【Jox hsub 性味属经】性平，味咸，属冷热两经药，入两经。

【Qet diel xid 功能主治】功能：yis hxangd vut bongt 补血益气，yis nat yis buk dux 益脾胃。
主治：sot gangt 消瘦，hvuk jangb 虚弱。

【Ed not xus 用法用量】内服，烤熟服食。

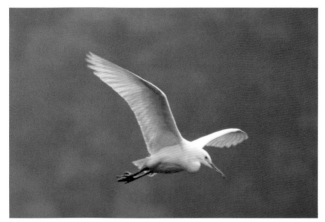 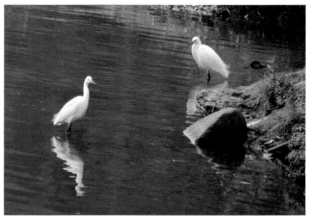

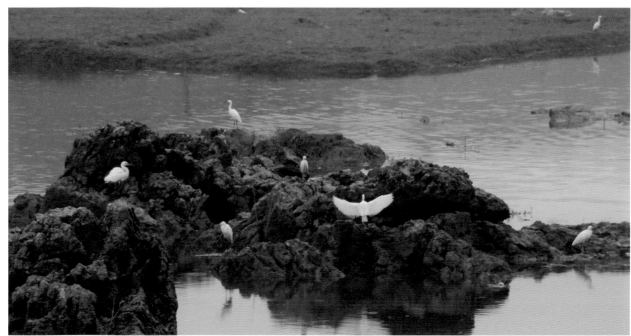

雀　科

Nes gad xut 黑头蜡嘴雀

【Bit hsenb 俗名】青雀、窃脂、蜡嘴雀、桑扈。

【Dios kob deis 基源】为雀科动物黑头蜡嘴雀 *Eophona personata* (Temminck) 的肉。

【Niangb bet deis 生长环境】喜群栖于山区混交林、灌木丛。分布于各地苗乡。

【Jox hsub 性味属经】性热，味甘，属热药，入冷经。

【Qet diel xid 功能主治】功能：yis dliangl nol ves 滋阴补虚。主治：lal ves sot gangt 虚弱羸瘦，bal ves 虚劳。

【Ed not xus 用法用量】内服，烤熟服食。

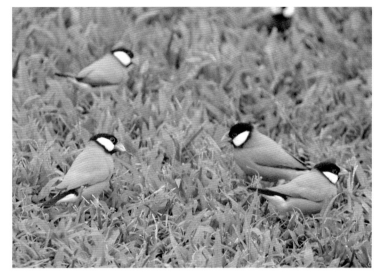

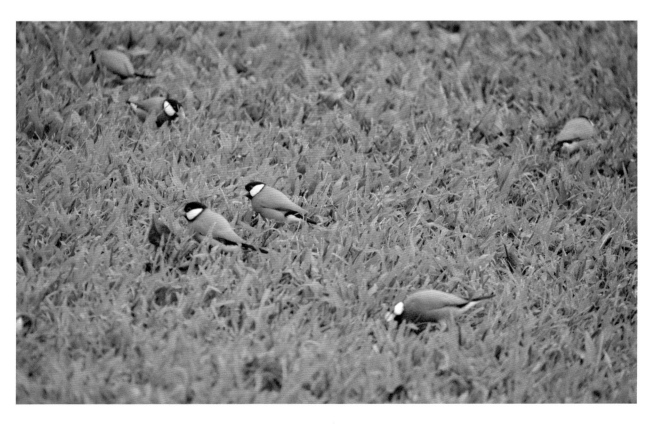

文鸟科

Nes cot nongl 麻雀

【Bit hsenb 俗名】瓦雀、宾雀、麻禾雀、家雀、雀。

【Dios kob deis 基源】为文鸟科动物麻雀 *Passer montanus* (Linnaeus) 的全体或卵、粪便。

【Niangb bet deis 生长环境】多栖息于村寨的屋顶上。分布于各地苗乡。

【Jox hsub 性味属经】性热，味甘，属热药，入冷经。

【Qet diel xid 功能主治】功能：gek got yis bongt 壮阳益气，xus eb wal 缩小便，hxed dlad jis 暖腰膝。主治：naix lul lal ves sot gangt 老人虚弱羸瘦，ngol yenx hnaib 百日咳，got ax gek 阳痿，los ghad ghof 疝气，ghad eb dlub lol not 白带过多。

【Ed not xus 用法用量】内服，煨食，熬膏；或煅存性，研末入丸剂。

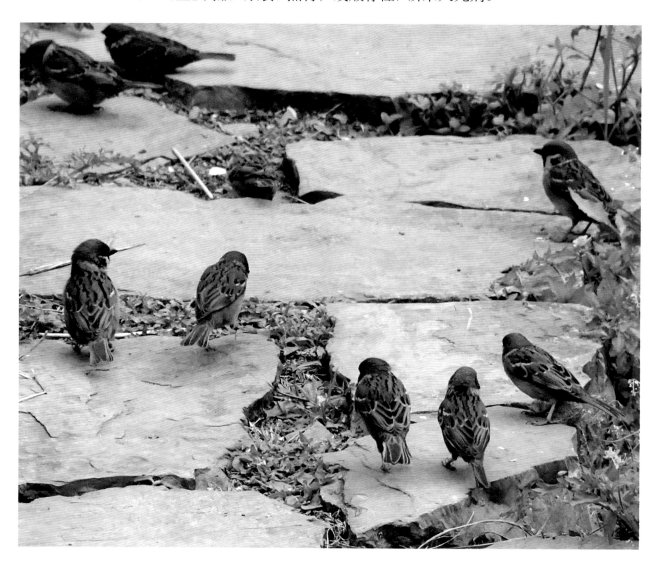

Nes git xit 山麻雀

【Bit hsenb 俗名】麻雀、雀苏、青丹、百丁香、麻雀粪、雄雀矢、麻禾雀。

【Dios kob deis 基源】为文鸟科动物山麻雀 *Passer rutilans* (Temminck) 的全体。

【Niangb bet deis 生长环境】多活动于杂木林、灌木丛。分布于各地苗乡。

【Jox hsub 性味属经】性热，味甘，属热药，入冷经。

【Qet diel xid 功能主治】功能：gek got yis bongt 壮阳益气，xus eb wal 缩小便，hxed dlad jis 暖腰膝。主治：naix lul lal ves sot gangt 老人虚弱羸瘦，ngol yenx hnaib 百日咳，got ax gek 阳痿，los ghad ghof 疝气，ghad eb dlub lol not 白带过多，wal xus xud not lind 尿频尿急。

【Ed not xus 用法用量】内服，煨食，熬膏；或煅存性，研末入丸剂。

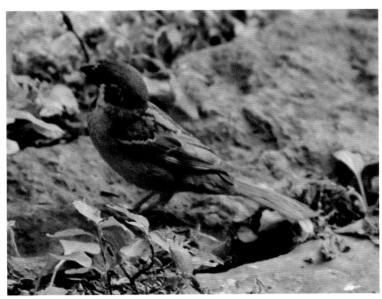
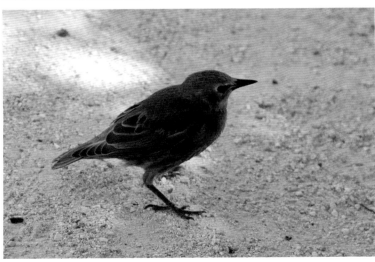
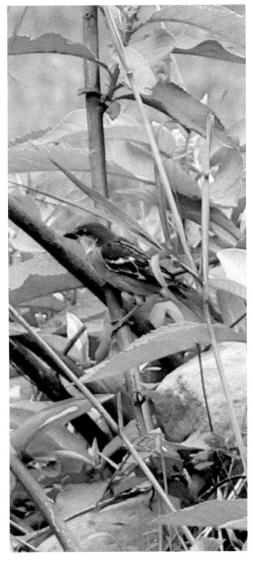

秧鸡科

Gheib lix 秧鸡

【Bit hsenb 俗名】水鸡、秋鸡。

【Dios kob deis 基源】为秧鸡科动物秧鸡 *Rallus aquaticus* (Linnaeus) 的肉。

【Niangb bet deis 生长环境】喜活动于稻田、塘库边草丛。分布于各地苗乡。

【Jox hsub 性味属经】性冷，味苦，属冷药，入热经。

【Qet diel xid 功能主治】功能：yis hxangd vut bongt 补血益气，lal nais jongt xend mais 清肝明目。主治：ax maix dlangl ves 虚弱，dliul mais vangt 青光眼。

【Ed not xus 用法用量】内服，煮食；或入丸剂。

鸫　科

Nes ak 黑鸫

【Bit hsenb 俗名】乌鸫、交啄、反舌、牛屎八、百鸪。

【Dios kob deis 基源】为鸫科动物黑鸫 *Turdus merula* (Linnaeus) 的肉。

【Niangb bet deis 生长环境】栖身于村寨边、田园边。分布于各地苗乡。

【Jox hsub 性味属经】性平，味甘咸，属冷热两经药，入两经。

【Qet diel xid 功能主治】功能：bud hxangd yis jid 补血养阴。主治：zek mais 头昏目黑，mongb daif gad 胃痛（胸口痛），jib daib ax dliangd vud hseid 小儿迟语。

【Ed not xus 用法用量】内服，1～2 只，炙食；或炖汤服。

鸬鹚科

Niongx seix 鸬鹚

【Bit hsenb 俗名】鱼鹰、水老鸦、鱼鸦。

【Dios kob deis 基源】为鸬鹚科动物鸬鹚 *Phalacrocorax carbo sinensis* (Blumenbach) 的肉、骨、涎、羽。

【Niangb bet deis 生长环境】生江、河岸边，多为人工饲养，用于捕鱼。分布于部分苗乡。

【Jox hsub 性味属经】性冷，味酸咸，属冷药，入热经。

【Qet diel xid 功能主治】功能：tongb eb dlax xuf 利水渗湿。主治：pob wux qub 水臌病，diongx ghongd fis hsongd nail 鱼骨鲠喉。

【Ed not xus 用法用量】内服，取肉煮食；或烧存性，研末调服；鱼骨鲠喉者，取其涎服；或取骨烧存性，用蜜调服；或取翅羽烧灰研细服。

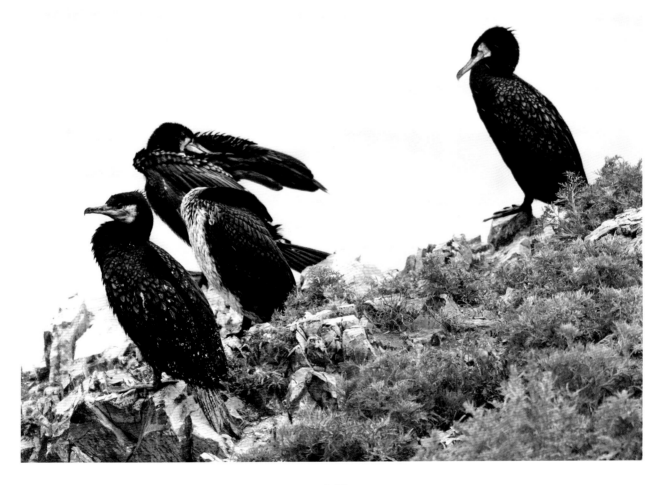

牛　科

Ninx 水牛

【Bit hsenb 俗名】役用牛、水牯牛。

【Dios kob deis 基源】为牛科动物水牛 *Bubalus bubalis* Linnaeus 的肉、胆囊、肝胆管中的结石。

【Niangb bet deis 生长环境】分为役用牛、斗牛，有饲养。分布于各地苗乡。

【Jox hsub 性味属经】性平，味甘，属冷热两经药，入两经。

【Qet diel xid 功能主治】功能：lal nais jongt xend mais 清肝明目，xongf hxend tiod hsongd 强筋壮骨，yis bongt bud hxangd 益气补血。主治：fangx mais fangx jid 黄疸，niak ghad fangx jid 初生婴儿体黄，ax hlib nongx gad 不思饮食，dait ceit 皲裂，ghad ghof ngas gangt jangt ghad 肠燥便秘。

【Ed not xus 用法用量】内服，取肉和药煮食；或取胆汁，和药内服。外用，治皲裂，取骨髓涂敷。

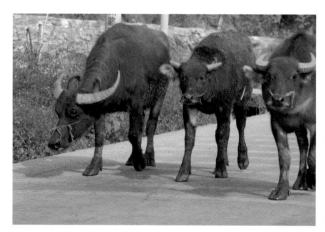 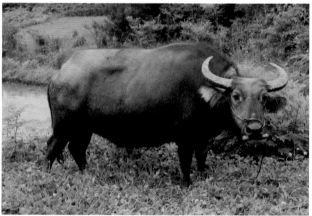

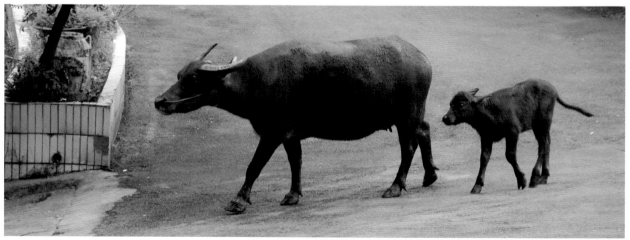

Liod 黄牛

【Bit hsenb 俗名】牛、役用牛、肉牛、奶牛、家牛。

【Dios kob deis 基源】为牛科动物黄牛 *Bos taurus domesticus* Gmelin 的肉、胆囊、骨髓、蹄、脂肪、口涎、胆管中的结石（牛黄）。

【Niangb bet deis 生长环境】属农村主要家畜，有饲养。分布于各地苗乡。

【Jox hsub 性味属经】性平，味甘，属冷热两经药，入两经。

【Qet diel xid 功能主治】功能：lal nais jongt xend mais 清肝明目，xongf hxend tiod hsongd 强筋壮骨，yis bongt bud hxangd 益气补血。主治：fangx mais fangx jid 黄疸，niak ghad fangx jid 初生婴儿体黄，dliul mais vangt 青光眼，dait ceit 皲裂，ghad ghof ngas gangt jangt ghad 肠燥便秘。

【Ed not xus 用法用量】内服，取肉和药煮食；或取胆汁，和药内服。外用，治皲裂，取骨髓涂敷。

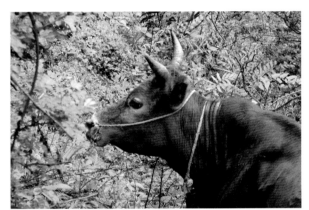
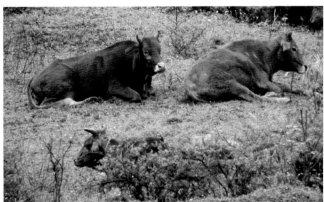
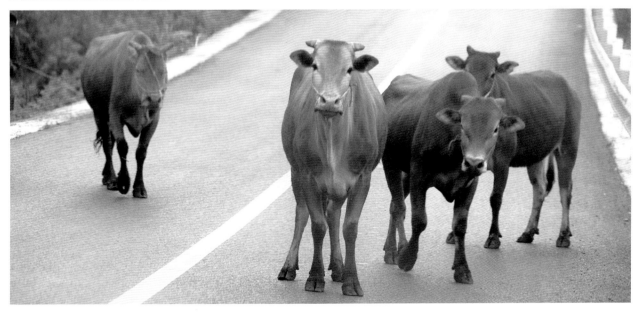

Lid 山羊

【Bit hsenb 俗名】羊子、青羊、家羊。

【Bet deis lol 基源】为牛科动物山羊 *Capra hircus* Linnaeus 的肉、胆、肾、肝、乳、血。

【Niangb bet deis 生长环境】属农村主要家畜，有饲养。分布于各地苗乡。

【Jox hsub 性味属经】性热，味甘，属热药，入冷经。

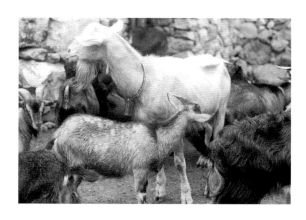

【Qet diel xid 功能主治】功能：bud lal ves dlingl ves 补虚助阳，bud nais jongt fangx hniub mais 补肝明目。主治：fangx mais fangx jid 黄疸，lax ghab lis mais 烂眼边，ngol lax hniut 陈年久咳，hxud hxangd od 恶心呕吐，diongb hmangt ait mais gheib 夜盲症，xit daib eb was ax lol mongb 产后恶露不行疼痛，wal xus xud not lind 尿频尿急，jangt ghad lid ghad 便秘堵塞。

【Ed not xus 用法用量】内服，治劳伤，取羊肾 1 副与他药煮食；治黄疸，取胆与他药水煎；治久咳，取胰与他药水煎；治反胃呕吐，取肉煮食。

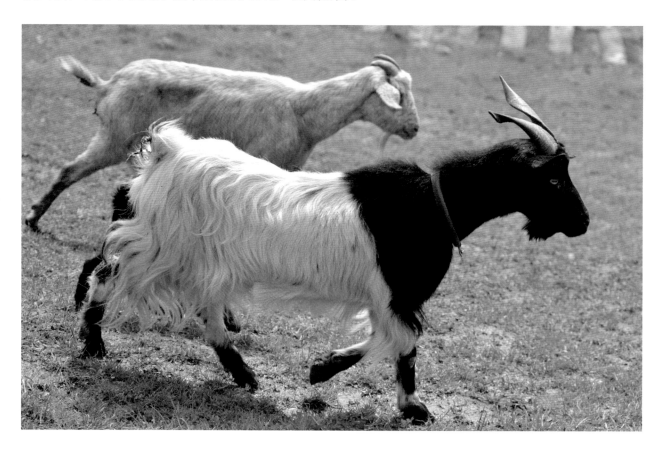

犬　科

Dlad 狗

【Bit hsenb 俗名】犬、家犬、猎狗、守家奴。

【Dios kob deis 基源】为犬科动物狗 *Canis familiaris* Linnaeus 的胃中结石（狗宝）、肉、胆、肝。

【Niangb bet deis 生长环境】属农村主要家畜，有饲养。分布于各地苗乡。

【Jox hsub 性味属经】性热，味甘咸，属热药，入冷经。

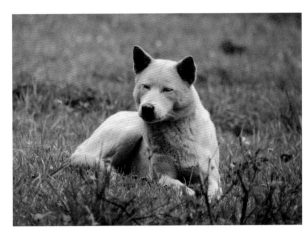

【Qet diel xid 功能主治】功能：bud diongb jid vut bongt 补中益气，lal nais jongt xend mais 清肝明目。主治：pob wox 浮肿，dlad jus seil mongb 腰膝冷痛，hxud hxangd langk ghangk 反胃噎嗝，od hxangd ax dangf 吐血不止，od gad ax dangf 呕吐不止，khangd naix lol bus ax dangf 耳朵流脓不止，yens diangx kib 油灼伤。

【Ed not xus 用法用量】内服，狗宝研末，0.02 ～ 0.03 g；或入丸、散；治吐血、流脓等，取狗胆与他药共用。外用，治被油等灼伤，取狗尾毛烧灰调敷。

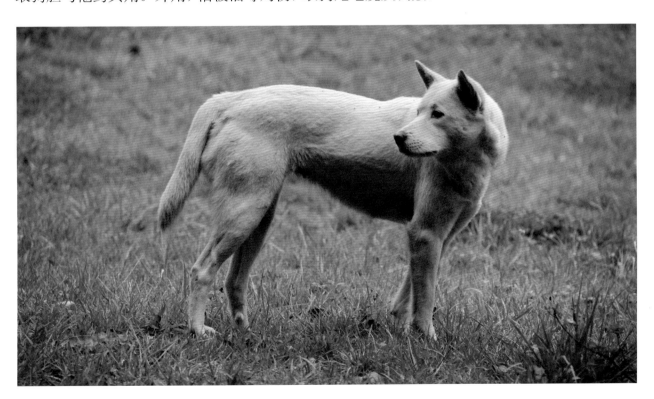

马 科

Mal 马

【Bit hsenb 俗名】马宝、战马、马结石、坐骑宝。

【Dios kob deis 基源】为马科动物马 *Equus caballus orientalis* Noack 的肠胃中所生的结石（马宝）、肉、皮。

【Niangb bet deis 生长环境】属农村主要家畜，有饲养。分布于部分苗乡。

【Jox hsub 性味属经】性冷，味甘酸，属冷药，入热经。

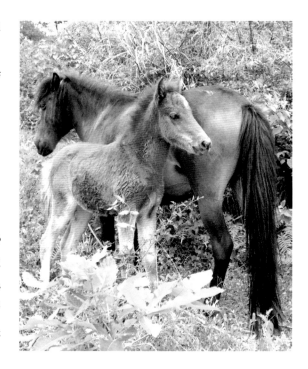

【Qet diel xid 功能主治】功能：hxub kib tat jab 清热解毒，dangf ves dangt qangt hniub 镇静定惊。主治：nais pot yens jab 肺结核，nongb nins nongb nins 神志恍惚，od hxangd 吐血，mongb gangb hmid 虫牙痛，jangx gangb diub pob 疔疮肿大，ghad hxangd dait mongl mongb jid 闭经后全身不适。

【Ed not xus 用法用量】内服，马宝研末，0.05～0.30 g；治牙痛，马齿烧焦，投入醋中泡片刻，含醋吞服。外用，治疔疮，取马牙烧灰调敷。

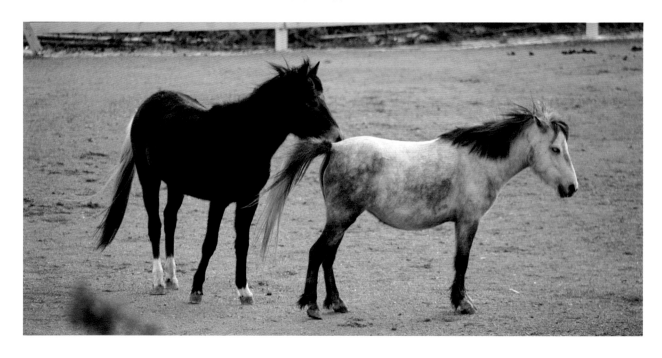

刺猬科

Gongx xes 刺猬

【Bit hsenb 俗名】猬鼠、刺猪、箭猪、刺团。

【Dios kob deis 基源】为刺猬科动物刺猬 *Erinaceus europaeus* Linnaeus 的肉、胃、毛刺。

【Niangb bet deis 生长环境】喜于深山密林掘洞穴而居，遇敌放射毛刺抵御。分布于部分苗乡。

【Jox hsub 性味属经】性冷，味甘，属冷药，入热经。

【Qet diel xid 功能主治】功能：hxub kib los xuf 清热利湿，net ghad ghof tongb ghad 润肠通便。主治：fangx mais fangx jid 黄疸，angt bongt mongb dliud 心气痛，pob wux qub 水臌病，pob lob pob bil 手脚水肿，qib ghad 宿便。

【Ed not xus 用法用量】内服，取肉 100 g 煮食；治黄疸、水肿，取胃 1 个与他药煮食；治心气痛，取其毛刺 3 支，烧存性服食。

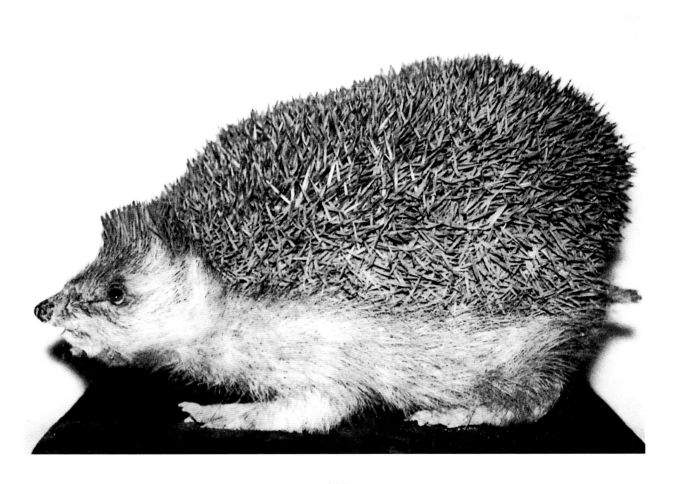

鼠 科

Nangl 褐家鼠

【Bit hsenb 俗名】大鼠、褐鼠、沟鼠、粪鼠。

【Bet deis lol 基源】为鼠科动物褐家鼠 *Rattus norvegicus* Berkenhout 的全体或肉、胆及幼鼠。

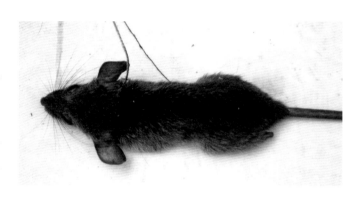

【Niangb bet deis 生长环境】多栖身于田坎、仓库、房屋、草坡等处。分布于各地苗乡。

【Jox hsub 性味属经】性平，味甘，属冷热两经药，入两经。

【Qet diel xid 功能主治】功能：hsenk hsongd hsenk hxend 续筋接骨，los xuf hangb eb 利湿行水。主治：lod hsongd dait hxid lis 骨折筋断，kib eb kib dul 水火烫伤，pob wux qub 水臌病，dlongx naix not hniut 多年耳聋，niangb hsab pob mongb 无名肿毒，dix khangd ghad angt bus 痔疮化脓。

【Ed not xus 用法用量】内服，煮食；或焙干，研末服。外用，烧灰调敷；治汤火烫伤，将幼鼠用茶籽油浸泡备用。

Nangl fangx 黄胸鼠

【Bit hsenb 俗名】长尾鼠、屋顶鼠、黑家鼠、黄腹鼠。

【Bet deis lol 基源】为鼠科动物黄胸鼠 *Rattus flavipectus* Milne-Edwards 的全体或肉、肝及幼鼠。

【Niangb bet deis 生长环境】多栖身于田坎、仓库、房屋、草坡等处。分布于各地苗乡。

【Jox hsub 性味属经】性平，味甘，属冷热两经药，入两经。

【Qet diel xid 功能主治】功能：hsenk hsongd hsenk hxend 续筋接骨，los xuf hangb eb 利湿行水。主治：dlongx naix not hniut 多年耳聋，pob wux qub 水臌病，lod hsongd dait hxid lis 骨折筋断，kib eb kib dul 水火烫伤，niangb hsab pob mongb 无名肿毒，dix khangd ghad angt bus 痔疮化脓。

【Ed not xus 用法用量】内服，煮食；或焙干，研末服。外用，烧灰调敷；治汤火烫伤，将幼鼠用茶籽油浸泡备用。

鼯鼠科

Ghad jad 复齿鼯鼠

【Bit hsenb 俗名】药本、寒号虫粪、寒雀粪、五灵脂。

【Dios kob deis 基源】为鼯鼠科动物复齿鼯鼠 *Trogopterus xanthipes* Milne-Edwards 的干燥粪便。

【Niangb bet deis 生长环境】栖身于柏树、松树、杉树等树林中的洞穴。分布于部分苗乡。

【Jox hsub 性味属经】性热，味苦甘，属热药，入冷经。

【Qet diel xid 功能主治】功能：lal hxangd dangf mongb 行血止痛。主治：lod hsongd pob mongb 骨折肿痛，los ghab hlat mais dlub 眼翳，mongb diux ghongd hsangd ghongd 喉痹失音，xit dail lol mongb qub 产后腹痛，xit daib eb was ax lol mongb 产后恶露不行疼痛，yens gangb kuk gik 蜈蚣咬伤。

【Ed not xus 用法用量】内服，水煎，10～15 g。外用，研末调敷。

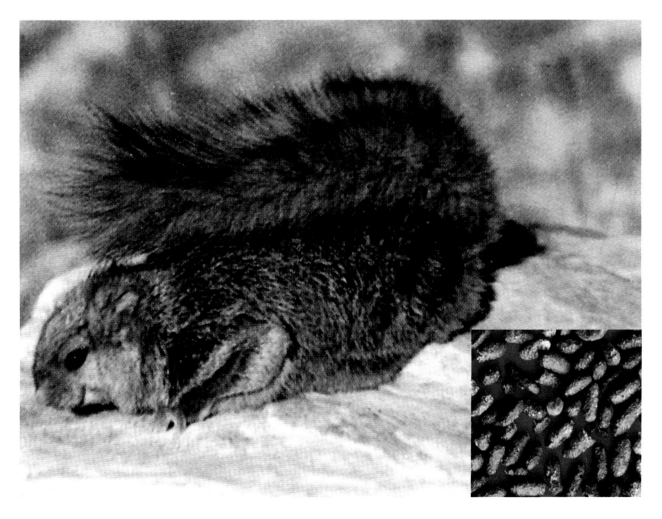

竹鼠科

Jek 竹鼠

【Bit hsenb 俗名】竹狸、猪鼠。

【Dios kob deis 基源】为竹鼠科动物竹鼠 *Rhizomys sinensis* Gray 的肉、油、牙。

【Niangb bet deis 生长环境】喜于毛竹、茅草等较丰富的灌木林地内掘洞穴而居。分布于各地苗乡。

【Jox hsub 性味属经】性平，味甘，属冷热两经药，入两经。

【Qet diel xid 功能主治】功能：vut bongt yis dlangl 益气养阴，dangf mongb liangs ngix 止痛生肌。主治：nais pot yens jab 肺结核，xenb nies vib 胆囊结石，yens dul kib 烧伤，yens diangx kib 油灼伤，niangb hsab pob mongb 无名肿毒。

【Ed not xus 用法用量】内服，煮食，100 g；治结石，取其牙与他药合服；治烫伤、肿毒，取其油脂服食。

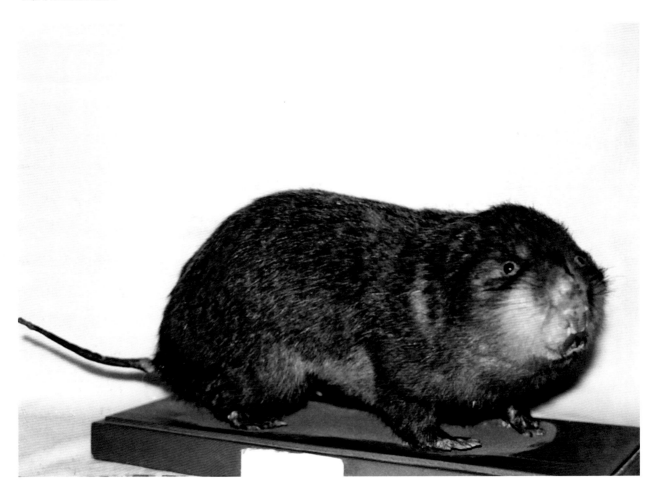

猫　科

Xed bot 金钱豹

【Bit hsenb 俗名】文豹、豹子、银钱豹、豹。

【Dios kob deis 基源】为猫科动物金钱豹 *Panthera pardus* Linnaeus 的肉、骨。

【Niangb bet deis 生长环境】多活动于深山密林。分布于部分苗乡。

【Jox hsub 性味属经】性热，味咸，属热药，入冷经。

【Qet diel xid 功能主治】功能：hxub jent dangf mongb 祛风止痛，xongf hxend tiod hsongd 强筋壮骨。主治：yens jent mongb 风湿痛，jox j id juk jik 全身麻木，lob bil juk jik 手脚麻木，mongb hsongd hxend 筋骨疼痛，dlad jus hxub mongb 腰膝酸痛。

【Ed not xus 用法用量】内服，煮食；或将其骨炙黄，研末服；或取其骨浸酒饮。

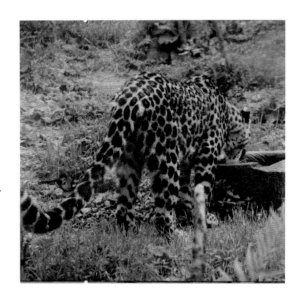

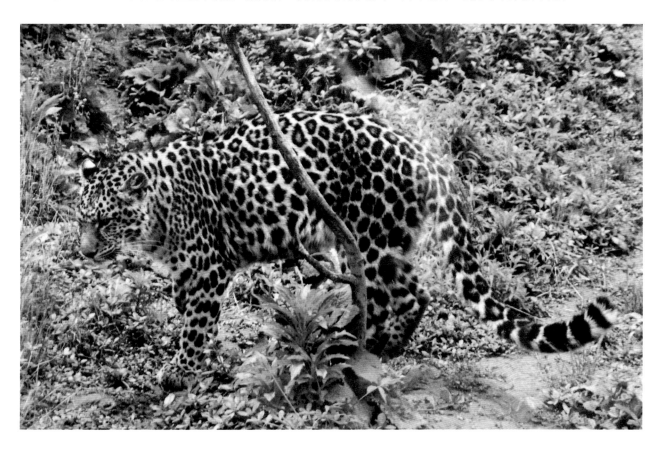

Xed mob 豹猫

【Bit hsenb 俗名】山狸、狸猫、野猫。

【Dios kob deis 基源】为猫科动物豹猫 *Felis bengalensis* Kerr 的肉、骨。

【Niangb bet deis 生长环境】多栖身于深山森林、草地。分布于部分苗乡。

【Jox hsub 性味属经】性平，味甘，属冷热两经药，入两经。

【Qet diel xid 功能主治】功能：dias jent dangf mongb 追风镇痛，bud diongb jid vut bongt 补中益气。主治：ghut hsongd mongb jangx bod 痛风，mongb ghut hsongd 关节痛，jangx dix khangd ghad 痔漏，dlif ghab neib ghangb 脱肛，hxongb nangl 瘰疬。

【Ed not xus 用法用量】内服，煮食；或煅存性，研末入散剂。外用，烧灰涂敷。

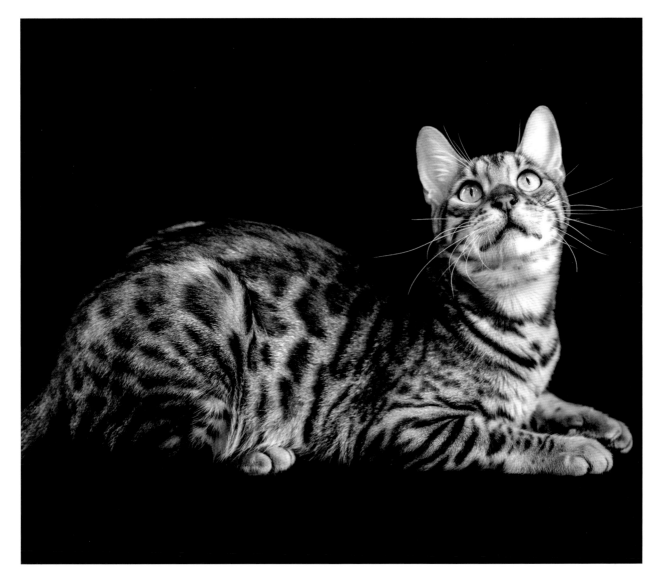

628

Mob 家猫

【Bit hsenb 俗名】猫、猫咪、猫狸。

【Dios kob deis 基源】为猫科动物家猫 *Felis domestica* Brisson 的肉、肝、头、脂肪。

【Niangb bet deis 生长环境】属家养宠物，有饲养。分布于各地苗乡。

【Jox hsub 性味属经】性热，味甘酸，属热药，入冷经。

【Qet diel xid 功能主治】功能：yis dliangl yis ves 补虚损，hxub jent hxenk net 祛风除湿。主治：yens jent mongb 风湿痛，dles hxangd 血小板减少性紫癜，yens dul kib 烧伤，hxongb nangl 瘰疬。

【Ed not xus 用法用量】内服，煮食；或煅存性，研末入散剂，25 ～ 50 g。外用，治烧伤，取其油脂与狗油等量，涂搽患处。

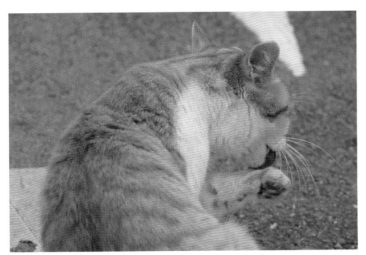 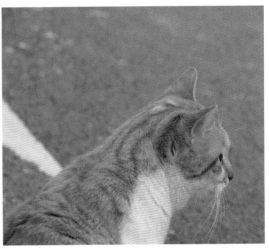

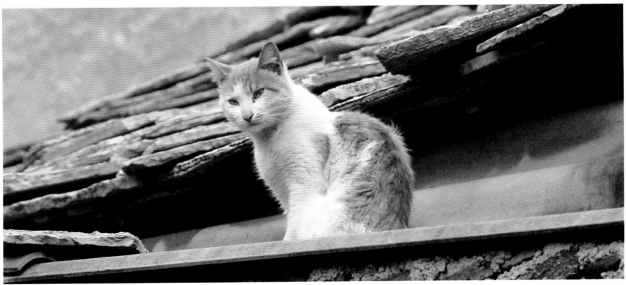

兔 科

Lok 华南兔

【Bit hsenb 俗名】山兔、野兔、短耳兔。

【Dios kob deis 基源】为兔科动物华南兔 *Lepus sinensis* Gray 的肉、肝、骨、血。

【Niangb bet deis 生长环境】属人工饲养家畜，有饲养。分布于部分苗乡。

【Jox hsub 性味属经】性热，味甘，属热药，入冷经。

【Qet diel xid 功能主治】功能：yis hxangd vut bongt 补血益气，seib hxangd tat jab 凉血解毒。主治：hvuk jangb sot gangt 虚弱羸瘦，niel khob was mais 头晕目眩，zuk mais 眼睛昏暗，los ghab hlat mais dlub 眼翳，angt bongt mongb dliud 心气痛。

【Ed not xus 用法用量】内服，水煎；或煮食。外用，取其油脂与他药制膏涂搽。

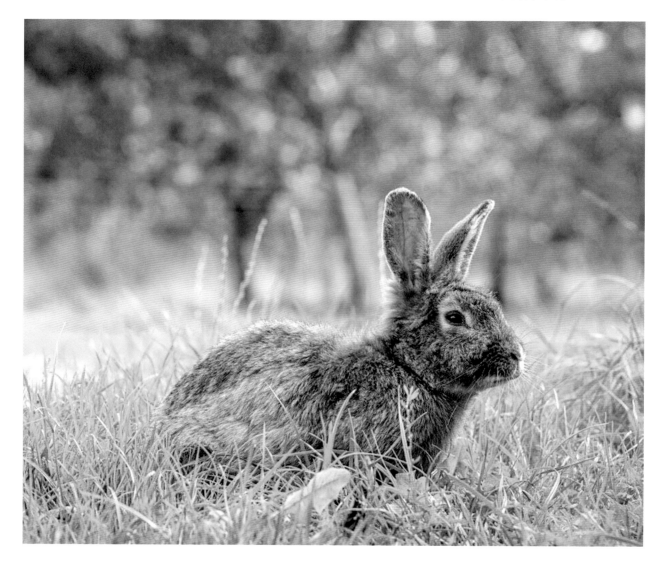

Lak ghaib 家兔

【Bit hɛenb 俗名】兔、兔子。

【Dios kob deis 基源】为兔科动物家兔 *Oryctolagus cuniculus domesticus* (Gmelin) 的肉、肝、血。

【Niangb bet deis 生长环境】多栖身于农作物土地附近林间、草山、草地。分布于各地苗乡。

【Jox hsub 性味属经】性热，味甘，属热药，入冷经。

【Qet diel xid 功能主治】功能：seib hxangd tat jab 凉血解毒，yis hxangd vut bongt 补血益气。主治：niel khob was mais 头晕目眩，zuk mais 眼睛昏暗，los ghab hlat mais dlub 眼翳，hvuk jangb sot gangt 虚弱羸瘦，angt bongt mongb dliud 心气痛。

【Ed not xus 用法用量】内服，水煎；或煮食。外用，取其油脂与他药制膏涂搽。

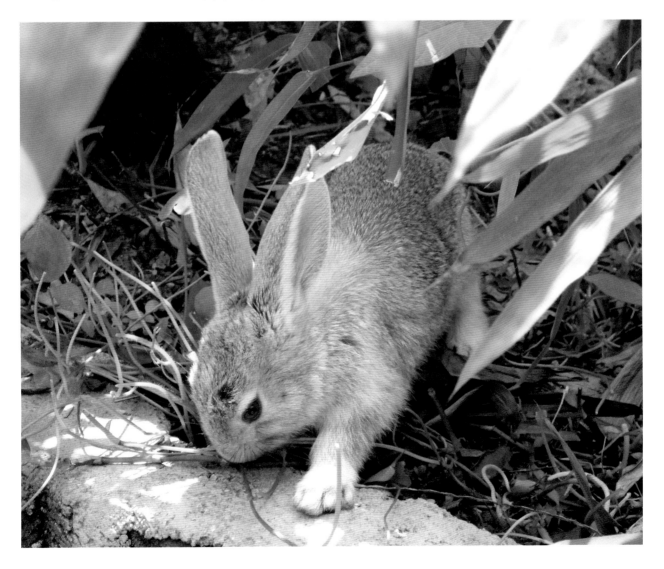

鹿　科

Ngax dot 獐

【Bit hsenb 俗名】香獐、马獐、獐子。

【Dios kob deis 基源】为鹿科动物獐 *Hydropotes inermis* Swinhoe 的肉、骨、骨髓。

【Niangb bet deis 生长环境】栖身于有大量青草的林缘、疏林、茅草坡。分布于部分苗乡。

【Jox hsub 性味属经】性热，味甘，属热药，入冷经。

【Qet diel xid 功能主治】功能：bud hfud nais dliud diuf 补五脏，bongx eb wel 下乳。主治：ait gheb bal jid 劳伤，xit daib xus dliangl ves 产后虚弱，xus eb wel 少乳，hvuk jangb 虚弱。

【Ed not xus 用法用量】内服，煮食，100～150 g。

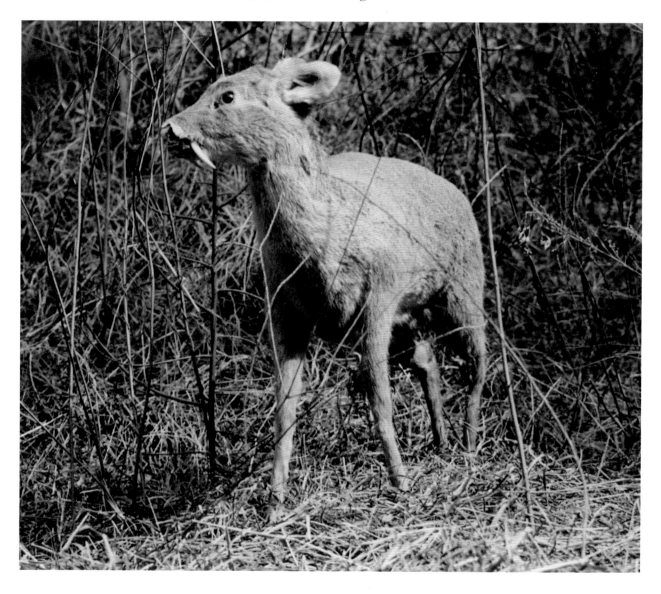

Diangk 原麝

【Bit hsenb 俗名】麝、香獐、獐子、山驴、林獐。

【Dios kob deis 基源】为鹿科动物原麝 *Moschus moschiferus* Linnaeus 的雄性香腺囊内的分泌物、囊壳。

【Niangb bet deis 生长环境】多栖身于杂木林、混交林中多岩石地区。分布于部分苗乡。

【Jox hsub 性味属经】性热，味辛，属热药，入冷经。

【Qet diel xid 功能主治】功能：zangl pob hangb hxangd 散结行瘀，bail wat tongb khangd niangs 辟秽开窍。主治：angt bongt mongb dliud 心气痛，dliangd bil das yut 跌打气闭，gos dliangb hxangd das yut 中风不醒，jib daib ngas naix mais 小儿疳积，los ghab hlat mais dlub 眼翳，dix khangd ghad ax vut 久痔不愈。

【Ed not xus 用法用量】内服，入丸、散，1.5 ～ 3.0 g。外用，吹喉；或搐鼻；或调涂；或入膏中贴敷。

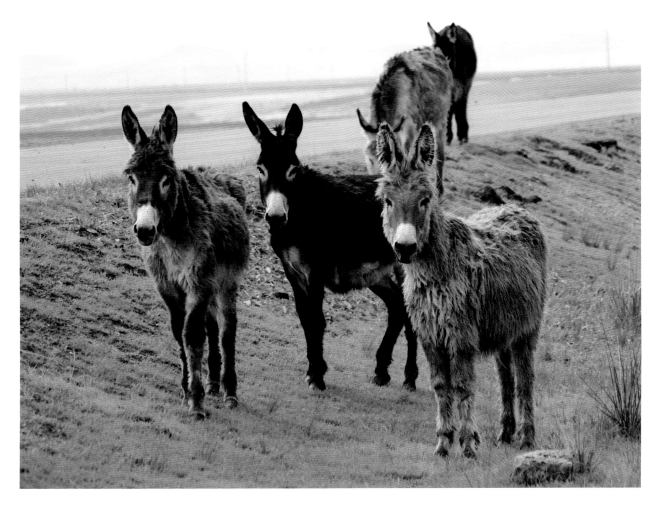

鼬　科

Hxab eb 水獭

【Bit hsenb 俗名】水狗、獭猫、水毛子、鱼猫。

【Dios kob deis 基源】为鼬科动物水獭 *Lutra lutra* Linnaeus 的肉、肝、胆、骨。

【Niangb bet deis 生长环境】属水陆两栖动物，居住于近水地区岩洞、泥洞，喜活动于溪流、江河、水库，现有人工饲养。分布于部分苗乡。

【Jox hsub 性味属经】性平，味甘酸，属冷热两经药，入两经。

【Qet diel xid 功能主治】功能：bud hxangd dangf hxangd 补血止血，yis niangs tenk kid 滋阴除热。主治：nais pot yens jab 肺结核，nais pot yens jab khangk hxangd 肺结核咯血，nais pot yens jab ait ngol 肺痨咳嗽，lod hsongd 骨折，diongb hmangt ait mais gheib 夜盲症，ghad hxangd dait mongl mongb jid 闭经后全身不适，lob bil dait ceit 手足皮皲裂。

【Ed not xus 用法用量】内服，水煎，25 ～ 50 g；或入丸、散。外用，用其油脂涂搽，可防治皲裂。

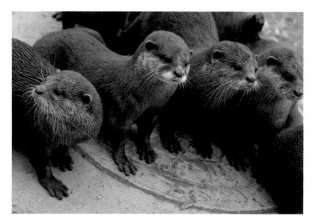 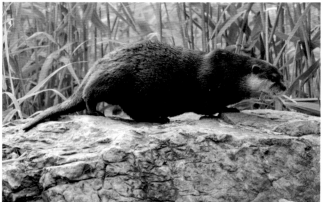

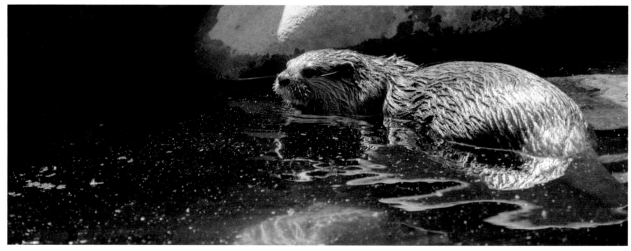

Hxab bil 猪獾

【Bit hsenb 俗名】獾、沙獾、山獾。

【Dios kob deis 基源】为鼬科动物猪獾 *Arctonyx collaris* F. Cuvier 的肉、骨、脂肪。

【Niangb bet deis 生长环境】栖身于深山土洞、岩洞，常于农地、水边活动。分布于部分苗乡。

【Jox hsub 性味属经】性平，味酸，属冷热两经药，入两经。

【Qet diel xid 功能主治】功能：yis nat bud buk dux 补脾胃，tongb eb dlax xuf 利水渗湿。主治：hvuk jangb sot gangt 虚弱羸瘦，jib daib ngas naix mais 小儿疳积，pob lob pob bil 手脚水肿，qub pob eb 腹水。

【Ed not xus 用法用量】内服，取肉煮食；或炙黄，研末服；治水肿，取肉炖，配粥服食。

Dlieb liax 黄鼬

【Bit hsenb 俗名】地猴、鼪鼠、黄鼠狼。

【Dios kob deis 基源】为鼬科动物黄鼬 *Mustela sibirica* Pallas 的肉。

【Niangb bet deis 生长环境】栖身于山林河谷、坡塝灌木丛、农地间。分布于各地苗乡。

【Jox hsub 性味属经】性热，味甘，属热药，入冷经。

【Qet diel xid 功能主治】功能：vas wal tongb eb niuk 利水通淋，dib gangb 杀虫。主治：gangb xent 疥疮，dal wal 遗尿，xud wal lol bus 淋病，dix khangd ghad ax vut 久痔不愈。

【Ed not xus 用法用量】内服，烧存性研末服，3～5 g。外用，煎油涂敷；或烧存性，研末撒敷。

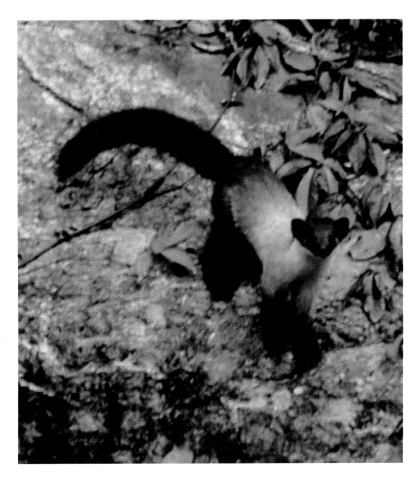

猴　科

Leib 猕猴

【Bit hsenb 俗名】恒河猴、黄猴、孟加拉猴。

【Dios kob deis 基源】为猴科动物猕猴 *Macaca mulatta* Zimmermann 的肉、骨骼。

【Niangb bet deis 生长环境】喜群栖于深山密林中多岩石地区。分布于部分苗乡。

【Jox hsub 性味属经】性热，味咸，属热药，入冷经。

【Qet diel xid 功能主治】功能：hxub jent hxenk net 祛风除湿，ves hxangd tongb hxud 活血通络。主治：dliangd bil dib sangb 跌打损伤，mongb ghut hsongd 关节痛，yens jent juk jik 风湿麻木，mongb hfud seil kid jid 疟疾发烧，jib daib hxib jent 小儿惊风。

【Ed not xus 用法用量】内服，水煎，15 ～ 30 g；或浸酒饮。骨骼炮制法：将如黄豆大小砂粒炒热后，放入骨同炒至变黄即可，研末服。

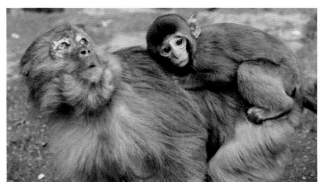

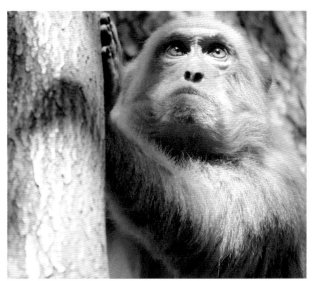

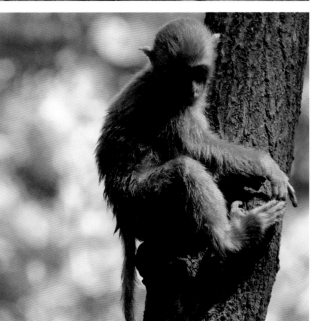

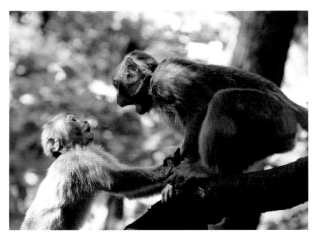

鲮鲤科

Dlot vos 鲮鲤

【Bit hsenb 俗名】山甲、甲片、川山甲、穿山甲、鲮鲤甲、麒麟片、随碱片。

【Dios kob deis 基源】为鲮鲤科动物鲮鲤 *Manis pentadactyla* Linnaeus 的鳞片、肉。

【Niangb bet deis 生长环境】栖身于山野、丘陵、林下较阴暗地区、蚂蚁较多地区。分布于部分苗乡。

【Jox hsub 性味属经】性冷，味咸，属冷药，入热经。

【Qet diel xid 功能主治】功能：vuk gangb hxenk dix bus 敛疮消痈，tongb ghad hxangd lol eb wel 通经下乳，dib gangb 杀虫。主治：gos dliangb hxangd zeib lob zeib bil 中风四肢不遂，xit daib xus wel 产后缺乳，jil wel angt mongb 乳房胀痛，khangd naix lol bus 耳朵流脓，gangb lax bus pob mongb 疮痈肿毒，jif hxongb lax yangx 淋巴结核溃烂，lax dliangb lix 麻风病。

【Ed not xus 用法用量】内服，水煎，8～15 g；或入丸、散。外用，研末撒敷；或调敷。甲片炮制法：将如黄豆大小砂粒炒热后，放入甲片同炒至甲片变黄即可，研末服。

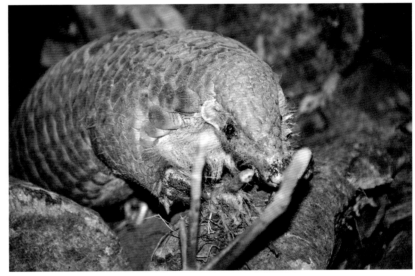

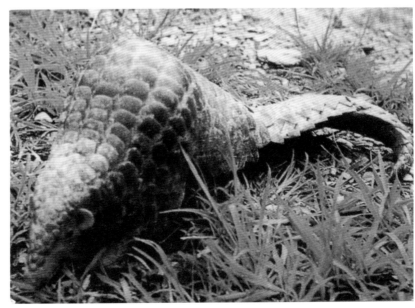

猪 科

Ngax bat dab 野猪

【Bit hsenb 俗名】山猪。

【Dios kob deis 基源】为猪科动物野猪 *Sus scrofa* Linnaeus 的肉、胆、皮。

【Niangb bet deis 生长环境】多活动于蕨类植物、栎树较丰富的混交林。分布于各地苗乡。

【Jox hsub 性味属经】性平，味甘咸，属冷热两经药，入两经。

【Qet diel xid 功能主治】功能：hxub kib tat jab 清热解毒，bud lal ves yis jid 补虚养阴。主治：hvuk jangb sot gangt 虚弱羸瘦，gos dliangb bil 癫痫，xus eb wel 少乳，yens dul kib 烧伤，dix khangd ghad ax vut 久痔不愈，xud wal ax lol 小便不通。

【Ed not xus 用法用量】内服，取肉煮食；或取胆汁兑水饮。外用，取胆汁涂搽。

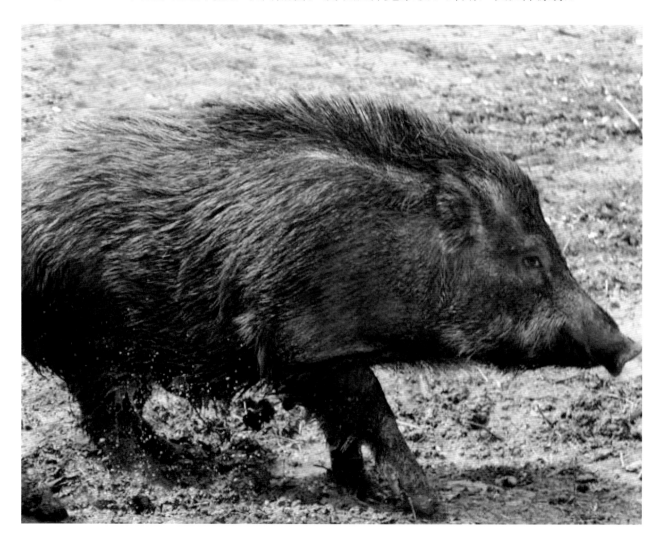

Bat 猪

【Bit hsenb 俗名】豕、家猪、圈猪。

【Dios kob deis 基源】为猪科动物猪 *Sus scrofa domestica* Brisson 的肝、肾、胃、大肠。

【Niangb bet deis 生长环境】属人工饲养家畜。分布于各地苗乡。

【Jox hsub 性味属经】性平，味甘咸，属冷热两经药，入两经。

【Qet diel xid 功能主治】功能：bud diongb jid vut bongt 补中益气，bud nais jongt fangx hniub mais 补肝明目。主治：hvuk jangb sot gangt 虚弱羸瘦，diuf xus dlial ves mongb diub 肾虚腰痛，xud wal not dias 尿频，diongb hmangt ait mais gheib 夜盲症，pob wux qub 水臌病，dix khangd ghad lol hxangd 痔疮出血。

【Ed not xus 用法用量】内服，取各脏器 50 ～ 100 g，与同功能药煮食。

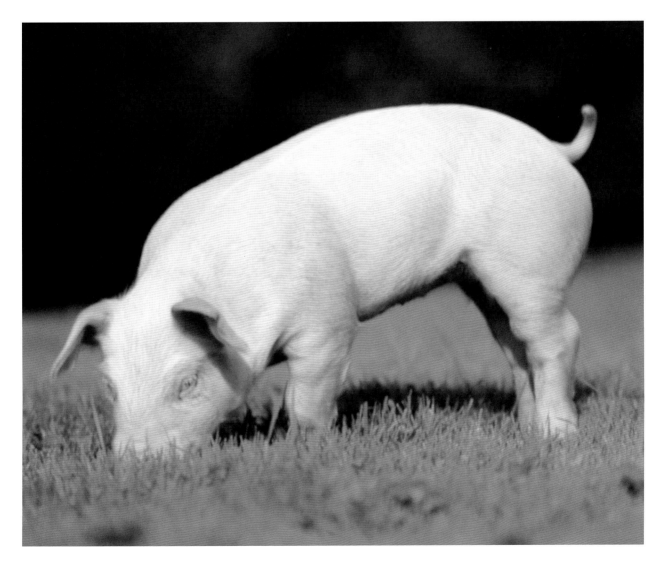

灵猫科

Dlab ghab det 大灵猫

【Bit hsenb 俗名】灵狸、灵猫阴、香猫。

【Dios kob deis 基源】为灵猫科动物大灵猫 *Viverra zibetha* Linnaeus 的香腺囊中的分泌物、肉、骨。

【Niangb bet deis 生长环境】多栖身于深山丛林。分布于部分苗乡。

【Jox hsub 性味属经】性热，味辛，属热药，入冷经。

【Qet diel xid 功能主治】功能：bail wat tat jab 辟秽解毒，dins hvib dangf hnind 镇静安神。主治：ghad ghof nax mongb 肠绞痛，los ghad ghof mongb 疝气痛。

【Ed not xus 用法用量】内服，入丸、散，0.05 ～ 0.10 g。外用，研末调敷。

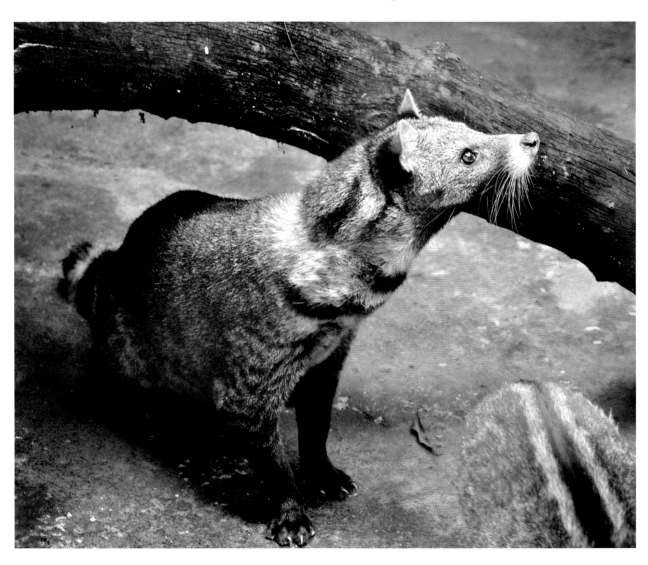

Xangd lix 小灵猫

【Bit hsenb 俗名】七间狸、笔猫、香狸。

【Dios kob deis 基源】为灵猫科动物小灵猫 *Viverricula indica* Desmarest 的香腺囊中的分泌物、肉、骨。

【Niangb bet deis 生长环境】多栖身于灌木丛。分布于部分苗乡。

【Jox hsub 性味属经】性热，味辛，属热药，入冷经。

【Qet diel xid 功能主治】功能：bail wat tat jab 辟秽解毒，dins hvib dangf hnind 镇静安神。主治：ghad ghof nax mongb 肠绞痛，los ghad ghof mongb 疝气痛。

【Ed not xus 用法用量】内服，入丸、散，0.05 ～ 0.10 g。外用，研末调敷。

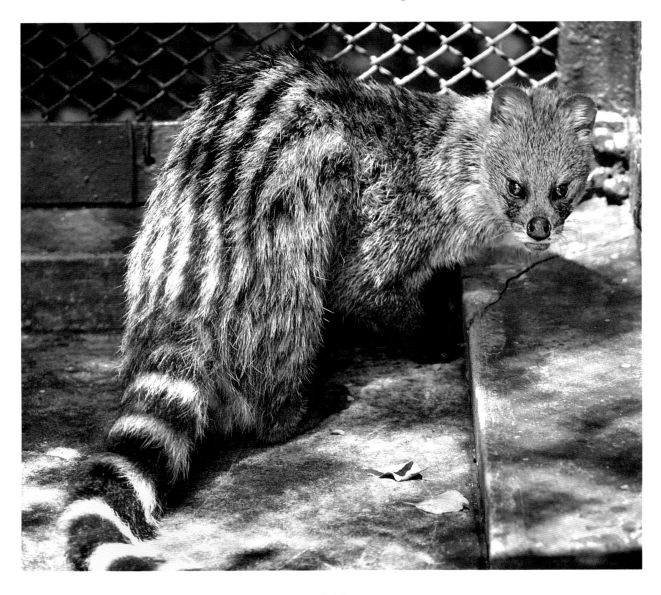

Ngix hmongb 斑灵狸

【Bit hsenb 俗名】斑灵猫、刁猫、虎灵猫。

【Dios kob deis 基源】为灵猫科动物斑灵狸 *Prionodon pardicolor* Hodgson 的肉、肝、胆。

【Niangb bet deis 生长环境】多栖身于野果较丰富的杂木林、灌木丛。分布于各地苗乡。

【Jox hsub 性味属经】性热，味甘，属热药，入冷经。

【Qet diel xid 功能主治】功能：yis hxangd vut bongt 补血益气。主治：sot gangt 消瘦，hsot ud mongb qub 痛经。

【Ed not xus 用法用量】内服，煮食，150～200 g。

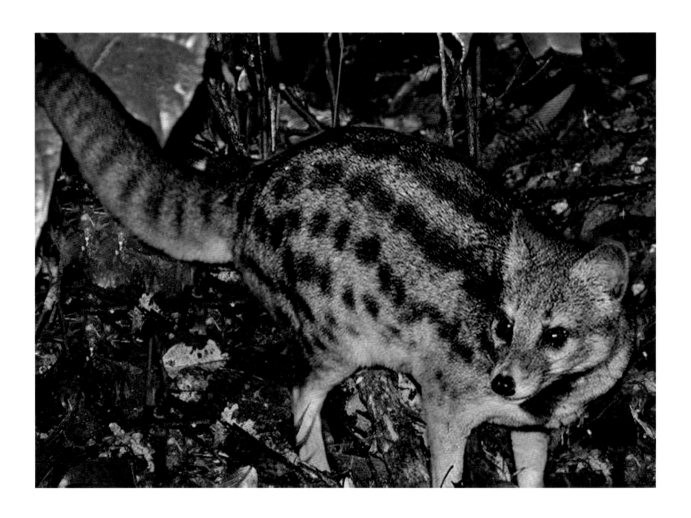

蝙蝠科

Gux nix 蝙蝠

【Bit hsenb 俗名】飞鼠、仙鼠、天鼠、伏翼、服翼、夜燕。

【Dios kob deis 基源】为蝙蝠科动物蝙蝠 *Vespertilio superans* Thomas 的全体。

【Niangb bet deis 生长环境】喜栖身于屋檐、建筑物缝隙、岩洞、树洞。分布于各地苗乡。

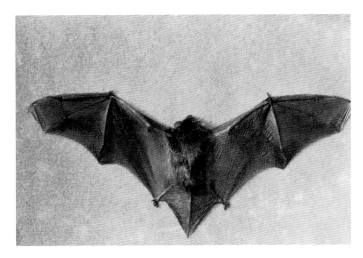

【Jox hsub 性味属经】性平,味咸,属冷热两经药,入两经。

【Qet diel xid 功能主治】功能:dangf ngol vut bongt 止咳平喘,dait kib seil 截疟。主治:ngol lax hniut 陈年久咳,jib daib genx diongb hmangt 小儿夜啼,jib daib hxib jent 小儿惊风,mongb hfud seil ax vut 久疟不愈,jif hxongb ax vut 瘰疬不愈。

【Ed not xus 用法用量】内服,取其肉、骨与他药煎服;或入丸、散。外用,研末撒敷;或调敷。

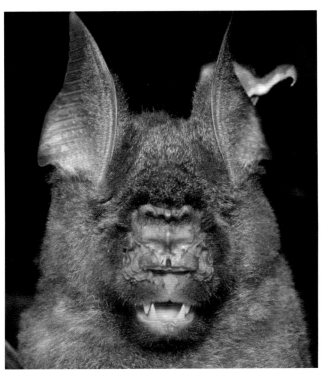

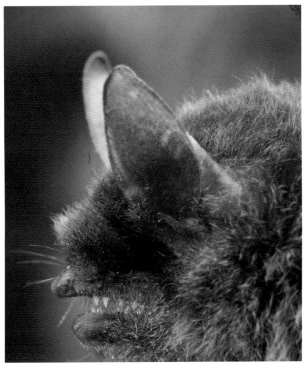

熊　科

Dlik 棕熊

【Bit hsenb 俗名】灰熊、人熊、马熊、罴。

【Dios kob deis 基源】为熊科动物棕熊 *Ursus arctos* Linnaeus 的胆囊、骨、掌、脂肪。

【Niangb bet deis 生长环境】多栖身于原始丛林，有冬眠习性。分布于少数苗乡。

【Jox hsub 性味属经】性热，味甘咸，属热药，入冷经。

【Qet diel xid 功能主治】功能：hxub jent hxenk net 祛风除湿，lal nais jongt xend mais 清肝明目。主治：jib daib ngas naix mais 小儿疳积，yens jent ghut hsongd pob mongb 风湿关节肿痛，los ghab hlat mais dlub 眼翳，nat sul buk dux heb jangb 脾胃虚弱，mongb ghongd niangs 咽喉痛。

【Ed not xus 用法用量】内服，取胆汁，0.5 ～ 1.0 g；或入丸、散；或煮食掌、肉；或取其骨水煎；或浸酒饮。

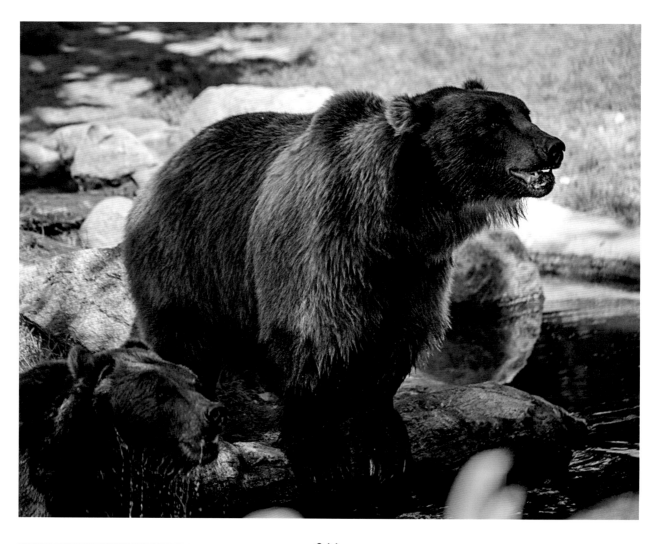

矿石、矿物类

Vib bxub 石膏

【Bit hsenb 俗名】白虎、软石膏、寒水石、细理石、冰石。

【Dios kob deis 基源】为硫酸盐类矿物石膏 Cypsum 的矿石或其粉末、煅酥物。

【Niangb bet deis 生长环境】产于沉积岩地区。分布于少数苗乡。

【Jox hsub 性味属经】性冷，味辛，属冷药，入热经。

【Qet diel xid 功能主治】功能：niox angt hvib dangf ngas ghongd 除烦止渴，vuk gangb liangs ngix 敛疮生肌。主治：mongb hsongd hxend 筋骨疼痛，kib jid ax khad 高烧不退，kib eb kib dul 水火烫伤，diongb hmangt ait mais gheib 夜盲症，mongb hmid 牙痛，lot nif jangx gangb 口舌生疮。

【Ed not xus 用法用量】内服，水煎，25 ～ 35 g。外用，研末撒敷；或调敷。

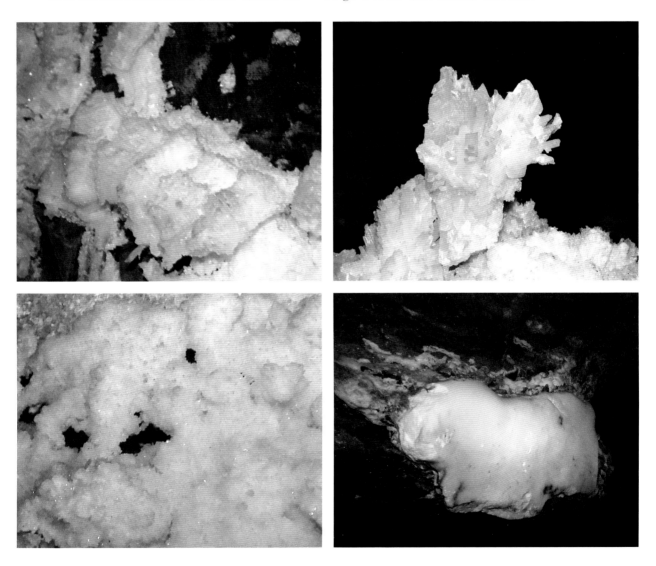

Zub sab 辰砂

【Bit hsenb 俗名】朱丹、真朱、丹砂、汞沙、光明砂、朱砂。

【Dios kob deis 基源】为天然的辰砂 Cinnabar 矿石的粉末。

【Niangb bet deis 生长环境】产于石灰岩、板岩、砂岩中。分布于少数苗乡。

【Jox hsub 性味属经】性冷，味甘，属冷药，入热经。有毒。

【Qet diel xid 功能主治】功能：dangf hnind 安神，xend hniub mais 明目。主治：qangt hniub bit ax diongb 心烦失眠，ait ghangf 癫狂，ghab diux ghongd angt mongb 咽喉肿痛，od hxangd 吐血，niangb hsab pob mongb 无名肿毒。

【Ed not xus 用法用量】内服，0.5～1.5 g；或入丸、散。外用，拌和他药，研末撒敷。

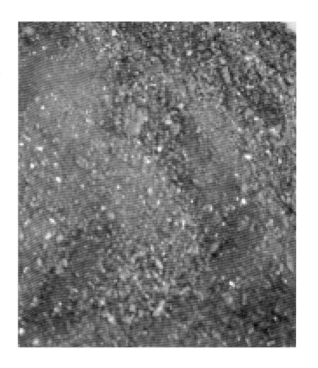

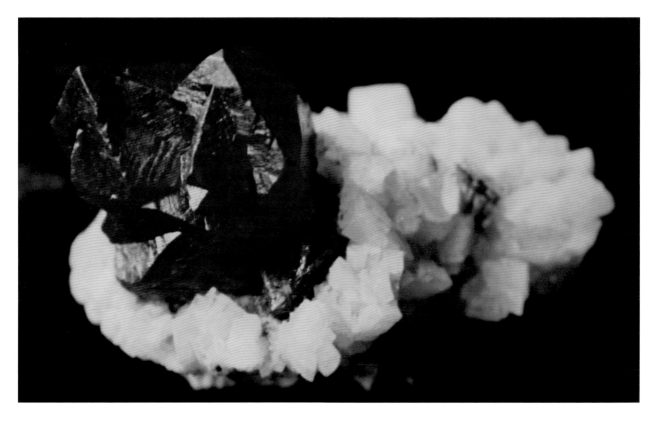

Vib hnaib 石灰岩

【Bit hsenb 俗名】白灰、味灰、染灰、垩灰、石垩、白虎、石灰。

【Dios kob deis 基源】为石灰岩 Limestone 矿石经加热煅烧而成的生石灰、熟石灰。

【Niangb bet deis 生长环境】产于石灰岩地区。分布于部分苗乡。

【Jox hsub 性味属经】性热，味辛，属热药，入冷经。有毒。

【Qet diel xid 功能主治】功能：hxub jent hxenk net 祛风除湿，dib gangb 杀虫，dangf hxangd 止血。主治：yens jent mongb 风湿痛，yens xit lol hxangd 刀伤出血，kib eb kib dul 水火烫伤，

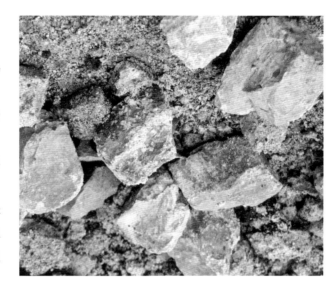

mongb naix fangf 痄腮，gangb eb hniangk 痱子，dix khangd ghad angt pob 痔疮肿块，zal ghad eb 水泻。

【Ed not xus 用法用量】内服，饮服澄清液；或入丸、散。外用，研末调敷；或取其水溶液涂洗；或取其干粉制成床垫；治疗重度风湿病，取其粉末，制成护膝使用。

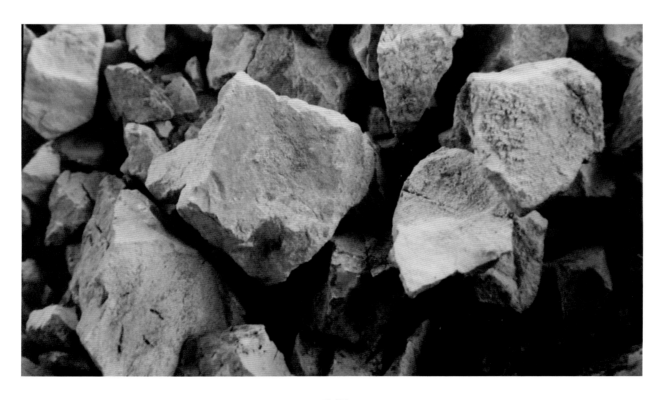

Vib nius zat 钟乳石

【Bit hsenb 俗名】钟乳、石钟乳、公乳、黄石砂。

【Dios kob deis 基源】为碳酸盐类矿物钟乳石 Stalactite 的矿石。

【Niangb bet deis 生长环境】多见于溶洞中。分布于部分苗乡。

【Jox hsub 性味属经】性热，味甘，属热药，入冷经。

【Qet diel xid 功能主治】功能：hxed nais pob 温肺，bongx eb wel 下乳。主治：bal ves bet ngol 虚劳咳喘，od hxangd xit nais pob 吐血伤肺，dlad lob hxub senb 腰脚湿冷，xit daib xus wel 产后缺乳。

【Ed not xus 用法用量】内服，水煎，生用 25 ～ 35 g；或煅存性，研末入丸、散。

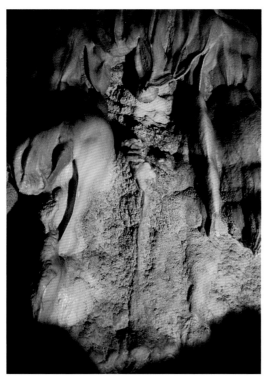

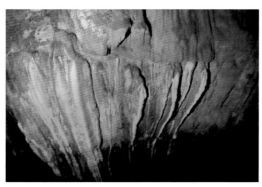

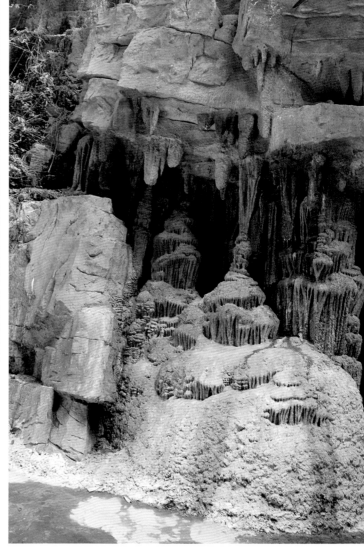

Ghad dab fangx 深层黄土

【Bit hsenb 俗名】好土、好黄土、黄泥巴。

【Dios kob deis 基源】为第四纪陆相沉积物深层黄土 Loess 的土块。

【Niangb bet deis 生长环境】产于黏土较深层地区。分布于各地苗乡。

【Jox hsub 性味属经】性平，味淡，属冷热两经药，入两经。

【Qet diel xid 功能主治】功能：bud diongb jid vut bongt 补中益气，tat jab 解毒。主治：jib daib hxib jent yut 小儿急惊风，jib daib nongx ghad dab 小儿吃土，mongb kid od zal 中暑吐泻，kib jid ax khad 高烧不退，jit hxangd 瘀血，nongx vob gad yens jab 食物中毒。

【Ed not xus 用法用量】内服，冲阴阳水，50 ～ 150 g；或捣碎，开水冲化，澄清后饮用。外用，调匀涂敷；或烧热，用布裹温熨；或开水冲化，澄清后冲洗；或与他药合用。

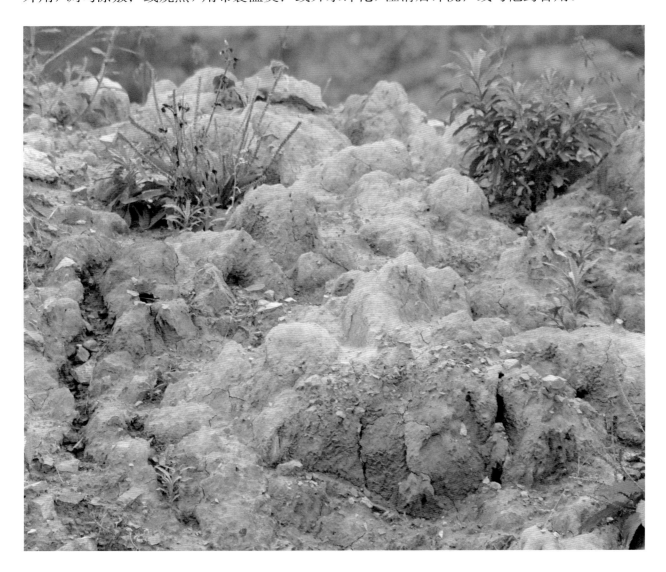

Wenf mux 白云母

【Bit hsenb 俗名】云珠、云英、云砂、云华、千层玻、云母石、云母、云粉石。

【Dios kob deis 基源】为硅酸盐类矿物白云母 Muscovite 的矿石。

【Niangb bet deis 生长环境】产于老黄黏土、花岗岩、云母片岩中。分布于部分苗乡。

【Jox hsub 性味属经】性冷，味甘涩，属冷药，入热经。

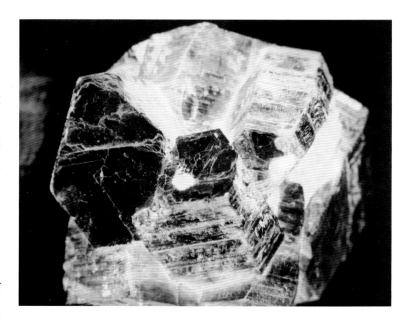

【Qet diel xid 功能主治】功能：qud kib hxank jab 祛热除毒，dangf hxangd dait gangb xut 止血敛疮。主治：ait gheb bal jid 劳伤，yens xit 外伤，yens seil mongb khob 伤风头痛，deik ghongd daib 难产，ghad eb dlub lol not 白带过多，jangx ghab dliax gangb 毒疮。

【Ed not xus 用法用量】内服，水煎，15～25 g；或入丸、散。外用，研末撒敷；或调敷。

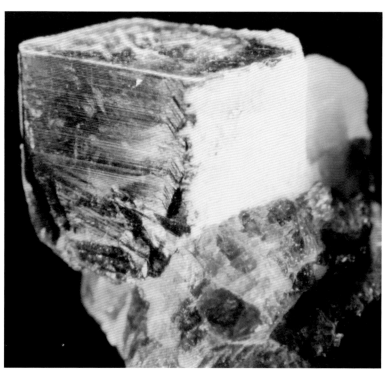

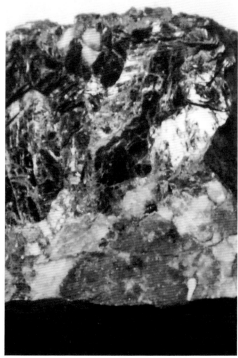

Job pot 芒硝

【Bit hsenb 俗名】马牙消、英消、盆消。

【Dios kob deis 基源】为硫酸盐类矿物芒硝 Mirabilite 经加工精制而得的结晶体。

【Niangb bet deis 生长环境】产于农舍黄泥土墙脚、红砖墙上。分布于各地苗乡。

【Jox hsub 性味属经】性冷，味辛咸，属冷药，入热经。有毒。

【Qet diel xid 功能主治】功能：hxub kid net ngas liak 泻热润燥，mad gek liak 软坚。主治：hniub mais pob xok mongb 目赤肿痛，los ghab hlat mais dlub 眼翳，mongb diux ghongd 喉痹，dit qub 腹胀，yens hseik 漆疮，xud ax lol ghad wal 大小便不通。

【Ed not xus 用法用量】内服，溶入汤剂，1.5～3.0 g；或入丸、散。外用，水化涂洗。

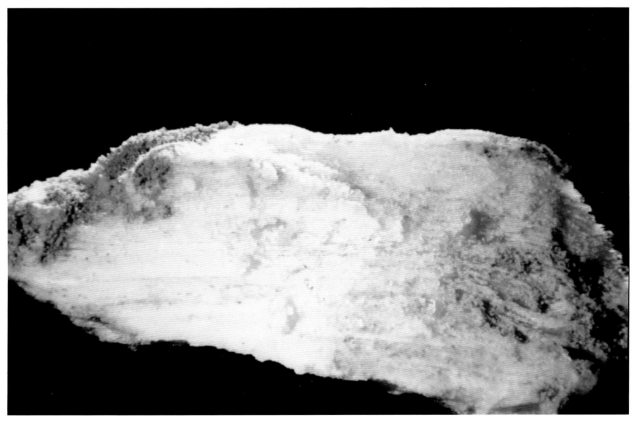

Vib diangx nox 含蛇纹石大理岩

【Bit hsenb 俗名】白云石、花蕊石。

【Dios kob deis 基源】为变质岩类岩石含蛇纹石大理岩 Ophicalcite 的石块。

【Niangb bet deis 生长环境】产于普通大理石石块中。分布于部分苗乡。

【Jox hsub 性味属经】性平，味酸涩，属冷热两经药，入两经。

【Qet diel xid 功能主治】功能：dangf hxangd 止血，tat jit hxangd 散瘀。主治：od hxangd 吐血，lol hxangd nais 鼻衄，xud ghad hxangd 便血，hfak bangb hxangd 血崩，ud niak ax lol 胎衣不下。

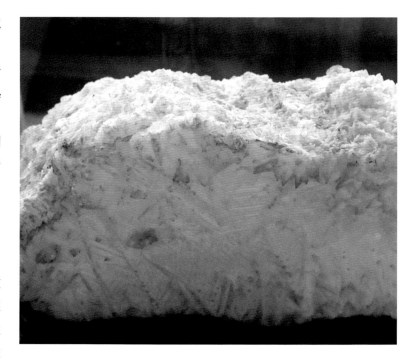

【Ed not xus 用法用量】内服，水煎，研末，5 ～ 15 g；或入丸、散。外用，研末撒敷。

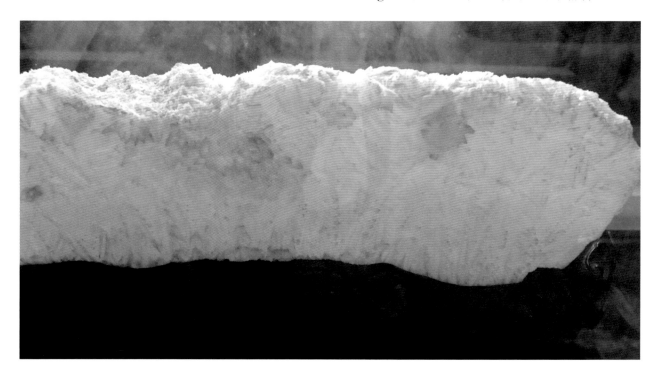

Vib dex hlet 硫化铁

【Bit hsenb 俗名】石髓铅、方块铜、自然铜。

【Dios kob deis 基源】为天然硫化铁 Pyrite 的矿石。

【Niangb bet deis 生长环境】产于各种地质条件的硫化矿石中。分布于部分苗乡。

【Jox hsub 性味属经】性平，味苦辛，属冷热两经药，入两经。

【Qet diel xid 功能主治】功能：hsenk hsongd hsenk hxend 续筋接骨，tat jit hxangd dangf mongb 散瘀止痛。主治：lod hsongd 骨折，dliangd bil dib sangb 跌打损伤，ghab dlad neit yens mongb 腰闪伤疼痛，kib eb kib dul 水火烫伤，dix yangf 恶疮。

【Ed not xus 用法用量】内服，5 ～ 15 g；或入丸、散。外用，研末调敷。

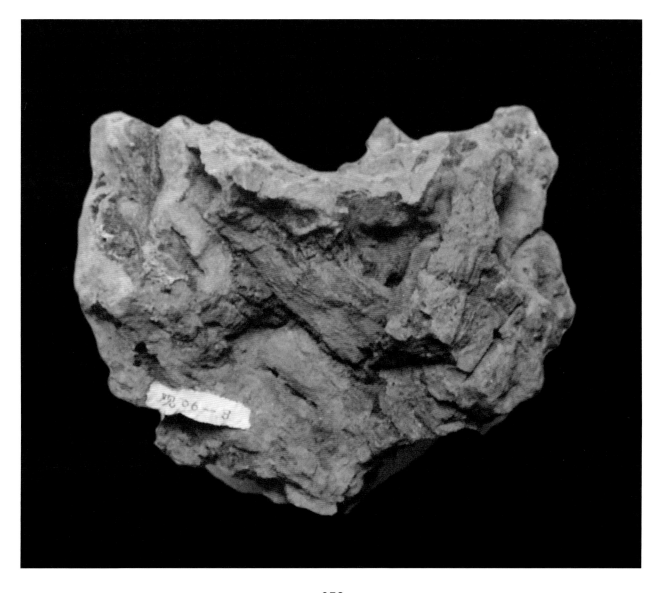

Xongf fangf 雄黄

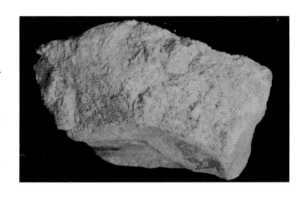

【Bit hsenb 俗名】黄食石、黄石、天阳石、鸡冠石、黄金石。

【Dios kob deis 基源】为硫化物类矿物雄黄 Realgar 的矿石。

【Niangb bet deis 生长环境】产于温热液矿脉中。各地苗乡市场、中药店有售。

【Jox hsub 性味属经】性热，味苦辛，属冷热两经药，入两经。有毒。

【Qet diel xid 功能主治】功能：hxub jent tat jab 祛风解毒，dib gangb 杀虫。主治：mongb pit khob 偏头痛，nais gangb xongx 酒渣鼻，wef xet hangt sul 腋臭，gangb xent 疥疮，ghab hsangb yens jent od nul 破伤风，jangx gangb nangb 带状疱疹，yens nangb gik 毒蛇咬伤。

【Ed not xus 用法用量】内服，入丸、散，0.5～2.0 g。外用，研末调敷；或烧烟熏。

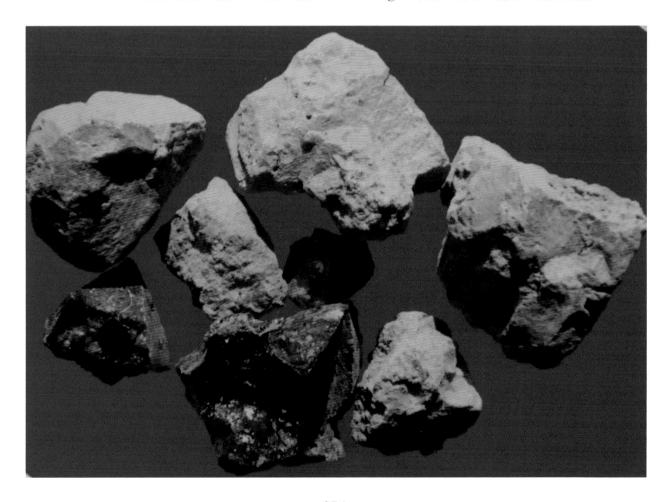

Fangf 自然硫

【Bit hsenb 俗名】 石硫黄、石流黄、昆仑黄、黄硇砂。

【Dios kob deis 基源】为自然元素类硫黄族矿物自然硫 Sulfur 经冶炼而成。

【Niangb bet deis 生长环境】常见于煤矿、温泉水中,现建有提炼工厂。分布于部分苗乡。

【Jox hsub 性味属经】性热,味酸,属热药,入冷经。有毒。

【Qet diel xid 功能主治】功能:hxub jent 疏风, yis bongt xongf 扶阳, dib gangb 杀虫。主治: ghad ghof nax mongb 肠绞痛, dlongx naix 耳聋, nais gangb xongx 酒渣鼻, gangb xent 疥疮, gangb daid eb 湿疹, kib eb kib dul 水火烫伤, zal ghad 腹泻。

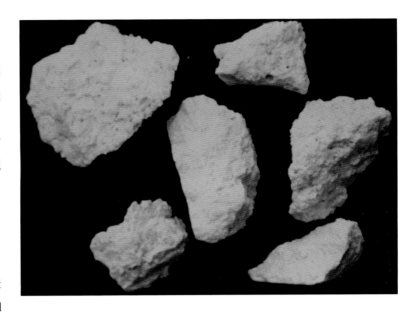

【Ed not xus 用法用量】内服,研末,2.5 ～ 5.0 g;或入丸、散。外用,研末敷;或调敷。

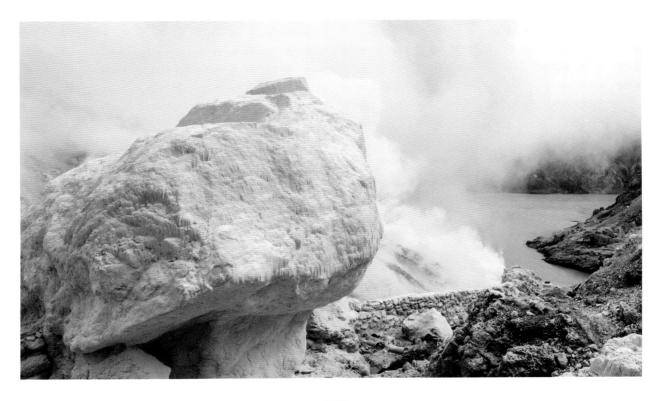

655

Eb cut 醋

【Bit hsenb 俗名】米醋、苦酒、淳酢。

【Dios kob deis 基源】为用米、高粱、小麦、玉米等或低度白酒为原料酿制的酸味调料。

【Niangb bet deis 生长环境】富含乙酸、挥发酸、还原糖等。各地苗乡均有酿制应用。

【Jox hsub 性味属经】性热，味酸，属热药，入冷经。

【Qet diel xid 功能主治】功能：tat jab 解毒，tat jit hxangd 散瘀，dib gangb 杀虫。主治：hot ax yangx gad 消化不良，mongb hmid 牙痛，kib eb kib dul 水火烫伤，xit daib lol gos hxangd 产后血晕，dix gangb 疔疮。

【Ed not xus 用法用量】内服，25 ～ 30 g；或与同功能的药物配合使用。外用，涂搽；或作为基料，磨制成药液涂搽。

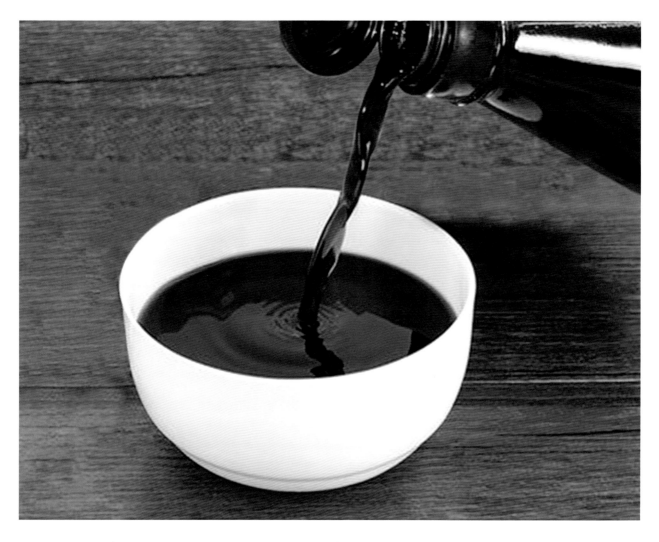

Eb ghangf 腌汤

【Bit hsenb 俗名】腌水、臭腌水、臭腌汤。

【Dios kob deis 基源】为淘米水、剩菜等经长年腌制而成的酸汤料。

【Niangb bet deis 生长环境】部分苗族地区农民腌制的一种调料。

【Jox hsub 性味属经】性热，味酸，属热药，入冷经。

【Qet diel xid 功能主治】功能：hxub hvuk dangf zal 收敛止泻，tat jab 解毒。主治：hot ax yangx gad 消化不良，yens gangb hniub bangd 蜂子蜇伤，kib eb kib dul 水火烫伤，zal ghad eb 水泻。

【Ed not xus 用法用量】内服，煎热汤，50 ～ 100 g。外用，涂搽。

Eb zaid sob 红酸汤

【Bit hsenb 俗名】红酸、酸辣汤、腌酸辣汤。

【Dios kob deis 基源】为取成熟的红辣椒、红番茄等按比例混合打浆后，放入瓷坛发酵而成的汤料。

【Niangb bet deis 生长环境】红辣椒、红番茄属蔬菜作物。各地苗乡均有栽培、制作。

【Jox hsub 性味属经】性热，味酸辛，属热药，入冷经。

【Qet diel xid 功能主治】功能：tiod buk dux 健胃，dias xuf 除湿。主治：ax ghangb lot gad 食欲不振，hot ax yangx gad 消化不良。

【Ed not xus 用法用量】内服，取 50 ～ 100 g，煮食。

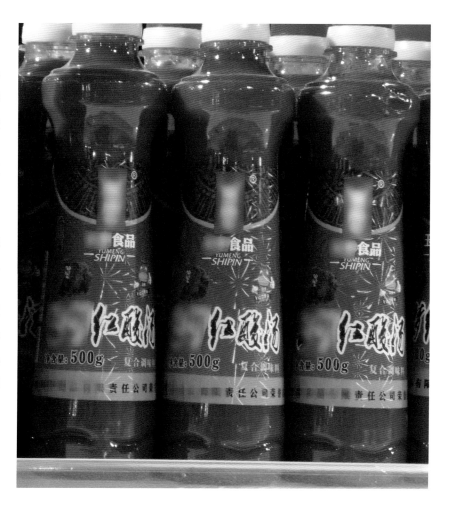

Jud naf 酒

【Bit hsenb 俗名】白酒、米酒、苞谷酒、高粱酒。

【Dios kob deis 基源】为将玉米、稻米、高粱等加入酒曲酿制而成的饮品。

【Niangb bet deis 生长环境】民间酿制历史悠久。苗乡家家户户均有制曲、酿制技术。

【Jox hsub 性味属经】性热，味甘辛，属热药，入冷经。

【Qet diel xid 功能主治】功能：tongb hxud hxangd 通血脉，laib jab lal jab 行药势。主治：lod hsongd jit hxangd mongb 骨折瘀血疼痛，yens jent mongb 风湿痛，mongb hmid 牙痛，mongb gangb hmid 虫牙痛，seil qub eb wal not 寒湿小便，yens nangb gik 毒蛇咬伤。

【Ed not xus 用法用量】内服，温热饮 25 ～ 50 g；治风湿病，浸酒饮。外用，涂搽；治骨折瘀血疼痛、风湿疼痛，取热酒糟与同功能药合敷。

Jud ghangb niangs 酒酿

【Bit hsenb 俗名】醪糟、浮蛆、酒窝、甜酒。

【Dios kob deis 基源】为将粳米、糯米、小米等加入酒曲酿制而成的酵米饮料。

【Niangb bet deis 生长环境】为苗族地区的一种传统食物。家家户户都有制曲、酿制技术。

【Jox hsub 性味属经】性热，味甘，属热药，入冷经。

【Qet diel xid 功能主治】功能：bud bongt yis hxangd 补气养血，ves hxangd 活血。主治：yangx bongt 气虚，xit daib xus wel 产后缺乳，mongb wel 催乳疼痛，dait ceit 皲裂。

【Ed not xus 用法用量】内服，蒸温；或与他药同煎，50 ～ 100 g。外用，涂敷；或涂搽。

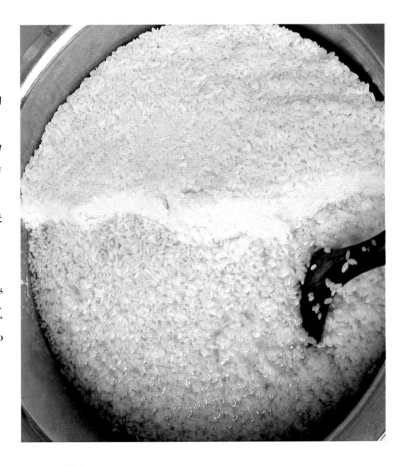

Eb cud 阴阳水

【Bit hsenb 俗名】冲阴阳水。

【Dios kob deis 基源】为老黄泥、煤块、锅巴等烧红后，立即放入碗中，趁热冲水加盖而成的汤汁。

【Niangb bet deis 生长环境】为苗族地区普遍使用的一种治病喝的水。各地苗乡民间多见。

【Jox hsub 性味属经】性平，味淡，属冷热两经药，入两经。

【Qet diel xid 功能主治】功能：hxub kib tat jab 清热解毒，yangx gad los gangd 消食化积。主治：kib jid ax khad 高烧不退，faf sab angt bongt mongb 发痧气痛，hot ax yangx gad 消化不良，hxud hxangd od 恶心呕吐。

【Ed not xus 用法用量】治高烧等疾病，事先准备一大一小两个碗，取少许井水或冷开水于碗中，取一块老黄泥土；或一块烧红的煤；或烧焦的一坨饭，立即趁热投入水中，加盖片刻后饮用。

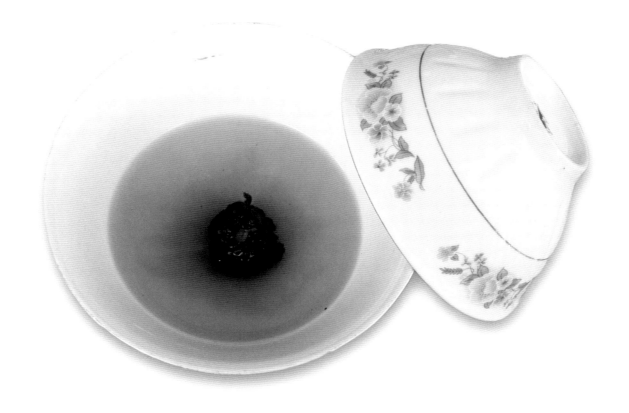

传统烟熏、药浴、药囊类

Qud eb ib 熏烟

【Bit hsenb 俗名】烟熏、熏烟子。

【Dios kob deis 基源】将具有辛辣味的药用植物（如佩兰、蜘蛛香、射干、艾等）的枝、叶、根或全草放在密闭室内燃烧，起烟后熏闻。

【Niangb bet deis 生长环境】属苗医传统医疗技法。各地苗乡民间多采用。

【Jox hsub 性味属经】性热，味淡，属热药，入冷经。

【Qet diel xid 功能主治】功能：bongx eb hniangk 发汗，kid gueb 开窍。主治：mangb hfud 感冒，ait gheb ax bongx 麻疹不透，was wus 眩晕。

【Ed not xus 用法用量】准备一间小屋，让病人或坐或躺于房中，用佩兰、蜘蛛香、射干等药物烧烟，病人吸入烟雾，20 ～ 30 min 即可。

Eb jab sad jid 药浴

【Bit hsenb 俗名】药水浸泡、药水洗澡、药水熏洗。

【Dios kob deis 基源】为多种治疗风湿痹证及具舒筋活血、发表等疗效的药物组成的浴汤。

【Niangb bet deis 生长环境】为苗族地区常用的一种治疗方法。各地苗乡民间多采用。

【Jox hsub 性味属经】性热，味辛，属热药，入冷经。

【Qet diel xid 功能主治】功能：hxub jent hxenk net 祛风除湿，tat hxend ves hxangd 舒筋活血。主治：yens jent mongb 风湿痛，pob wox 浮肿，jis ves 疲劳，ghab jid jangx gangb xut gangb vas 皮肤病。

【Ed not xus 用法用量】准备一只大木桶，将治疗各类疾病的药物组合，煎熬成大半桶药液，待温热后，病人进入桶内熏洗 30 ～ 90 min，每日 1 ～ 2 次。如为脚、手等局部患病，可用盆、小桶进行。

Ghab daif jab 药香囊

【Bit hsenb 俗名】香囊、药袋子、药贴身。

【Dios kob deis 基源】将各种具有预防流行性感冒、感冒、鼻炎等疾病及辟邪作用的药物，如苍术、缬草、蜘蛛香、藿香、吴茱萸、砂仁、薄荷、肉桂、白前、白芷、羌活、细辛、朱砂、雄黄等，按季节、人群、年龄等分类，装入布袋，佩戴在胸前。

【Niangb bet deis 生长环境】属苗族医药传统技艺。各地苗乡民间都有制作、佩戴。

【Jox hsub 性味属经】性平，味香辛，属冷热两经药，入两经。

【Qet diel xid 功能主治】功能：hxub jent hxenk net 祛风除湿，tongb jid niangs xongf ves 通窍强身。主治：流行性感冒、感冒、肺炎、抑郁症等。

【Ed not xus 用法用量】外用，将药切片、揉碎，装入多层小布袋中缝包。用量：每种药物按功能取 5 ～ 10 g。

药用糖、酱类

Jangt 酱

【Bit hsenb 俗名】麦酱、酱渣。

【Dios kob deis 基源】为将小麦蒸熟，拌入酱曲，发酵后晒干、磨面，加入水、香料、盐等调匀后再次晾晒，再经不断搅拌而成。因此，苗语中小麦名为"粘芒酱"。

【Niangb bet deis 生长环境】多数苗乡有传统制作方法。分布于大部分苗乡。

【Jox hsub 性味属经】性寒，味咸，属冷药，入热经。

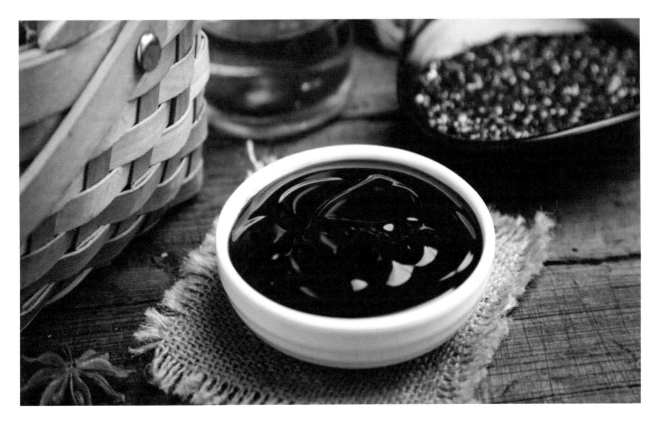

【Qet diel xid 功能主治】功能：hxub kib tat jab 清热解毒。主治：kib eb kib dul 水火烫伤，yens gangb hniub bangd 蜂子蜇伤，yens gangb gik 毒虫咬伤，ax ghangb lot gad 食欲不振。

【Ed not xus 用法用量】内服，拌饭食用。外用，直接敷搽。

Hongf tangf 红糖

【Bit hsenb 俗名】红糖块、片黄糖、赤沙糖、黑沙糖。

【Dios kob deis 基源】为禾本科植物甘蔗榨出的汁经熬制而成的糖块。

【Niangb bet deis 生长环境】属糖类作物，适于生长在低海拔、低纬度地区。部分苗乡有栽培、制作。

【Jox hsub 性味属经】性热，味甘，属热药，入冷经。

【Qet diel xid 功能主治】功能：hof diongb sul hxangd 补中和血，bud bongt 补气。主治：jis ves 疲劳，kib eb kib dul 水火烫伤，gangb diub ax bab khub 痘不落痂，zal ghad dongk 痢疾。

【Ed not xus 用法用量】内服，水煎，30 ～ 50 g；或研细，入酒温饮。外用，冲化涂搽。

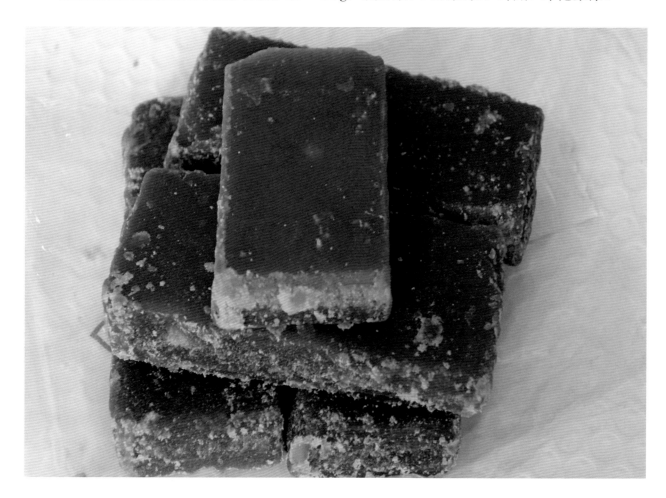

炭灰类

Ghab dlub khob tait 血余炭

【Bit hsenb 俗名】乱发、头发炭、发髯炭、人头发灰。

【Dios kob deis 基源】为人的头发烧存性的灰。

【Niangb bet deis 生长环境】生于人头上，收集落发烧存性备用。

【Jox hsub 性味属经】性热，味苦，属热药，入冷经。

【Qet diel xid 功能主治】主治：tat jit hxangd 散瘀，dangf hxangd 止血。主治：od hxangd 吐血，lol hxangd nais 鼻衄，ghab nangx hmid lol hxangd 牙龈出血，jangx gangb nangb 带状疱疹。

【Ed not xus 用法用量】内服，研末服，5～10 g。外用，研末调敷。

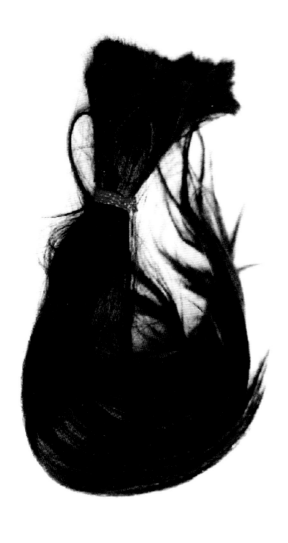 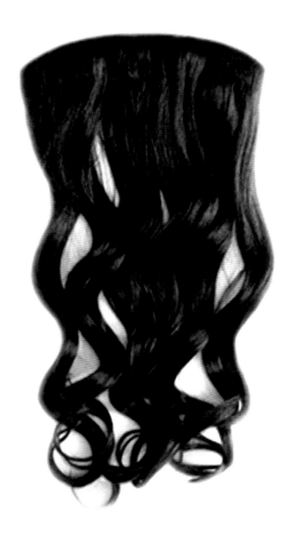

Ghad hxub 草木灰

【Bit hsenb 俗名】冬灰、藜灰、灶膛灰、薪柴灰。

【Dios kob deis 基源】为薪柴、杂草经燃烧后残留下的炭灰。

【Niangb bet deis 生长环境】取薪柴、杂草经燃烧后的炭灰备用。分布于各地苗乡。

【Jox hsub 性味属经】性热，味辛，属热药，入冷经。

【Qet diel xid 功能主治】功能：hxenk dix yangf 消恶疮，yangx qub gad 消食积。主治：ghaid lot jangx hab diub 咽喉口舌生疮，dit qub 腹胀，yens dlad zeb nex gik 狂犬咬伤。

【Ed not xus 用法用量】内服，冲水饮，3～15 g。外用，取热灰调糊敷。

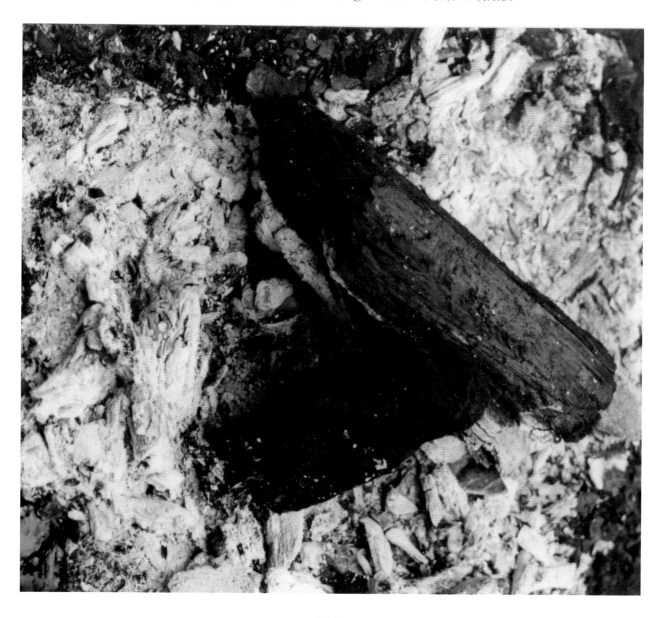

Ghad hniut wil 百草霜

【Bit hseub 俗名】灶突中尘、灶突墨、灶额上墨、灶烟煤。

【Dios kob deis 基源】为用铁锅煮饭时，燃烧薪柴起的烟附着于锅底、烟囱内的烟灰。

【Niangb bet deis 生长环境】附生于常用薪柴烧火煮饭的锅底、烟囱。分布于各地苗乡。

【Jox hsub 性味属经】性热，味辛，属热药，入冷经。

【Qet diel xid 功能主治】功能：dangf hxangd 止血，yangx qub gad 消食积。主治：lol hxangd nais 鼻衄，od hxangd 吐血，ghab ghof lol hxangd 肠出血，ghaid lot jangx hab diub 咽喉口舌生疮，zal ghad dongk xok 细菌性痢疾。

【Ed not xus 用法用量】内服，冲水饮，3 ～ 15 g。外用，取热灰调糊敷；或直吹入患处。

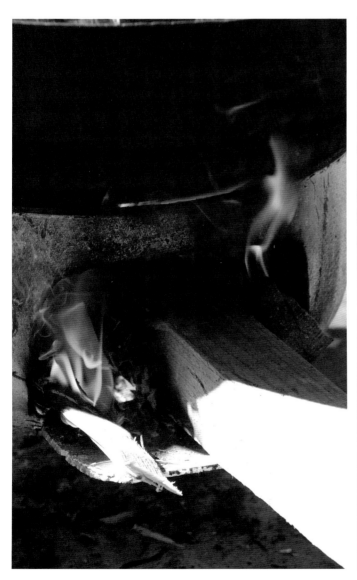
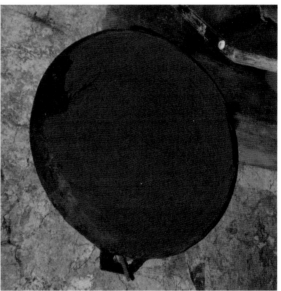
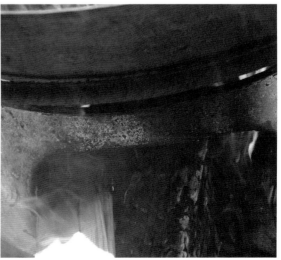

Hxek yil 刀烟

【Bit hsenb 俗名】刀火烟、刀烟液、打刀烟。

【Dios kob deis 基源】为利用特定药材如檵木、枫木等的枝燃烧后，放在比较厚实的铁器（易冷凝）如柴刀等上，经烟熏形成的冷凝液或烟粉。

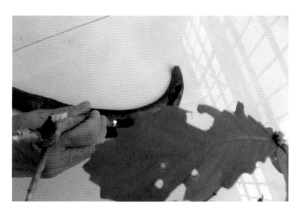

【Niangb bet deis 生长环境】各药材见各条药物专述。各地苗乡普遍使用此传统治疗方法。

【Jox hsub 性味属经】性冷，味苦，属冷药，入热经。

【Qet diel xid 功能主治】功能：dib ghab pob yangk angt 化结消肿，dait lax liangs ngix 去腐生肌。主治：diub gangb 疮疖初起，ghab hsangb ongd hsongd 伤口发炎，jif pob angt 淋巴结肿大。

【Ed not xus 用法用量】外用，取汁涂敷。

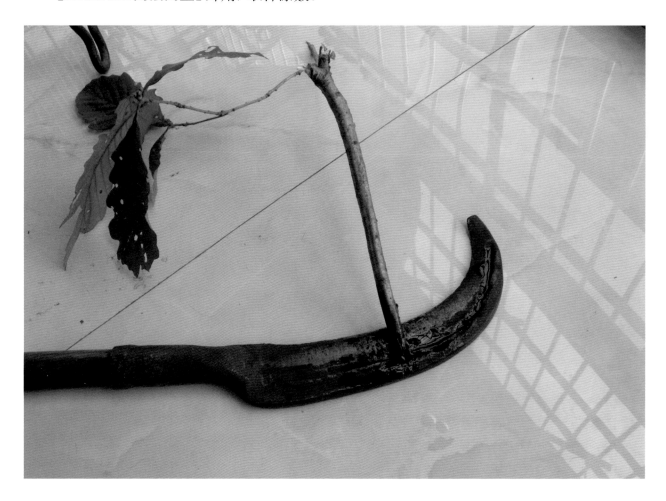

参考文献

贵州省黔东南苗族侗族自治州人民政府，1989. 雷公山自然保护区科学考察集[M]. 贵阳：贵州人民出版社.

贵州省中医研究所，1970. 贵州草药[M]. 贵阳：贵州人民出版社.

陆科闵，1987. 苗族药物集[M]. 贵阳：贵州人民出版社.

陆科闵，王福荣，2006. 苗族医学[M]. 贵阳：贵州科技出版社.

《全国中草药汇编》编写组，1976. 全国中草药汇编[M]. 北京：人民卫生出版社.

云南省药物研究所，2012. 云南天然药物图鉴[M]. 昆明：云南科技出版社.

张永祥，许士仁，1990. 苗汉词典（黔东方言）[M]. 贵阳：贵州民族出版社.

中国科学院植物研究所，1976–1983. 中国高等植物图鉴[M]. 北京：科学出版社.

中国科学院《中国植物志》编辑委员会，1959–2004. 中国植物志[M]. 北京：科学出版社.

中文名索引

苗文名索引

拉丁文名索引

Veratrum nigrum Linnaeus /456

Vernonia aspera (Roxburgh) Buchanan-Hamilton /211

Veronica anagallis-aquatica Linnaeus /27

Veronica peregrina Linnaeus /24

Veronica persica Poiret /29

Veronica polita Fries /28

Veronica undulata Wallich ex Jack /25

Veronicastrum axillare (Siebold & Zuccarini) T. Yamazaki /31

Veronicastrum caulopterum (Hance) T. Yamazaki /26

Veronicastrum latifolium (Hemsley) T. Yamazaki /32

Veronicastrum longispicatum (Merrill) T. Yamazaki /30

Vespertilio superans Thomas /643

Viburnum betulifolium Batalin /191

Viburnum cylindricum Buchanan-Hamilton ex D. Don /190

Viburnum dilatatum Thunberg /194

Viburnum foetidum Wallich var. *ceanothoides* (C. H. Wright) Handel-Mazzetti /194

Viburnum plicatum Thunberg f. *tomentosum* (Miquel) Rehder /195

Viburnum setigerum Hance /193

Viburnum utile Hemsley /192

Viverra zibetha Linnaeus /640

Viverricula indica Desmarest /641

W

Wahlenbergia marginata (Thunberg) A. Candolle /134

Weigela japonica Thunberg var. *sinica* (Rehder) Bailey /189

Wendlandia uvariifolia Hance /180

Whitmania pigra (Whitman) /569

Whytockia chiritiflora (Oliver) W. W. Smith /65

X

Xanthium strumarium Linnaeus /261

Y

Youngia heterophylla (Hemsley) Babcock & Stebbins /285

Youngia japonica (Linnaeus) Candolle /284

Z

Zaocys dhumnades (Cantor) /580

Zea mays Linnaeus /347

Zehneria japonica (Thunberg) H. Y. Liu /112

Zephyranthes carinata Herbert /467

Zingiber mioga (Thunberg) Roscoe /490

Zingiber officinale Roscoe /485

Zizania latifolia (Grisebach) Turczaninow ex Stapf /355

矿石、矿物类药物英文索引